標準理学療法学・作業療法学
専門基礎分野

■シリーズ監修

奈良　勲　広島大学・名誉教授

鎌倉矩子　広島大学・名誉教授

神経内科学
第5版

■編集

川平　和美　国際医療福祉大学大学院・藤田医科大学・客員教授／鹿児島大学・名誉教授／川平先端リハラボ・所長

■執筆

川平　和美　国際医療福祉大学大学院・藤田医科大学・客員教授／鹿児島大学・名誉教授／川平先端リハラボ・所長

下堂薗　恵　鹿児島大学大学院　医歯学総合研究科リハビリテーション医学・教授

東郷　伸一　藤元総合病院　リハビリテーション科・部長

衛藤　誠二　鹿児島大学大学院　医歯学総合研究科リハビリテーション医学・准教授

緒方　敦子　鹿児島大学大学院　医歯学総合研究科リハビリテーション医学・客員研究員

三浦　聖史　白十字リハビリテーション病院　リハビリテーション科・部長

河村　健太郎　鹿児島大学大学院　医歯学総合研究科リハビリテーション医学・助教

医学書院

標準理学療法学・作業療法学　専門基礎分野

神経内科学

発　　　行	2001 年 2 月 1 日	第 1 版第 1 刷
	2003 年 3 月 31 日	第 1 版第 5 刷
	2003 年 9 月 1 日	第 2 版第 1 刷
	2007 年 12 月 1 日	第 2 版第 7 刷
	2009 年 3 月 15 日	第 3 版第 1 刷
	2013 年 3 月 15 日	第 3 版第 7 刷
	2013 年 12 月 1 日	第 4 版第 1 刷
	2017 年 12 月 15 日	第 4 版第 5 刷
	2019 年 2 月 1 日	第 5 版第 1 刷 ©
	2022 年 12 月 15 日	第 5 版第 5 刷

シリーズ監修　奈良　勲・鎌倉矩子

編　著　者　川平和美

発　行　者　株式会社　医学書院
代表取締役　金原　俊
〒113-8719　東京都文京区本郷 1-28-23
電話　03-3817-5600(社内案内)

組　　　版　ウルス

印刷・製本　リーブルテック

本書の複製権・翻訳権・上映権・譲渡権・貸与権・公衆送信権(送信可能化権を含む)は株式会社医学書院が保有します.

ISBN978-4-260-03817-1

刊行のことば

　わが国に最初の理学療法士・作業療法士養成校がつくられたときから，はや30余年が過ぎた．いま全国の理学療法士・作業療法士養成校の数は，それぞれ100を超えるに至っている．はじめパラメディカル(医学に付属している専門職)を標榜していた2つの職種は，いつしかコメディカル(医学と協業する専門職)を自称するようになり，専門学校のみで行われていた養成教育は，短期大学，大学でも行われるようになった．そこで教授されているのは，いまや理学療法，作業療法ではなく，理学療法学，作業療法学である．教育大綱化の波はこの世界にも及び，教育の細部を法令によって細かく規制される時代は去った．

　だがこうした変革のなかでも，ほとんど変わらずに引き継がれてきたものはある．それは，専門基礎教育と呼ばれるものである．「人」「疾患と障害」「保健医療福祉の理念」についての教育科目群を関係者はこのように呼ぶ．特に前2者はいわゆる基礎医学系科目，臨床医学系科目と見かけが同じであるが，実際は理学療法学・作業療法学教育にふさわしいものとなるように，力点を変えて教えてきたものである．内容再編の方法は個々の教師にゆだねられていた．理学療法学生，作業療法学生専用のテキストはなかった．

　しかしいま，固有の教科書を生み出すべき時がやってきた．全国にかつてないほど沢山の理学療法学生，作業療法学生，そして新任の教師たちが生まれている．ベテランの教師たちに，テキストの公開を要請すべき時がやってきたのである．

　かくして，本教科書シリーズ「標準理学療法学・作業療法学 専門基礎分野」は企画された．もちろんこのほかに，それぞれの「専門分野」を扱うシリーズがなくてはならないが，これは別の企画にゆだねることになった．

　コメディカルを自称してきた人々のなかに，医学モデルからの離脱を宣言する人々が現れるようになって久しい．この傾向は今後加速されるであろうが，しかしどのような時代が来ようとも，理学療法学・作業療法学教育のなかで，人の身体と心，その発達，そして疾患と障害の特性を学ぶことの意義が失われることはないであろう．理学療法が理学療法であり，作業療法が作業療法であるために，これらの知識は常に必須の基盤を提供してきたのだから．

1999 年 12 月

シリーズ監修者

第5版 序

近年の神経疾患の診断，治療，リハビリテーションは大きな変貌を遂げつつある．顕著なものでは，遺伝子診断や機能画像など多くの診断技術の進歩，遺伝子治療や神経系の再生医療などの治療の進歩があった．それを受けて，リハビリテーションを含め，これまでの治療成績に基づいて優れた治療を推奨する治療ガイドラインが多くの疾患や障害について策定されてきている．

本書はリハビリテーション医療の対象となる神経疾患の病態と診断，治療についての知識を提供し，さらに個々の障害に対する評価法と基本的なリハビリテーション治療への理解を深めることを目標にして，PT・OT を目指す学生諸氏が学習すべきポイントを明確にすることに努めている．

今回の改訂にあたっては，新たに鹿児島大学リハビリテーション医学の三浦聖史先生，河村健太郎先生に分担執筆をお願いして，これまでにない大幅な改訂となった．特に神経疾患各論の「脳腫瘍」，「外傷性脳損傷（軸索障害を含む）」，「てんかん」などの章は一から内容を見直した．また，付録「セルフアセスメント」は全面新規原稿となり，内容的にもアップデートされて充実している．さらに高次脳機能障害の項目には，総論的な記述を追加して，その概念をわかりやすく伝えるよう心がけた．

脳血管障害，認知症，頭痛，Guillain-Barré（ギラン・バレー）症候群など，診療ガイドラインのある疾患は，それらのガイドラインに沿った記述を追加しているが，特に認知症と脳卒中リハビリテーションについては大きな追加や変更を加え，科学的で客観的評価に基づく治療法の選択を強調した．

医療の高度化，専門化のなかで，医療スタッフに求められる知識は著しく増加し，リハビリテーション医療にかかわるスタッフもその例外ではない．リハビリテーションスタッフはこのような最先端の知識はもちろんのこと，社会福祉までに関する幅広い知識が求められている．

初版の序文にもふれたが，リハビリテーション関連のスタッフが修得すべき知識に関しては，どこまでが医師の領域で，どこまでが PT あるいは OT の領域であるかを，明確に区分することは困難である．あえて区分するのであれば，PT・OT が主に受け持つ領域は，病因・病態への対処よりも疾病がもたらす機能障害や活動制限とそれらに対するリハビリテーション的治療であろうと考える．しかしながら，それらの治療を安全に実施するためには，疾病の病因，病態の理解も必要であるし，何よりチーム医療における職種間の情報共有，たとえばリハビリテーションカンファレンスなどの際に，これらの医学的知識が不可欠なものとなることは疑いようがない．

　今後の超高齢社会の医療においてリハビリテーション医療はすべての領域にかかわる基盤的医療である．リハビリテーションにかかわるスタッフは，多忙ななかにあってもリハビリテーション医療が目指してきた本来の目標を念頭において，積極的な姿勢で障害に対応することをお願いしたい．

　最後に，貴重な資料を提供いただいた倉津純一先生，鄭忠和先生，粟博志先生，松田幸久先生ほかに深く感謝を申し上げる．

　2019 年 1 月

川平 和美

初版 序

　医学が高度化，専門化するなかで，医療スタッフに求められる知識は著しく増加している．リハビリテーション医療も例外ではなく，疾病の病態から障害，社会福祉までと幅広い知識が求められるが，その幅広い知識をリハビリテーションに関連する職種がお互いにその中核的な領域を少しずつずらしながら重複した形で受け持ち，相互に補完しながら仕事をしている．

　そのため，リハビリテーション関連のスタッフが修得すべき知識を，どこまでが医師で，どこまでが PT・OT と，明確に区分することが難しい部分もあるが，PT・OT が主に受け持つ領域は病因，病態より，疾病がもたらす機能障害や能力障害とそれに対する治療であろうと考える．PT・OT が修得すべき知識として，実際の診療するうえで必要な機能障害や能力障害とそれに対する治療ならびにそれを安全に行うに必要な病態への理解が，まずあげられ，次にリハビリテーションカンファレンスなどで他の職種と情報交換を行う際に求められる医学知識があげられよう．

　従来，「わからない」，「治らない」病気の代表だった変性疾患を含む多くの神経系疾患は次第に病因の解明が進み，新たな治療法の展望が開けつつある．もちろん，いまだにまったく治療法の糸口がつかめない神経疾患や，損傷された神経系の修復の限界による運動麻痺や感覚障害，痛みなどの多くの後遺症が問題であることに変わりはない．

　本書はリハビリテーション医療の対象となる神経疾患の病態と診断，治療，基本的なリハビリテーションについての知識を提供し，個々の障害に対する治療の概略とその治療効果を検証するのに適した評価法が理解できるようになることを目標にしている．そのうえで，新しいリハビリテーション治療法につながる可能性がある神経科学や脳の情報処理について関心をもつ手がかりとなる知識も提供した．

　医療制度の急激な変化は，必ずしも患者の障害を軽減するためのリハビリテーション医療の努力を後押しするものばかりではないが，リハビリテーション医療が目指してきた本来の目標を念頭において，貪欲に学び，積極的な姿勢で障害に対応できるようになっていただきたいと願っている．

　最後に，貴重な資料を提供いただいた鹿児島大学医学部脳神経外科 倉津純一教授，豊島病院 粟博志先生，泉川病院 松田幸久先生，他に深謝いたします．

2000 年 12 月

川平 和美

Ⅳ 神経疾患各論

V 神経疾患に多い合併症

33 廃用症候群と誤用症候群，合併症　川平和美　339

34 排尿障害　川平和美　351

35 性機能障害　川平和美　356

VI 付録

PT・OTと神経内科学のかかわり

近年の人口の高齢化の進行によって疾病構造が大きく変化し，リハビリテーションの対象となる疾患の中心は脳血管障害や認知症，Parkinson（パーキンソン）病などの中枢神経系の疾患と骨関節疾患に移りつつある．今後もこの傾向が強まることは間違いなく，2012（平成 24）年では認知症高齢者が 462 万人とされているが，認知症患者総数で 2025 年には 675 万人に達すると推定されている〔日本神経学会/認知症疾患ガイドライン 2017 より〕．

これらの神経疾患による障害に対して理学療法や作業療法を行うためには，これら疾患に関する十分な知識をもつことと，これら疾患の患者のなかで多数を占める高齢者の精神身体面の特徴，ことに加齢に伴う内科疾患などの合併症について十分な知識が必要である．

具体的には，的確に障害を把握し，機能障害，活動制限，参加制約における障害に対する治療方針とゴールの決定ができて，リハビリテーションを円滑かつ効果的に進めていける幅広い知識を習得する必要がある．

本書では，リハビリテーションの対象となる神経疾患についての理解を深めるとともに，実際のリハビリテーションにおいて問題となる合併症について具体的対応を中心に述べた．また，多くの神経疾患でみられる徴候のなかでリハビリテーションの治療対象となっているものについては，症候学のなかで基本的な治療法にふれて，問題解決指向型の考え方を容易にするようにした．

脳科学や診断技術，救命救急医療の進歩，国民の生命観の変化に合わせて，脳の情報処理や中枢神経系の画像診断，遺伝子診断，脳死についての基礎知識，障害者と家族を悩ます嚥下障害や排尿障害，さらに一般にふれられることが少ない性機能障害についても内容の充実をはかっており，今後の治療法の進歩や障害者の悩みの解消に役立つ内容となっている．

本書は，神経疾患について疾病への理解だけでなく，実際のリハビリテーションにあたっても，合理的な治療方針を可能にするだけの内容をもっており，これからリハビリテーションを目指す多くの方にご活用いただいて，治療法の発展や障害者の福祉に貢献できることを願っている．

I 序論

障害とリハビリテーション プログラム

学習目標

- リハビリテーションの概念，リハビリテーション医学と従来の医学との違いを学習する．
- 障害の階層性と機能障害，活動制限，参加制約の違いを学習する．
- 障害のレベルに対応した評価法とその考え方を学ぶ．
- リハビリテーション医療における診断，評価，治療の手順を学ぶ．
- リハビリテーションカンファレンスの目的を理解し，各部門の役割分担を学ぶ．

A リハビリテーションの概念

障害者のリハビリテーションとは，障害者の「人間らしく生きる権利の回復」，「全人間的復権」を意味する．リハビリテーション医学はこの理念を実現するための医学体系である．従来の医学が疾患を対象として，その病因の除去と治癒を目的とするのに対して，リハビリテーション医学は障害を対象として，その軽減と患者の社会心理的存在としての復権を目的とする．

B 障害とリハビリテーション

1 障害の階層性

障害とは「生活上の困難，不自由，不利益」である．障害には4つのレベルがあり，各レベルは階層的であるが独立していて，それぞれ異なる原理で構成されている（▶図1）．

国際生活機能分類（ICF，2001年）に基づいて述べるが，国際障害分類（ICIDH，1980年）との関連は NOTE-1 に示す．

（1）機能障害・形態異常（impairment）：臓器レベルの障害

疾患や外傷の結果としての，最も直接的な障害（一次的障害）で，脳卒中（疾患）による片麻痺や失語症（機能障害），産業事故による前腕切断（形態異常）などである．

二次的障害も機能障害に含まれる．褥瘡や関節拘縮などの廃用症候群（disuse syndrome），補装具の処方ミス，過負荷による関節の変形などの誤用症候群（misuse syndrome）がよく知られる．

NOTE

1 国際生活機能分類（ICF）

世界保健機関（WHO）は国際障害分類（International Classification of Impairments, Disabilities, and Handicaps; ICIDH）を1980年に決定したが，2001年には改訂して国際生活機能分類（International Classification of Functioning, Disability and Health; ICF）を決定した．

ICFは，生活機能（functioning）は心身機能・身体構造，活動，参加の3つの次元からなり，それぞれの次元が問題をかかえた状態を障害（disability；機能障害，活動制限，参加制約）とし，それらと相互に作用する要因として "環境" や "個人" の要因を組み込んでいる（人間・環境相互作用モデル）．障害を3つの次元で把握する点はICIDHと同じであるが，障害の総称がdisabilityである点に注意を要する．

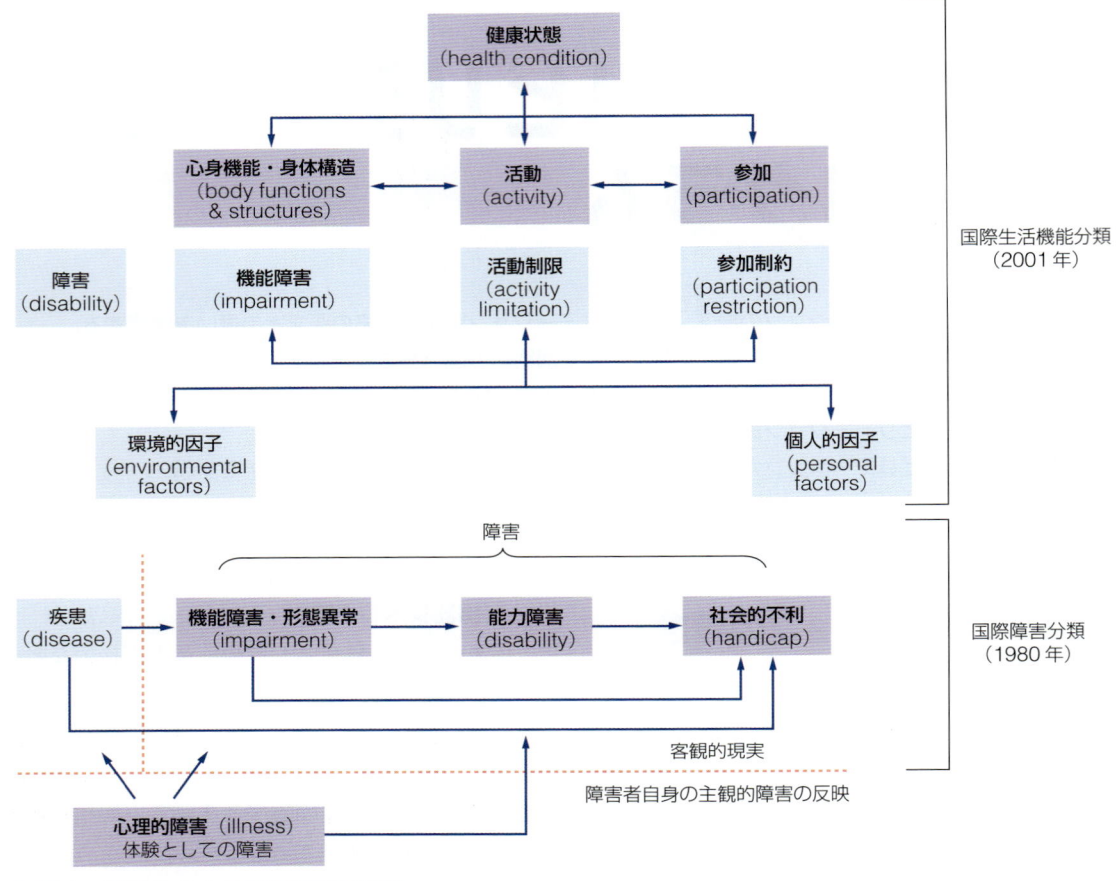

▶図 1　障害の 4 つの側面の相互関係

(2)　活動制限(activity limitation)：
　　　活動(activity)の障害

　歩行や日常生活活動(activities of daily living; ADL)などの能力が障害された状態である．この場合の能力とは，個人全体の総合的な能力であり，右手が麻痺で使えなくても，書字や通常両手で行うことが，左手でできれば，上肢についての活動制限はないことになる．

(3)　参加制約(participation restriction)：
　　　社会レベルの障害

　障害のため，一般市民が参加あるいは享受している社会活動から排除されることである．就業や就学の機会の制限，道路や建物の段差や障害者対策の遅れのために外出・通勤が制約されること，

地域活動などの社会的役割の制限などである．

2 障害に対応した基本的アプローチ

　障害の軽減のため，障害のレベルのそれぞれに対応した 4 つのアプローチがある(▶**表 1**)．

（1）治療的アプローチ

　片麻痺や失語症そのものを改善させる治療で，褥瘡や拘縮など合併症の予防と治療も含まれる．

（2）代償的・適応的アプローチ

　個体として総合的能力を向上させる目的で行われる治療で，残存機能を最大限に発揮して ADL や歩行を向上させるための運動療法，補装具の処

▶表1 リハビリテーションの基本的アプローチ

1. 機能障害・形態異常に対して：治療的アプローチ

- 麻痺（末梢性・中枢性），失調症，その他の運動障害の回復促進
- 二次的合併症の予防と治療
- 失語・失行・失認などの高次脳機能障害の回復促進

2. 活動制限に対して：代償的・適応的アプローチ

- 残存機能の強化（片麻痺の "健側"，対麻痺の上肢など）
- 義肢・装具，杖，車椅子などの補装具の処方
- 日常生活活動（ADL）能力の向上（自助具の使用を含む）

3. 参加制約に対して：環境改善，改革的アプローチ

- 住居と社会環境（公共建築・街路・交通機関を含む）の改造
- 家族への働きかけ（心理的受け入れ態勢づくり）と介護者の確保
- 職業復帰の促進，教育の場の確保（子どもの場合），生きがいのある生活（高齢者・重度者），所得保障

4. 心理的障害に対して：心理的アプローチ

- 心理的サポート
- 障害の受容と克服の促進

方がそれにあたる．

（3） 環境改善，改革的アプローチ

社会，企業，家族に働きかけて，障害者への偏見，障害者の社会生活を制約している障壁の除去に努める．

（4） 心理的アプローチ

障害受容の段階に応じた心理的な援助を行い，障害受容をはかる[1]．

3 リハビリテーションの評価と治療プログラム

治療の開始にあたっては，まず診断名の決定に加えて，障害歴（→ NOTE-2），評価によって障害の程度や合併症などの問題点を明らかにし，それぞれの問題点に対する治療内容とゴール予測（設定）を行う必要がある．

a 評価

評価は障害の4つのレベルに対応した形で行われる．機能障害から活動制限，参加制約，体験としての障害へと向かうにつれて，評価の中心は臓器から個体，そして社会，価値観にかかわる要因に移る．

（1） 機能障害に関する評価法

疾患あるいは病態による特異性が高い．評価法の選択にあたっては，脳卒中片麻痺では共同運動の分離度の評価，末梢神経障害による筋力低下と筋萎縮には筋力測定と周径測定のように，障害の特異性を把握できるものを選ぶ必要がある．

機能障害の評価法については，疾患別の各論で説明する．

（2） 活動制限に関する評価法

疾患や機能障害による特異性は少ないので，ここで説明する．

食事や整容，移動などの身のまわり動作を中心にした ADL の評価法が多く提案され[2]，バーセル・インデックス（Barthel Index）（▶表2）[3,4]，機能的自立度評価法（Functional Independence Measure; FIM）（▶表3）[5] がよく用いられる．

生活関連動作（activities parallel to daily living; APDL）や手段的 ADL（instrumental activities of daily living; IADL）は，電話の使用や買い物など，身のまわり動作以外の応用動作を意味するが，評価法には IADL スケール〔資料1の評価法5（→ 370 ページ）参照〕，老研式活動能力指標〔資料1の評価法6（→ 370 ページ）参照〕などがある．

職能評価は，全般的な作業能力の評価と実際に各人が求められている職務内容に関係した選択的な評価が必要である．

（3） 参加制約に関する評価法

就学や復職では，会社や学校の受け入れの姿勢と階段・トイレ・通学路などの物理的な環境，家庭環境などを評価する．

NOTE

2 障害歴

障害がいつ発生し，どのような経過をたどったかを，リハビリテーション治療の内容と効果に関係づけて聴取する．

▶表 2　Barthel Index 改訂版およびその判定基準

		自立	要介助		判定
1. 摂食		10	5	0	10：食物を置けば摂食できる．自助具を使ってもよい．適当な時間内に食べ終わる 5：時間がかかりすぎる．半分以上自分で食べられる．こぼす量が多い
2. 更衣	上衣	5	3	0	5：自立（ブラジャーを含まない）．ひもを結ぶ 3：半分以上適当な時間内で可．結ぶことができない
	下衣	5	2	0	5：靴，靴下を含む（ガードルを除く） 2：上衣と同様．例：ズボンははけるが靴下不可
	義肢・装具	0	△2		0：自立または適用なし
3. 整容		5		0	洗面，歯磨き，ひげそり，くし，化粧など．髪を編むを除く
4. 入浴	アプローチ	1		0	シャワーを使用するまでの移動．浴槽への出入り
	洗体	4		0	シャワーのみ．スポンジでの洗体のみも可
5. 尿失禁		10	5	0	10：失禁なし．SCI では自己導尿できる．尿集器の着脱管理ができること 5：時に失敗．ポータブルトイレの使用．トイレに行くのが間に合わない．器具の使用に介助要
6. 便失禁		10	5	0	10：失禁なし．坐薬，浣腸の使用可 5：時に失敗．坐薬，浣腸の使用に介助要
7. 移乗		15	7	0	5：完全に車椅子でベッドにアプローチし，移乗する．必要なら車椅子の位置を変えベッドから車椅子に乗り移る 7：ベッド上で臥位 ↔ 座位可．移乗は要監視または少しの介助要
8. トイレ	移乗	6	3	0	6：安全にトイレで移乗できる．手すり，その他安定したものを使用してよい 3：要監視または少し介助要
	後始末・衣服処理	4	2	0	4：衣服の上げ下げ．服を汚さない．ペーパーを使用する．ポータブルトイレを使用しても，その管理ができれば可 2：要監視または上の一部に介助要
9. 歩行		15	10	0	15：45 m 歩行可．義肢・装具・松葉杖・杖・歩行器（車輪なし）の使用可 10：上記のいずれかに介助，指導を要す．少しの介助で少なくとも 45 m 歩けること
	（車椅子）	5		0	（歩行できない場合） 5：少なくとも 45 m 駆動可．角を曲がる．向きを変える．ベッド・トイレへのアプローチができる
10. 階段昇降		10	5	0	10：介助なく階段昇降できる．手すり・杖・松葉杖の使用可 5：要監視または少しの介助要

〔Mahoney FL, *et al*: Functional evaluation: The Barthel Index. *Md St Med J* 14:61–65, 1965／伊藤利之：日常生活動作と生活関連動作．津山直一（監）：標準リハビリテーション医学，2 版，p.178，医学書院，2000 より改変〕

（4）体験としての障害に関する評価法

　各人の性格傾向や障害受容の段階，治療に対する考え方などを評価する．

ⓑ 治療プログラム

　リハビリテーション医療では，医師，看護師，理学療法士，作業療法士，言語聴覚士，ケースワーカーなど，多くのスタッフが機能分担しているため，リハビリテーション治療プログラムの決定は以下のような役割分担と手順で行われる（▶表 4）．

（1）診断と処方：医師

①病名と疾患としての重症度と予後を判定

②障害とその重症度，ゴールの概略を把握

③当面の治療を処方と家族へのインフォームドコ

▶表3 機能的自立度評価表（FIM）

レベル	7. 完全自立（時間，安全性） 6. 修正自立（補助具使用）	介助者なし
	部分介助 5. 監視 4. 最小介助（患者自身：75% 以上） 3. 中等度介助（50% 以上）	介助者あり
	完全介助 2. 最大介助（25% 以上） 1. 全介助（25% 未満）	

		入院時	退院時	フォローアップ
セルフケア				
A. 食事	箸 スプーンなど			
B. 整容				
C. 入浴				
D. 更衣（上半身）				
E. 更衣（下半身）				
F. トイレ動作				
排泄コントロール				
G. 排尿				
H. 排便				
移乗				
I. ベッド，椅子，車椅子				
J. トイレ				
K. 風呂，シャワー	風呂 シャワー			
移動				
L. 歩行，車椅子	歩行 車椅子			
M. 階段				
コミュニケーション				
N. 理解	聴覚 視覚			
O. 表出	音声 非音声			
社会的認知				
P. 社会的交流				
Q. 問題解決				
R. 記憶				
合計				

注意：空欄は残さないこと．リスクのために検査不能の場合はレベル1とする．

Copyright: 1990 Research Foundation of the State University of New York
〔Data Management Service of the Uniform Data System for Medical Rehabilitation and the Center for Functional Assessment Research: Guide for Use of the Uniform Data Set for Medical Rehabilitation, Version 3.0. State University of New York at Buffalo, 1990／千野直一（監訳）：医学的リハビリテーションのための統一データセット利用の手引き. 慶應義塾大学医学部リハビリテーション医学教室, 1991 より〕

▶表 4　リハビリテーション治療プログラム作成の実際

1. 診断：診断名の決定，障害の内容把握，当面の治療を処方
↓　医師は独自に評価，スタッフへ評価の依頼
●運動療法，作業療法，言語療法，物理療法などを処方
●患者と家族への説明と同意
（通常，医師は診察時に得られた評価に基づいて治療の概略を処方し，その後，得られる詳細な評価に基づいて処方を調整するか，治療の細部はスタッフの判断に任せる）
2. 評価：障害の各レベルについて評価する
●機能障害：麻痺，高次脳機能障害，褥瘡など廃用症候群など
●活動制限：日常生活活動（ADL）障害，歩行障害など
●参加制約：復職への障壁，家屋構造の不備など
●経験としての障害：障害受容困難など
↓　スタッフから医師へ評価結果と必要な治療内容の提案
3. 評価会議：障害と治療内容を総合的に検討する
●障害の認識を統一
●障害，合併症への治療プログラムの調整や追加
●ゴール決定
効果的な治療内容を組織的に分担，現実的なゴールを決定
↓
4. 治療と再評価：治療効果の判定と新たな問題点の発見

ンセント "説明と同意"

通常，医師は，治療開始が遅れないように，診察当日に独自に得た評価結果に基づいて治療を処方し，その後の詳細な評価に基づいて追加調整する．

- 治療方針について家族に説明し，同意を得る．
- 細部の調整は評価会議で総合的に検討して行う．
- 専門的な評価をスタッフに依頼する．

④障害評価の依頼

専門性が高い評価（日本標準失語症検査，WAIS，復職についての職場環境の調査など）

⑤患者と家族への説明と同意

障害と治療方針について説明し，同意と協力を得る．

（2）評価：リハビリテーションスタッフで分担

リハビリテーションプログラムの決定の資料となる．

①障害のすべてのレベルについて評価

②機能指向的アプローチ（➡ NOTE-3）に基づいて，障害や問題点のそれぞれに治療を立案する．

（3）評価会議：リハビリテーションカンファレンス

障害についての各スタッフの詳細な評価に基づいて，治療内容，ゴールの細部まで検討する．

①障害に関する情報の共有と共通の認識形成

②治療内容の調整と役割分担

③ゴールの最終決定

評価会議（リハビリテーションカンファレンス）はリハビリテーションスタッフが障害に対して共通の認識とゴールをもち，治療を分担しながら包括的治療にあたるために必要である．

（4）治療と再評価

治療開始後も数週ごとに評価を行い，治療効果の確認と治療内容の修正を行い，同時に隠れた問題点の発見に努める．

家庭や職場の障害者を受け入れる姿勢は，障害の改善度や時間の経過で変化する．

障害者の "全人間的復権" を目指すリハビリテーション医学がこの理念を実現するためには，階層的構造をもつ障害を多面的に把握し，現実的な目標を掲げて，各スタッフがより効果的な治療を模索しながら互いに協力する必要がある．

NOTE

3 機能指向的アプローチ

障害モデルに基づき，障害の原因を問題にするのではなく，障害を機能障害，活動制限，参加制約のレベルで解析し，それぞれの障害レベルでの対策により，障害の軽減を目指す．

これに対して，"病理指向的アプローチ" は病理モデルに基づき，その原因を除くことで，疾病の治癒を目指す．

▶表5　リハビリテーション医療と診療報酬
（平成 30 年度の診療報酬の改定）

1. 疾患別リハビリテーション（1 患者；20 分×6 単位，例外：9 単位）

脳血管疾患など，運動器，呼吸器，心大血管，廃用症候群

2. 医療的リハビリテーションの期間制限（例外規定あり）

● 脳血管疾患など：発症後 180 日
● 心大血管・運動器：手術後 150 日，呼吸器：90 日，廃用症候群：120 日

3. 回復期病棟入棟資格の制限強化

● 脳卒中：発病後 2 か月
● 運動器：手術後期間；大腿骨頸部骨折など 2 か月，靱帯損傷など 1 か月

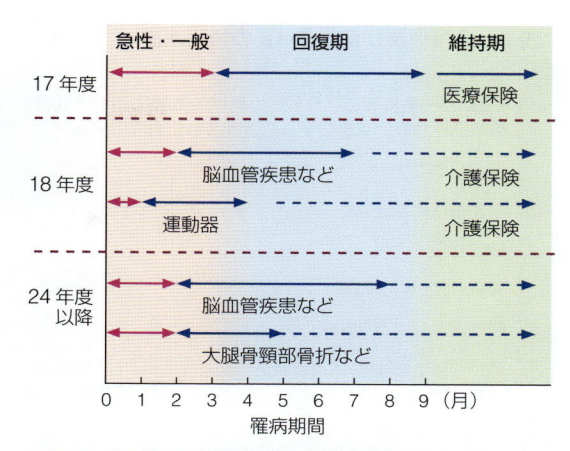

▶図 2　平成 24 年度以降の医療的リハビリテーション期間の変更

医療的リハビリテーションと診療報酬

　日本の医療は皆保険制度をとっており，国民は医療保険料の支払いを義務づけられている〔被雇用者の場合，本人，雇用主，行政（国，市町村）が概略 3 割ずつ負担している〕が，同時に自由に診療を受ける機会が保障されている．診療報酬は日本の医療制度の経済的基盤をなすもので，保険適用として認められた治療や検査，薬剤，材料について単価を定めている．

　診療報酬は 2 年ごとに改定されている．平均診療報酬は医療費抑制のため平成 14（2002）年度が −2.7％，16（2004）年度が −0.7％，18（2006）年度が −3.16％，20（2008）年度 −0.8％ と切り下げが行われてきたが，22（2010）年度からは +0.19％，24（2012）年度 +0.004％，26（2014）年度 +0.1％，28（2016）年度 +0.49％，30（2018）年度 +0.55％ と上げられている．平成 18 年度からリハビリテーション医療にも疾患別リハビリテーションと算定日数の上限，つまり，医療的リハビリテーションを受けられる期間の制限が導入されて，平成 24 年度改定では脳血管疾患などが最大 180 日，心大血管と運動器が最大 150 日，呼吸器が最大 90 日，廃用症候群が最大 120 日となっている（▶表 5，図 2）．

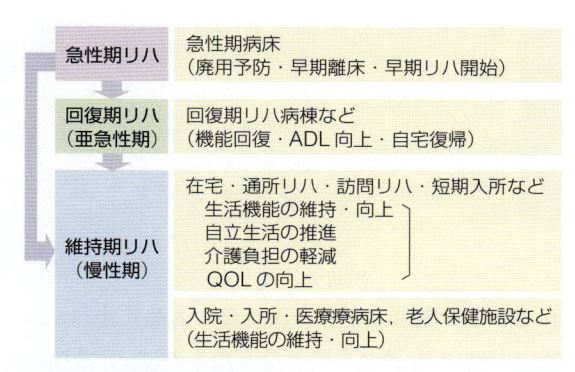

▶図 3　医療制度改革に伴うリハビリテーション医療の流れ

　回復期病棟への入棟資格も発症日あるいは手術日を起算日として，脳血管疾患などが 60 日，運動器で大腿骨頸部骨折などが 60 日，靱帯損傷などが 30 日までとされた．回復期病棟での入棟後治療期間は，高次脳機能障害を伴う重度脳血管疾患，重度の頸髄損傷，頭部外傷を含む多部位外傷などが 180 日，運動器で大腿骨頸部骨折などが 90 日，靱帯損傷などが 60 日となった．医療的リハビリテーションの期間を過ぎたものは，原則として，介護保険でのリハビリテーションを受けることになる（▶図 3）．

　介護サービスに関しても，介護保険という皆保険制度をとり，介護保険料の支払いが義務づけら

▶表 6　介護保険が使える 16 の特定疾患

1	癌【癌末期】 (医師が一般に認められている医学的知見に基づき回復の見込みがない状態に至ったと判断したものに限る)
2	関節リウマチ
3	筋萎縮性側索硬化症
4	後縦靱帯骨化症
5	骨折を伴う骨粗鬆症
6	初老期における認知症
7	進行性核上性麻痺，大脳皮質基底核変性症および Parkinson(パーキンソン)病【パーキンソン病関連疾患】
8	脊髄小脳変性症
9	脊柱管狭窄症
10	早老症
11	多系統萎縮症
12	糖尿病性神経障害，糖尿病性腎症および糖尿病性網膜症
13	脳血管疾患
14	閉塞性動脈硬化症
15	慢性閉塞性肺疾患
16	両側の膝関節または股関節に著しい変形を伴う変形性関節症

▶表 7　地域リハビリテーションの定義

定義

地域リハビリテーションとは，
①障害のある人々や高齢者およびその家族が住み慣れたところで，そこに住む人々とともに，
②一生安全に，いきいきとした生活が送れるよう，
③医療や保健，福祉および生活にかかわるあらゆる人々や機関・組織がリハビリテーションの立場から協力し合って行う活動のすべてをいう．

活動内容

1. 直接援助
障害の発生予防の推進
急性期−回復期−維持期リハビリテーションの体制整備
2. 組織化(ネットワーク・連携活動の強化)
円滑なサービス提供システムの構築
地域住民も含めた総合的な支援体制づくり
3. 教育啓発
地域住民へのリハビリテーションに関する啓発

れている．**表 6** に示す介護保険の対象疾患(16 の特定疾患)で介護が必要となったものは，介護度の認定とそれに基づいた介護サービスが提供されている．介護度ごとに認められたサービスを受けることが可能であるが，地域別に決められた自己負担に加えて，施設入所の給食代や部屋代が自己負担となるため，介護保険設立の目的であった家族が行ってきた介護を社会全体が責任をもって行う体制にはなっていない．

D　地域リハビリテーション

　地域リハビリテーションは，障害者が住み慣れた地域で生き甲斐をもった生活を送ることを可能にすることを目的としている(▶**表 7**)．病院でのリハビリテーションが機能や能力の向上を目指した人的にも時間的にも集約的なリハビリテーショ

ンであるのに比べて，地域リハビリテーションに含まれる維持期リハビリテーションは機能や能力の維持と環境調整，啓蒙活動を目的としている．
　地域リハビリテーション本来の目的を達成するためには，充実したサービスを提供するための人材と設備の拡充を実現する経済的基盤が必要である．

E　理学・作業療法との関連事項

1. 障害の評価は評価内容の意義を理解したうえで，具体的な治療を念頭におきながら行う．
2. リハビリテーションカンファレンスでは，障害を多面的に検討し，統一された目標の決定と整合性のある治療方針を立てる．
3. 他の部門のスタッフにも理解できるように，できるだけ略語は用いない．同じ MS でも，循環器内科では僧帽弁狭窄症(mitral stenosis)，神経内科では多発性硬化症(multiple sclerosis)の略語である．
4. 医療や福祉の経済的基盤である国民皆保険制

度や介護保険制度についての理解を深め，現状の問題点を認識する．

●引用文献

1) 上田 敏：序説. 上田 敏（監），伊藤利之ほか（編）：標準リハビリテーション医学, 3 版, pp.3–31, 医学書院, 2012.
2) 正門由久：ADL, IADL の評価. 米本恭三ほか（編）：リハビリテーションにおける評価, Ver.2（*Clinical Rehabilitation* 別冊）, pp.17–29, 医歯薬出版, 2000.
3) Mahoney FL, Barthel DW: Functional evaluation: The Barthel Index. *Md St Med J* 14:61–65, 1965.
4) 伊藤利之：日常生活動作と生活関連動作. 津山直一（監）：標準リハビリテーション医学, 2 版, p.178, 医学書院, 2000.
5) Data Management Service of the Uniform Data System for Medical Rehabilitation and the Center for Functional Assessment Research: Guide for Use of the Uniform Data Set for Medical Rehabilitation, Version 3.0. State University of New York at Buffalo, 1990 / 千野直一（監訳）：医学的リハビリテーションのための統一データセット利用の手引き. 慶應義塾大学医学部リハビリテーション医学教室, 1991.

●参考文献

1) Lawton MP, *et al*: Assessment of older people: Self-maintaining and instructional activities of daily living. *Gerontologist* 9:179–186, 1969.

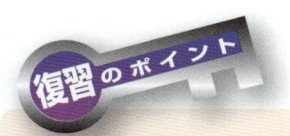

復習のポイント

- 障害者のリハビリテーションの概念と目標を説明できる．
- 障害の 4 つのレベルの違いを説明できる．
- リハビリテーション医療における診断，評価，治療，ゴール決定までの手順を説明できる．
- 国際障害分類（ICIDH，1980 年）と国際生活機能分類（ICF，2001 年）の概念の共通点と相違点を説明できる．
- 地域リハビリテーションの定義を説明できる．

中枢神経系の解剖と機能

- 中枢神経の発達と老化について学ぶ.
- 中枢神経の構造,動脈の灌流域,髄液の産生から吸収までを学ぶ.
- 中枢神経と末梢神経,体性神経と自律神経の違いを理解し,大脳皮質から脊髄までの運動路,感覚器から大脳までの感覚路,自律神経の働きを学ぶ.
- 大脳における機能局在と情報処理について学ぶ.
- 脳の可塑性と発現のメカニズムを学ぶ.
- 歩行パターンジェネレータについて学ぶ.

A 神経系の構成

　リハビリテーションにおける障害の理解に不可欠な神経系の基本構造と機能について,近年の神経生理的な事実を加えながら説明する.

　中枢神経系(central nervous system)は,脳(brain)と脊髄(spinal cord)に分けられる.脳に

は,大脳(cerebrum),間脳(diencephalon),中脳(mesencephalon または midbrain),橋(pons),小脳(cerebellum),延髄(medulla oblongata)がある.脊髄は,成人では第1腰椎の高さで脊髄円錐となって終わる(▶図1).

　中枢神経系の外を走る神経は末梢神経(peripheral nerve)と呼ばれる(▶表1).

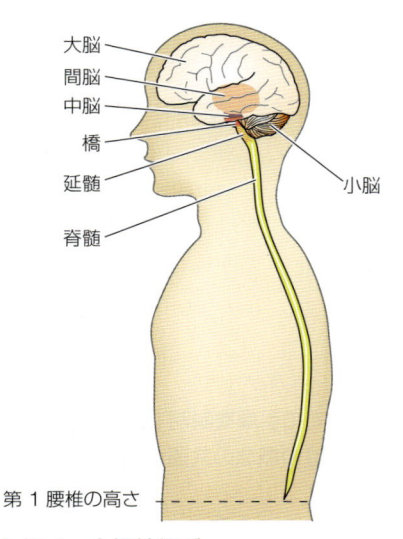

第1腰椎の高さ

▶図1 中枢神経系

▶表1 神経系の分類

1. 中枢神経
a. 脳 　大脳(終脳と呼ばれるときもある) 　間脳 　中脳　┓ 　橋　　┣脳幹 　延髄　┛ 　小脳 b. 脊髄

2. 末梢神経
a. 体性神経 　脳神経　　12 対 　頸神経　　 8 対 ┓ 前根…前根神経: 　胸神経　　12 対 ┃　　運動性–遠心性神経 　腰神経　　 5 対 ┃ 後根…後根神経: 　仙髄神経　 5 対 ┛　　感覚性–求心性神経 　尾骨神経　 1 対 b. 自律神経–遠心性神経 　胸髄,腰髄…交感神経 　脳(迷走神経),仙髄…副交感神経

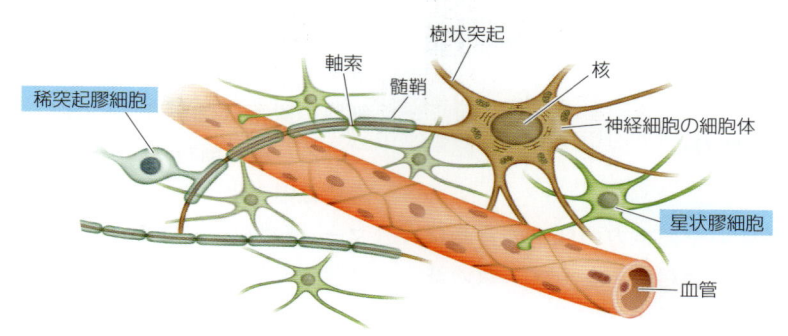

▶図 2　神経細胞とその支持組織

神経細胞（nerve cell；ニューロン，neuron）は細胞体と神経線維（樹状突起と軸索）からなる（▶図 2）．中枢神経は多数の神経細胞が神経線維にあるシナプス（synapse）で接し，シナプス間隙にアセチルコリンやノルアドレナリン，γ-アミノ酪酸（GABA），グルタミン酸などの神経伝達物質を放出して，興奮伝導を行っている．神経細胞の支持と栄養補給は神経膠細胞（グリア細胞，glial cell）と血管が行っている．

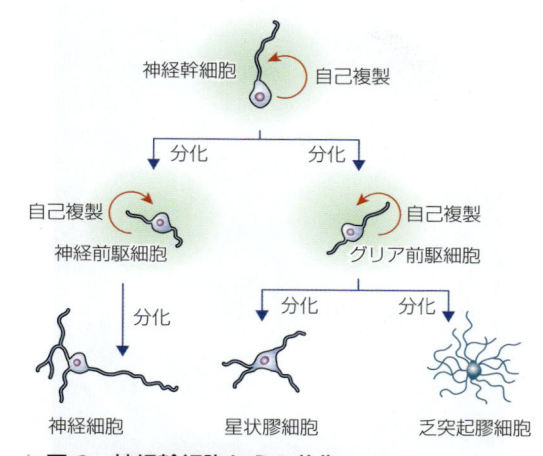

▶図 3　神経幹細胞からの分化

B 神経の発達と加齢

1 神経細胞の分化

　神経幹細胞は，神経前駆細胞とグリア前駆細胞へ分化し，前者は神経細胞へ，後者は星状膠細胞と乏突起膠細胞に分化する（▶図 3）．出生後の神経幹細胞は脳室側端にある神経上皮と考えられている．

　脳の形成は神経管の脳室側で神経上皮細胞が分裂を繰り返し，脳表にあたる軟膜側へ移動し，発生中の最終分裂を終えた神経細胞は機能的に関連のある細胞どうしが集合し，階層構造や神経核を形成するために移動する．この神経細胞の移動の異常は，てんかんや知的障害（精神遅滞），運動失調などの原因となる（▶図 4）．

　中枢神経系の組織的な発達と機能的な発達は表裏一体の関係にある．基本的な運動や感覚，認知機能の発達は出生前の羊水の中での無重力状態での運動で始まり，出生後の重力下での運動，母親などからの刺激を通じて，多様な情報処理能力を形成していく過程である．つまり，これらは刺激を受け，情報処理，認知，意思決定，行動の形で特異的な情報処理の神経路が強化されていく過程である．この過程において，遺伝的な情報に基づく組織や機能の変化と，使用頻度に依存する組織や機能の変化によって，大脳では機能局在とその間の神経路が形成強化されていく．

　ヒトの中枢神経系の神経細胞数や，神経細胞が軸索を伸ばしたり，シナプスを形成する能力は，加齢に伴って低下する．しかし，変性疾患の場合を除いて，高齢になっても新たな学習あるいは記

憶が可能であることから，神経路の形成強化は年齢に関係なく可能である．

2 神経細胞の老化

加齢による運動能力や記憶力の低下の背景には，神経細胞数や神経突起数，シナプス数の減少がある．ヒトの脳は 80 歳までに重量や体積の

10% を失う．加齢によって多くの神経細胞が脱落すると考えられていたが，新皮質における神経細胞の脱落は 20〜90 歳の間で 10% 程度とされている．神経細胞の加齢による変化は老人斑と神経原線維変化に代表され，Alzheimer（アルツハイマー）型認知症ではそれらの増加が著しく，神経細胞の脱落が大きい．

C 中枢神経の構造

1 大脳

ヒトの大脳半球（cerebral hemisphere）は大脳縦裂によって左右の大脳半球に分けられ，皮質（cortex）〔灰白質（gray matter）〕，白質（white matter），大脳基底核（basal ganglia）からなる．大脳縦裂には硬膜である大脳鎌があり，尾側は左右に分かれて小脳テントとなって，大脳と小脳の間を分けている（▶図 5）．

a 大脳皮質

大脳半球は，大脳回〔cerebral gyrus（複数形 gyri）〕と大脳溝〔cerebral sulcus（複数形 sulci）〕に基づい

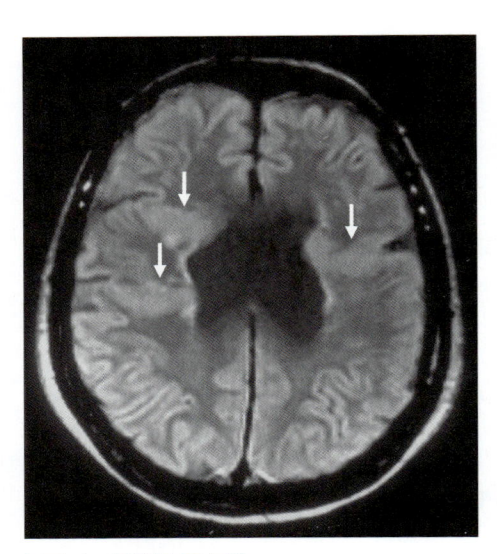

▶図 4　異所性灰白質
本来なら大脳皮質に移動すべき神経細胞が白質内にとどまっている（矢印）．

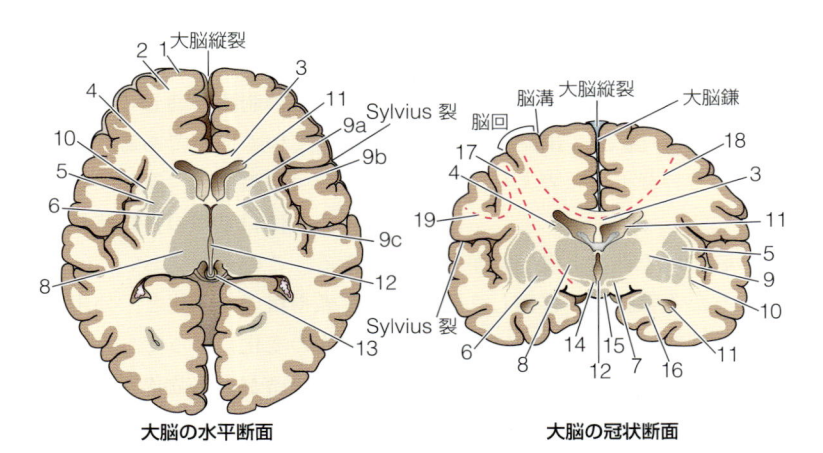

大脳の水平断面　　　　大脳の冠状断面

▶図 5　大脳の構造
1：大脳皮質（灰白質），2：大脳白質，3：脳梁，4：尾状核，5：被殻，6：淡蒼球，7：視床下核（4〜7 が基底核），8：視床，9：内包（a：前脚，b：膝，c：後脚），10：前障，11：側脳室，12：第三脳室，13：松果体，14：視床下部，15：乳頭体，16：海馬，17：投射線維，18：交連線維，19：連合線維

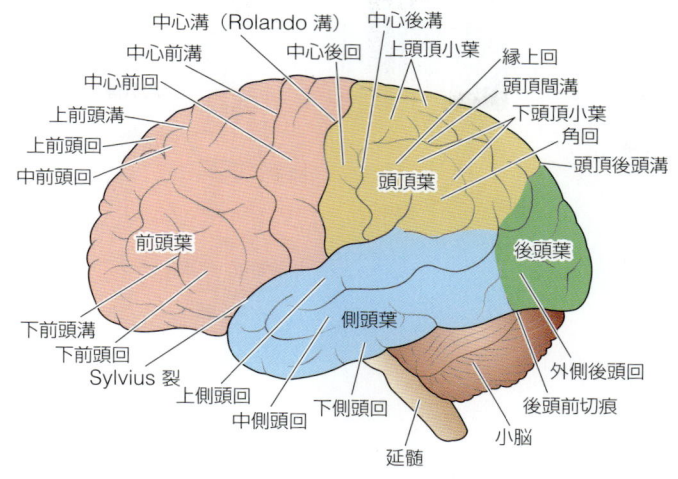

中心溝（Rolando 溝）
中心後溝
中心前溝
中心後回
上頭頂小葉
縁上回
中心前回
頭頂間溝
上前頭溝
下頭頂小葉
上前頭回
角回
中前頭回
頭頂後頭溝
頭頂葉
前頭葉
後頭葉
下前頭溝
側頭葉
下前頭回
外側後頭回
Sylvius 裂
後頭前切痕
上側頭回
小脳
中側頭回
下側頭回
延髄

▶図6　大脳半球と脳幹，小脳

て，形態的に前頭葉（frontal lobe），頭頂葉（parietal lobe），後頭葉（occipital lobe），側頭葉（temporal lobe），辺縁系（limbic system）（➡ NOTE-1）に分けられる（▶図6）．

大脳皮質は，6層の構造が特徴の新皮質（neocortex），それがない古皮質（archicortex），旧皮質（paleocortex）に分けられ，古皮質と旧皮質を合わせて大脳辺縁系と呼ばれる．

新皮質は厚さ 3〜4mm で，表面積にして 2,600 cm^2 に及び，28×10^9 個の神経細胞と同数のグリア細胞を含んでいる．これらの神経細胞は皮質の神経細胞相互や他の領域の神経細胞との間に 10^{12} オーダーのシナプスを形成している．機能単位として，似た機能の神経細胞は円柱状（直径 $300〜600\,\mu m$）に集まって存在し，コラム（column）と呼ばれる．

b 大脳基底核

大脳基底核は錐体外路（extrapyramidal sys-

tem）の中枢であり，尾状核（caudate nucleus），被殻（putamen），淡蒼球（globus pallidus），視床下核（ルイ体；Luys body）（subthalamic nucleus），中脳の赤核（nucleus ruber），黒質（substantia nigra）からなる．

尾状核と被殻を合わせて線条体（corpus striatum），被殻と淡蒼球を合わせてレンズ核（nucleus lenticularis）と呼ばれる．

c 皮質下白質

皮質下白質（subcortical white matter）は神経線維からなり，それは結合部位により分類される．

（1）投射線維（projection fiber）

投射線維は皮質と皮質下核や脊髄を結び，放線冠（corona radiata）を経て視床と被殻や淡蒼球の間にある内包（internal capsule）を通るが，内包では一定の配列がある（▶図7，8）．

- 前脚：主に視床から前頭葉への線維
- 膝：皮質運動野から脳幹運動神経核への線維
- 後脚：主に運動野からの皮質脊髄路，視床から皮質感覚野，頭頂葉・側頭葉・後頭葉から橋核への線維，視放線，聴放線

（2）交連線維（commissural fiber）

結合部位は左右の半球皮質で，脳梁（corpus callosum），前交連，後交連，海馬交連，手綱交連を

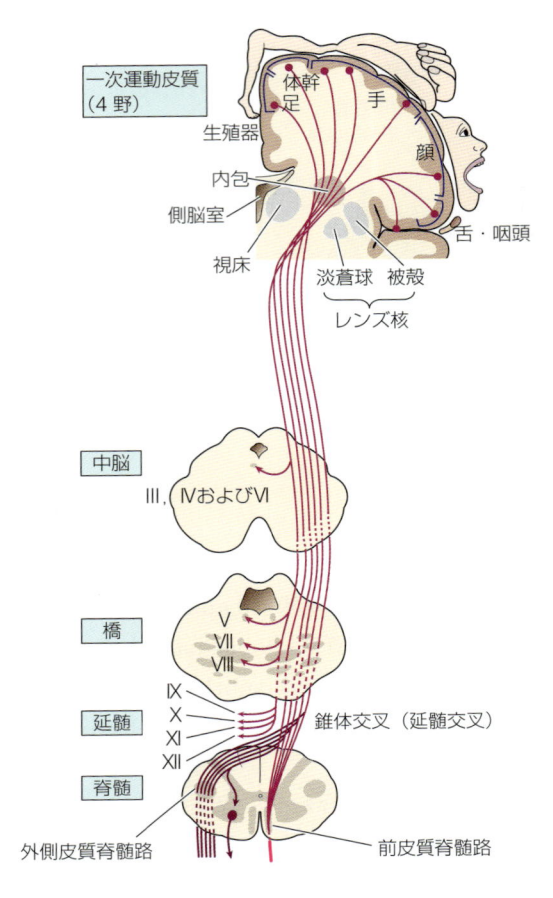

▶ 図 7　一次運動野（冠状断）と運動路

運動路は，中心前回の一次運動野（一部は運動前野など）から内包後脚を経て中脳，橋，延髄を通り，延髄下部で対側へ交叉（錐体交叉）し，脊髄側索を下行して脊髄前角細胞に達するものと，延髄で交叉せず同側の前索を下行するものがある．同側を下行したものの多くは途中で対側に交叉して対側前角細胞に達する．

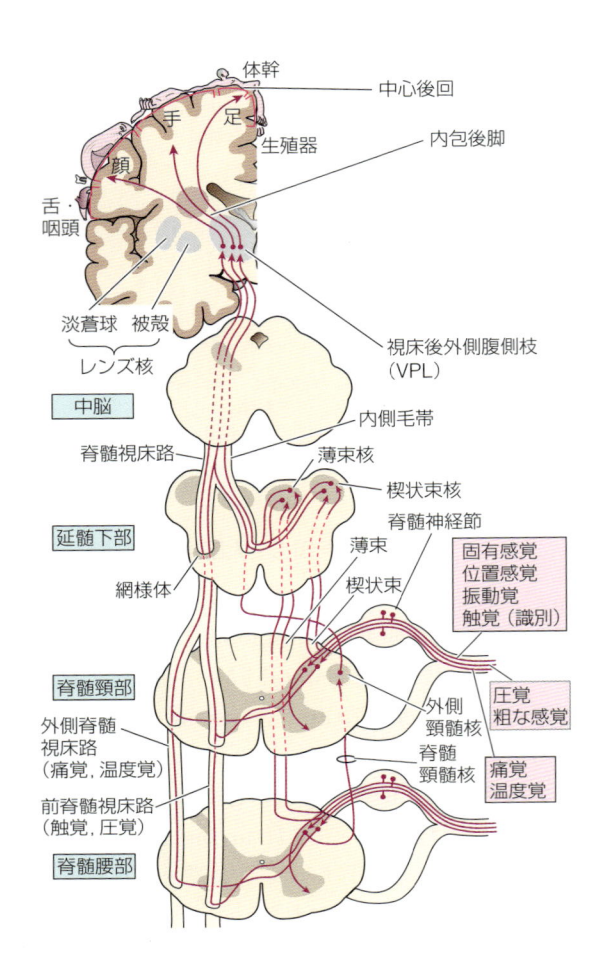

▶ 図 8　一次感覚野（冠状断）と感覚路

表在覚（触覚，痛覚，温度覚）は脊髄後根から後角に入り，後角で神経細胞を代え，反対側に移り，前脊髄視床路，外側脊髄視床路となって脊髄前索および側索にまたがって上行，視床後外側腹側核，内包後脚，そして頭頂葉一次感覚中枢に至る．深部覚（振動覚，位置感覚，圧覚）は脊髄後根から入って同側の後索を延髄まで上行し，延髄背側の薄核または楔状核で神経細胞を代え，延髄で交叉して対側の内側毛帯，視床後外側腹側核，内包後脚，そして頭頂葉一次感覚中枢に至る．

形成している．

（3）　連合線維（association fiber）

結合部位は同側の半球皮質の間である．

2 間脳

間脳（diencephalon）は，視床（thalamus），視床下部（hypothalamus），視床腹部，視床上部からなり，第三脳室を囲んでいる（▶ 図 9）．

ⓐ 視床

視床にはいくつかの核があるが，機能的に 2 群に分けられる．

（1）　特殊核（specific nucleus）

感覚と運動に関連して特定の大脳皮質と結ぶ．すべての体性感覚は視床を経由して大脳皮質に至る．

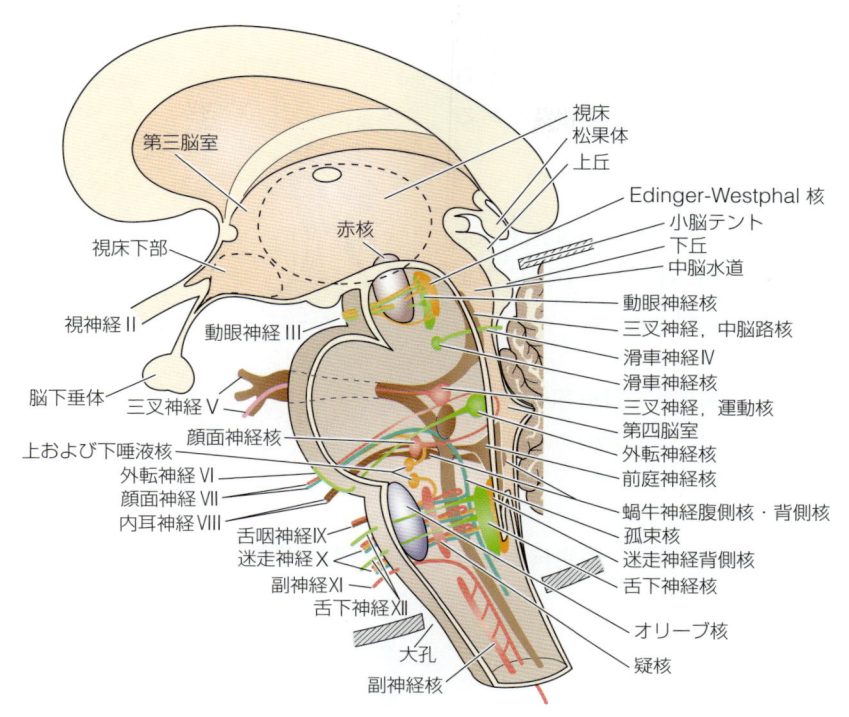

▶図9 脳幹と脳神経核
視神経が視神経管や脳底で，外転神経や動眼神経が脳底，顔面神経や聴神経が内耳道で圧迫を受けやすい.

(2) 非特殊核(nonspecific nucleus)

皮質と広く結合して活性化を行う網様体賦活系である．

ⓑ 視床下部

視床下部は機能的に自律神経系の高位中枢で，下垂体を介して内分泌機能にも関係する．

3 小脳

小脳(cerebellum)は延髄と橋の背面にあって，第四脳室を覆い，小脳皮質と小脳核からなり，外見的に左右の小脳半球(cerebellar hemisphere)と中央の虫部(vermis)に分けられる．小脳は上・中・下の3つの小脳脚で脳幹とつながる．

皮質には，Purkinje(プルキンエ)細胞，Golgi(ゴルジ)細胞などがあり，白質内には歯状核など4つの小脳核がある(▶図10).

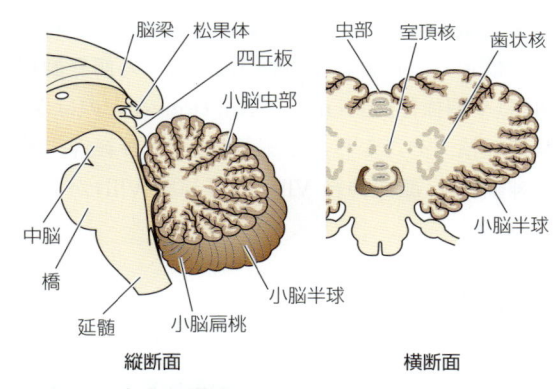

▶図 10 小脳の構造

小脳は固有感覚と平衡感覚の入力を受けており，小脳からの出力は運動制御に重要である．

4 中脳

中脳(midbrain)は橋の上端から上丘の上縁までで，中脳蓋(tectum mesencephali)，被蓋(tegmentum mesencephali），大脳脚底(basis peduncle cerebralis)に分けられ，脳神経核，そこから出る脳神経(動眼神経 III，滑車神経 IV)がある（▶図 9）.

(1) 中脳蓋

上丘(superior colliculus)と下丘(inferior colliculus)があり，上丘は光に対する反射路に含まれ，下丘は聴覚の中継点となる.

(2) 被蓋

内側毛帯，外側毛帯，網様体の投射線維が縦走するほか，無意識の運動と姿勢制御を行っている. 赤核がある（▶図 9）.

(3) 大脳脚底

黒質(substantia nigra)があり，基底核と結合して運動制御に関係している.

5 橋

橋(pons)は，腹側の橋底部(basis pontis)と背側の被蓋(tegmentum of pons)に分けられ，両側に中小脳脚がある.

橋底部には皮質脊髄路線維，皮質延髄路線維などが縦走し，被蓋には脊髄毛帯(前・外側脊髄視床路)や網様体(reticular formation)などのほか，脳神経核，そこから出る脳神経(三叉神経 V，外転神経 VI，顔面神経 VII，内耳神経 VIII)がある（▶図 9）.

6 延髄

延髄(medulla oblongata)は橋の下端から大後頭孔の下端までで，灰白質には脳神経核，そこから出る脳神経(舌咽神経 IX，迷走神経 X，副神経 XI，舌下神経 XII)がある. 延髄下端の錐体で，左右の皮質脊髄路が交叉(錐体交叉)してから脊髄の外側皮質脊髄路となる. 呼吸，嚥下，循環などの中枢もある（▶図 9）.

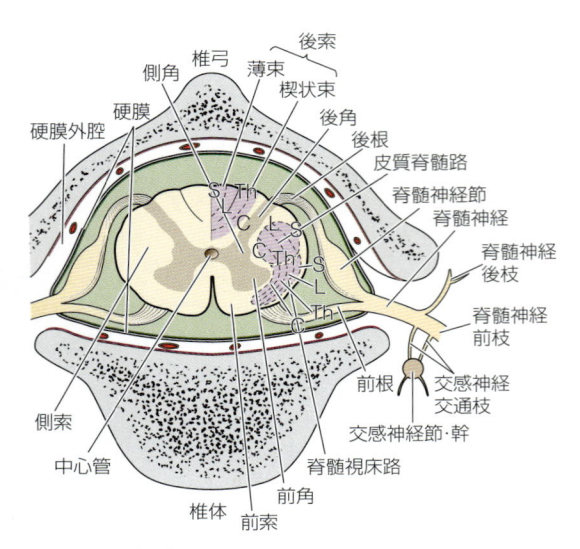

▶図 11 脊髄

7 脊髄

脊髄(spinal cord)は円柱形をした神経組織で，成人では環椎上縁から第 1〜2 腰椎に位置する. 脊髄には，上肢と下肢への神経が出入りする頸膨大部(cervical enlargement)，腰膨大部(lumbar enlargement)があり，下端に脊髄円錐(medullary cone)，終糸(terminal filum)がある.

脊髄の横断面の中央には中心管(central canal)があり，それを囲むように灰白質，その外側に白質がある. 灰白質は細胞体と樹状突起を含み，H字状で，腹側に前角，背側に後角がある. 前角は主として運動神経細胞群からなり，その内側に体幹，外側に四肢を支配する運動ニューロンがあり，後角は感覚神経二次ニューロンである.

白質には上行神経路(ascending tract または sensory tract)と下行路(descending tract または motor tract)がある（▶図 11）.

脊髄には多くの反射中枢がある.

8 脳血管系の解剖

脳は，左右の内頸動脈(internal carotid artery)

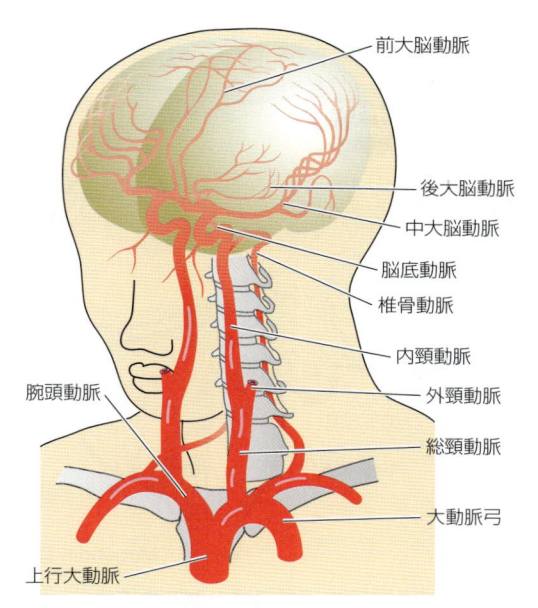

▶図 12　脳を灌流する動脈

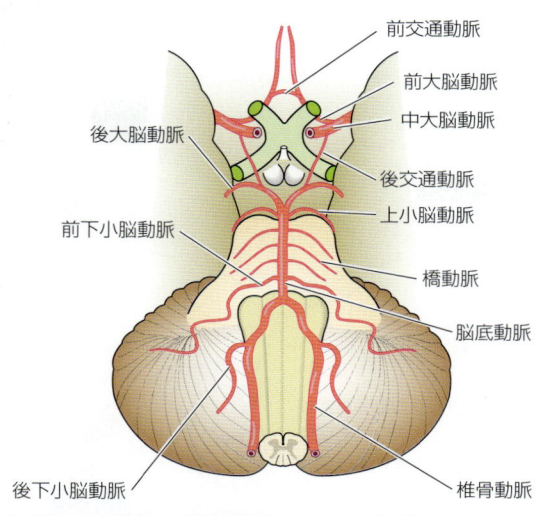

▶図 13　椎骨・脳底動脈と Willis 動脈輪

と椎骨動脈（vertebral artery）から栄養されている（▶図 12）〔脊髄については，第 24 章「脊髄疾患」（➡238 ページ）参照〕.

a 内頸動脈

　内頸動脈は頭蓋底で頭蓋骨を貫いて，頸動脈サイフォン（carotid siphon）を形成し，後交通動脈（posterior communicating artery），前大脳動脈（anterior cerebral artery），中大脳動脈（middle cerebral artery）となる.

b 椎骨動脈

　椎骨動脈は頸椎の横突孔（foramen transversarium）の中を上行し，大孔を通り頭蓋に入る. 後下小脳動脈（posterior inferior cerebellar artery）を分岐後，両側が 1 つになって脳底動脈（basilar artery）を形成し，前下小脳動脈（anterior inferior cerebellar artery），上小脳動脈（superior cerebellar artery）を分岐後，両側の後大脳動脈（posterior cerebral artery）になる（▶図 13）.

c Willis 動脈輪

　Willis（ウィリス）動脈輪は左右の前大脳動脈をつなぐ前交通動脈（anterior communicating artery），中大脳動脈，後大脳動脈ならびに，その間を後交通動脈によって形成され（▶図 13），左右あるいは前後を結ぶ側副血行路として働く.

d 主幹脳動脈の灌流域

　前大脳動脈は大脳半球の背・内側面，中大脳動脈は広く側面を灌流し，後大脳動脈は後部内側面と底面を灌流している（▶図 14）.

e 静脈系

　大脳を灌流する静脈系は，表層からの血液を受ける浅大脳静脈系，深部からの血液を受ける深部静脈系からなり，この 2 つの間を上吻合静脈〔Trolard（トロラール）静脈〕と下吻合静脈〔Labbé（ラベー）静脈〕がつないでいる. 大きな静脈は，矢状静脈洞，横静脈洞などの硬膜静脈洞（dural sinus）にそそぎ，内頸静脈に集まる（▶図 15）.

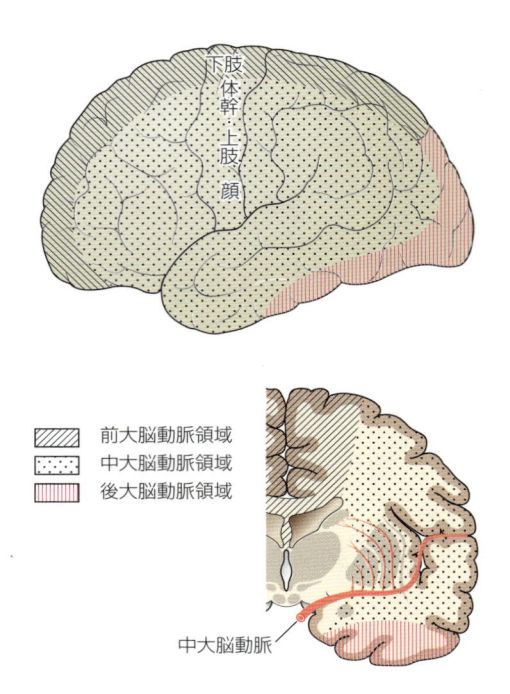

前大脳動脈領域
中大脳動脈領域
後大脳動脈領域

中大脳動脈

▶図 14　主幹脳動脈の灌流域

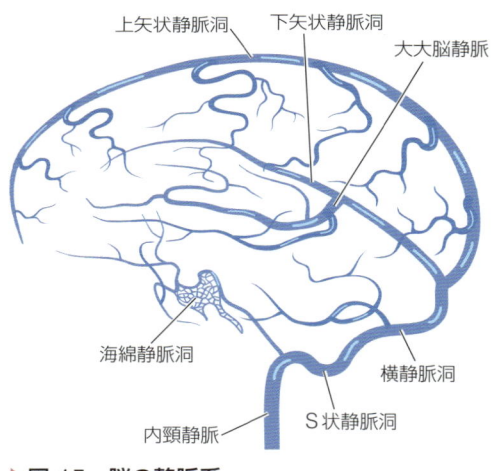

上矢状静脈洞　下矢状静脈洞

大大脳静脈

海綿静脈洞

横静脈洞

内頸静脈　S 状静脈洞

▶図 15　脳の静脈系

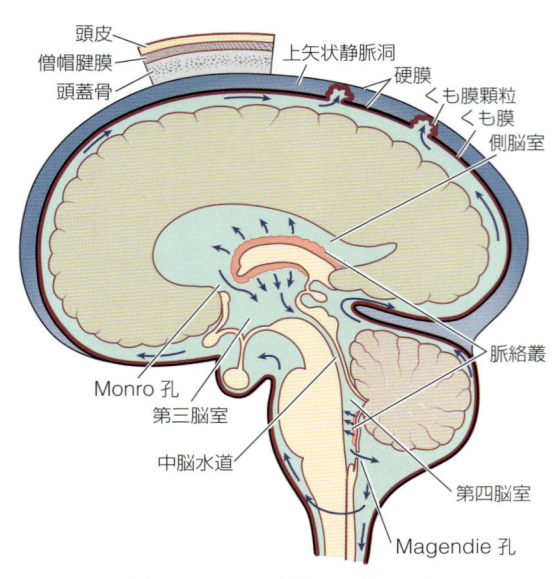

頭皮
僧帽腱膜
頭蓋骨

上矢状静脈洞
硬膜
くも膜顆粒
くも膜
側脳室

脈絡叢

Monro 孔
第三脳室

中脳水道

Magendie 孔

第四脳室

▶図 16　中枢神経を囲む構造と髄液の流れ

1 中枢神経を囲む構造

外側からは，頭皮，僧帽腱膜，骨膜，頭蓋骨（skull），髄膜（meninx）〔硬膜（dura mater），くも膜（arachnoid membrane），軟膜（pia mater）〕，灰白質の順に並び，くも膜と軟膜の間にくも膜下腔（subarachnoid space）があり，くも膜下腔は髄液で満たされる（▶図 16）．

2 脳脊髄液の産生と吸収

脳脊髄液は 125〜150 mL あり，1 日 430〜450 mL が脳室の脈絡叢（choroid plexus）で産生され，くも膜下腔を流れて，くも膜顆粒で吸収される（➡ Advanced Studies-1）．くも膜下腔は脊髄で

D 中枢神経を囲む構造と髄液

中枢神経は，硬い骨と脳脊髄液（cerebrospinal fluid）に囲まれて保護されている．

Advanced Studies

❶脳脊髄液の流路

脳脊髄液の流路には脳室間に室間孔〔Monro（モンロー）孔〕，中脳水道（sylvian aqueduct）があり，第四脳室とくも膜下腔の間には第四脳室正中孔〔Magendie（マジャンディー）孔〕，第四脳室正外側孔〔Luschka（ルシュカ）孔〕がある．

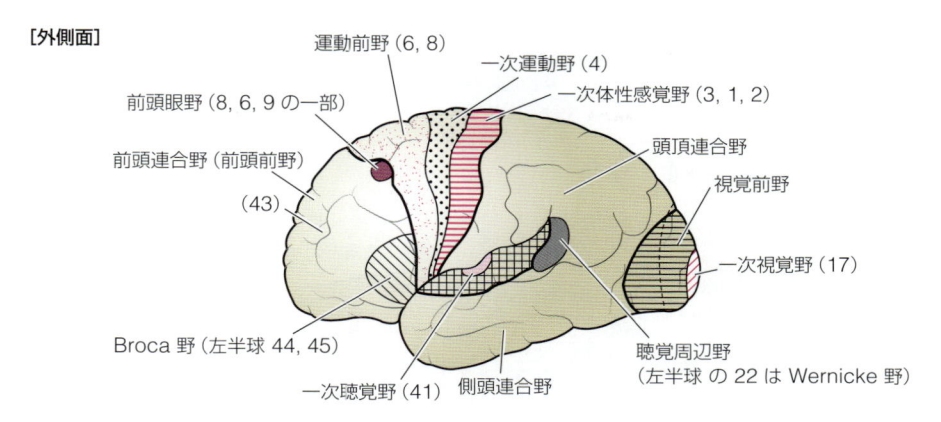

[外側面]

運動前野（6, 8）
一次運動野（4）
前頭眼野（8, 6, 9 の一部）
一次体性感覚野（3, 1, 2）
前頭連合野（前頭前野）
頭頂連合野
（43）
視覚前野
一次視覚野（17）
Broca 野（左半球 44, 45）
聴覚周辺野
（左半球 の 22 は Wernicke 野）
一次聴覚野（41）　側頭連合野

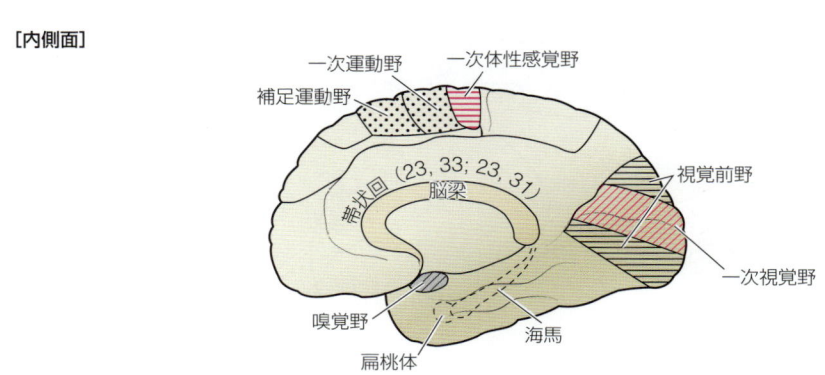

[内側面]

一次運動野　一次体性感覚野
補足運動野
帯状回　（23, 33; 23, 31）
脳梁
視覚前野
一次視覚野
嗅覚野
海馬
扁桃体

▶図 17　大脳皮質機能と Brodmann 分類
Brodmann の番号は彼の組織的検索の順番を示すものである．連合野の境界を太い線で示す．

は第 2 仙椎のレベルまで伸びている（▶図 16）.

E　中枢神経系の機能

1 大脳の機能局在と情報処理

　大脳は，運動は前頭葉，視覚は後頭葉がというように，それぞれの領域は特定の機能を担っていて，これを機能の局在という．一次運動野では実際の身体の配列に従って身体各部の支配野が並び，さらに各支配野は機能単位であるコラムからなっている．各支配野の大きさは情報処理量に依存するため，発語に関連する舌・顔面，道具使用など，繊細な運動を行う手指の支配野は著しく大

きい〔図 7（➡ 18 ページ）参照〕.　大脳は，入力と出力に直接関連する一次の感覚野（身体感覚野，聴覚野，視覚野）と運動野，および運動前野や視覚前野などの二次の中枢と，それ以外の連合野に分けられる.

　大脳皮質における機能の分布は皮質の細胞構築学的特徴〔Brodmann（ブロードマン）分類など〕と関連がある（▶図 17）.

2 中枢神経における運動路と感覚路

　大脳皮質からの運動指令を伝える運動線維は主に錐体路を通る．錐体路は，前頭葉中心前回の一次運動野から放線冠，内包後脚を経て中脳，橋，延髄を通り，延髄下部で対側へ交叉（錐体交叉，延

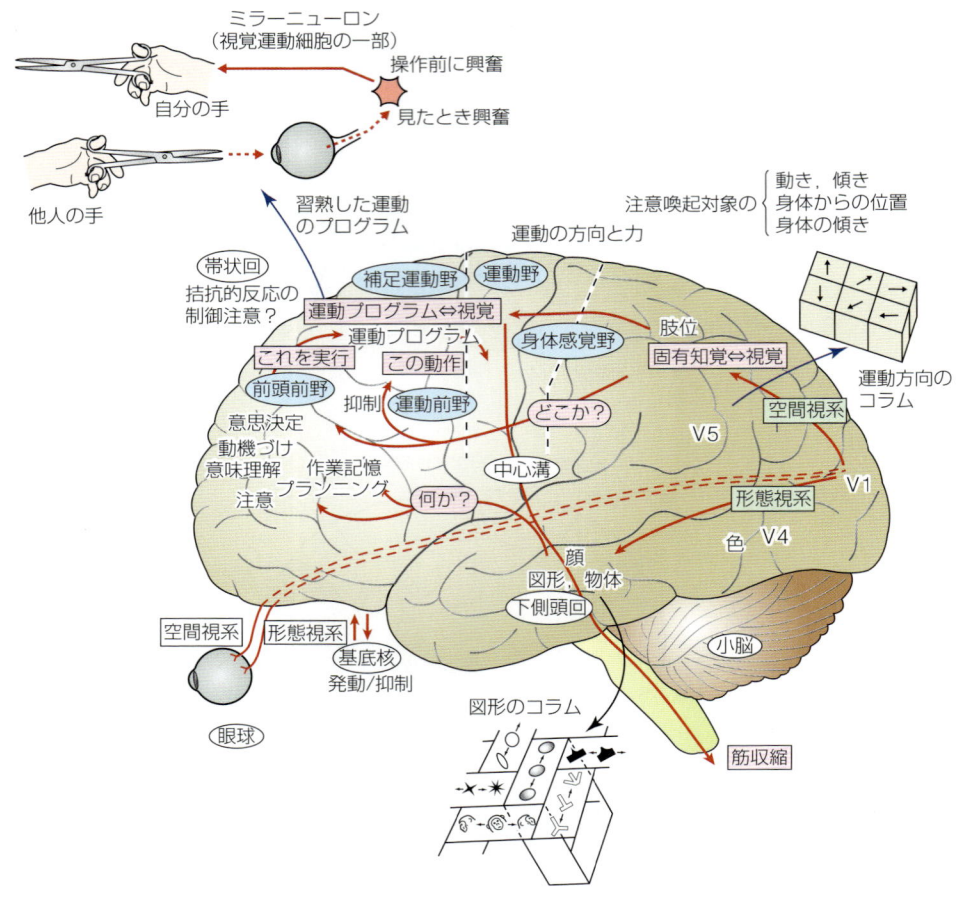

▶図 18　視覚情報処理と随意運動
記憶，言語に関するものは除く．

髄交叉ともいう）し，脊髄側索を下行して脊髄前角細胞に達する．錐体路の線維の一部には，延髄で交叉せず同側の前索を下行するものがある．

　この運動野から脊髄前角細胞に至る錐体路がどこで障害されても中枢性の運動麻痺をおこす．特に，線維が密に収束する内包以下の障害では脳神経領域を含む片麻痺をおこす．

　表在覚（触覚，痛覚，温度覚）は脊髄後根から後角に入り，そこで神経細胞を代え，反対側に移り，脊髄視床路となって脊髄前索および側索にまたがって上行，視床後外側腹側核，内包後脚，大脳白質を上行して頭頂葉一次身体感覚野に至る．ただ，触覚の一部は脊髄で神経細胞を代えずに同側

の後索に入り，深部感覚線維といっしょに上行するものがある．

　深部覚（振動覚と位置感覚）は脊髄後根から入って同側の後索を延髄まで上行し，延髄背側の薄核または楔状核で神経細胞を代えて，延髄で交叉して対側の内側毛帯を形成して上行，視床後外側腹側核，内包後脚，大脳白質を上行して頭頂葉中心後回の一次身体感覚野に至る．

　感覚によって末梢の受容器から視床に至るまでの走行経路が異なるため，脊髄，延髄，橋の障害では表在覚か深部覚かどちらか一方の障害が，中脳上部から視床の障害ではどちらも障害されることが多い．

3 大脳における情報処理

大脳における情報処理を随意運動と，視覚刺激に反応しての運動とし，機能分担を示す（▶図18）.

言語については失語症で説明する〔第11章「高次脳機能障害：総論／失語症」（➡107ページ）参照〕.

a 随意運動

前頭葉の最前部に前頭前野があり，外来刺激の意味理解，洞察，意思決定，作業記憶を，その後方に運動前野や補足運動野があって運動プログラムを，中心溝（central sulcus）のすぐ前には一次運動野があって，運動の方向や力の調整を行っている．習熟した運動には小脳の関与が大きい.

随意運動は中枢プログラムで行われており，反射説では説明できない（➡ Advanced Studies-2）.

b 視覚情報

視覚系の情報処理は，多くの異なる機能をもつ神経回路で分散して処理する並列処理の代表である.

視覚情報は，網膜で空間視情報（M系あるいは背側視覚路）と形態視情報（P系あるいは腹側視覚路）（➡ NOTE-2）とに分かれて，外側膝状体，視放線，後頭葉（鳥距溝周囲）の一次視覚野（V1）に伝えられる.

さらに，対象の動きや位置に関する情報は中側頭回（V5）や頭頂連合野へ，色彩や形態の情報は紡錘状回（V4）や下側頭回で処理されて，前頭葉など他の領域に送られる.

頭頂葉の一次身体感覚野は身体の感覚を，その後方が肢位や空間視系（対象の位置や動き）の情報処理を行っている.

c 視覚情報と身体固有知覚情報や運動プログラムへの結合

視覚情報は他の領域に送られるが，これらの領域にはその領域独自の情報だけでなく，視覚情報にも反応する細胞が存在する.

頭頂葉では，特定の肢位になったときに興奮する細胞の一部はその肢位を見ただけで興奮するし，運動前野では，特定の動作をするプログラムをもった細胞の一部は，その動作あるいは動作の対象となる道具を見ただけで興奮する視覚運動細胞（visuomotor neuron）である．これらの細胞の存在は他人の動作の模倣や対象（道具や運動方向）に合った動作の準備を容易にしている.

F 末梢神経

末梢神経（peripheral nerve）とは，脳・脊髄から身体各部に至る神経で，脳神経（cranial nerve）と脊髄神経（spinal nerve）からなり，身体各部を神経支配（innervation）している.

機能的には，運動と感覚に関与する体性神経（somatic nerve）と，循環などに関与する自律神経（autonomic nerve）に分けられる〔表1（➡14ページ）参照〕.

Advanced Studies

❷ 随意運動のメカニズム

随意運動のメカニズムとして，反射説と中枢プログラム説がある．反射説における低位の中枢の反射は要素的なプログラムで，それを高位中枢のプログラムに組み込んでいると考えれば，反射説と中枢プログラム説は必ずしも相いれないものではない.

脳損傷後の麻痺の回復には，運動性下行路の再建と中枢プログラムの形成が必要であるので，再獲得したい運動を実現して反復する必要がある.

NOTE

❷ M系とP系

名前の由来は，M系は外側膝状体の magnocellular cell に，P系は外側膝状体の parvocellular cell に発する.

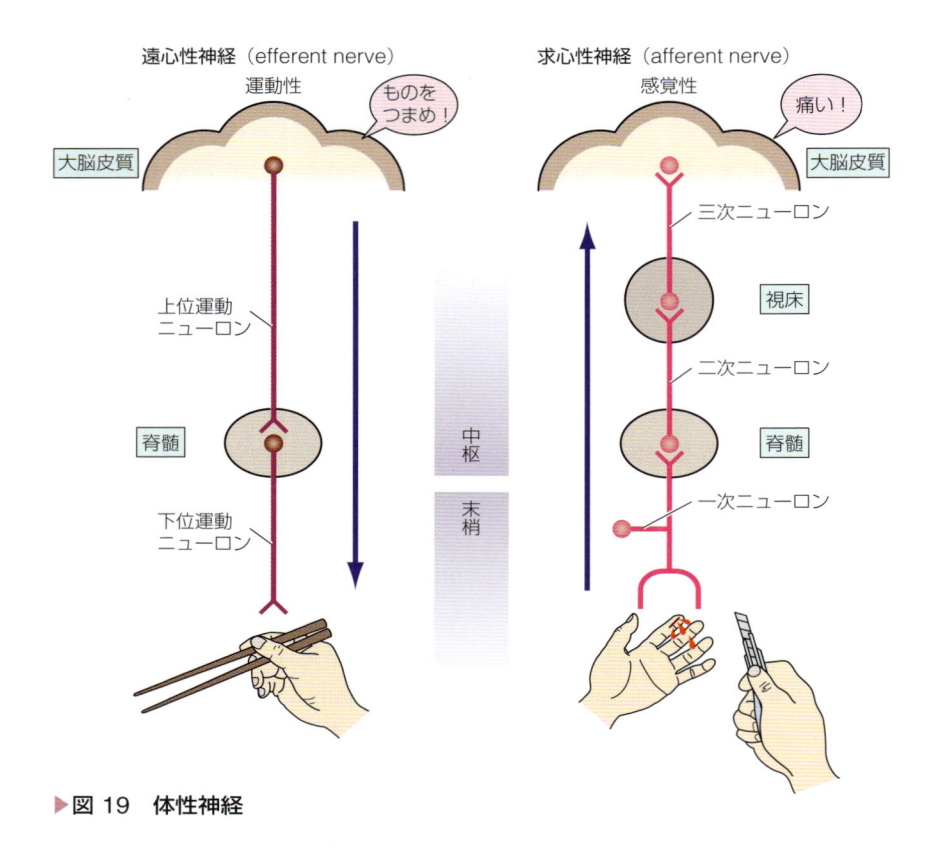

▶図 19　体性神経

1 体性神経

　体性神経（somatic nerve）は，中枢神経から末梢器官へ情報を伝える遠心性神経（efferent nerve）と末梢器官から中枢神経に情報と伝える求心性神経（afferent nerve）に分けられる（▶図 19）．

　体性神経は，脳神経 12 対，頸神経（cervical nerve）8 対，胸神経（thoracic nerve）12 対，腰神経（lumbar nerve）5 対，仙髄神経（sacral nerve）5 対，尾骨神経（coccygeal nerve）1 対がある．脊髄に後方から入る後根（dorsal root）と後根神経（posterior root nerve）は感覚性で，前方から出る前根（ventral root）と前根神経（anterior root nerve）は運動性で，全身の筋を支配する．

　脊髄の各分節に入る感覚神経とその皮膚の支配領域の皮膚の間に対応があり，皮膚分節（dermatome）という．

2 自律神経系

　自律神経（autonomic nerve）はすべて遠心性神経で，胸髄と腰髄から出る交感神経（sympathetic nerve）と，脳と仙髄から出る副交感神経（parasympathetic nerve）に分けられる．自律神経は無意識のうちに自律的に働き，一般的な傾向として，交感神経は緊急時に，副交感神経は安静時に働く（▶図 20）．

　交感神経節への節前線維は第 1 胸髄より下位から出ており，頸髄からは出ていない．そのため頸髄損傷では自律神経過反射などの障害がおこる．

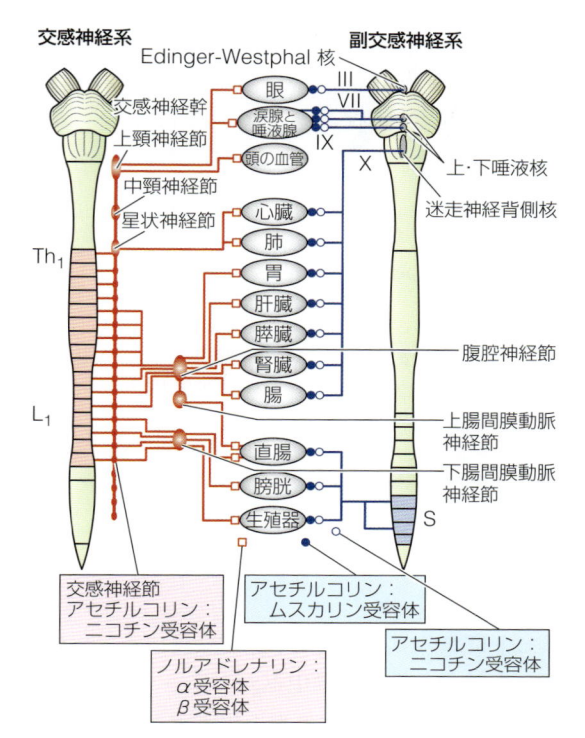

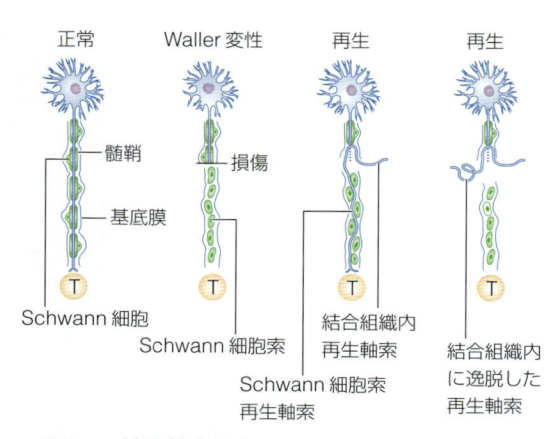

▶図 21　神経軸索再生
再生軸索は損傷前の Schwann 細胞の骨髄軸内でなく，
Schwann 細胞の間を伸びていく．

▶図 20　自律神経系
二次ニューロンの神経伝達物質は交感神経系がノルアドレナリン，副交感神経がアセチルコリンである．

G 神経の再生と可塑性

1 神経の再生

a 中枢神経

　脳にも脳室上衣下細胞や歯状回に神経幹細胞が存在するが，大脳皮質や脳幹，脊髄の重要な役割を担う大型の神経細胞ではなく，海馬回などの小型の神経細胞へ分化する．中枢神経損傷では損傷部と正常組織の間に瘢痕組織が形成され，再生軸索の伸長を困難にしているが，神経幹細胞や神経細胞を移植する再生医療は再生軸索の伸長を容易にするため，移植された神経細胞が神経路の形成に加わらなくとも，機能回復に役立つと考えられている（➡ Advanced Studies-3）．

b 末梢神経

　神経線維が損傷されると，図 21 に示すように，末梢側の軸索は変性〔Waller（ワーラー）変性〕して消失するが，軸索を囲んでいた Schwann（シュワン）細胞は生き残る．挫滅傷の場合，細胞体側の軸索からの再生軸索はもとの軸索があった髄鞘内ではなく Schwann 細胞の間隙に沿ってもとの標的細胞へ伸びるが，Schwann 細胞の連続性が断たれた開放性損傷の場合，再生軸索はランダムに伸びて異なった標的細胞に伸びることになる．この開放部分に神経細胞や Schwann 細胞が補充されると，再生軸索の標的細胞への伸展が容易にな

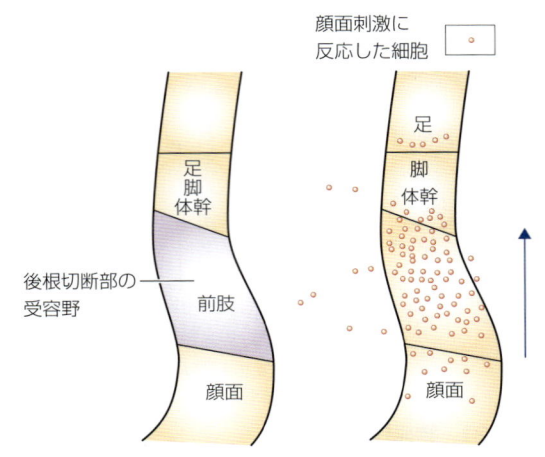

▶ **図 22　サルの頸椎後根切除後の身体感覚野の
マップ変化**
頸部の後根切断によって，前肢からの感覚情報が届かなく
なった感覚野は顔の受容野に変わった.

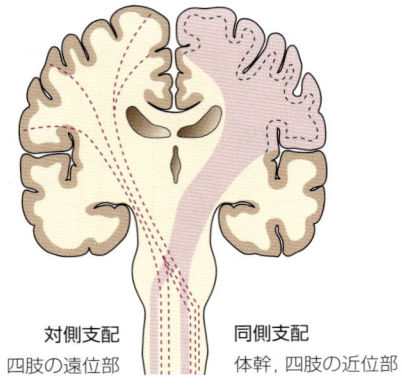

▶ **図 23　運動性下行路**
一側半球が損傷されても，対側半球からの運動
性下行路（破線）が機能すれば，大きな麻痺は残
らない.

る．この過程には多くの神経栄養因子や接着因子
が関与している.

2 可塑性

　神経の可塑性（plasticity）とは，1 つの機能を
もった神経が別の機能をもつようになることを
意味する．脳損傷後の機能回復に重要な役割を
担っているが，動物実験での可塑性の証明にもか
かわらず，近年までヒトでは大きな可塑性はな
いと信じられていたため，麻痺など神経損傷によ
る症状の回復は期待できないとされてきた．しか
し，functional MRI などのイメージングの発展
によって，ヒトでも脳損傷後の機能回復時に損傷
部に代わって新たな機能を担う部位が生じている
ことが明らかになっている.

　サルでの画期的な報告は，**図 22** に示すように，
頸部で一側前脚からの感覚路を頸部の後根切断を
行い十数年後には前脚の感覚野は顔の受容野に変
わり，その前脚と顔面の境界の移動は十数 mm
に及んだ．それまでサルの脳での可塑性発現位に
よる支配野の境界の移動は 1〜2 mm 程度と考え
られていたことから，可塑性への関心が急速に高

まった.

　ヒトにおいても，大脳半球切除後に残された半
球に右手と左手の運動中枢が形成されることや，
先天盲の例で視覚情報処理を担当する後頭葉，頭
頂葉連合野が触覚などの身体感覚の処理や点字の
読みを担当するようになることなどが明らかにさ
れている.

　麻痺や感覚障害，高次脳機能障害を含めて，神
経損傷による機能障害の回復には可塑性が関与し
ている．機能回復を促進するには神経路の再建強
化の過程であるシナプスの伝達効率の向上，神経
栄養因子放出による組織的結合強化の過程を促進
するため，再建強化したい神経路への興奮伝導を
反復することが不可欠である.

3 機能回復のメカニズム

　脳損傷後の機能回復は，急性期は脳浮腫や脳循
環の改善，慢性期は損傷を免れた脳に新たな神経
機能再組織化（reorganization），つまり損傷を免
れた神経細胞が新たな機能を獲得する可塑性の発
現による.

a 非損傷側半球への機能転移

　実験動物だけでなく，ヒトでも乳幼児期の大脳

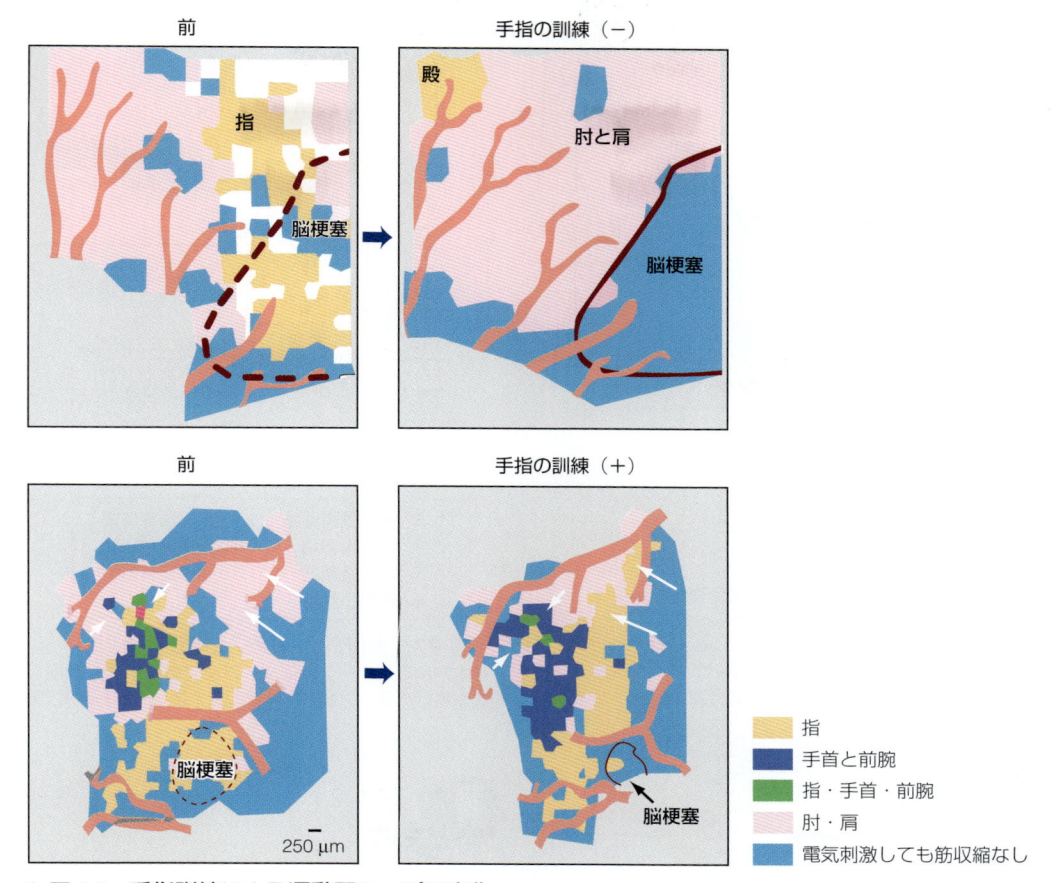

前　　　　　　　　　　　　手指の訓練（−）

指

脳梗塞

殿

肘と肩

脳梗塞

前　　　　　　　　　　　　手指の訓練（＋）

脳梗塞

250 μm

脳梗塞

■ 指
■ 手首と前腕
■ 指・手首・前腕
■ 肘・肩
■ 電気刺激しても筋収縮なし

▶図 24　手指訓練による運動野マップの変化

上段は上肢の支配領域を破壊後，放置した場合で，手指や前腕の支配領域は肩の支配領域になった．下段は，麻痺手の訓練（板の穴にある餌を取って食べる）を行った場合で，手指機能の回復と手指の支配野の拡大がおきた．変化の大きい領域を白矢印で示す．

〔Nudo RJ, *et al*: Neural substrates for the effects of rehabilitative training on motor recovery after ischemic infarcts. *Science* 272:1791–1794, 1996 より〕

半球切除や皮質切除はほとんど麻痺を残さない．一次運動野の神経細胞からの運動性下行路は同側へ 15％ 程度，対側へは 85％ 程度が行き，それぞれ体幹と四肢の近位部，四肢の遠位部を支配している（▶図 23）．機能転移の良否は個体の年齢，機能局在の程度などに影響される．

b 損傷部周辺皮質への機能転移

ヒト，実験動物で確認されているが，積極的な麻痺手の訓練が一次運動野の手の支配領域を拡大させ，それがないと手の支配領域は縮小し，麻痺も改善しない（▶図 24）[1]．損傷が広いと残存皮質への機能転移が困難となるが，間隔をあけて段階的に破壊すると機能転移は容易である．

c 神経細胞の機能・形態の変化

上記の項 a，b とも，細胞レベルでは神経側芽やアンマスキングなど新たな神経路の組み換えが行われる（▶図 25）．

特定の神経路を強化するには，繰り返しシナプス前細胞の興奮をシナプス後細胞まで伝えて，シナプスの結合を強化する以外にない（▶図 26）．

(1) 神経側芽（sprouting）

2〜4 週間に多数の神経側芽が出現し，その後，

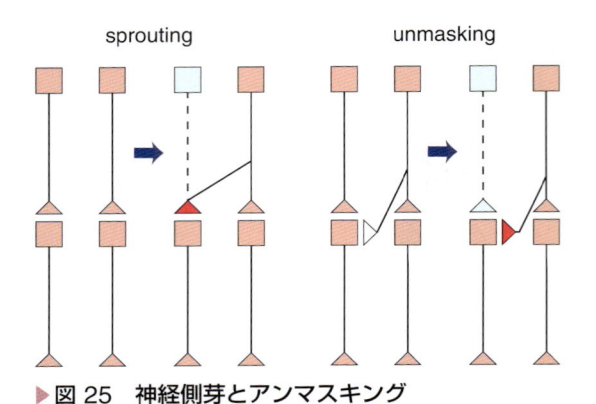

▶図 25　神経側芽とアンマスキング
赤のシナプスは神経側芽で形成あるいはアンマスキングで機能し始めたものを示す.

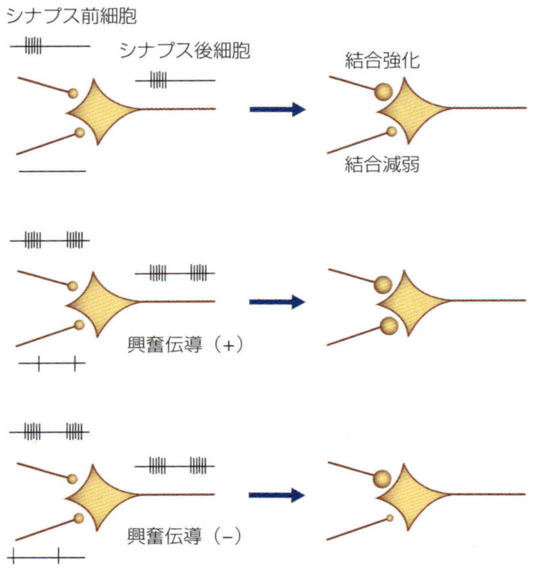

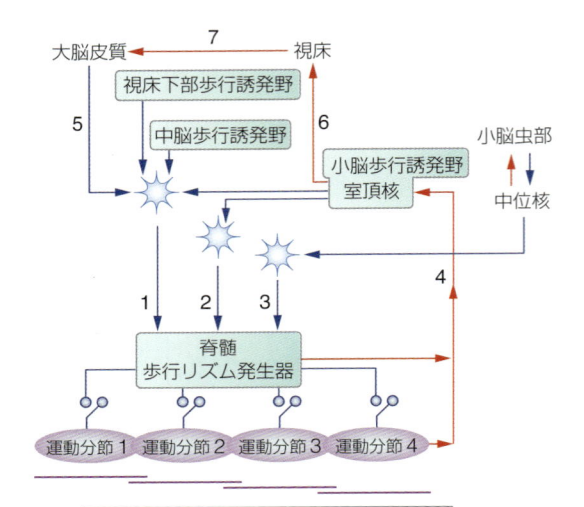

▶図 27　歩行パターンジェネレータ
基本的歩行パターンの形成は脊髄であるが，上下肢，体幹を含む歩行パターン形成には他のジェネレータも必要である.

1：網様体脊髄路	5：皮質網様体路
2：前庭脊髄路	6：室頂核視床路
3：赤核脊髄路	7：視床皮質路
4：脊髄小脳路	

シナプス前細胞

シナプス後細胞

結合強化

結合減弱

興奮伝導（＋）

興奮伝導（−）

▶図 26　興奮伝導とシナプスの変化
上段：興奮伝導を反復するとシナプスの結合が強まる.
中段：弱い興奮も他の神経細胞からの強い興奮が同時にあって，シナプス後細胞が興奮すれば結合が強まる.
下段：弱い興奮ではシナプス後細胞が興奮せず結合が弱まる.

使われないものは消失する.

（2）アンマスキング（unmasking）

　神経細胞は多数の神経細胞とシナプスで結合しているが，その多くは抑制されて機能していない．他の神経細胞の損傷がおこると，数秒あるいは数時間で抑制が取れて機能し始める.

H 歩行

　ヒトの二足歩行の基本的運動パターンは，四つ足で歩く動物の歩行と変わりない．身体は頭部，体幹上肢，下肢の運動分節に分けられ，その基礎をなすのは頸膨大部や腰膨大部など脊髄の分節的な機能分担である．脊髄の分節的機能を相互につなぐ神経路によって，歩行時に前肢と後肢を協調させることが可能になる．相互のコントロールには頭部にある前庭迷路系と体幹や四肢の筋や腱などの固有受容器系が強く関与している.

　脳幹と小脳，脊髄をつなぐ神経路は姿勢の変化を自動的に調整し，四肢の運動を組み立てて歩行運動を生み出す基本的運動プログラムがある．図 27 に示すように，中脳歩行誘発野（mesencephalic locomotor region；MLR；楔状核への電気刺激の強度の調整により，トレッドミル上の歩行から走行まで誘発される）は，この運動プログラムを動かして四足歩行を実現する.

大脳はこれらの運動プログラムの発動と，抑制ならびに状況に応じた調整を行っている．前肢と後肢の律動的な歩行パターンと，リズムの形成ならびに抗重力筋の筋緊張の調整は腰髄膨大部と頸髄膨大部との神経路で行われ，歩行リズム発生器（spinal stepping generator; SSG），あるいはセントラルパターンジェネレータ（central pattern generator; CPG）と呼ばれている．その他の歩行誘発野として，視床下部歩行誘発野（subthalamic locomotor region; SLR），小脳歩行誘発野（cerebellar locomotor region; CLR）がある．CLR の室頂核は自動的歩行に関与しており，室頂核やそれを支配している小脳虫部の障害は体幹失調をおこす．ヒトでは補足運動野と一次運動野が二足歩行に必要な姿勢制御や細かな運動プログラムの遂行に関与している．

頸髄損傷の患者をトレッドミル上に吊り上げて介助下で歩行訓練を反復すると，両下肢の歩行パターンが誘発され，しだいに自動運動となる．ただし，Parkinson 病や Parkinson 症候群にみられる歩行開始困難などのリハビリテーションでの歩行パターンジェネレータの賦活は補足運動野や運動前野が関与したもので，脊髄レベルの歩行パターンジェネレータの直接的な賦活とは区別する必要がある．

Ｉ　理学・作業療法との関連事項

1. 視力低下，複視，視野欠損は，治療内容の選択やゴール設定との関連が深い．治療中の行動で視覚の異常を疑ったら，視覚情報処理にかかわる経路を考えながら検査を進める．
   - 眼球運動障害（中脳，橋：複視）
   - 屈折異常（水晶体：近視，遠視，乱視）
   - 視野欠損（網膜から後頭葉皮質）
   - 視覚に関する認知障害（側頭連合野：相貌失認，色彩失認．頭頂連合野：半側空間失認，視線走査の異常，視覚失調）
2. CT や MRI など画像診断が多く用いられるので，中枢神経の解剖については画像と照らし合わせながら，繰り返し学習する必要がある．
3. 脳の可塑性発現は神経路の形成・強化を伴うため，目標の神経路への興奮伝達を繰り返す治療を工夫する必要がある．

●引用文献

1) Nudo RJ, *et al*: Neural substrates for the effects of rehabilitative training on motor recovery after ischemic infarcts. *Science* 272:1791–1794, 1996.

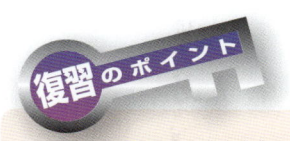
復習のポイント

- 中枢神経の７つの部分をあげ，それぞれの部位の主要な働きと灌流している動脈を説明できる．
- 中枢神経と末梢神経の区別，体性神経と自律神経の違いを説明できる．
- 大脳における機能局在を説明し，視覚情報処理については網膜から鳥距溝までの神経路と腹側路，背側路の機能の違いを述べることができる．
- 大脳から脊髄までの運動路，感覚器から大脳までの感覚路の神経路を説明できる．
- 頸部交感神経節と節前神経との関係，副交感神経の経路，それらの節後神経の神経伝達物質を説明できる．
- 髄液の産生から吸収までの過程を説明できる．
- 可塑性発現のメカニズムを説明できる．

II

神経学的診断法

第3章

神経学的診断と評価

- 神経学的診断の目的と手順，病歴，診察法，記載法について学ぶ．
- 神経学的診察の要点（意識，反射，感覚，筋緊張，筋力，協調運動）と，その意義を学ぶ．

A 神経学的診断の実際

神経学的な診断（diagnosis）は，神経疾患の病名や原因の決定，疾病の重症度と予後の判定を目的として，症状（symptom）や徴候（sign），病因（etiology）に基づいて行われる．リハビリテーション医療における神経学的診断は，これらに加えて，障害としての評価を含んでいる（▶図1）．

1 病歴と障害歴の聴取

疾患の診断に必要な病歴を手順よく聞きながら，患者と家族が困っている障害を把握する（▶表1）．

（1）主訴（主症状）
- 痛みは？ 麻痺は？
- 何ができなくなったか．何ができるようになりたいか．

（2）既往歴（これまでの疾患と誘因）
- 動脈硬化の危険因子：高血圧，脂質異常症，糖尿病，喫煙，肥満，高尿酸血症
- 神経系の疾患：脳血管障害，頭部外傷
- 環境要因：化学物質への曝露，生活習慣

（3）家族歴（遺伝的背景）
- 遺伝的要因：遺伝性疾患（ジストロフィーなど），血縁者に多発する疾患，血族結婚
- 出身地：地域性のある疾患（HAM，ATL など）

（4）病歴と障害歴（障害の経過）
- 発症の様式：急性，亜急性，慢性
- 症状の経過：治療内容と神経症状と障害の経過（運動療法，作業療法，言語療法，補装具の治療効果を含む）

（5）社会心理的問題（社会的背景）
- 家庭環境：キーパーソン，収入，家屋構造
- 職場環境：職種，職場の受け入れ態勢

▶表1 神経学的診断の手順と診察用具

1. 病歴と障害歴の聴取	①主訴：主症状 ②既往歴：危険因子 ③家族歴：遺伝的要因 ④病歴と障害歴： 　●発症の様式 　●症状の治療とその経過 　●障害の治療とその経過 ⑤社会心理的問題：社会的背景
2. 神経学的診察	①意識レベル ②失語，認知症について ③診察内容を選択 ④系統的に診察
〈診察用具〉	●ペンライト：対光反射，照明 ●ハンマー：深部腱反射 ●楊枝：痛覚，反射 ●ティッシュペーパー：触覚，角膜反射 ●舌圧子：咽頭反射 ●音叉：聴力，振動覚 ●眼底鏡：眼底検査 ●ディバイダー：二点識別感覚

診療記録

日時： _____　医師： _____
聴取相手：患者・家族（　　　　　　　　　　　）
年齢： _____ 歳

氏名： _____（男，女）

I. 主訴
　患者：
　家族：

II. 診断　1)　　　　　　　年　月　日　2)　　　　　　年　月　日

III. 障害　1)　　　　　2)　　　　　　3)

IV. 既往歴　　　　　　　　　　　　　　　アレルギー：　　　　閉経：　　歳

V. 家族歴

VI. 生活歴と環境

　(1) **職業**（一部省略）
　　　地位：　　　　　　　　　　　　　　仕事内容：
　　　技能・免許：
　　　教育歴：
　　　復職：希望（＋，－），職場の受け入れ（＋，－），　通勤：
　　　求められる能力：

　(2) **家族構成・介護者**（一部省略）
　　　独身，既婚，離婚（　　　　　　　）　　同居人：　　人，介護者：
　　　キーパーソン：　　　　　　　　　　　ゴール：自宅，施設

　(3) **経済状態**（一部省略）
　　　年収：本人　　　　円 / 年　　　　　保険・年金：　　　円 / 年
　　　　　　配偶者　　　円 / 年　その他　　　円 / 年　計：　　　円 / 年

　(4) **住居**（一部省略）
　　　持ち家　　　　　　　　　　借屋
　　　居室：　　階　　　　　　　エレベーター：（＋，－）　　建坪：　坪（　　m²）
　　　トイレ：和式，洋式，温水洗浄便座，手すり（＋，－）　浴室：　シャワー：（＋，－），手すり（＋，－）

　(5) **生活習慣**（省略）

VII. 現病歴　　　　合併症および危険因子：　　　　　　　服薬：

身体所見

I. 一般状態（省略）

II. 頭部・頸部（一部省略）
　　　頸動脈雑音：右（＋，－），左（＋，－）
　　　頸部の可動域・痛み：

III. 胸部・腹部（省略）

IV. 背部・背柱（省略）

V. 四肢
　　　拘縮，変形，四肢周径・四肢長の差，切断

VI. 泌尿・生殖器（一部省略）
　　　排尿：　　回/ 日中，　　回/ 夜間
　　　尿失禁：（＋，－）おむつ，カテーテル　　性機能：

VII. 神経所見と機能評価

　1. 脳神経
　　I. 嗅神経：　　II. 視神経：　　III. 動眼神経：　　IV. 滑車神経：
　　V. 三叉神経：　　VI. 外転神経：　　VII. 顔面神経：　　VIII. 聴神経：
　　IX. 舌咽神経：　　X. 迷走神経：　　XI. 副神経：　　XII. 舌下神経：

　2. 反射，筋力低下，筋萎縮，感覚障害，痛み，筋トーヌス

▶ **図 1　神経学的診断の記載法**

3. 不随意運動，運動失調

4. 中枢性麻痺（Brunnstrom ステージまたは Fugl-Meyer Assessment スコア）
　　　　上肢：　　　　　　　　　　　　　　下肢：　　　　　　　　　　　　　　指：

5. 移動能力と運動耐性
　　　1. 立ち上り　　2. すわる　　3. 立位　　4. 歩行（床，階段）　　5. 走る
　　　6. 移乗　　7. 呼吸促迫　　8. 易疲労性　　9. 痛み　　　　10. 起立性低血圧

6. 言語障害，失語
　　　1. 聴覚的理解：　　　　2. 話す：　　　　3. 読解：　　　　4. 書字：
　　　5. 復唱：　　　　6. 計算：　　　　7. 構音障害：

7. 嚥下障害 （一部省略）

8. 高次脳機能 （一部省略）
　　　認知機能　HDS-R：　　　　　/30, MMSE：　　　　　/30
　　　観念運動失行：バイバイ（可，不可），おいでおいで（可，不可）
　　　観念失行：くし（可，不可），鉛筆（可，不可）
　　　半側無視：線分２等分，模写　　　───────────────

9. 心理的障害 （一部省略）
　　　人格：
　　　うつ：(＋，－)，不安：(＋，－)，不眠：(＋，－)
　　　攻撃性：(＋，－)，妄想：(＋，－)

VIII. 補装具，義足，義手，下肢装具，杖，車椅子

IX. 日常生活動作（Barthel Index, FIM） （省略）

X. 問題点と治療計画
　　機能障害（心身機能や身体構造の異常）
　　　1. 神経筋骨格と運動に関する機能：
　　　2. 精神機能，構造，高次脳機能，脳神経：
　　　3. 感覚機能と痛み：
　　　4. 音声と発話の機能：
　　活動制限と参加制約
　　　1. セルフケア：
　　　2. コミュニケーション：
　　　3. 運動・移動，歩行：
　　　4. 家庭生活：
　　　5. 学校，仕事：
　　　6. 社会生活・市民生活：
　　環境要因
　　　1. 家屋環境：
　　　2. 家族の支援：
　　　3. サービス・制度，身体障害者手帳，介護保険：

XI. ゴール予測

▶図1 （つづき）

2 神経学的診察の手順

　入室の瞬間から診断の手がかりの収集に努め，鑑別すべき疾患を念頭において診察する．

　入室時には患者の姿勢，歩容を観察する．

　病歴聴取中には，表情，顔面の動き，発音の明瞭さ，記憶力，不随意運動（顔面，四肢，体幹）などに注意する．

　神経学的診察は，①意識レベル，②失語，認知症について簡略に，③意識レベルと理解力に基づいて診察内容を選択し，④系統的に診察を行う．

　身体障害に比べて日常生活の自立度が低い場合は，高次脳機能障害に注意を払う．

a 意識レベル

　意識レベルの低下は，上行性網様体賦活系の障害か大脳の機能障害による．

① 覚醒（開眼している），呼びかけで覚醒するときは，見当識，知能，失語の評価へ診察を進める．

② 数回呼びかけても反応がないときは，以下の方法を試みる．

- 大きな声で呼びかける．
- 体をゆさぶる．
- 皮膚をつねる（痛覚に反応するか）．

b 高次脳機能

（1） 失語症の有無

① 言語の理解，表出はできるか．

（高齢者では難聴の有無を確認すること）

- 「お名前は？」
- 「これは何ですか」と時計などを提示する．言葉で返事がないときは，動作で反応を求める．手がかりを与えないよう視線をはずす．
- 「目を閉じて，開いて」「手を握って，離して」
- 「左手（健側手）で，胸を 3 回叩いてください」

② 復唱ができるか．

- 「私の言うとおりに言ってください――『今日は，いい天気です』」

③ 条件が許せば，読めるか，書けるか．

- 読み（週刊誌の見出し）
- 書き（物品名）

①～③ができれば，明らかな失語症はない．

（2） 見当識は？ 言語性知能は？

① 改訂長谷川式簡易知能評価スケールのいくつかを用いる．

- 「今日は何月何日ですか」
- 「ここはどこですか」
- 「お年は何歳ですか」
- 「100 － 7 =?，さらに － 7 =?，...」

② 認知症や失語症についての精査

　意味の理解はできているが，誤答が多い場合は軽症の失語症や認知症の可能性がある．

（3） 失認は？ 失行は？

① 視空間認知障害（視空間失認）の診察

- 線分二等分試験と模写：紙に書いた線分の二等分と見本の絵を模写する．
- 消去現象（➡ NOTE-1）のチェック：両側同時刺激時に一側を見落とす．

② 構成失行の診察

　検者の手指の形（ハサミ，ピストル，キツネ）を模倣させる．簡単な絵の模写は記録保存ができて，経過観察に便利である．

③ 観念運動失行の診察

　口頭命令で，"バイバイ"，"敬礼"を求める．

④ 観念失行の診察

　櫛やペンなど道具を手渡して使ってもらう．

c 脳神経の診察と検査

　覚醒している場合は脳神経（cranial nerve）の検査に移る．

NOTE

1 消去現象

　一側の刺激には気づくが，両側同時刺激では一側を見落とすことをいう．消去現象は軽度の半側無視を検出できる．

▶表2　脳神経の記憶法

1	嗅いで	（嗅：I）	嗅覚
2	視る	（視：II）	視覚（視力，視野）
3	動く	（動眼：III）	眼球運動〔外眼筋，外直筋（上斜筋を除く外眼筋），眼瞼挙筋，瞳孔調節（内眼筋）〕
4	車の	（滑車：IV）	眼球運動（上斜筋）
5	3つの	（三叉：V）	顔面の感覚，咬筋（咀しゃく）
6	外	（外転：VI）	眼球運動（外直筋）
7	顔	（顔面：VII）	顔面筋（眼輪筋を含む），味覚
8	聴く	（聴：VIII）	聴覚，平衡機能
9	舌に	（舌咽：IX）	舌，咽頭の感覚（味覚を含む）
10	迷う	（迷走：X）	口蓋，咽頭の運動
11	副	（副：XI）	胸鎖乳突筋と僧帽筋
12	舌	（舌下：XII）	舌筋

　脳神経は左右12対からなり，12対には感覚性，運動性，および両方の機能をもったものがある（▶表2）．第 III〜XII 脳神経の核は脳幹にある．

■においはわかりますか
——嗅神経（olfactory nerve: I）

　一側の鼻孔を指で圧迫して塞ぎ，もう1つの鼻孔に弱い香りの物を近づけ，においがわかるか尋ねる．頭部外傷，認知症の初期に嗅覚脱失（anosmia），嗅覚低下（hyposmia）が多い．鼻疾患によるものは診断学的意味はない．

■目は見えますか，瞳孔は？
——視神経（optic nerve: II）
（1）視力（visual acuity）検査

　文字を読ませ，眼前で手指を動かし，ライトを

NOTE

2 Anton 症候群（Anton-Babinski syndrome）
　後頭葉の損傷で視覚を全部または一部を失った患者が視覚障害を否認したり，自覚しない状態を示す．物につまずくなど視覚障害の事実に直面しても，作話によって視覚障害を否定する．

目に当てる．結果は以下のとおり．

- 文字を判別：正常
- 指の動きのみを判別：手動弁
- 明暗のみ判別：光覚弁
- 光も弁別不可：全盲

視覚障害があるにもかかわらず否認する Anton（アントン）症候群もある（➡ NOTE-2）．

（2）瞳孔の観察（examination of the pupils）
（➡ Advanced Studies-1）

　求心路は視神経で，遠心路は動眼神経である．
①瞳孔の大きさと反応

- 左右同大（equal）
- 瞳孔不同（anisocoria）
- 縮瞳（miosis）：2 mm 以下
- 散瞳（mydriasis）：5 mm 以上
　瞳孔は普通 2.5〜4 mm あるが，明るい窓際のほうが縮瞳しやすい．

Advanced Studies

①瞳孔と眼瞼の観察

- **輻輳/調節反射**（convergence/accommodation reflex）
①水晶体が厚みを増し前面の曲率半径が変わること（accommodation），②眼球が内転し縮瞳する（convergence）ことを輻輳/調節反射または近見反射と呼ぶ．
- **毛様体脊髄反射**では，疼痛刺激で同一側瞳孔が散瞳する．意識障害時に脳幹傷害の程度がわかる．
- **Horner（ホルネル）症候群**では，病側の縮瞳と眼裂の狭小化，眼球陥凹，病側顔面の発汗減少と皮膚温上昇を伴う．原因は，視床下部から脳幹，胸髄，交感神経幹，上頸神経，散瞳筋に至る交感神経路の障害で，星状神経節ブロック後には一過性にみられる．
- **眼瞼下垂**（ptosis）は動眼神経障害が原因となるが，重症筋無力症，Horner 症候群でも生じる．

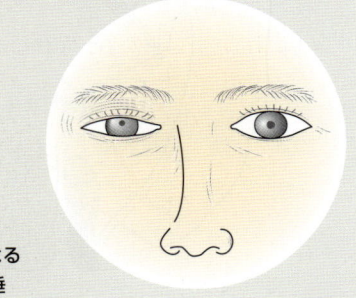

Horner 症候群による
右縮瞳と右眼瞼下垂

②対光反射（light reflex）

　眼球の外下側からペンライトの光を瞳孔に入れ，縮瞳のスピードをみる（▶図 2）．

- 速い（brisk）
- 遅い（sluggish）
- 縮瞳なし（absent）

（3）視野（visual field）の検査

　対座法で行う（▶図 3）．精査には視野計を用いる．

　視野欠損（visual field defect）は障害部位によって特徴がある．脳卒中では視放線や後頭葉の損傷による同名半盲が多い（▶図 4）．

- 同名半盲（hemianopsia）：左右の眼の同側に視野欠損があること

- 異名半盲（heteronymous hemianopsia）：両耳側あるいは両鼻側に視野欠損があること
- 四分盲（quadrantanopia）：視野の 1/4 に視野欠損があること

　視力や視野の異常には眼底検査（ophthalmoscopy）を行う．

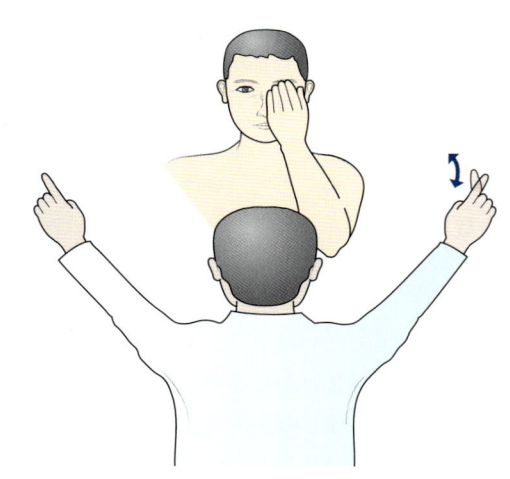

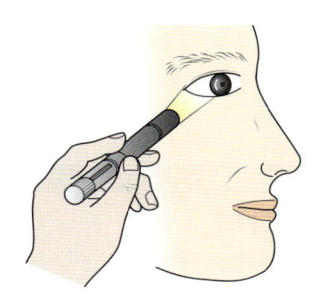

▶図 2　対光反射

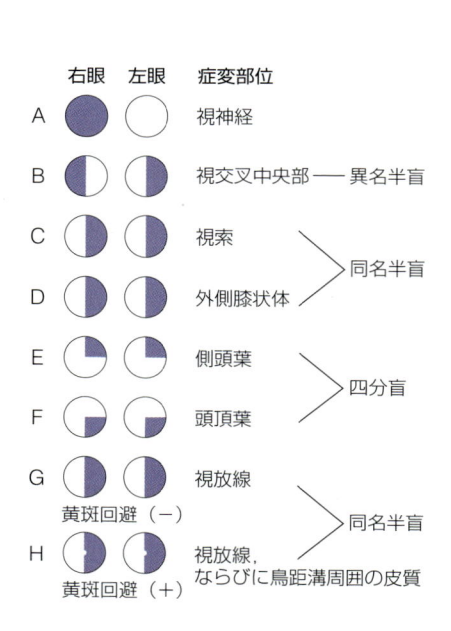

▶図 3　対座法

患者から 80 cm ほど離れて正面に座り，「私の鼻から目を離さないで」，「右か左の指が動くのが見えたらハイと返事してください」と検査内容を理解させる．自分と患者の中間に両手を広げ，自分の視野の外側端で指を動かす．気づかないときは次第に手の位置を内側に移す．これを水平，右斜，左斜で繰り返す．

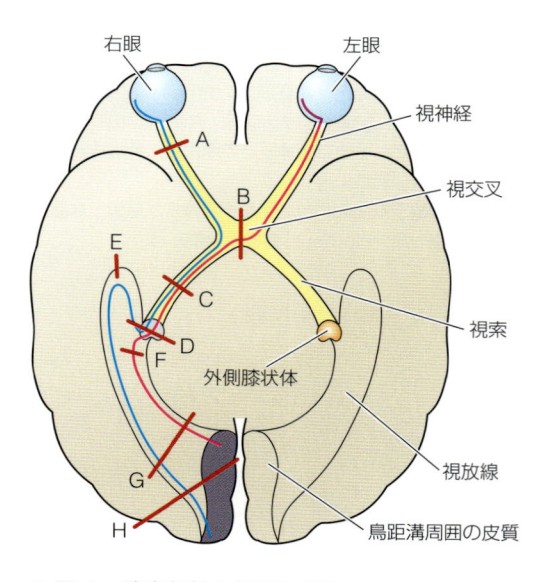

▶図 4　障害部位と視野欠損

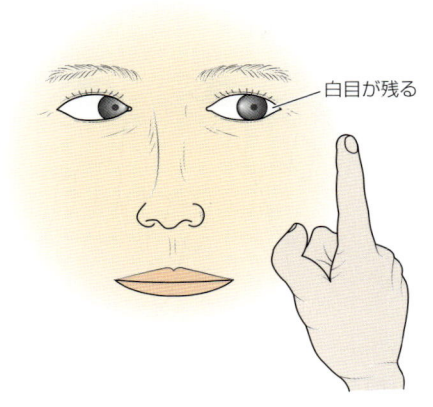

▶図5　外転神経麻痺
眼球運動が制限されていると眼球結膜が残る.

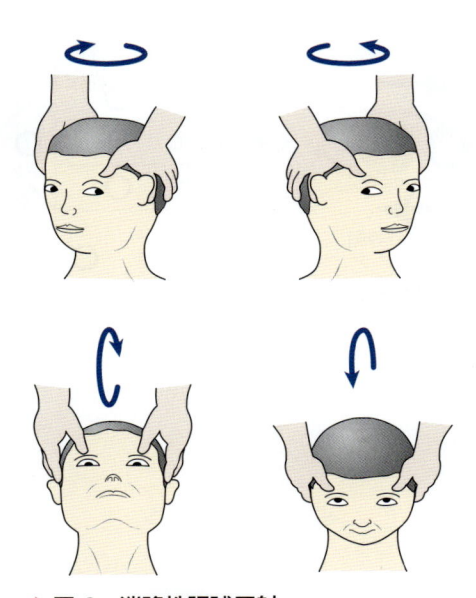

▶図6　迷路性眼球反射
核上性眼球運動障害の場合, 頭位変換眼球反射(いわゆる人形の目現象)は障害されない.

■目(眼球)は動きますか

(1) 眼球運動(ocular movement)の検査
　　——動眼神経(oculomotor nerve: III),
　滑車神経(trochlear nerve: IV),
　外転神経(abducens nerve: VI)

　対座して, 片手で被検者の顎を固定して,「目で私の指先を追ってください」と指示し, 指先を上下, 左右, 斜めに動かす. 眼球結膜(いわゆる白目)が残る場合は眼球運動が制限されている(▶図5). 眼球運動が制限されている方向を注視するとき, 物が二重に見える複視(double vision)が生じる.

　外眼筋(➡ NOTE-3)の神経支配は, 外直筋を外転神経, 上斜筋を滑車神経, 内・上・下直筋, 下斜筋を動眼神経が支配している.

(2) 眼球運動障害の検査
　　——核上性か, 核性・末梢性か?

- 人形の目現象(doll's eye phenomenon)〔頭位変換眼球反射(oculocephalic reflex; OCR)〕: 患者の頭を他動的に素早く回すと, 反対方向への眼球運動がおこり, 眼球がもとの方向を注視する(▶図6). 眼球運動制限のない方向へ頭を回転させたとき, 眼球運動制限が消失すれば核上性麻痺であり, 眼球運動制限が不変であれば核性(眼球運動神経核)あるいは核下性(動眼・外転・滑車神経)麻痺である. 昏睡例や脳圧亢進のある例は脳ヘルニアの危険があり, 検査は行わない.

- 眼振(nystagmus): 急速な眼球運動, 次にもとの位置に戻るように緩徐な眼球運動が繰り返される. 時に回転性の眼振もある. 眼振の方向は速い眼球運動の方向で表す(▶図7). 小脳や迷路機能の障害が原因でおこる.

- 共同偏視(conjugate deviation): 両眼が同一方向を見つめること(▶図8).

NOTE

3 外眼筋と内眼筋

　内直筋など眼球の外側にあって眼球を動かす筋肉が外眼筋, 瞳孔・水晶体を調整している眼球内にある筋肉が内眼筋である.

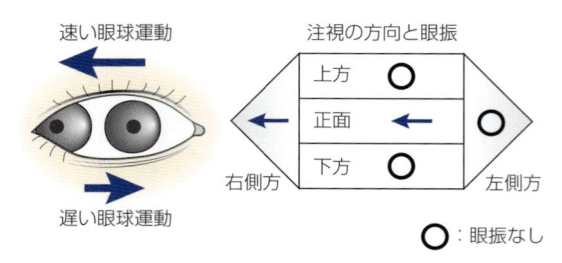

▶図 7　眼振
右への眼振が正面と右側方を注視したときに生じる例の記載法

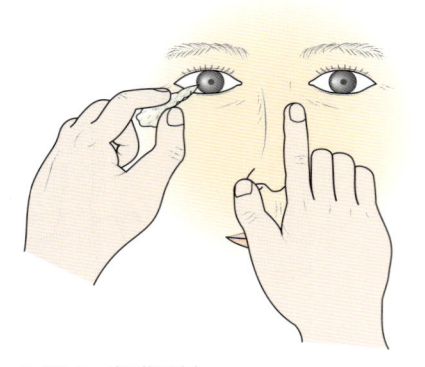

▶図 9　角膜反射
角膜の外側縁を脱脂綿で軽く刺激すると迅速に閉眼する.

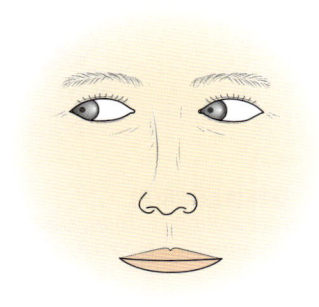

▶図 8　共同偏視

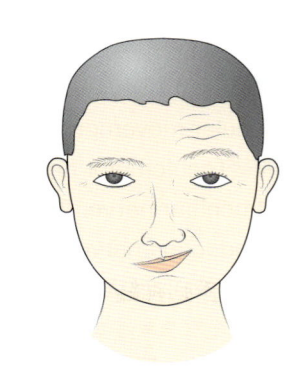

▶図 10　顔面神経麻痺（右）
末梢性麻痺では，上方を見たときに前額にシワができない.

■顔の感覚は，動きは左右対称ですか
——三叉神経(trigeminal nerve: V)，顔面神経(facial nerve: VII)

(1) 顔面の知覚は？
——三叉神経(trigeminal nerve: V)

交互に左右の頬に指先で触れ，健側の感じを 10 としたとき，患側の感覚の強さはいくつか聞く.

角膜反射(corneal reflex)は，角膜の外側縁をティッシュペーパーか脱脂綿の先を細くしたもので，軽く刺激すると迅速に閉眼する現象(▶図 9).

(2) 咬めますか(咀しゃく)
——三叉神経(trigeminal nerve: V)

しっかり咬んだ状態で両側の咬筋，側頭筋を触診する. 両側支配のため，一側大脳半球障害による影響は少なく，明らかな麻痺は核以下の障害による. 橋の障害で，時に咬筋の痙縮のため，開口障害が生じる.

(3) 顔は左右対称ですか

顔面神経麻痺(facial palsy)では額，鼻唇溝，口

角の動きが非対称となる(▶図 10). 上方を見る，笑う，「イー」と口唇を横に引くときに麻痺側は動きが少ない.

- 前額：上方を見せて，左右のしわを比較する. 前額は両側半球の支配を受けているので，一側額の麻痺は顔面神経核か顔面神経の障害による(▶図 10).
- 眼瞼：眼輪筋の強い麻痺では眼瞼が閉じず兎眼(lagophthalmos)となり，軽度の麻痺ではまつげ徴候がみられる(▶図 11). 軽度の麻痺は強く閉眼させて，検者の指で開けて左右の抵抗を比較する. 眼輪筋は顔面神経の支配，眼瞼の挙上は動眼神経の支配で，眼瞼下垂は動眼神経障

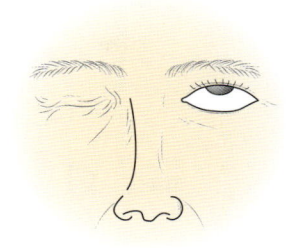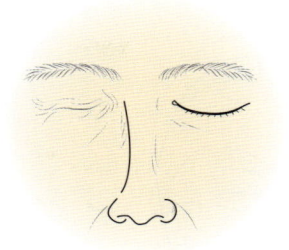

開眼するとき眼輪筋麻痺で
閉眼できないほうの眼球が
上転する（Bell 現象）

強く閉眼してもまつげが
かくれない（まつげ徴候）

▶ 図 11　顔面神経麻痺による閉眼の障害
眼輪筋の強い麻痺で兎眼となり，軽度の麻痺でまつげ徴候が出る．

害である．兎眼では角膜乾燥による兎眼性角膜
炎（➡ NOTE-4）に注意する．
- 口唇：口笛は吹けるか，パピプペポなど口唇音
は明瞭か？

■味はわかりますか
####　　——顔面神経，舌咽神経

舌の前部の味覚は顔面神経（鼓索神経），後部は
舌咽神経である．一側大脳半球の障害では明らか
な味覚低下は少ない．

■聞こえますか，めまいは？
####　　——聴神経（acoustic nerve: VIII）

（1）音叉での聴力検査

閉眼させ，音叉を 50 cm ほどの距離から次第に
耳に近づけ，音がどちらの耳に聞こえるかを答え
させる．静かな部屋で行う．

聴力低下例には以下の試験を行う．

①Rinne（リンネ）試験：音叉を乳様突起に当て，
　骨伝導の音が聞こえなくなったら，音叉を乳様

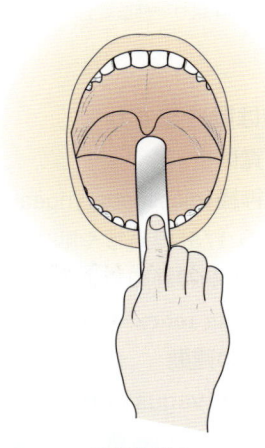

▶ 図 12　咽頭反射

突起から耳に近づけ気導伝導を調べる．
- 気導伝導 ＞ 骨伝導：Rinne（＋），正常
- 気導伝導 ＜ 骨伝導：Rinne（－），異常
（中耳障害など）

②Weber（ウェーバー）試験：
- 前額中央に音叉を当て，左右の音の強さを比
較させる．左右同じに聞こえるのが正常
- たとえば右側が強く聞こえるのは，Weber 試
験右偏位→左感音性難聴あるいは右伝音性難
聴

（2）前庭機能（vestibular function）検査

難聴，耳鳴，めまいを調べる．

> NOTE
>
> **4 兎眼性角膜炎（lagophthalmic keratitis）**
>
> 　結膜の充血，毛様体充血，角膜の上皮欠落（細隙灯顕
> 微鏡），混濁，潰瘍形成，流涙，自覚症状として異物感，
> 疼痛がある．

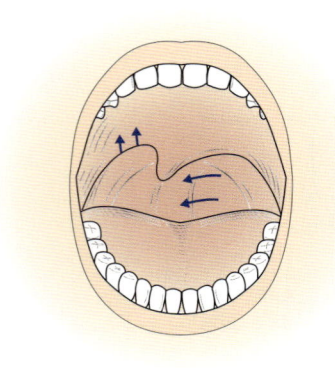

▶図 13　カーテン徴候
一側の迷走神経麻痺で「アー」と言うとき，咽頭後壁がカーテンを横に引くように健側へ引かれる．図は左側咽頭筋麻痺の場合
〔岩田 誠：神経症候学を学ぶ人のために. p.79, 医学書院，1994 より一部改変〕

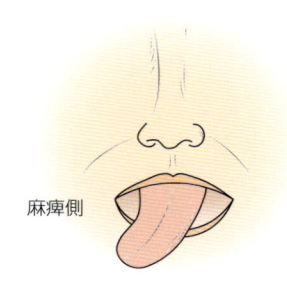

麻痺側

▶図 14　舌下神経麻痺
舌を前方へ出させると麻痺側へ偏位する．

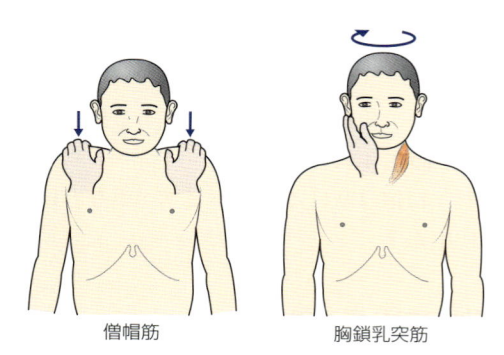

僧帽筋　　　　　胸鎖乳突筋

▶図 15　胸鎖乳突筋と僧帽筋の検査
「肩を上げて」，「手のひらを押すように回して」と命じる．

■舌，軟口蓋は動きますか

（1）咽頭の知覚は？
——舌咽神経（glossopharyngeal nerve: IX）

味覚（舌の後ろ 1/3）の異常や咽頭に触れて感覚の有無を聞く．舌咽神経の障害で舌の後部の味覚消失，咽頭反射（gag reflex）（▶図 12）が消失する．

（2）口蓋，咽頭の運動
——迷走神経（vagus nerve: X）

「アー」と言うとき，口蓋帆，口蓋垂が挙上するが，一側の麻痺で健側へ引かれる．咽頭後壁が健側へ引かれる所見は，カーテン徴候（curtain sign）と呼ばれる（▶図 13）[1]．

（3）舌の運動
——舌下神経（hypoglossal nerve: XII）

舌を前方へ出させると，麻痺側へ偏位する（▶図 14）．脳血管障害など核上性の一側の麻痺では運動障害は軽く，構音，咀しゃく，嚥下への影響は少ない．

筋萎縮性側索硬化症など核性障害では舌の運動障害，萎縮が著しく，線維束性収縮（fasciculation）がみられる．

構音のチェックには「パタカ・パタカ」「るりもはりもてらせばひかる」を言わせる．

■首と肩は動きますか
——副神経（accessory nerve: XI）

胸鎖乳突筋は，検者の手を頬に当てて "手を押すように" 回旋させ，僧帽筋は，検者の手で両肩をおさえながら，両肩をすぼめさせ，筋力を評価する（▶図 15）．

B 体幹・四肢の診療と検査

1 髄膜刺激症状

項部硬直（nuchal rigidity または nuchal stiffness）では，背臥位で，他動的に頭を持ち上げたときのみに抵抗があり，十分前屈しない．くも膜下

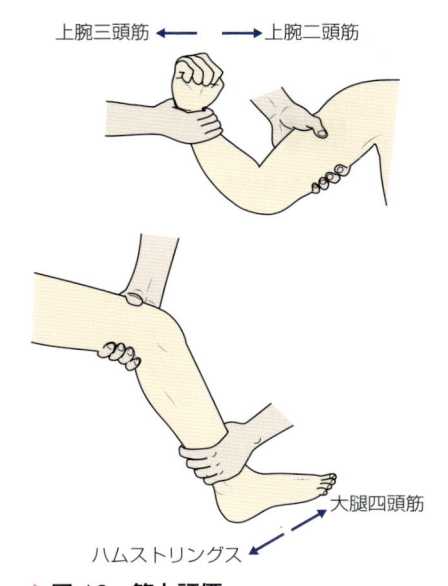

▶図 16　筋力評価
手首あるいは足首を検者の手で固定して，肘あるいは膝の屈曲と伸展を命じて筋力を調べる.

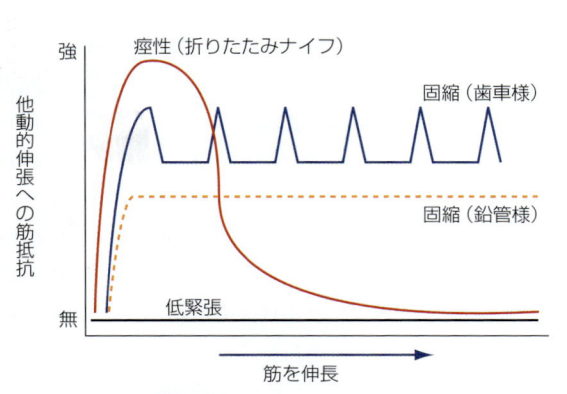

▶図 17　筋緊張の変化

出血や髄膜炎が疑われる．頸椎疾患，Parkinson（パーキンソン）病でも抵抗がある.

2 手足の力や太さ，動き

運動麻痺（motor paralysis），筋緊張，不随意運動（involuntary movement）を調べる.

（1）筋力

検者の第Ⅱ・Ⅲ指を握らせて，握力を比較する．手首あるいは足首を検者の手で固定して，肘あるいは膝の屈伸筋力を調べる（▶図 16）．その他の筋群も必要に応じて測定する.

（2）不随意運動

手指の振戦（tremor）や丸薬丸め運動（pill rolling），口唇の不随意運動（oral dyskinesia）などに注意する.

（3）巧緻性

指折り数えがスムーズにできるか調べる.

（4）筋緊張（＝筋トーヌス）

力を抜いた状態で関節（肘，手指，膝，足関節）の屈伸，前腕の回内・回外を素早く行い，筋の抵抗を調べる（▶図 17）.

■筋緊張正常（normotonicity）：わずかな抵抗

■筋緊張亢進（hypertonicity）：明らかな抵抗

- 痙縮（spasticity）：最初抵抗を感じるが，筋の伸長に伴って抵抗がスッと減少する.
  - 折りたたみナイフ現象（clasp-knife phenomenon）：最初，抵抗があるが，筋伸張でスッと減少する.
- 固縮（rigidity）：最初から筋が伸張されるまで抵抗が続く.
  - 歯車様現象（cog-wheel rigidity）：抵抗の減弱と増強がガクガクと交互に生じる.
  - 鉛管様現象（lead-pipe phenomenon）：一定の抵抗が続く.
  - ウェストファル現象（Westphal phenomenon）：パーキンソニズムでみられる前脛骨筋の逆説的収縮
  - 固痙縮（rigid spasticity）：痙縮と固縮の要素が混在している.

■筋緊張低下（hypotonicity）：まったく抵抗を感じない.

（5）筋萎縮（muscle atrophy）

左右の大腿，下腿，上腕，前腕を両手でつかみ筋の硬度と太さを比較する．萎縮筋は柔らかい．手指は母指球筋，小指球筋，骨間筋の萎縮をみる.

▶表 3 反射の経路と中枢

	反射	求心性神経	中枢	遠心性神経
深部腱反射	下顎反射	三叉神経	橋	三叉神経
	上腕二頭筋反射	筋皮神経	$C_{5,6}$（主に C_5）	筋皮神経
	上腕三頭筋反射	橈骨神経	$C_{6,7,8}$（主に C_7）	橈骨神経
	腕橈骨筋反射	橈骨神経	$C_{5,6}$（主に C_6）	橈骨神経
	手指屈筋反射	正中神経	$C_6 \sim T_1$	正中神経
	膝反射	大腿神経	$L_{2,3,4}$	大腿神経
	アキレス腱反射	脛骨神経	$S_{1,2}$	脛骨神経
表在反射	角膜反射	三叉神経	橋	顔面神経
	咽頭反射	舌咽神経	延髄	迷走神経
	腹壁反射	5〜12 胸神経	$T_{5\sim12}$	5〜12 胸神経
	挙睾筋反射	大腿神経	$L_{1,2}$	陰部大腿神経
	足底反射	脛骨神経	L_5, $S_{1,2}$	脛骨神経
	肛門反射	陰部神経	$S_{3,4,5}$	陰部神経

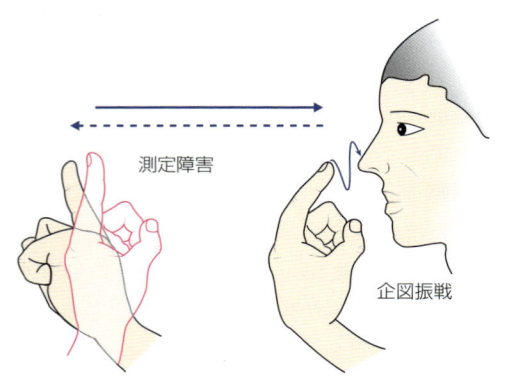

測定障害

企図振戦

協調運動（鼻指鼻運動）

▶図 18　鼻指鼻試験
指先で自分の鼻の先端と検者の指（赤色）とを交互に触れる．目標の手前で止まったり，目標に強く当たる，あるいは通り過ぎてしまう場合を測定障害という．

3 円滑な運動（協調運動）

小脳機能（cerebellar function）の指標であるが，著しい知覚障害でも異常になる．

（1）鼻指鼻試験（nose-finger-nose test）

指先で検者の指と自分の鼻の先端に交互に触れる．検者の指は 1 回ごとに少し移動させる．企図振戦や鼻や指に正確に当たるかを評価する

（▶図 18）．

（2）膝打ち試験（knee pat test）

座位で自分の膝を手掌と手背で交互に，できるだけ素早く叩かせる．毎回膝から 10 cm ほどは挙上させる．錐体外路障害など筋緊張亢進でも拙劣となる〔詳細は，第 9 章 B 項「運動失調の評価法」（➡ 96 ページ）参照〕．

4 反射の亢進，消失

反射（reflex）（➡ Advanced Studies-2）の変化は，反射弓（求心路，反射中枢，遠心路）の傷害でも，高位中枢や錐体路の損傷でもおこる（▶表 3）．

（1）伸張反射

急速な筋の伸張により，その伸張された筋に収縮が生じる．筋緊張（トーヌス）や深部腱反射は伸

Advanced Studies

❷単シナプス反射と多シナプス反射

反射は，伸張反射や深部腱反射など，反射弓が 2 つの神経細胞で構成され，1 つのシナプスを介する単シナプス反射と，緊張性頸反射など，反射弓が多数の神経細胞から構成され，複数のシナプスを介する多シナプス反射に分けられる．

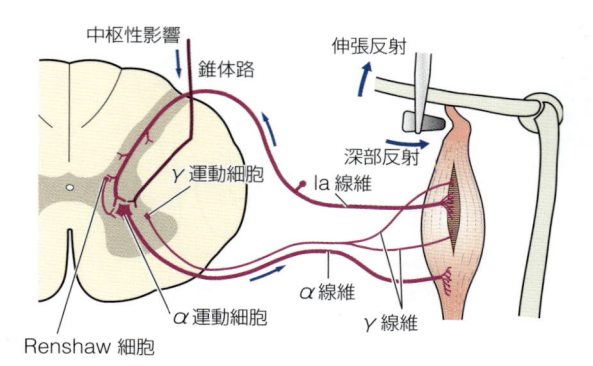

▶図 19　伸張反射と深部反射の反射弓
筋紡錘→ Ia 線維→脊髄前角細胞（運動細胞）→運動線維→筋収縮

張反射を介している（▶図 19）.

（2）深部腱反射

　筋腱をハンマーで叩き，筋を急速に伸張して，その筋の反射性収縮をみる．核性（運動神経核；四肢の筋は脊髄，脳神経は脳幹）障害あるいは反射弓に含まれる末梢神経障害で反射は消失・減弱し，核上性（運動神経核より上位の大脳一次運動野までの運動路）障害，いわゆる錐体路障害で反射は亢進する〔「錐体路徴候」（➡ 80 ページ）参照〕.

- 下顎反射（jaw jerk または masseter reflex）：軽く口を開けた状態にして，下顎に当てた指をハンマーで斜め下方へ叩くと下顎が挙上する.
- 上腕二頭筋反射（biceps femoris reflex）：肘の上腕二頭筋腱をハンマーで叩くと肘が屈曲する（▶図 20）.
- 上腕三頭筋反射（triceps reflex）：肘の上腕三頭筋腱をハンマーで叩くと肘が伸展する.
- 膝蓋腱反射（patellar tendon reflex）：膝蓋腱をハンマーで叩くと膝が伸展する.
- アキレス腱反射（Achilles tendon reflex）：アキレス腱をハンマーで叩くと足関節が底屈する.

（3）表在反射（superficial reflex）

　皮膚および粘膜への刺激に対する反射

- 粘膜反射（mucous membrane reflex）
  - 角膜反射（corneal reflex）：角膜への刺激で閉眼（前述）．反射消失は三叉神経障害.
  - 咽頭反射（gag reflex または pharyngeal re-

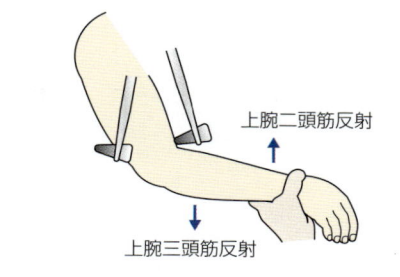

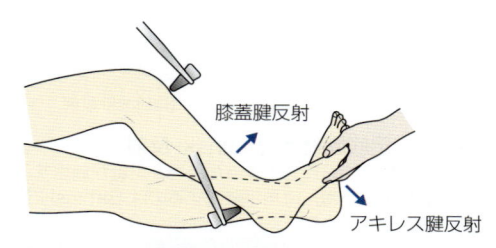

▶図 20　上下肢の深部腱反射
筋をある程度伸展した状態で行うほうが反射は出やすい．叩きたい筋腱がわからないときは，肘の屈伸時に触診して，緊張の高まる筋腱を指で押さえ，その指をハンマーで叩いて検査する.

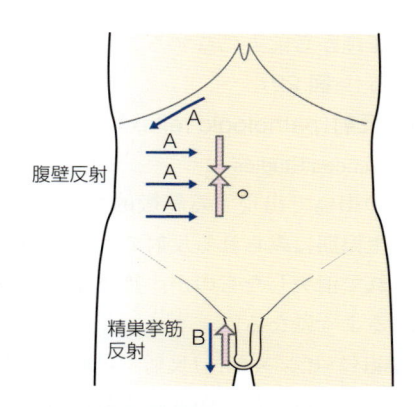

▶図 21　腹壁反射と精巣挙筋反射
青色の矢印は刺激の方向を，ピンク矢印は運動方向を示す．A は腹壁反射の刺激位置を，B は精巣挙筋反射の刺激位置を示す.

flex）：咽頭後壁の粘膜を舌圧子で刺激すると吐き気をおこす〔図 12（➡ 43 ページ）参照〕.

- 皮膚反射（skin reflex）
  - 腹壁反射（abdominal reflex）：腹壁を横に素早くこすると，正常者では腹壁の収縮がおこる（▶図 21）.
  - 精巣挙筋反射（cremasteric reflex）：大腿内側

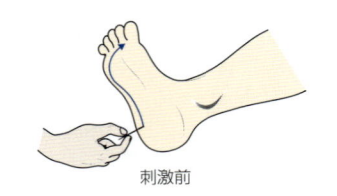

刺激前

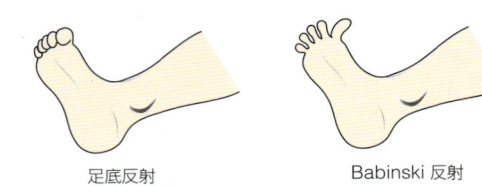

足底反射　　　　　　　Babinski 反射

▶図 22　足底反射と Babinski 反射
足底外側を楊枝の頭部でこすったとき，足趾が底屈する
のは足底反射で正常，母指が背屈するのは Babinski 反
射で，病的反射である.

面を上から下へ楊枝の頭部で軽くこすると，
正常人では睾丸が挙上する（▶図 21）.
- 足底反射（plantar reflex）：足底外側を楊枝の
  頭部で踵から前方にこすると，足趾の屈曲が
  おこる（▶図 22）.

（4）　病的反射（pathologic reflex）
（➡ Advanced Studies-3）

　錐体路の損傷で出現する特徴的な反射である.
多くは新生児期にみられる反射で，中枢神経系の
成熟につれて消失したものが，錐体路の損傷で再
びみられるようになる.
- Babinski（バビンスキー）反射：足底外側を楊枝
  の頭部でこすると母指が背屈する（▶図 22）.
- Chaddock（チャドック）反射：外顆の下方を後
  ろから前へ楊枝の頭部でこすると母指が背屈す
  る（▶図 23）.

（5）　吸引反射（sucking reflex）
　口を軽く開かせ，上唇を舌圧子で軽くこすると

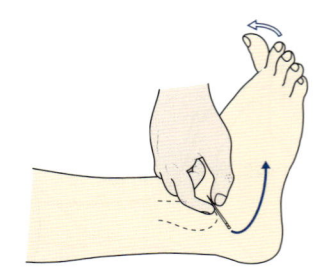

▶図 23　Chaddock 反射

口をとがらす.

（6）　手指屈筋反射（finger flexor reflex）
　手指に速い伸展を加えると母指が屈曲する.
一側に出るときは病的反射として扱われる
（▶図 24）.
- Hoffmann（ホフマン）反射：中指を屈曲させた
  のち，関節の弾性で指を伸展させる.
- Trömner（トレムナー）反射：指で中指をはじい
  て伸展させる.
- Wartenberg（ワルテンベルグ）徴候：示指から
  薬指を検者の指で引っかけるように伸展させ，
  示指から薬指の上に置いた検者の指をハンマー
  で叩く.

（7）　原始反射
　新生児期に認められ，成長につれて消失する反
射の総称. 運動発達の指標として，何か月で原始
反射が消失したか（統合されたか）を重視してい
る. 緊張性迷路反射，緊張性頸反射などがあるが，
詳細は，第 32 章 A.1 項「発達評価」（➡ 316 ページ）
を参照のこと.

5 感覚障害

　感覚は，表在覚と深部覚，識別感覚に分かれる.
　簡略に検査するときには，表在覚として触覚（手
指あるいはティッシュペーパー），痛覚（楊枝の先
端），深部覚として振動覚と関節位置覚を身体の
近位部と遠位部で調べる.

（1）　表在覚（superficial sensation）
- 触覚（tactile sensation）：ティッシュペーパー

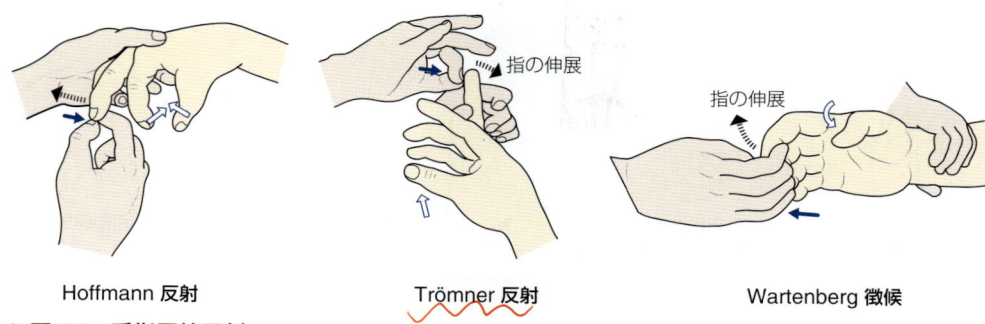

Hoffmann 反射　　　　Trömner 反射　　　　Wartenberg 徴候

▶図 24　手指屈筋反射
いずれも手指屈筋の伸張反射の亢進を介した反射で病的反射として扱われるが，個々の反射に特異的な意味はない．
破線の黒矢印が反射の刺激となっている．

で軽く触れて感じるか．

- 痛覚（pain sensation）：楊枝の先端で軽く突いて痛みを感じるか．
- 温度覚（temperature sensation）：温水と冷水を入れた試験管で肌に触れて温・冷がわかるか．

（2）深部覚（deep sensation）

- 振動覚（vibratory sensation）：音叉を筋肉のない部位に当て，振動を何秒間感じるか．
- 関節位置覚（position sensation）：閉眼下で，関節が屈曲位か伸展位かを答えさせる．失語症例には麻痺側肢の位置を他動的に変え，健側肢で麻痺肢の親指をつかませる（親指探し試験）．

（3）識別感覚（discriminative sensation）

- 定位感覚（localization sensation）：閉眼した状態で，検者の触れた身体部位を答える．
- 二点識別感覚（two-point discrimination）：ディバイダーの先で 2 点を同時刺激し，何 mm の間隔まで，2 点として感じるか調べる．

C 障害の評価

1 機能障害の評価

（1）関節可動域制限の有無（▶図 25）

- 上肢：万歳，手指の屈伸，手を背中へ

両上肢の機能障害がある例では，手を口へ（食事，整容），手をお尻へ（排泄後の処理）
- 下肢：長座位（ハムストリング），股・膝・足関節の屈伸
- 体幹：手を足へ，体の回旋

（2）褥瘡，起立性低血圧，嚥下障害，排尿障害

2 活動制限障害の評価

（1）起居移動動作能力

起居移動動作能力は寝返り-起座動作-長座位-膝位-立ち上がり・すわり-歩行を調べる．

座位や立位バランス（健側あるいは障害の少ない足での片足立ち）が起居移動動作能力を左右する．

（2）日常生活活動（ADL）能力

身のまわり動作の自立度を評価する．評価には，バーセル・インデックス（Barthel Index）（➡ 8 ページ），Functional Independence Measure（FIM）（➡ 9 ページ）が多く用いられている．

ADL（activities of daily living；日常生活活動）の評価にあたっては，単に自立度の判定だけでなく，

①能力低下の原因は，能力を高めるには
②介助者は何に困っているか
③介助者の負担を減らすには

の視点をもって行う．介助者の技術も評価する．

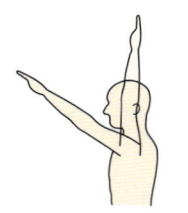

肩の屈曲
（耳まで届くか）

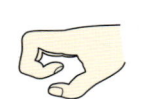

手指の屈曲
（すき間がないか）

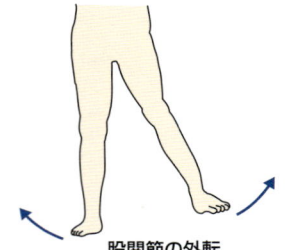

股関節の外転
（膝伸展位で他動的に 30 度ほどは外転できる）

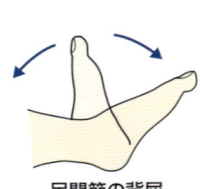

足関節の背屈

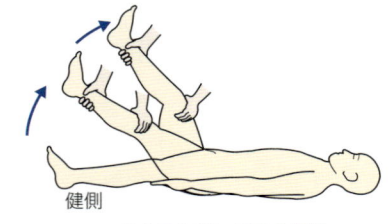

健側

ハムストリングスの短縮
（膝伸展位で挙上すると股関節 90 度以前に膝屈曲）

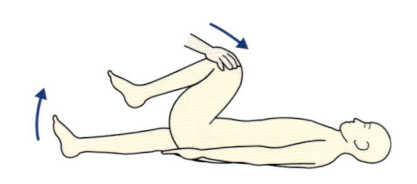

股関節の伸展
（膝を胸のほうに押すと股伸展制限のある下肢が挙上）

▶ 図 25　簡単な関節可動域評価

Ⓓ 理学・作業療法との関連事項

1. 半盲がある場合は，半側無視の有無を模写などで行う．疑わしい場合は精査を行う．
2. 筋緊張を調べるときは，検者の指先で患者の手足を軽く持ち，素早く動かすと筋緊張の異常が判別しやすい．検者の手で患者の手足を強くつかんで，ゆっくり動かすと異常を感じにくい．
3. 筋緊張，特に痙縮は姿勢や肢位で変化する．座位では股関節，膝関節が屈曲位になるため痙縮を弱く感じてしまう．歩行時に，はさみ足，Trendelenburg（トレンデレンブルグ）歩行，足を床に叩きつける例は，立位でも評価する必要がある．

●引用文献
1) 岩田 誠：神経症候学を学ぶ人のために. p.79, 医学書院, 1994.

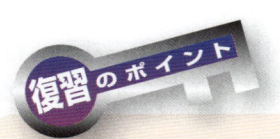

- 神経学的診断と手順と，それぞれの意義を説明できる．
- 診察法とそこでみられる徴候（意識障害，反射の異常，筋緊張の変化，筋力低下と筋萎縮，協調運動障害）の意義を説明できる．
- 脳神経の名前と働き，視野欠損と損傷部位との関連を説明できる．

神経学的検査法

神経疾患の診断は症状と神経所見に基づいてなされるが，類似疾患の鑑別や病因の確定のために各種の検査が実施される．

近年，CT や MRI，超音波検査などの画像診断，筋電図や誘発電位などの神経生理学的診断，遺伝子診断の進歩が診断学を大きく変化させた．

ここでは，画像診断法，神経生理学的検査法，腰椎穿刺と血液生化学検査などに分けて説明する．

2 各検査法の特徴とみかた

中枢神経系の画像診断に用いられる検査法としては，①単純 X 線，② X 線 CT，③ MRI，④各種血管造影法，⑤核医学的検査法（SPECT，PET，シンチグラムなど），⑥その他（超音波断層法，赤外線イメージング，脳磁図など）があげられる．

A 画像診断

1 基礎解剖

神経疾患の診断と治療，リハビリテーションには神経解剖の正しい理解が必須であるが，必要最小限度の知識として，①運動線維の走行，②知覚線維の走行，③脳神経の走行，④大脳の機能局在の４点を大まかに理解しておけば，実際の臨床で直面する多くの問題が解決可能である．

本項では，中枢神経系の画像診断にあたって必要な中枢神経の構造を，MRI 画像のシェーマ（図 1~5）で提示する．

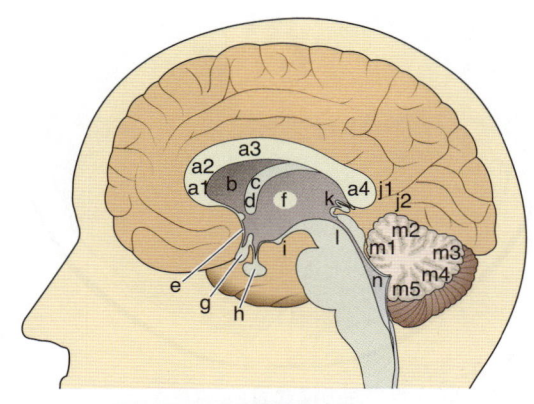

▶**図 1　MRI 正中矢状断の模式図**
a：脳梁（a1：吻，a2：膝部，a3：体部，a4：膨大部），b：透明中隔，c：脳弓，d：前交連，e：終板，f：視床間橋，g：視交叉，h：下垂体，i：乳頭体，j：四丘体（j1：上丘，j2：下丘），k：松果体，l：中脳水道，m：小脳（m1：小舌，m2：山頂，m3：山腹，m4：虫部錐体，m5：小脳扁桃），n：第四脳室

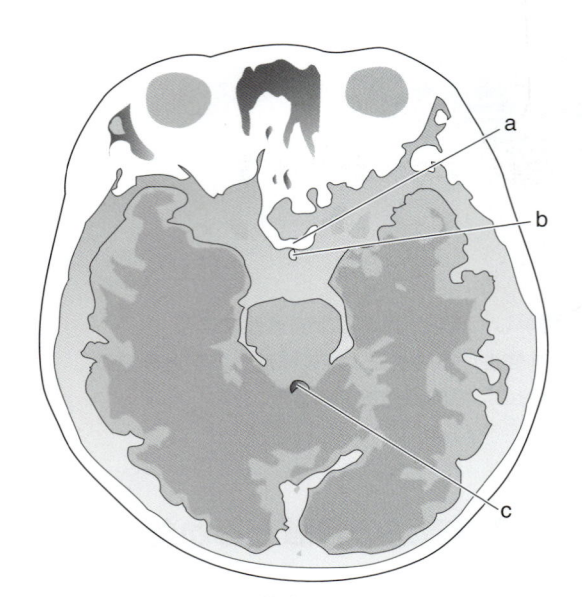

▶図2　MRI 水平断の模式図
a：視神経交叉，b：下垂体柄，c：第四脳室

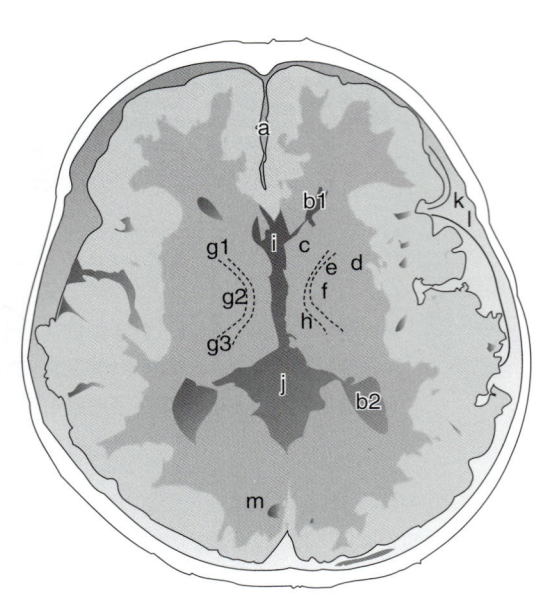

▶図4　MRI 水平断の模式図
a：大脳縦裂，b：側脳室(b1：前角，b2：後角)，c：尾状核(頭部)，d：前障，e：被殻，f：淡蒼球，g：内包(g1：前脚，g2：膝，g3：後脚)，h：視床，i：脳弓，j：松果体，k：前頭弁蓋，l：側頭弁蓋，m：視覚領

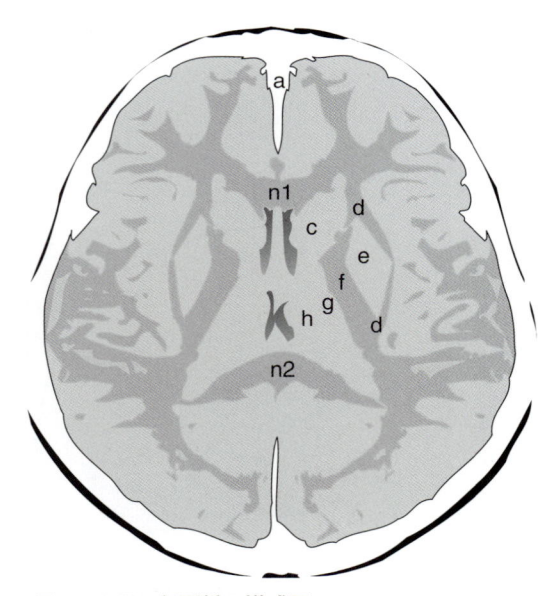

▶図3　MRI 水平断の模式図
a：大脳縦裂，c：尾状核(頭部)，d：前障，e：被殻，f：淡蒼球，g：内包，h：視床，n：脳梁(n1：膝部，n2：膨大部)

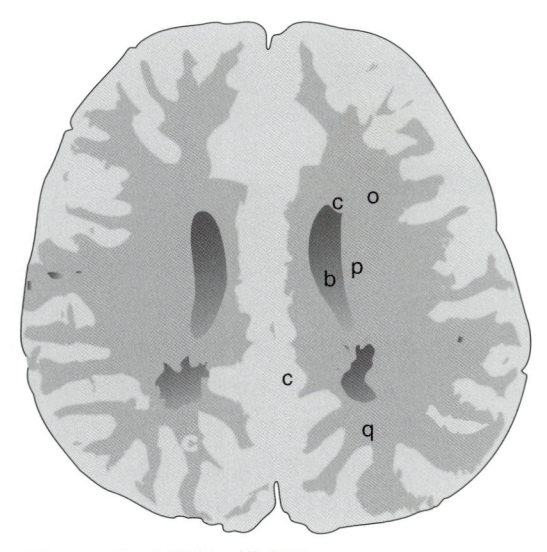

▶図5　MRI 水平断の模式図
b：側脳室，c：尾状核，o：半卵円中心，p：上縦束，q：視放線

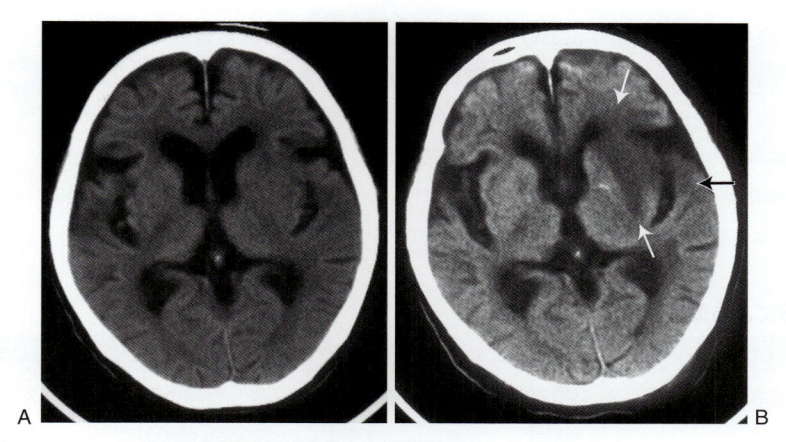

▶図6 脳梗塞急性期の頭部 X 線 CT 画像

A：右片麻痺と失語症を呈した脳梗塞発症 2 時間後の画像．病変は認められない．
B：同症例の第 2 病日の画像．左被殻部（矢印）を中心に低吸収域を認める．

ⓐ 単純 X 線

単純 X 線の最も大きな利点は，X 線 CT や MRI に比して空間分解能が高いことである．しかし，骨の重なりの影響を受けるため読影が困難であり，多方向からの撮影や，特殊な撮影を必要とすることが多い．重なりの影響を排除するために断層撮影法なども用いられるが，X 線 CT や MRI の解像度の改善につれて，診断的な役割は狭い範囲に限定されつつある．

もっとも，概観的な観察の用途には優れた面もあり，特に脊椎では骨所見から脊髄症状や根症状の説明が可能な場合も多い．骨折など外傷性病変の診断にも有用である．

ⓑ X 線 CT

CT は X 線の吸収度の差をグレースケールで表す．X 線をよく吸収する組織ほど白く描出され，骨が最も白く，次いで，軟部組織，脂肪，空気の順に黒く写る．さらに，空気と水との X 線吸収値によって 2 点校正した CT 値を用いることで，同じ軟部組織のなかでも白質と灰白質とを区別できる程度の濃度分解能が得られるのが CT の特徴である．

骨アーチファクトが発生しやすい，任意の断面（矢状断，冠状断など）が得られにくいなどの欠点もあるが，比較的簡便で検査時間も短いため，第一選択的な検査となっている．

脳血管障害の急性期においては，脳出血は血腫が高吸収域を呈するので発症直後から診断可能であるが，脳梗塞巣は発症後約 1 日を経過しないと描出されない（▶図6）．early CT sign によって診断可能な場合もあるが，急性期の画像診断には MRI が必須である．

ⓒ MRI

組織の形態をグレースケールで表示するという点では X 線 CT と同様であるが，MRI では信号強度を左右するパラメータが豊富である．一般には，緩和時間の差を強調した T_1 強調画像と T_2 強調画像が用いられるが，T_1 緩和時間は短いほど，T_2 緩和時間は長いほど信号強度が強く，白く描出される（▶表1，2）．また，脳血管障害超急性期には，水の拡散〔Brown（ブラウン）運動〕を画像に反映する拡散強調画像なども用いられる．

脳梗塞の急性期では，X 線 CT よりも早期に病変部を描出することが可能であるが，発症後数時間以内の超急性期には，T_1 強調画像，T_2 強調画

▶表 1　X 線 CT および MRI における各組織の X 線吸収度と信号強度*

	浮腫・炎症	梗塞巣	囊胞・腫瘍	メラニン	脂肪・ムチン	石灰化	骨皮質
X 線 CT	低吸収	低吸収	低～等吸収	高吸収	高吸収	高吸収	高吸収
MRI T_1 強調画像	低信号	低信号	低信号	高信号	高信号	低信号	低信号
MRI T_2 強調画像	高信号	高信号	高信号	低信号	低信号	低信号	低信号

＊上記信号強度はあくまでも一般的な例であり，撮像パラメータのとり方によって変化しうる.

▶表 2　血腫成分による信号強度の変化

	ヘモグロビン	オキシヘモグロビン	デオキシヘモグロビン	メトヘモグロビン	ヘモジデリン・フェリチン
時期	出血直後	1，2 時間後～	数時間後～	数日後～	2 週間後～
T_1 強調画像	等信号	等信号	等信号	高信号	低信号
T_2 強調画像	等信号	等信号	低信号	高信号	低信号

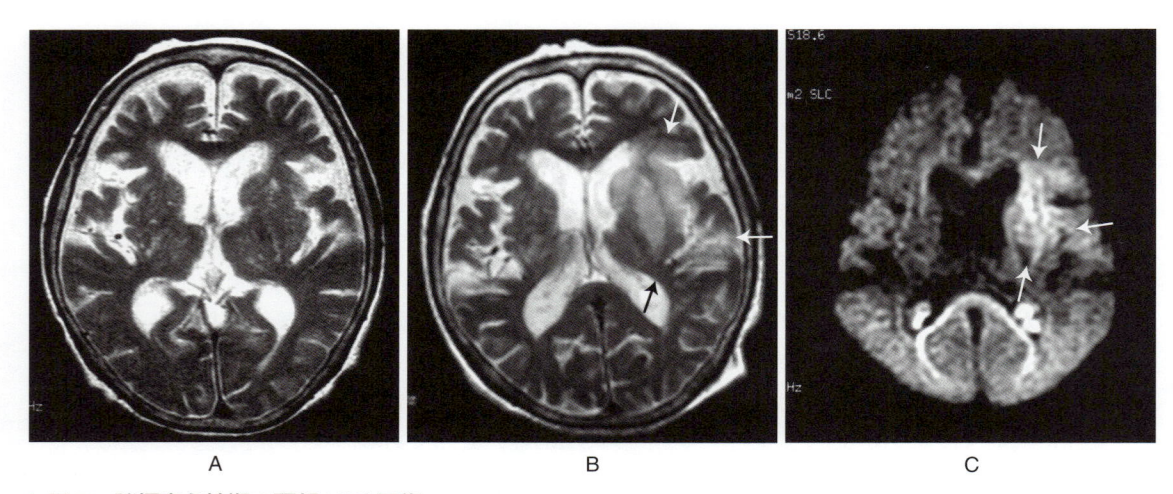

A　　　　　　　　　　　　　　　　B　　　　　　　　　　　　　　　　C

▶図 7　脳梗塞急性期の頭部 MRI 画像（図 6 と同症例）
A：発症 2 時間後の T_2 強調画像. 病変は認められない.
B：第 2 病日の T_2 強調画像. 左被殻部を中心に高信号域を認める.
C：発症 2 時間後の拡散強調画像. 病変部が高信号域を呈している.

像，いずれにおいても描出されないことがある.
このような場合も，拡散強調画像によって画像診
断が可能である（▶図 7）. また近年は，T_2^*（T_2 ス
ター）画像によって微小な脳出血瘢痕なども鮮明に
描出されるようになった.
　血液や髄液などの動きも信号強度に影響する.
血液は血流に乗って移動してしまうので血管は無
信号領域となる（flow void）が，逆に，このことが
血管の描出を可能にしている.

　その他，空間分解能は低いがコントラスト分解
能が高いため微細な組織を描出できる点，任意の
方向の断層像が容易に得られる点，骨によるアー
チファクトがない点などが MRI の利点としてあ
げられる.
　MRI 水平断画像の撮像にあたっては，CT 撮影
時の OM ラインのような基準線が適用されない.
したがって，施設によって，あるいは患者の姿勢
や個体差によって水平断の方向は異なるのが普

通である．解剖学的な位置関係については，十分な注意を払って読影する必要がある（➡ Advanced Studies-1）．

(1) MR-Angiography（MRA）（▶図 8）

条件設定が良好であれば数 mm 以下の動脈瘤を発見できるようになってきたが，経動脈性 DSA（IA-DSA）（➡ NOTE-1）や血管造影法には及ばない．また，原理的にうまく病変を描出できない可能性があるので，複数方向から撮像したり，他の方法との組み合わせを常に考慮しなければならない．

(2) Functional MRI

近年，局所の酸素消費によって生じるデオキシヘモグロビンが信号強度を下げることを利用した脳血流イメージングが可能になっており，脳機能の評価にさかんに利用されている．

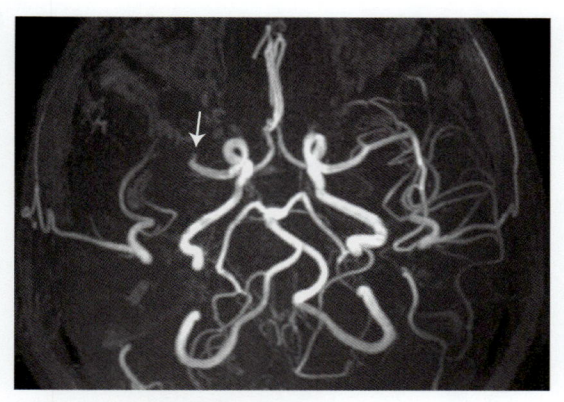

▶図 8　脳梗塞の MRA 画像
発症 2 時間後の画像．右中大脳動脈が起始部で閉塞している（矢印）．

ⅾ 血管造影法

血管造影法は，動静脈奇形，動脈瘤，閉塞・狭窄性疾患の診断にあたって他の検査法では得られない情報をもたらしてくれる．しかし，本法は侵襲的検査であり，ヨードアレルギーの患者には使えないなどの欠点もある．

スクリーニング目的の場合には IV-DSA など，より侵襲の少ない検査法も利用されているが，腫瘍血管の描出には IA-DSA が，血管性病変の描出には従来の血管造影法が適応されている．

また，塞栓療法（embolization）や経皮的血管形成術（percutaneous transluminal angioplasty；PTA），血栓回収術などの，いわゆる interventional angiography もさかんに行われるようになってきている．

Advanced Studies

❶中心溝の同定

MRI の画像は施設によって基準線が異なっており，見慣れるまでは各部位の同定に難渋することも多い．特に中心溝については多くの初心者が「中心というけど思ったよりも後ろにあるんだ」と感じるもののようである．そこで中心溝の同定について簡単に説明する．

ポイントは，①比較的頭頂部に近い部位の画像から，②帯状溝辺縁枝を探す，③「ω（オメガ）」を探す，の 3 点．ほかにもいくつか方法はあるようだが，この 3 つのポイントでほぼ間違いなく中心溝を同定することが可能であると思われる．

大脳縦裂を下（後方）にたどっていくと左右一対の脳溝がある．これが帯状溝辺縁枝（A）．帯状溝辺縁枝を延長した方向に存在するのが中心後溝（B）．その 1 つ前が中心溝（C）．中心溝の前方が中心前回だが，中心前回のなかでも手（特に利き手）の領域は大きく発達して膨らんでいることが多く，ノブ（knob ＝こぶ）などとも呼ばれる．個人差はあるものの中心溝が ω 状に弯曲していることが多く，有力な目印となる．

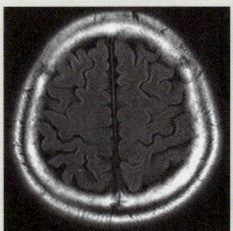 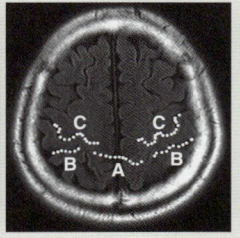

NOTE

❶デジタルサブトラクションアンギオグラフィー（digital subtraction angiography；DSA）

血管造影は普通は動脈内に造影剤を注入し，血管像を得るが，DSA では造影剤を静脈注射して得られた血管像から画像処理技術により，背景にある頭蓋骨などを除くため，非常に見やすい画像ができる．

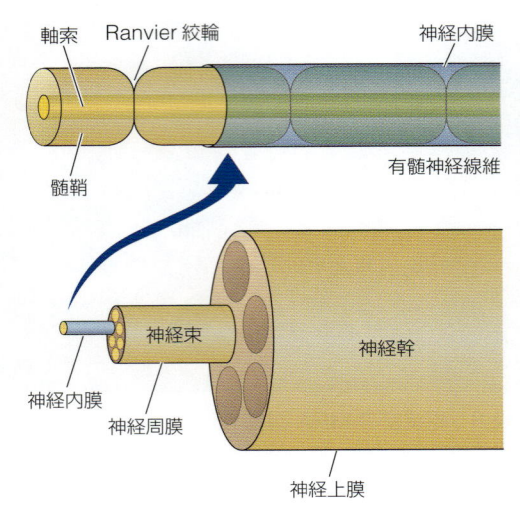

軸索　Ranvier 絞輪　神経内膜
髄鞘
有髄神経線維
神経束
神経幹
神経内膜
神経周膜
神経上膜

▶図 9　末梢神経の構造

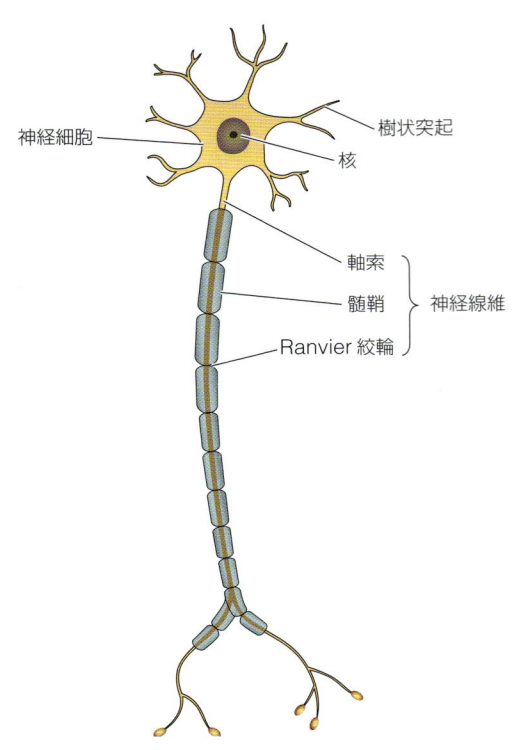

神経細胞
樹状突起
核
軸索
髄鞘　神経線維
Ranvier 絞輪

▶図 10　ニューロンの構造

ⓔ核医学的検査法，その他

　核医学的検査法には SPECT（single photon emission computed tomography）や PET（positron emission computed tomography）がある．脳循環，脳代謝などの情報が容易に得られる利点があるが，核医学物質の保管の煩雑さや装置の高額さなどの問題もあって，さほど普及していない．

　脳磁図（magnetoencephalogram; MEG）は神経細胞の興奮による磁場の変化を記録しているが，装置はさらに高額であり，現時点ではほとんど普及していない．脳の機能局在の研究で用いられている．

　経頭蓋超音波断層法は脳蓋内の動脈の血流が測定でき，比較的安価で普及しつつあるが，測定精度に問題が残っている．

Ⓑ　神経生理学的検査

　ここでは，筋電図や誘発電位などの神経生理学的検査について述べる．

1　末梢神経の構造
ⓐ神経の興奮を伝える仕組み

　有髄神経線維では，軸索のまわりを髄鞘がとりまいている．

　神経内膜（endoneurium）は個々の神経線維のまわりをとりまいている．これが集まったものを神経周膜（perineurium）がとりまいて，神経束を構成する．さらに，この神経束が数本集まったものを神経上膜（epineurium）がとりまき，神経幹となる（▶図 9）．

　ニューロンは神経細胞と神経線維とからなる．細胞体から細長く伸びた突起を軸索といい，これが神経の興奮を伝える．

　神経には，有髄神経と無髄神経があるが，有髄神経では，髄鞘が軸索周囲をとりまいており，髄鞘と髄鞘との間を Ranvier（ランビエ）絞輪と呼ぶ（▶図 10）．興奮が，Ranvier 絞輪から絞輪へと

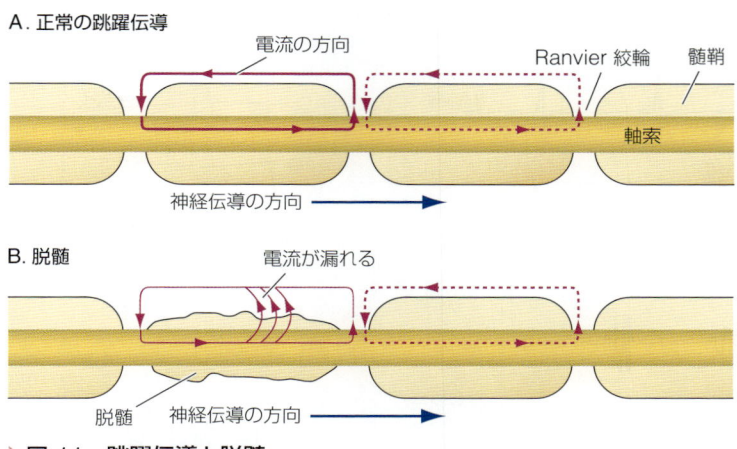

A. 正常の跳躍伝導

電流の方向　　Ranvier 絞輪　髄鞘

軸索

神経伝導の方向

B. 脱髄

電流が漏れる

脱髄　神経伝導の方向

▶図11　跳躍伝導と脱髄
脱髄では電流が髄鞘の障害部位から漏れるため，伝導速度が遅延する．

跳ぶように伝播するため，跳躍伝導と呼ばれる（▶図11A）．

b 末梢神経の障害

末梢神経の障害には，大きく分けて脱髄と軸索変性の2つがある．脱髄は，髄鞘の障害で，これがおこると跳躍伝導をしにくくなり，神経伝導速度が低下する（▶図11B）．軸索変性では，神経伝導を行う軸索の数が減るため，誘発筋電図の振幅が低下する．

2 神経生理学的検査の実際

a 筋電図，誘発筋電図

(1) 針筋電図検査

針筋電図検査では，筋肉内に針を刺し，筋線維の状態を観察する．脊髄の1個の運動神経細胞（前角細胞）は，数個〜1,000個以上の筋線維を支配しており，それを運動単位という（▶図12）．

神経支配が絶たれると，筋肉の興奮性が高まり，安静時に線維自発電位（fibrillation potential），陽性鋭波（positive sharp wave）といった異常波がみられる．また，脊髄運動細胞や末梢神経が脱落することにより，隣接する健全な神経線維による再支配がおこり，運動単位あたりの筋線維の数が

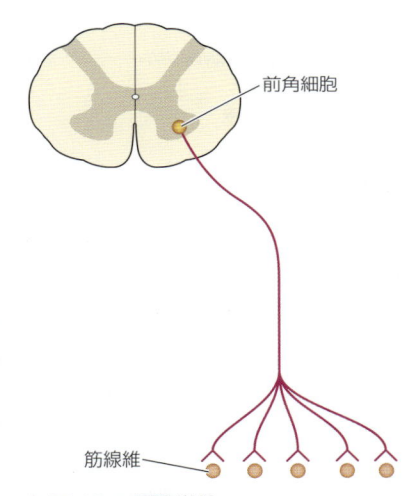

前角細胞

筋線維

▶図12　運動単位

増大し，高振幅電位となる．これらを神経原性パターンと呼ぶ（▶図13）．

筋病変では筋線維の数が減少するため，低振幅電位となり，これを筋原性パターンと呼ぶ．

(2) 神経伝導検査

①運動神経伝導検査（▶図14）

筋肉上に表面電極を置き，神経上の2点を電気刺激する検査である．刺激で得られた筋電図をM波と呼び，その潜時から伝導速度を求める．

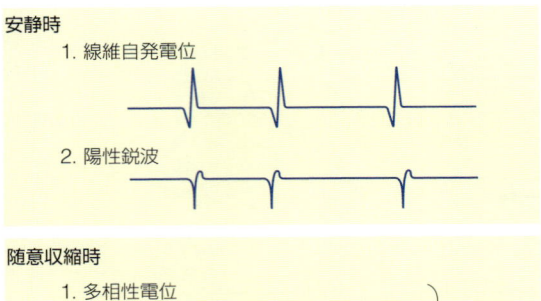

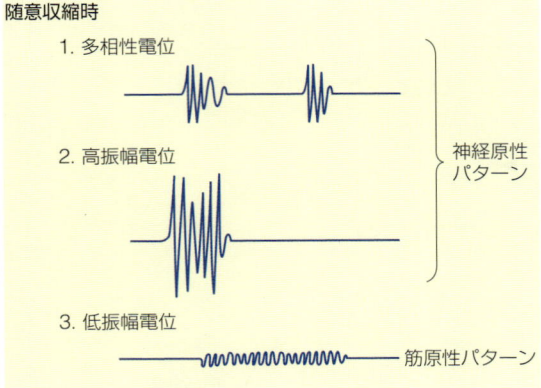

▶図 13　筋電図の異常波

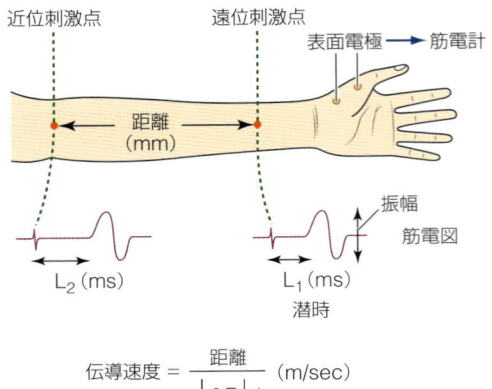

$$伝導速度 = \frac{距離}{L_2 - L_1}\ (m/sec)$$

▶図 14　運動神経伝導検査

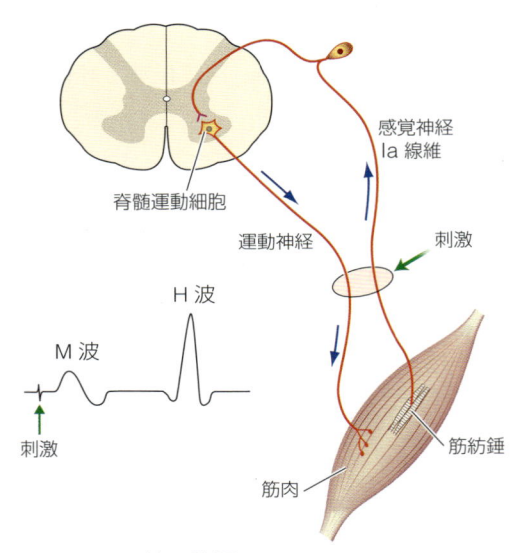

▶図 15　H 波の仕組み

②感覚神経伝導検査

　神経上に表面電極を置いて，運動神経と同様に伝導速度を求める．簡便な検査のため，ニューロパチー，外傷，絞扼などの末梢神経障害の診断，障害部位，重症度を評価するためによく行われる．

（3）H 波の検査

　筋紡錘由来の感覚神経 Ia 線維が刺激されると，興奮が脊髄に達し，同じ筋を支配する脊髄運動細胞を興奮させる．これで得られる反応を H 波と呼ぶ（▶図 15）．脊髄前角細胞の興奮性を調べることができる．

（4）磁気刺激（magnetic stimulation）

　1985 年に磁気刺激装置が開発された．頭皮上に置いたコイルに瞬間的に電流を流すことで，磁場が発生し，頭蓋内の神経細胞に電流が流れる．頭皮上から頭蓋内の運動野の神経細胞を刺激し，錐体路の評価を行うことができる．末梢神経の刺激も行える．

3 脳波，誘発電位

（1）脳波

　大脳皮質の神経細胞から発生した電位を，頭皮上から記録する．これによって得られた脳波（electroencephalogram; EEG）は，脳障害，てんかん，意識障害などの評価に用いる．

（2）誘発電位（evoked potential）

　誘発電位とは種々の感覚を刺激して得られる電

位の総称である．1回の刺激で得られる電位は微弱であるため，加算平均することにより，刺激による反応を取り出す（▶図 16）．

①体性感覚誘発電位

（somatosensory evoked potential; SEP）

上下肢の感覚神経を電気刺激して，頭皮上の電位を記録する（▶図 17）．

よく行われるのは手関節部で正中神経，尺骨

神経を電気刺激し，腕神経叢，頸椎，大脳感覚野の上に置いた電極から電位を記録する手技で，頸椎の神経根症，脊髄症，胸郭出口症候群（▶図 18），脳卒中などの診断，重症度推定に用いる．

②聴性誘発電位

（auditory brainstem response; ABR）

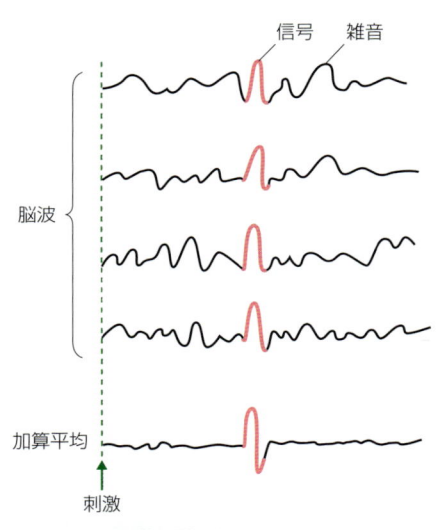

▶図 16　加算平均法
刺激に対する反応は信号として出るが，背景脳波に埋もれている．波形を加算平均すると，信号だけが出てくる．

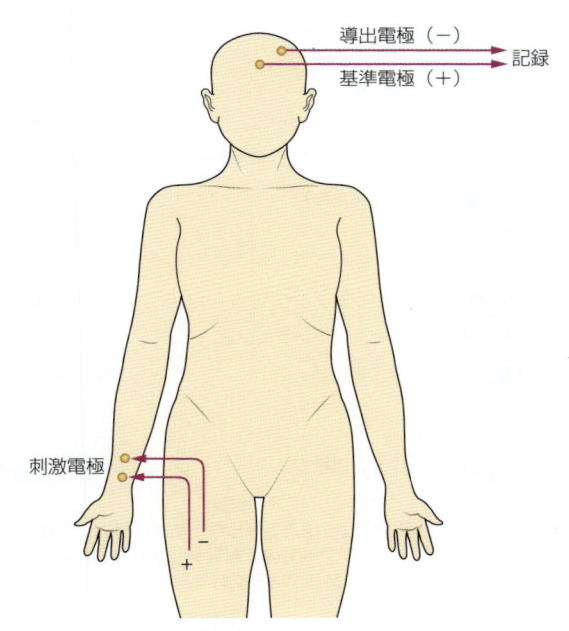

▶図 17　上肢刺激 SEP の例

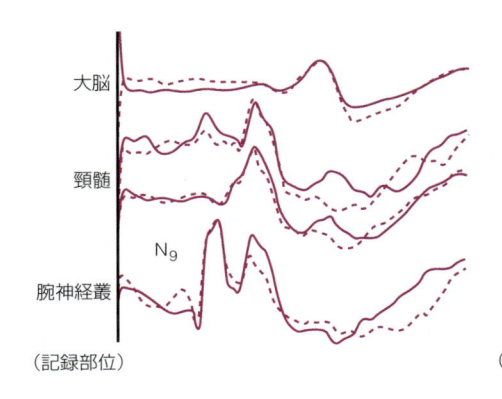

A. 胸郭出口症候群（33 歳女性）

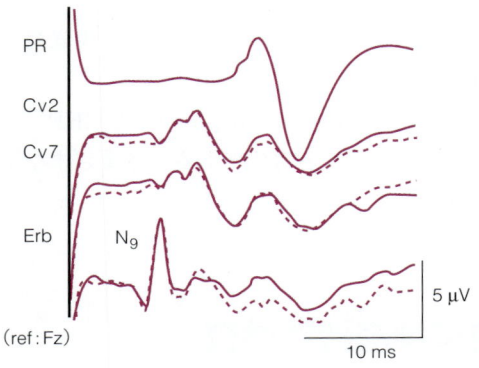

B. 健常者（24 歳女性）

▶図 18　胸郭出口症候群の尺骨神経刺激 SEP
胸郭出口症候群では腕神経叢の N_9 波形が変化する．
〔古閑公治ほか：胸郭出口症候群（TOS）における電気生理学的補助診断. 銀杏学園紀要 16:67-78, 1992 より〕

▶表3　自律神経機能検査

	検査	評価内容	自律神経機能
A. 心血管系	①起立試験	血圧，心拍の変動	圧受容器反射機能
	② Valsalva 試験	血圧，心拍の変動	圧受容器反射機能
	③寒冷昇圧試験	寒冷刺激での昇圧	交感神経機能
	④心拍変動解析	心拍数の変動	圧受容器反射機能
	⑤生化学的検査	血漿カテコールアミン 血漿レニン	交感神経機能 交感神経機能
	⑥薬物負荷試験 　ノルアドレナリン 　イソプロテレノール	 投与時の血圧上昇 投与時の心拍増加	 α 作動性交感神経受容体の感受性 β 作動系交感神経受容体の感受性 ＊ 感受性亢進は脱神経過敏が多い
	⑦画像 　MIBG 心臓シンチグラフィー	 心筋の交感神経末端のカテコールアミン	 交感神経機能
	⑧マイクロニューログラフィー	末梢神経中の交感神経活動	交感神経機能
B. 体温調節機能	発汗機能検査	手掌や足底での精神性発汗 （電気抵抗，血流量）	交感神経機能
	サーモグラフィー	皮膚温分布	交感神経機能，血行動態
C. 呼吸機能	ポリソムノグラフィー	睡眠時の無呼吸/低呼吸の評価	睡眠時の呼吸リズム
D. 消化管機能	アセトアミノフェン法	血中アセトアミノフェン濃度	胃排泄機能
E. 瞳孔機能	電子瞳孔計	瞳孔面積，縮瞳時間，散瞳時間など	交感，副交感神経機能 ＊ ピロカルピン/アドレナリンなどの点眼試験
F. 膀胱機能	尿流動態検査	膀胱内圧，尿道内圧，外括約筋筋電図	交感，副交感神経機能

MIBG：メタヨードベンジルグアニジン
注：これらの自律神経機能検査で得られた結果は検査した臓器に関するもので，必ずしも全身の自律神経機能を示すものではない．
　　ことに，心血管系の ①〜④ は反射を介した検査のため，求心路，反射中枢，遠心路のすべてを含む結果であることから，この結
　　果のみで交感神経系あるいは副交感神経の機能を知ることは難しい．

聴覚経路，脳死の診断などに用いられる．

③視覚誘発電位（visual evoked potential; VEP）
視覚刺激によって得られる電位である．視覚経路の評価に用いる．

④事象関連電位（event-related potential; ERP）
認知，判断に関係する電位である．さまざまな課題を与えて，その反応をみる．

ⓒ　自律神経機能検査

　自律神経は全身の臓器の働きを調整しているが，それらはホルモンに加えてサブスタンス P など局所で作用する物質の影響も受けているため，

自律神経機能を正確に評価することは容易でない．

　自律神経機能検査の目的は，①自律神経機能異常の有無の判定，②異常があれば，自律神経機能異常と障害部位との関連を判別することにある．自律神経機能検査は，起立性低血圧や発汗低下など自律神経異常が疑われる症例が対象となるが，表3 に自律神経機能検査の種類と評価内容，検査結果から得られる情報を示す．これらの自律神経機能検査で得られた結果は検査した臓器に関するもので，必ずしも全身の自律神経機能を示すものではない．対象疾患としてはニューロパチー〔糖尿病，アミロイドーシス，Sjögren（シェーグレン）症候群など〕，汎自律神経ニューロパチー，

▶表4 髄液の異常とその主な原因疾患

	検査項目	正常	異常	異常な場合の診断
髄液圧	初圧	60～180 mmH₂O	200 mmH₂O 以上 50 mmH₂O 以下	頭蓋内圧亢進（脳腫瘍，髄膜炎，脳出血など） 髄液漏，くも膜下腔のブロック，脱水
	Queckenstedt	陰性*	陽性	くも膜下腔のブロック
髄液の性状	外観	無色透明・水様	血性 黄色 混濁	くも膜下出血，穿刺による出血 出血，単純ヘルペス脳炎，蛋白著増，くも膜下腔のブロック 髄膜炎
	細胞数	5/mm³ 以下	増加	感染・炎症性疾患，癌性髄膜炎，白血病
	総蛋白量	15～45 mg/dl	増加 低下	髄膜炎，脳炎，神経梅毒，脳腫瘍，脊髄腫瘍，Guillain-Barré症候群，糖尿病性ニューロパチー，頸椎症など 甲状腺機能亢進症
	糖	50～80 mg/dl	低下	髄膜炎，神経膠腫，悪性リンパ腫，癌性髄膜炎，サルコイドーシス，神経 Behçet 病など
	クロール	118～130 mEq/l	低下	蛋白増加時（結核性髄膜炎）

* 陰性：両側頸静脈を圧迫するとき髄液圧は上昇し，圧迫を除くともとに戻る．

pure autonomic failure（PAF），multiple system atrophy（MSA）が多い．

　心血管系の検査は，姿勢変化や冷刺激などによる血圧変化，ならびに頸動脈洞の圧受容体を介した交感神経機能の変化（末梢の細動脈や静脈の収縮や弛緩）と副交感神経機能の変化（心拍数の増加や減少）を指標としたものが多い．そのため，検査結果は求心路，反射中枢，遠心路の機能に影響されることから，この結果のみで交感神経系あるいは副交感神経の機能を知ることはできない．薬物負荷試験における受容体感受性亢進は，神経接合部での神経伝達物質の減少，つまり神経機能の障害（低下）を意味している．神経機能を直接示しているのは，MIBG 心臓シンチグラフィーとマイクロニューログラフィーである．

　発汗機能検査は，手掌や顔面の発汗変化（交感神経機能が関与）を皮膚の電気抵抗などで容易に測定できるために臨床でよく用いられている．サーモグラフィーは皮膚温の分布を測定するが，皮膚温は，皮膚の血管系への自律神経支配だけでなく，閉塞性動脈硬化症などの血行障害にも影響される．瞳孔機能検査も自律神経薬の点滴試験を併用すると，自律神経機能の解析が容易になる．

D 腰椎穿刺と血液生化学検査，その他

　ここでは，腰椎穿刺と血液生化学検査を中心に，各種検査法について説明する．

1 腰椎穿刺

　腰椎穿刺では，髄液の性状や髄液圧によって，頭蓋内の炎症や出血，髄液の流れを調べる．

a 腰椎穿刺の方法

　脊髄を損傷することがないように，脊髄が馬尾になっている第1腰椎以下で穿刺し，①初圧の測定，②髄液の採取，③終圧の測定を行う．脊椎管の狭窄が疑われるときは Queckenstedt（クイッケンステット）試験を行う．この試験で，両側頸静脈を圧迫して髄液圧が上がれば正常である．

b 髄液検査のみかた

（1）検査結果の異常と主な原因疾患（▶表4）

①初圧が高い：髄膜炎，くも膜下出血，頭蓋内圧亢進（脳浮腫，脳腫瘍など）

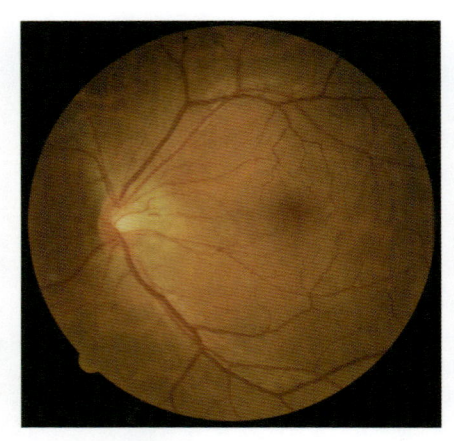

▶図 19　正常な眼底
乳頭は神経血管の眼球への出入り口にあたり，乳頭から網膜に動静脈が伸び，乳頭より耳側に黄斑（黒く見える部分）がある．乳頭は視神経の萎縮で色調が蒼白，炎症で赤色，うっ血乳頭で盛り上がって境界も不鮮明となる．網膜は高血圧では動脈壁の反射亢進や動静脈交叉現象，眼底出血，糖尿病では毛細血管瘤，眼底出血がみられる．

▶表 5　眼底所見と主な原因疾患

部位	所見	原因疾患
乳頭	うっ血乳頭	頭蓋内圧亢進：脳腫瘍，髄膜炎，脳浮腫
	乳頭浮腫	視神経乳頭炎：多発性硬化症，ウイルス感染
	乳頭の萎縮	緑内障，視神経への圧迫，脱髄疾患
血管	細動脈の硬化・狭細	高血圧，加齢
	細動脈の閉塞	塞栓：心臓病，血管炎：膠原病
	静脈の拡張・蛇行	網膜中心静脈閉塞症，糖尿病
	動静脈の交叉現象	細動脈硬化
	毛細血管瘤	糖尿病
網膜	出血斑	糖尿病，高血圧
	白斑	糖尿病，高血圧
	新生血管	糖尿病
	黒色	網膜色素変性症

②Queckenstedt 試験陽性：頭部腰部間のくも膜下腔のブロック（脊髄腫瘍など）

③髄液の外観：正常な髄液は無色透明である．

- 血性：くも膜下出血
- 黄色（キサントクロミー）：出血
- 混濁：髄膜炎

④細胞数増加：感染

⑤蛋白質増加：髄膜炎，脳炎，Guillain-Barré（ギラン・バレー）症候群，腫瘍

⑥糖低下：感染

（2）　腰椎穿刺の禁忌と理由

①髄液圧亢進：脳ヘルニアを誘発

②穿刺部に感染巣：髄膜炎を誘発

③検査への協力が得られない：医原性障害を誘発

　くも膜下出血への適応は CT，MRI の普及によって減少している．

2　眼底検査

　網膜の動静脈は頭蓋内の動静脈系の一部であるため，眼底所見は頭蓋内の髄液圧，動脈硬化，血行動態を反映する．

a　眼底検査の方法

　薬物で散瞳して眼底鏡で行う．散瞳せず，眼底の写真撮影ができる器材もある．観察は，視神経乳頭，網膜の動静脈，網膜，黄斑部の順に行う（▶図 19）．

b　眼底検査のみかた

　検査結果の異常と主な疾患を示す（▶表 5）．

①うっ血乳頭：頭蓋内圧亢進

②蒼白な乳頭：視神経萎縮，緑内障

③網膜血管の狭細，動脈壁反射亢進，動静脈交叉現象（→ NOTE-2）：動脈硬化

④毛細血管瘤，増殖性血管：糖尿病

⑤網膜に赤色の出血：眼底出血（糖尿病，高血圧）

⑥網膜に白斑：糖尿病，高血圧

NOTE

2　交叉現象

　動脈と静脈が交叉する部位において，硬化した動脈が静脈を圧迫している所見を示す．

▶表 6　本態性高血圧症の眼底分類

Keith-Wagener 分類	
第 I 群	細動脈の軽度の狭細と硬化
第 II 群	細動脈の硬化は第 I 群より著明
第 III 群	細動脈硬化＋痙縮性狭窄，浮腫・白斑・出血
第 IV 群	第 III 群の所見＋乳頭浮腫

Scheie 分類		
	硬化性変化	高血圧性変化
I 度	動脈血管反射の増強 交叉現象（＋）	細動脈狭細（＋） 口径不同（±）
II 度	I 度より反射の増強 交叉現象（＋＋）	細動脈狭細（＋）〜（＋＋） 口径不同（＋）
III 度	銅線状動脈 交叉現象（＋＋＋）	上記＋出血・白斑 口径不同（＋＋）
IV 度	銀線動脈，時に白線状	上記＋乳頭浮腫

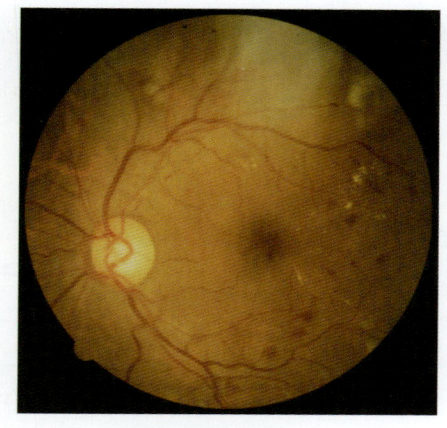

▶図 20　高血圧症の眼底
動脈の狭細化，動脈壁反射亢進，動静脈の交叉部に交叉現象，暗赤色の眼底出血（散在する黒い斑状に見えている），白斑がみられる．

高血圧症の眼底変化の評価には，Keith-Wagener（キース・ワグナー）分類や Scheie（シャイエ）の分類がよく用いられる（▶表 6，図 20）．

3　血液生化学的検査

神経疾患の診断と病因の確定，経過観察に重要である．神経疾患あるいは認知症様の症状の診断に必要な検査とその結果を示す．

a　末梢血検査

- ヘマトクリット：脱水で高値
- 白血球数：感染症，炎症で増加

b　血液生化学検査

- 血清クレアチンキナーゼ（CK），AST（筋細胞からの逸脱酵素）：骨格筋の損傷，筋疾患，心筋梗塞で上昇
- クレアチン，ミオグロビン（筋細胞からの逸脱成分）：筋疾患，骨格筋の損傷で上昇
- コリンエステラーゼ（主に肝臓でつくられる血中の酵素）：有機リン剤中毒，肝疾患で低値
- アミノ酸，アンモニア（肝臓でアミノ酸の合成，アンモニアの分解）：先天性代謝異常，肝疾患
- 血糖，HbA1c（ヘモグロビンに糖鎖が結合したグルコヘモグロビンで，最近 1 か月間の血糖の状態を反映）：糖尿病で高値
- 75 g GTT（糖負荷試験，糖負荷後 2 時間まで 30 分ごとに血糖を検査）：糖尿病で高値
- C ペプチド（プロインスリンからインスリンと C ペプチドに分解して血中へ）インスリン分泌量を反映：糖尿病
- コレステロール，中性脂肪，リポ蛋白分画（脂質の合成，分解の指標）：動脈硬化に基づく疾患
- ビタミン B_1，トランスケトラーゼ活性（補酵素としているビタミン B_1 の欠乏によって酵素活性低下）：Wernicke（ウェルニッケ）脳症，脚気
- ビタミン B_{12}：亜急性脊髄連合変性症（ビタミン B_{12} 欠乏）
- Na，K，Mg：電解質異常（認知症様の症状，筋力低下，こむら返り）
- Ca，P：骨代謝異常，テタニー様症状
- 血清セルロプラスミン（銅結合性蛋白）：Wilson（ウィルソン）病で低値
- アンジオテンシン変換酵素（ACE）：サルコイドーシスで上昇

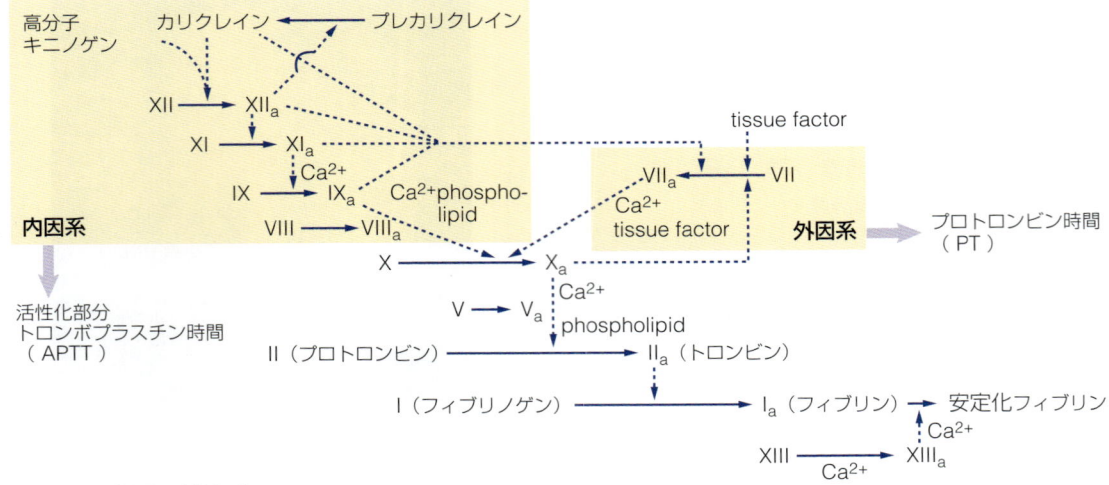

▶図 21　凝固・線溶系
血液が凝固するのには第 I〜XIII 因子が一定の順序で働く必要があり，反応開始には内因系（血液が異物に接触）と外因系（組織因子が血液に混入）がある.

- 動脈血ガス分圧，酸素飽和度（oxygen saturation）：呼吸・循環器疾患

4 その他の検査

a ホルモン

- インスリン：糖尿病で低値
- 甲状腺ホルモン（T_3, T_4），甲状腺刺激ホルモン（TSH）：甲状腺機能異常
- カテコールアミン（ノルアドレナリン，アドレナリン）：自律神経異常（起立性低血圧）
- 下垂体ホルモン：下垂体腫瘍（視野欠損）
- 副腎皮質ホルモン：Addison（アジソン）病（認知症様の症状）

b 凝固・線溶系（▶図 21）

- 活性化部分トロンボプラスチン時間（APTT），プロトロンビン時間（PT），INR（international normalized ratio；国際正常化指数）：凝固因子の異常，ワルファリンによる抗凝固療法のモニタリング
- フィブリン分解産物（FDP）：血栓形成の有無
- アンチトロンビン III（AT III）：凝固系のインヒ

ビターで，低下すると血栓形成
- β–トロンボグロブリン（β-TG）：血小板から放出，血小板の消費
- 血小板凝集能：血小板活性化の指標

c 免疫学的検査

- 補体価，C3，C4：補体の産生，自己免疫疾患
- 抗核抗体：自己免疫疾患
- 抗リン脂質抗体（凝固・線溶系とも関連）：自己免疫疾患，脳血栓，血栓性静脈炎
- C 反応性蛋白（CRP）：炎症の有無
- 感染症の抗体検査：血清梅毒反応（TPHA ほか），梅毒（syphilis），ヒト免疫不全ウイルス–I（HIV-I），後天性免疫不全症候群（AIDS），成人 T 細胞白血病ウイルス I 型（HTLV-I），HTLV-I 関連ミエロパチー（HAM）
- 悪性腫瘍
  ○ 前立腺特異抗原（PSA）：前立腺癌
  ○ α–フェトプロテイン（AFP）：肝細胞癌

d 循環器系

- 心エコー（echocardiography）（▶図 22），頸動脈エコー：心疾患，心臓や頸動脈の壁在血栓から

▶表 7　知能テストと評価内容

名称	評価内容		注
	言語性	非言語性	
改訂長谷川式簡易知能評価スケール(HDS-R)	○		
Mini-Mental State Examination(MMSE)	○	模写 1 題	言語の理解表出を含む
Wechsler Adult Intelligence Scale(WAIS-R)	○	○	多面的に評価
田中・Binet 検査	○	○	運動発達も評価
Raven 色彩マトリックス検査(RCPM)		○	視覚認知が必要
Kohs 立方体組み合わせテスト		○	視覚認知と構成能力
〈記銘力〉			
Rey-Osterrieth Complex Figure Test		○	模写を含む
Benton 視覚記銘テスト		○	模写を含む
三宅式記銘対語テスト	○		

記銘力は，言語あるいは視覚など特定のモダリティーだけが障害されることがあり，記銘力低下だけ
で知能低下とはいえない.

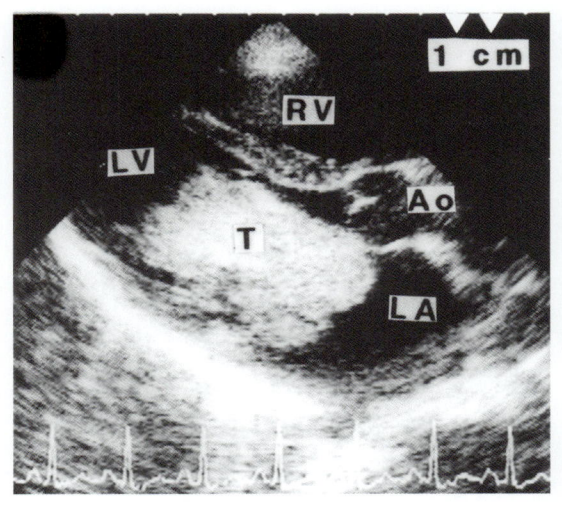

▶図 22　心エコー検査
左心房内の大きな血栓を示す. 左心房や左心室の壁在血栓は脳
塞栓の原因の 1 つである. LV：左心室, RV：右心室, Ao：大
動脈, T：血栓, LA：左心房

の脳塞栓
- 心電図(ECG), Holter(ホルター)心電図：心房
細動からの脳塞栓，不整脈による失神
- BNP(brain natriuretic peptide；脳ナトリウム
利尿ペプチド)：心不全の悪化で上昇

ⓔ 心理検査

専門的な知識と技術を要するものから，誰にで
も実施可能な質問表形式でスコア化されたものが
ある.

(1) 知能検査

評価内容は言語性知能，動作性知能，記銘力な
どに分けられる(▶表 7).

①言語性知能：改訂長谷川式簡易知能評価ス
ケール(HDS-R)，ミニメンタルステート(Mini-
Mental State Examination; MMSE)〔資料 1 の
評価法 3(➡ 368 ページ)参照〕

②動作性知能：Kohs(コース)立方体組み合わせテ
スト，田中・Binet(ビネー)式知能検査

③言語性知能と動作性知能：Wechsler(ウェクス
ラー)成人知能尺度改訂版(WAIS-R)など

④その他：レーブン色彩マトリックス検査(Raven
Coloured Progressive Matrices; RCPM). 言
語や構成行為を介さず，適切な図柄を選択する
もので，思考過程自体を評価.

⑤記銘力：Rey-Osterrieth Complex Figure Test
(Rey の図)(▶図 23)，Benton(ベントン)視覚
記銘テスト，Bender(ベンダー)ゲシュタルトテ

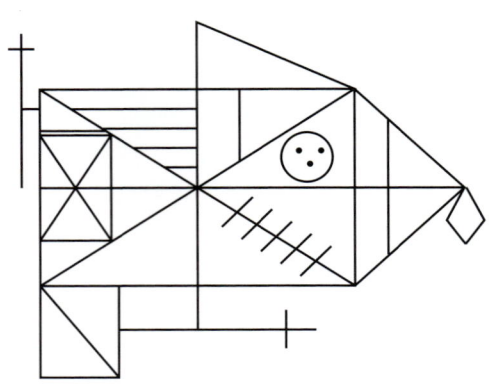

▶図 23　Rey-Osterrieth Complex Figure Test (Rey の図)
まず，見本を見ながら模写し，次は 3 分後に見本なしで描く．構成障害や半側無視があれば，まず見本を見ながらの模写で異常を示す．

スト，三宅式記銘対語テスト，Wechsler(ウェクスラー)記憶評価尺度改訂版(WMS-R)

(2)　人格検査

矢田部・Guilford(ギルフォード)性格検査(Y-G test)，Minnesota 多面人格目録(MMPI)，Cornell メディカル・インデックス(CMI)，Taylor(テイラー)不安検査(MAS)，Bender ゲシュタルトテスト(BGT)

(3)　投影法

背景にある心理傾向を明らかにする．Rorschach(ロールシャッハ)テスト，文章完成テスト(SCT)，絵画統覚テスト(TAT)

f 高次脳機能検査

失語，失行，失認の検査については，それぞれ第 11 章(➡ 107 ページ)，第 13 章(➡ 129 ページ)，第 12 章(➡ 120 ページ)にゆずる.

g 遺伝子診断

遺伝子を用いた診断や治療が日常診療に利用されつつある(▶表 8)．遺伝子についての情報は，臨床診断，将来の発症予知に有用である反面，治療法のない疾患の予知については倫理的な問題を含んでいる(➡ Advanced Studies-2).

▶表 8　遺伝子診断が容易な疾患

代謝疾患	● フェニルケトン尿症 ● Wilson 病
神経筋疾患	● 家族性アミロイド性多発性神経障害 ● Duchenne 型筋ジストロフィー ● 筋強直性ジストロフィー ● Huntington 病 ● 脊髄小脳変性症 ● 遺伝性歯状核赤核淡蒼球ルイ体萎縮症

E 理学・作業療法との関連事項

1. 運動負荷量の適否の判断や治療効果の判定に血液生化学検査の成績が用いられる．医師から定期的に検査結果の推移が提供されるが，それがない場合は，診療録で確認する必要がある．
   - 感染や炎症：CRP
   - 筋疾患：筋逸脱酵素
   - 糖尿病：血糖値，尿中のケトン体，眼底検査で増殖性血管新生
   - 心不全：BNP
2. 治療効果の判定に用いる心理検査や知能検査は，検査法の規定に従って淡々と行い，正答や規定にない手がかりを与えない．正答や規定にない手がかりを与えると，検査の反復に伴う練習効果が生じるので，治療効果の判定が困難になる．
3. プライバシーの保護，守秘義務の観点から，検査成績は患者本人と家族，直接治療に関係する医療従事者以外には伝えない．患者の友人や

Advanced Studies

❷遺伝子診断

遺伝子診断に基づく人工中絶，保険加入の拒否，保因者への差別などが危惧されている．また，多くの場合遺伝子異常が 100% 発症につながるわけではない.

職場の同僚，他の入院患者との会話のなかで，何気なく漏らすことがないように十分注意する必要がある．ことに，HIV，遺伝子診断の結果については秘密を厳守する．

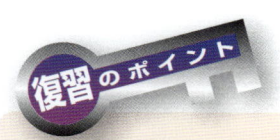

復習のポイント

- CT，MRI 画像を見て，解剖学的部位(大脳皮質，側脳室，尾状核，被殻，内包，視床，小脳，橋など)を説明できる．
- 筋電図の神経原性パターンと筋原性パターンの特徴とそれが生じるメカニズムを説明できる．
- 血液生化学検査の筋からの逸脱酵素(CK)，代謝疾患(空腹時血糖，HbA1c，T_3，セルロプラスミン)，炎症反応(CRP)について，意味を説明できる．
- 知能検査を，言語性と非言語性に分けて説明できる．

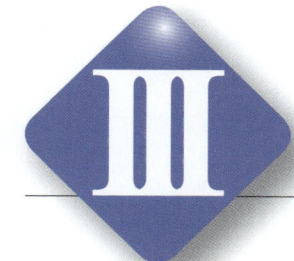

III

神経症候学

第 5 章

意識障害, 脳死, 植物状態

A 意識障害とは

意識(consciousness)とは覚醒(arousal)と認知(cognition)からなり, 意識障害(disturbance of consciousness)とはこれらの働きの弱まり(意識水準の低下, 意識混濁)である. 軽度の意識障害では覚醒は保たれ, 意識変容(➡ NOTE-1)のみを呈することもある. その程度と持続期間は生命予後や機能予後とも関連する重要な徴候である.

1 意識障害の原因

意識障害の原因は 2 つに大別される.

(1) 大脳皮質の一次的障害

くも膜下出血, 脳炎, 低酸素脳症, 全身的疾患(熱性疾患, 糖尿病, 肝不全, 呼吸不全, 心不全など), 薬物中毒などにより, 大脳皮質にびまん性の機能低下が生じる.

(2) 大脳皮質の二次的機能低下

上行性網様体賦活系(➡ NOTE-2)の障害による大脳皮質の機能低下. 脳幹や視床を含む脳出血や脳梗塞などが原因となる(▶図 1).

2 意識障害の評価と分類

a 意識障害の臨床症状

意識の状態(level of consciousness)は意識の清明さと意識変容を評価する. 意識障害は外的刺激に対する反応で判定される. 閉じこめ症候群(locked-in syndrome)など意識障害の判定に注意

NOTE

1 意識変容

覚醒が比較的保たれた軽度の意識障害で, 意識の方向(焦点)が通常と異なってしまうことで, 認知, 思考が歪められた状態である. 混乱や興奮, 行動の抑制がとれた状態になりやすい.

2 上行性網様体賦活系

脳幹網様体−視床から大脳皮質に及んでおり, 意識の覚醒状態維持に重要な働きをなす.

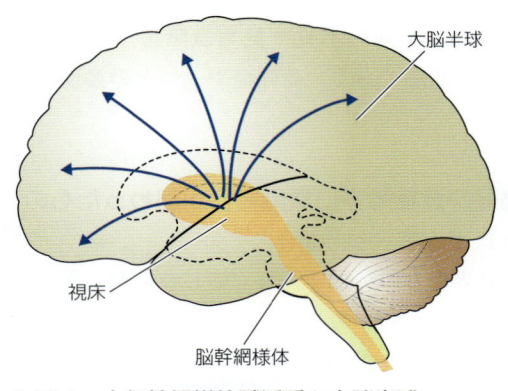

大脳半球
視床
脳幹網様体

▶図 1　上行性網様体賦活系と大脳半球

▶表 1　意識障害の判断に注意を要する状態

閉じこめ症候群（locked-in syndrome）

意識はあるが，随意運動がまったくできない．原因は橋底部の病変（垂直眼球運動のみが可能），重症の Guillain-Barré 症候群，筋弛緩薬使用などである

無動性無言症（akinetic mutism）

傾眠状態で，自発的な運動や発語はないが，眼は対象を注視したり追視する．原因は間脳から上部脳幹にわたる網様体の部分的損傷や，両側の前頭葉内側部の病変である

失外套症候群（apallic syndrome）

大脳皮質あるいは白質の広範な損傷により生じた昏睡の遷延状態である

を要するものもある（▶表 1）．

■意識障害の分類

（1）　昏睡（deep coma）

いかなる刺激にも反応しない．

（2）　半昏睡（semicoma）

痛覚などで顔をしかめたり，手足を引っ込めるなどの反応を示す．

（3）　昏迷（stupor）

強い刺激で起こすと，短時間は「目を開けて」などの簡単な指示に従う．

（4）　傾眠（somnolence）

放置すると眠るが，刺激して起こすと質問に答えたり動作を行う．

（5）　無関心（apathy），錯乱（confusion）

最も軽い意識障害で，無関心は周囲に対して注意力を欠き，ぼんやりした状態，錯乱は注意力低下のため理解の不良や見当識障害，記憶の誤りがある状態である．認知症やうつとの鑑別を要する．

■軽い意識障害に意識変容が加わったもの

（1）　せん妄（delirium）

外界からの刺激に正しく応じないが，異常な精神活動や行動がある．

（2）　錯覚（illusion）

刺激をその質や量において誤って知覚すること

▶表 2　Japan Coma Scale

I　刺激しないでも覚醒している状態〈1 桁で表現〉
（delirium, confusion, senselessness）

　1．だいたい意識清明だが，今ひとつはっきりしない
　2．見当識障害がある
　3．自分の名前，生年月日が言えない

II　刺激すると覚醒する状態・刺激をやめると眠り込む
〈2 桁で表現〉（stupor, lethargy, hypersomnia, somnolence, drowsiness）

　10．普通の呼びかけで容易に開眼する
　　　合目的的な運動（たとえば，右手を握れ，離せ）をするし，言葉も出るが間違いが多い
　20．大きな声または体を揺さぶることにより開眼する
　　　簡単な命令に応ずる（たとえば，握手）
　30．痛み刺激を加えつつ呼びかけを繰り返すと，かろうじて開眼する

III　刺激をしても覚醒しない状態〈3 桁で表現〉
（deep coma, coma, semicoma）

　100．痛み刺激に対し，払いのけるような動作をする
　200．痛み刺激で少し手足を動かしたり，顔をしかめる
　300．痛み刺激に反応しない

R：restlessness（不穏），I：incontinence（失禁），
A：akinetic mutism（無動性無言症）；apallic state（失外套状態）

で，一例をあげればススキを幽霊と見ることである．

（3）　幻覚（hallucination）

外部からの感覚刺激はないにもかかわらず，対象が知覚され，幻視，幻聴，幻味などと呼ばれる．

🅱意識障害の評価法

意識障害を定量的に評価する Japan Coma Scale（JCS），Glasgow Coma Scale（GCS）がよく用いられる．いずれも，覚醒レベルと刺激に対する反応を評価している．

（1）Japan Coma Scale（▶表 2）

1 桁は自発的に開眼している状態，2 桁は閉眼しているが，なんらかの刺激で開眼する状態，3 桁はそれより意識レベルが低下した状態を意味している．強くつねっても反応がなければ JCS 300 である．

（2）Glasgow Coma Scale（▶表 3）

刺激に対する開眼反応，言葉による反応，運動

▶表3 Glasgow Coma Scale

大分類	小分類		スコア
開眼 (Eye opening)	自発的に		E4
	言葉により		3
	痛み刺激により		2
	開眼しない		1
言葉による応答 (Verbal response)	見当識あり		V5
	錯乱状態		4
	不適当な言葉		3
	理解できない声		2
	発声がみられない		1
運動による最良の応答 (Best motor response)	命令に従う		M6
	痛み刺激部位に手足をもってくる		5
	四肢を屈曲する	逃避	4
		異常屈曲	3
	四肢伸展		2
	まったく動かさない		1

反応を数値化して合計点で評価し，最軽症の 15 点から最重症の 3 点の間で表示する．

3 特殊な意識障害

a 遷延性意識障害

遷延性意識障害とは，長期に続く意識障害のことである．

中枢神経障害にみられる意識障害の多くは原因となった脳病変の改善とともに軽快するが，広範な脳損傷例では，意識障害が遷延することも稀でない．

症状 軽度の意識障害による理解不良や見当識障害のため，認知症やうつと誤られる例から，著しい意識障害と麻痺で刺激にもほとんど反応しない例（植物状態）まである．意識障害の遷延は高齢者に多い．脳損傷の範囲が遷延性意識障害を説明できない場合は，その他の原因（代謝性，薬物性，てんかんなど）を検索する必要がある．

治療 覚醒水準を上げるために，薬物療法（L-DOPA，アマンタジン），脳幹や脊髄の硬膜外埋め込み電極による電気刺激，多くの知覚刺激（呼びかけ，音楽など），関節可動域訓練など，維持的リハビリテーションが重視されている．

b 通過症候群

意識混濁からの回復過程でみられる意識障害以外の一過性の知的活動や情動の障害をいう．

症状 高齢者に多く，認知症，せん妄との鑑別が問題となる．通過症候群の持続は，多くは 3〜4 か月ほどである．

無関心，無欲状態，記憶判断の減退，抑うつ，幻覚妄想，作業能率低下などがある．

治療 背景にある意識障害を改善するために，作業療法や運動療法による精神身体面の賦活が大切である．

B 脳死，植物状態

近年，生命維持装置の発達により，重篤な脳損

Advanced Studies

❶ 終末期の選択

脳死や植物状態への治療に対する考え方は，一般国民や医療スタッフがもつ生命観と密接に関連している．生命維持装置により意識がないまま生かされることや終末期を長びかされることを嫌い，自然の状態で死を迎えたいと思う人が増えるとともに，患者は自己決定権によって，"死の迎え方を選択できる" との考え方が定着しつつある．

● **自然死，尊厳死**

自然死(natural death)，尊厳死(death with dignity)とは，終末期の患者が医療の介入を止めて，寿命がくれば自己の尊厳を保ちながら迎える死のことである．

● **安楽死**

安楽死(euthanasia)とは死期の迫った患者がなお激しい肉体的苦痛に苦しむとき，生命を短縮する手段を行うことである．

①積極的安楽死：本人の強い要望に基づいて生命を短縮する手段を行うこと

②間接的安楽死：苦痛の除去，緩和を目的とした行為を，副次的効果として生命を短縮する可能性があるにもかかわらず行うこと

間接的安楽死は国民の多くが認めつつあるが，積極的安楽死については国民的な合意は得られていない．

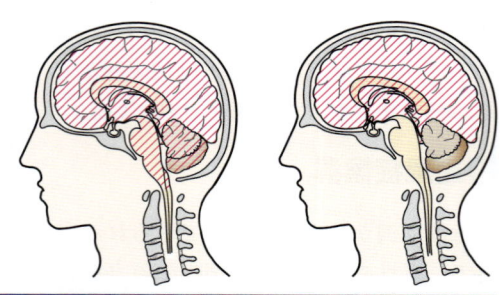

	脳死（全脳死）	植物状態
脳幹（生命維持）機能	完全消失	残存
大脳機能	完全消失	著しく障害されているが，一部残存している場合が多い

▶図 2　脳死と植物状態

傷による死亡例で，"脳死"（brain death）と "心臓死"（cardiac death）との間にかなりの時間的ズレが生じるようになった．現在，脳死患者が年間3,000〜4,000 例生じているが，次第に脳死を人の死とする考え方が定着しつつある（➡ Advanced Studies-1）.

1 心臓死

心臓死とは，回復不可能な心臓の停止である．従来，心臓死が人の死であった．

2 脳死

脳死（全脳死）とは，大脳半球と脳幹の回復不可能な脳機能の喪失である．人工呼吸器をつけたままでも脳死判定後，数日〜数週（平均 4 日）で心臓死に至る．脳死の主な原因として，くも膜下出血，脳出血，脳梗塞，頭部外傷があげられる．

3 遷延性植物状態

遷延性植物状態（persistent vegetative state）は大脳半球の機能は失われているが，生命維持に必要な脳幹機能が残っている状態で，人工呼吸器をはずしても生命は維持される（▶図 2）．すべての認知機能を失った状態が 3 か月以上続いて，ほぼ固定した状態である．

C 理学・作業療法との関連事項

1. 脳卒中や外傷性脳損傷の急性期は意識レベルが変化するので，治療中の体位の変化や刺激による意識レベルの変化に注意する．座位や立位での意識レベルの悪化は脳循環の悪化を意味し，治療内容の再検討が必要である．
2. 遷延性意識障害など即効的な治療効果が期待できない例も生命の尊厳を大切にする気持ちで治療する．関節可動域訓練のときも，常に患者が治療者の言葉を理解していることを前提に，常に話しかけながら手足に触れ，多くの刺激を与える．なかには「反応できない」，「反応に時間がかかる」例があるので，うめき声，呼吸，わずかな表情の変化，手足の動きの変化など，なんらかの反応を示していないか注意する．

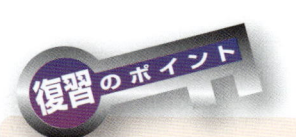
復習のポイント

- 意識を維持するメカニズムならびに意識障害のメカニズムを説明する．
- 意識障害の分類と評価法を説明する．
- 脳死と遷延性意識障害の違いを損傷範囲，生命維持機能の面から説明する．

頭痛, めまい, 失神

学習目標
- 頭痛の分類とそれぞれの症状, および対処法を理解する.
- めまいの種類と検査法を理解する.
- 失神の原因を考え, 検査法を理解する.

A 頭痛

頭痛(headache)とは頭部に感じるさまざまな痛みである. 痛みの特徴や原因によって, **表1**に示すように分類される. 具体的には, 一次性頭痛(primary headache)と二次性頭痛(secondary headache)に分けられる.

二次性頭痛の原因は多種多様であり, 生命の危険も存在するため, 一次性頭痛か二次性頭痛か鑑別することは, 臨床上, きわめて重要である. 特に, ①突然の頭痛, ②今まで経験したことがない頭痛, ③いつもと様子の異なる頭痛, ④頻度と程度が増していく頭痛, ⑤50歳以降に初発の頭痛, ⑥神経脱落症状を有する頭痛, ⑦癌や免疫不全の

▶表1 頭痛の分類

I. 一次性頭痛(primary headache)
1. 片頭痛(migraine)
2. 緊張型頭痛(tension-type headache; TTH)
3. 群発頭痛(cluster headache)および その他の三叉神経・自律神経性頭痛
4. その他の一次性頭痛

II. 二次性頭痛(secondary headache)
1. 疾病による頭痛：頭頸部外傷, 頭頸部血管障害, 非血管性頭蓋内疾患, 感染症, 顔面・頭蓋の構成組織の障害, 精神疾患, 頭部神経痛など
2. 薬物長期乱用あるいはその離脱に伴う頭痛

病態を有する患者の頭痛, ⑧精神症状を有する患者の頭痛, ⑨発熱・項部硬直・髄膜刺激症状を有する頭痛は, 二次性頭痛を疑って積極的な検索が必要である.

二次性頭痛は, おのおのの原因疾患の項で述べる.

1 片頭痛

片頭痛(migraine)は頭痛発作を繰り返す疾患で, 人口の8.4%が罹患している.

症状 頭痛は拍動性(ずきんずきん)かつ片側性で, 頭痛発作は4〜72時間続く. 頭痛の数分〜数十分前に前兆(前駆症状)である視覚症状, 感覚症状, 言語症状があり, 頭痛がおこると, これらの症状は消失する. 頭痛発作中は, 悪心・嘔吐, 光過敏や音過敏を伴う. 前兆を伴わない片頭痛もある. 片頭痛は階段の昇降など日常的な運動で増悪するため, 日常生活に影響を与える.

診断 問診と神経学的所見に基づき診断し, 二次性頭痛の除外診断のため必要に応じてCTやMRIなどの画像検査, 髄液検査などを行う.

治療 薬物療法には, 頭痛発作時の急性期治療と, 頭痛発作の頻度や程度を減少させ, 急性期治療薬の効果を高めるための予防療法がある.

急性期治療の目的は, 迅速な鎮痛と随伴症状の消失, 頭痛の再発がないこと, 通常の日常生活

を回復することである．軽症例にはアセトアミノフェン，非ステロイド性抗炎症薬（NSAIDs），中等度以上にはトリプタンを用いる．トリプタンには経口薬，点鼻薬，皮下注射薬が日本で使用されている．メトクロプラミドなどの制吐薬は随伴症状である悪心・嘔吐にも有効である．

予防療法の目的は，頭痛発作の軽減（発作の頻度，頭痛の程度，持続時間），急性期治療の効果増強，日常生活への影響を最小限にすることである．予防薬の多くは効果発現までに数週間〜数か月を要する．妊娠の可能性のある女性には，胎児へのリスクが低い薬物を用いる．

2 緊張型頭痛

緊張型頭痛の有病率は 20〜30% とされる．反復性緊張型頭痛（episodic tension-type headache）と，慢性緊張型頭痛（chronic tension-type headache）とに分けられる．

症状 慢性持続性の鈍痛（圧迫感あるいは締め付け感）が両側性に生じる．後頭部や後頸部，肩の筋群に圧痛や硬結を認めることもある．

治療 NSAIDs やアスピリンが有効で，カフェインの併用も効果がある．予防的投薬は抗うつ薬，抗不安薬，筋弛緩薬が用いられる．緊張型頭痛の誘因となる口腔や顎部の機能異常，心理社会的ストレスへの対応が必要である．

3 群発頭痛

群発頭痛は特殊な型で，有病率が約 0.07〜0.09%，20〜30 歳代の男性に多い．

症状 頭痛は片側の眼窩部，眼窩上部，側頭部におこり，15 分〜3 時間続く．結膜充血や流涙，縮瞳，鼻閉などを伴い，1〜3 か月の間，連日しかも夜間，睡眠中におこる．

群発期は，年に 1〜2 回から数年に 1 回ほどであるが，その時期を過ぎると頭痛はおこらない．

治療
（1）頭痛発作時
特効薬であるトリプタン系薬物（スマトリプタン，ゾルミトリプタンなど），特にスマトリプタンの皮下注射，100% 酸素吸入が有効である．随伴する自律神経症状も頭痛とともに消失する．
（2）非発作時
カルシウム拮抗薬であるベラパミルが有効とされている．

4 薬物長期乱用に伴う頭痛

エルゴタミン，アスピリン，オピオイド，鎮痛薬などの薬物を 3 か月以上，毎日摂取したのちに生ずる頭痛で，原因物質を離脱すると軽快する．

治療 頭痛は原因薬物の中断によって改善するが，約 3 割が再発する．薬物中止後の頭痛には，ナプロキセン，トリプタン，ステロイドなどが有効であるとの報告があるが，エビデンスレベルは低い．

B めまい

めまいは自分の身体や周囲も動いていないにもかかわらず，自分の身体や周囲が回転したり動いているように感じる錯覚あるいは幻覚である．

めまいは身体の空間で位置および運動，姿勢の認知に関与する迷路系，視覚系，体性感覚系のいずれかの刺激あるいは機能障害で生じうる．健常者でも不慣れな乗り物に乗ったときや映画のカーレースを見ているときなど，3 つの感覚系の不調和状態が生じると，めまいを感じうる．

めまいの多くは前庭系の機能障害によるもので，悪心，眼振，座位や立位，歩行の不安定あるいは困難，頭部を動かす際の症状増悪がある．

迷路障害（labyrinthine dysfunction）では，回転性もしくは一方に動いていくように感じる激しいめまいが生じる．急性迷路障害は感染，外傷，虚

血により生じるが，頻度が高いのは，単純ヘルペスによる一側性迷路障害，アルコールやアミノグリコシド系抗菌薬による両側性迷路障害である．

頭位性めまい（positional vertigo）は，頭を右あるいは左に傾けて横になることで誘発される．

前庭神経を障害する聴神経鞘腫（acoustic neuroma）には難聴と耳鳴りが多い．脳幹や小脳の病変によるめまいは運動失調などの症状を伴う．心因性めまいはパニック発作や恐怖心に伴って発現する．

診断 めまいの性質（回転する感じ，気の遠くなる感じなど）を聴取し，前庭機能異常（カロリックテスト，回転椅子での負荷，Frenzel眼鏡を用いた頭位試験など）や，いきみなどによって生じる血圧変動に伴う脳虚血に関する検査を行う（➡ Advanced Studies-1）．

治療 臥床しての安静，迷路機能を抑制する抗ヒスタミン薬や精神安定薬が有効である．数日持続する場合は中枢性の代償を促進する目的で，歩行など運動を行う．脳幹や小脳の障害例で，移乗や歩行時の方向変換時にめまいや動揺感がみられるが，大きな支障がない程度に軽減する．

C 失神

失神（syncope）は，脳血流の減少に起因する一過性の意識消失である．失神に伴い姿勢保持ができ

▶表2 失神の原因

I. 血管の緊張度もしくは血液量の異常

1. 血管迷走神経性
   極度の疲労，強い疼痛，長時間の立位など
2. 体位性（起立性）低血圧
   末梢性ニューロパチー（糖尿病性，アミロイド性など），多系統萎縮症〔Shy-Drager（シャイ・ドレーガー）症候群など〕，血液量減少（出血など），生理的な姿勢性の反射機構の低下（長期臥床，血管拡張薬服用など）
3. 頸動脈洞過敏
   圧受容器がある頸動脈洞の圧迫による徐脈
4. 状況誘発性
   排尿失神（micturition syncope），咳失神（cough syncope）

II. 心血管系の異常

1. 不整脈
   徐脈性不整脈（房室ブロック，洞不全症候群など），頻拍性不整脈（上室性頻拍，心室性頻拍，WPW症候群* など）
2. 他の心臓や肺の病因
   肺高血圧症，肺塞栓，大動脈弁狭窄など

III. 脳血管系の異常

椎骨脳底動脈循環不全

注：失神様症状を呈する病態には，貧血・過換気症候群・低血糖など，ヒステリー性失神，てんかん発作などがある．
*WPW症候群：Wolff-Parkinson-White（ウォルフ・パーキンソン・ホワイト）症候群

なくなるが，数秒〜数分で自然回復する．失神は突発することもあるが，気が遠くなる感じや悪心など，前兆がある場合もある．

失神の原因となる脳血流減少（脳血流が1/2以下）は，**表2**に示す血管緊張もしくは血液量の異常，不整脈，脳循環の異常によって引き起こされる．

診断 失神発作の際に診察できれば容易である．失神発作軽快後の例には病歴と原因疾患の鑑別のために，体内出血には血液生化学検査，徐脈性あるいは頻拍性不整脈には心電図〔Holter（ホルター）心電図を含む〕，心エコー，体位性失神にはティルト試験（斜面台立位での血圧，心拍の変化など），脳血管障害にはMRIやMRAが必要である．

治療 失神発作時にできるだけ頭の位置を低くすること，失神の原因疾患の治療となる．心臓ペー

Advanced Studies

❶めまいの検査

- **カロリックテスト**：温水と冷水を耳管に注入して眼振を誘発する．
- **回転椅子での負荷**：回転後，急に止めて，眼振を誘発する．
- **Frenzel（フレンツェル）眼鏡を用いた頭位試験**：固視ができない状態で眼振を誘発する．
- **Valsalva（バルサルバ）試験**：「いきむ」ときに生じる血圧と心拍数の変化で，自律神経機能を評価する．ここでは，いきむときに生じる一過性の昇圧と心拍の減少，その後の降圧と心拍増加が脳灌流に与える影響を検査している．

スメーカーの植え込み，血管拡張作用のある薬物の中止，血管収縮作用のある薬物の投与，下肢の筋収縮を伴う立位訓練や弾性ストッキング着用を行う．

D 理学・作業療法との関連事項

1. 治療前や治療中に患者が頭痛を訴えた場合，片頭痛などの一次性頭痛か二次性頭痛かの判断が必要になる．主治医に判断を求めるが，くも膜下出血や頭蓋内圧亢進に伴う頭痛が疑われるときは特に注意を要する．

2. めまいは，脳底動脈循環不全など，脳幹や小脳の梗塞につながる可能性がある場合は，慎重な治療と対応が必要である．これらの疾患が否定されている場合は運動自体が治療になるが，患者の不快感の程度に応じて，負荷量を調整する．

3. 治療開始時，特に座位・立位訓練時の意識障害発作を起立性低血圧と即断せず，不整脈，てんかんの可能性や血管拡張薬投与の有無について，主治医の判断を求める．

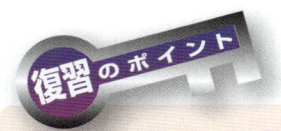

復習のポイント

- 頭痛の分類と症状の特徴を説明する．
- めまいのメカニズムを説明する．
- 失神のメカニズムと治療を説明する．

第 7 章

運動麻痺, 錐体路徴候, 筋萎縮

A 運動麻痺と錐体路徴候

1 運動麻痺の分類

運動麻痺(motor paralysis)は, 大脳皮質の運動野から筋線維に至る神経路の障害によって随意的な運動ができない状態を指す.

麻痺の程度や伝導路の障害部位による分類が用いられる.

a 麻痺の程度による分類

麻痺の程度により, 以下の2つに分けられる.

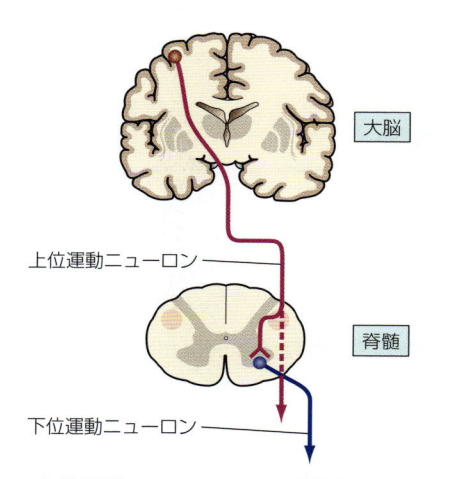

▶図1 上位運動ニューロンと下位運動ニューロン

① 完全麻痺(paralysis):筋力低下が高度
② 不完全麻痺(paresis):筋力低下が軽度
完全麻痺と不完全麻痺とを区分する基準はない.

b 運動路の障害部位による分類
(▶図1, 表1)

運動路の障害で生じる症候は, 障害部位が筋を直接支配している脊髄前角細胞ならびに脳神経核からの神経路を含むか, これらの運動核より上位

▶表1 上位運動ニューロン障害と下位運動ニューロン障害の鑑別点

徴候	障害部位	
	上位運動ニューロン	下位運動ニューロン
筋緊張	痙縮(spasticity)	弛緩(flaccidity)
深部腱反射	亢進	減弱あるいは消失
筋萎縮	(−) あっても廃用性萎縮	(+)
Babinski反射	(+)	(−)
線維束性収縮	(−)	(+)
麻痺の分布	多数の筋	孤立した筋
代表的な疾患	脳梗塞, 脳出血, 多発性硬化症	脊髄性進行性筋萎縮症(ウェルドニッヒ・ホフマン病, クーゲルベルク・ウェランダー症), ケネディ・オルター・ソン症候群, 末梢神経障害
	筋萎縮性側索硬化症(ALS)	

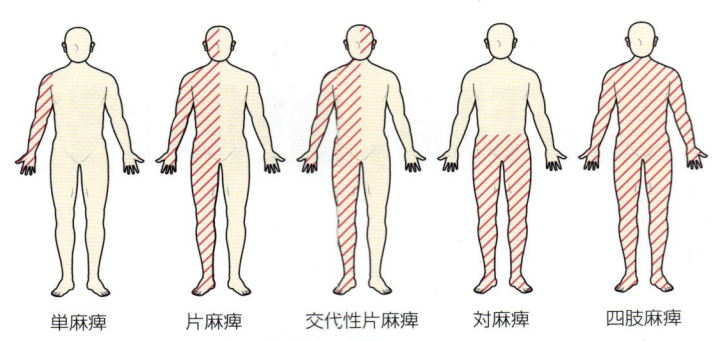

単麻痺　片麻痺　交代性片麻痺　対麻痺　四肢麻痺

▶図 2　運動麻痺の部位による分類

の大脳の運動皮質ならびに運動核への神経路を含むかで大きく異なる.

(1) 核下性麻痺(intranuclear paralysis または spinomuscular paralysis)

下位運動ニューロン障害で，脊髄前角細胞あるいは脳神経核から筋までの経路の障害である．弛緩性で筋萎縮が著しい.

(2) 核上性麻痺(supranuclear paralysis または corticospinal paralysis)

大脳皮質から内包，脳幹を経て脊髄前角細胞あるいは脳神経核に至るまでの上位運動ニューロン障害である．痙縮を伴い筋萎縮は少ない.

2 錐体路徴候

錐体路は，延髄錐体路を通り脊髄へ下行する伝導路で，皮質脊髄路(➡ NOTE-1)と皮質核路を含んでいる．錐体路徴候とは，皮質脊髄路の障害による徴候を意味している.

錐体路徴候
- 筋萎縮を伴わない痙性麻痺(➡ 45 ページ)
- 深部腱反射の亢進：膝蓋腱反射，上腕二頭筋反射など
- 病的反射の陽性：Babinski(バビンスキー)反射など

3 運動麻痺の分布と原因疾患

運動麻痺の分布は神経系の障害部位と密接に関

連しているため，診断の参考になる(▶図 2).

a 球麻痺 / 仮性球麻痺(▶図 3)[1]

球麻痺は延髄(別名；球)と橋にある運動核の障害による核下性麻痺である．延髄の障害によって，舌筋の萎縮や線維束性収縮(➡ NOTE-2)，下顎反射の減弱，嚥下や発声，構音に関与する筋群の麻痺により，嚥下障害や構音障害が生じる.

仮性球麻痺は延髄に障害はないが，両側の大脳半球障害により嚥下や構音が障害されたものである．通常，麻痺は存在部位によって示されるが，球麻痺の名称は麻痺の原因となった延髄にちなんだものである.

b 単麻痺

上下肢のうち一肢が麻痺したものを単麻痺(monoplegia)といい，以下の 2 つに分けられる.

NOTE

1 皮質脊髄路

大脳皮質運動野から始まり脊髄前角に終わる遠心路で，主に手足の指の細かな運動に関与している．内包後脚では前方から 4/5 を通る.

2 線維束性収縮(fasciculation)

皮膚の上からも見える自発的かつ不規則な収縮で，末梢性運動ニューロン障害に特徴的である．舌の線維束性攣縮は，筋萎縮性側索硬化症(amyotrophic lateral sclerosis)で多い.

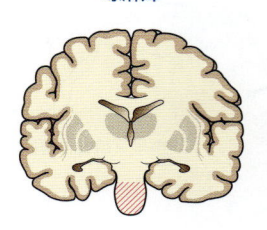
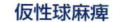
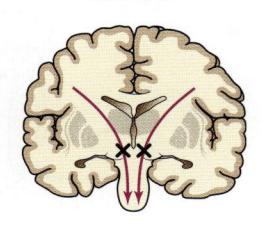

球麻痺　　　　　仮性球麻痺

	球麻痺	仮性球麻痺
メカニズム	延髄の脳神経もしくは神経核の障害	皮質から延髄までの錐体路障害
嚥下反射	消失	残存するが誘発しにくい
嚥下パターン	正常	咽頭への送り込みが遅延
食事	水分のほうが飲み込みやすく固形物でむせる	固形物のほうが飲み込みやすく水分でむせる
その他の症候	カーテン徴候	高次脳機能障害，感情失禁，下顎反射亢進

▶図3　球麻痺と仮性球麻痺の特徴
〔波田野琢ほか：構音障害と嚥下障害. 水野美邦（編）：神経内科ハンドブック, 5版, p.289, 医学書院, 2016 より改変〕

①筋萎縮がない単麻痺

主に大脳皮質運動野やそれに近い白質の障害である．脳血管障害や脳腫瘍が多い．内包障害では上下肢への神経線維が接近しているため，単麻痺ではなく片麻痺となることがほとんどである．

②筋萎縮と線維束性収縮を伴う単麻痺

脊髄前角，前根，末梢神経の障害による．原因はさまざまである．

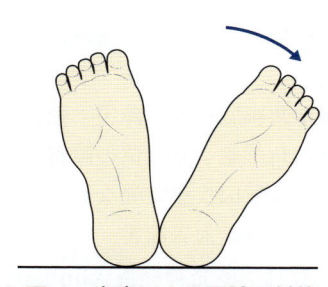

▶図4　麻痺による下肢の外旋

◖C◗片麻痺

身体一側の上下肢の運動麻痺を片麻痺（hemi-plegia）という．障害部位は内包付近が最も多く，大脳皮質，脳幹，脊髄の障害でもおこる．脳幹の傷害では，対側の片麻痺と同側の脳神経麻痺を伴い交代性片麻痺（alternate hemiplegia）という．原因は脳血管障害，外傷，脳腫瘍が多い．

（1）意識障害があるときの診察のポイント

- 臥位で麻痺側の足が健側より外旋位になる（▶図4）．
- dropping test：両側の上肢あるいは下肢をベッドより持ち上げて離すと，麻痺側はバタンと早く落ちる．

（2）軽微な片麻痺が疑われるときの診察のポイント

- Barré（バレー）徴候：両上肢を水平に前に出しての保持，あるいは腹臥位で膝を直角に曲げた肢位の保持を命じたのち閉眼させると，麻痺側は健側より落ちる（▶図5）．麻痺が粗大筋力の評価では明らかでなくとも，四肢末梢部の巧緻性や協調性を要する運動（指折り数え，足タップ）ではスピード低下，拙劣さが明らかになる．小脳疾患や錐体外路疾患でも同様の所見がある．

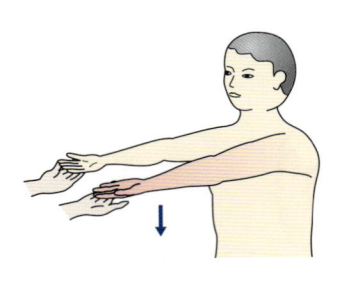
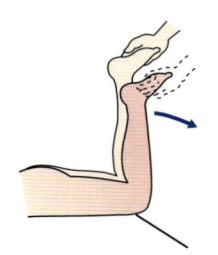
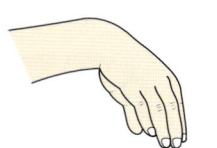
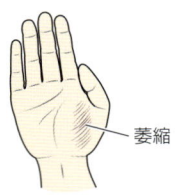

下垂手（橈骨神経麻痺）

猿手（正中神経麻痺）

萎縮

▶図 5　Barré 徴候

両手を前方に挙上し，閉眼してその肢位を保つように命ずると，麻痺側の下降あるいは前腕の回内がおこる（上肢の Barré 徴候）．腹臥位で膝を直角に屈曲して下腿を立て，下肢を見ないでその肢位を保つように命ずると，麻痺側は膝が伸展する（下肢の Barré 徴候）．

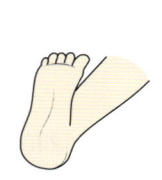

鷲手（尺骨神経麻痺）

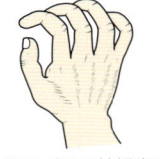

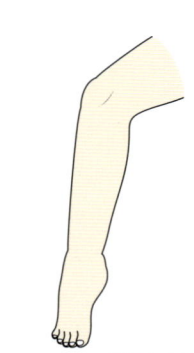

踵足（脛骨神経麻痺）　　　　　　下垂足（腓骨神経麻痺）

▶図 6　末梢神経障害による運動麻痺

d 対麻痺

　対麻痺（paraplegia）とは両下肢の麻痺で，脊髄傷害によるものが多い．急性期は弛緩性麻痺であるが，多くはのちに痙性麻痺になる．慢性期の筋緊張は障害部位とその筋の脊髄前角細胞との関係で決まる．

①筋の脊髄前角細胞を含む障害：弛緩性
②筋の脊髄前角細胞より上位の障害：痙性
　発症の経過は原因疾患で異なる．
- 突発：外傷，脊髄血管障害
- 数時間〜数日：多発神経炎〔Guillain-Barré（ギラン・バレー）症候群〕，感染性脊髄炎など
- 慢性経過：遺伝性の痙性麻痺，脊髄腫瘍など

e 四肢麻痺

　上下肢が両側性に麻痺したものを四肢麻痺（quadriplegia または tetraplegia）という．障害部位は脊髄，末梢神経，神経筋接合部，筋肉である．原因は頸髄損傷，多発神経炎が多い．

　複数の脳病変による右と左の片麻痺は両側片麻痺（double hemiplegia）と呼ぶ．

f 一部の筋の麻痺

　孤立した筋の麻痺（isolated paralysis）は，その筋を支配している神経の支配領域の感覚障害を伴う．原因は末梢神経障害で，外傷が多い（▶図 6）．

（1）橈骨神経麻痺

　手の伸展ができず，下垂手（drop hand または wrist drop；幽霊の手つき）を呈する．

（2）正中神経麻痺

　母指の屈曲と外転の障害で，母指は常に伸展位をとり，母指球も萎縮して，猿手（ape hand または simian hand）を呈する．

（3）尺骨神経麻痺

　骨間筋と小指球が萎縮し，鷲手（claw hand）を呈する．

（4）腓骨神経麻痺

　足関節ならびに足指の背屈ができず，下垂足（drop foot）を呈する．

（5）脛骨神経麻痺

　足関節の底屈，足趾の屈曲ができず，足関節が背屈したままの状態になり，鉤足あるいは踵足（pes calcaneus）を呈する．

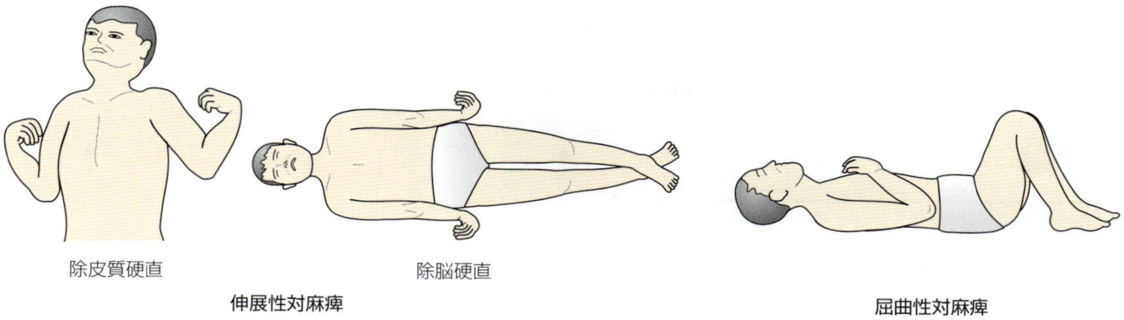

除皮質硬直　　　　　　　　　除脳硬直

伸展性対麻痺　　　　　　　　　　　　　　　　　　　屈曲性対麻痺

▶図 7　両側性の錐体路障害による姿勢異常

4 両側性の錐体路障害としての姿勢異常

広範な脳損傷は両側の錐体路障害のため，損傷の範囲に特徴的な姿勢をつくる（▶図 7）.

a 除皮質硬直

除皮質硬直（decortication rigidity）では，両上肢は屈曲位をとる. 広範な皮質病変でみられる.

b 除脳硬直

除脳硬直（decerebrate rigidity）では，両上肢も伸展回内位をとる. 中脳の破壊病変による.

c 伸展性対麻痺

伸展性対麻痺（paraplegia in extension）では，両下肢は強い伸筋痙縮によって伸展位をとり，足関節は底屈する. 上肢の肢位は脳損傷の広がりによって異なる.

d 屈曲性対麻痺

屈曲性対麻痺（paraplegia in flexion）では，股関節，膝関節は屈曲位，足関節は底屈位が多い. 伸展性対麻痺からの移行もあり，除皮質硬直では多くが次第に屈曲性対麻痺になる.

5 麻痺の評価

麻痺の評価法は疾患や目的によって選択される.

a 筋力の評価（量の評価）

筋力の測定は，末梢神経障害や筋疾患などの評価に用いられる. 個々の筋力の経過をみたいときには徒手筋力テスト（manual muscle testing; MMT）や筋力測定用機器が用いられる.

（1）徒手筋力テスト（MMT）の内容と注意点

筋力は 0（zero）～5（normal）の 6 段階で示す.

1 つの関節の運動には多数の筋が関与しているため，個々の筋力を正確に評価するには，規定どおりの測定肢位で測定する必要がある. 図 8 に臨床でよく用いる測定部位を示す.

ただし，最大筋力で全可動域の運動を行うと，関節や筋の損傷をおこす可能性のある疾患（関節リウマチ，手術直後）では，等尺性筋力を測定するなど，測定内容を適宜調整する.

疼痛や易疲労性，中枢性麻痺，意識障害を伴う疾患，整形外科手術後例では，測定誤差を生じやすい.

（2）表示のしかた

運動範囲が 1/2 未満は下の段階の表示に "＋"，1/2 以上だが完全でないときは上の段階の表示に "－" を付ける.

腹直筋（rectus abdominis）

三角筋（deltoid，C$_{5,6}$，腋窩神経）

肩関節の外転

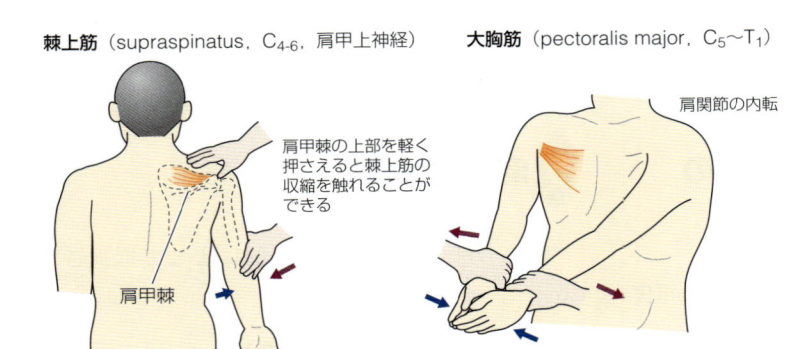
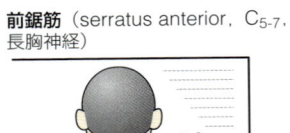
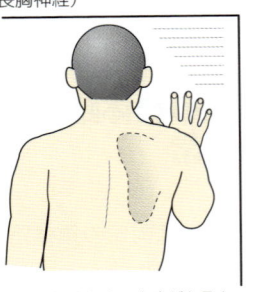

体幹を屈曲し，肩甲骨がベッドから離れれば正常である

棘上筋（supraspinatus，C$_{4-6}$，肩甲上神経）

肩甲棘の上部を軽く押さえると棘上筋の収縮を触れることができる

肩甲棘

大胸筋（pectoralis major，C$_5$～T$_1$）

肩関節の内転

前鋸筋（serratus anterior，C$_{5-7}$，長胸神経）

壁を押すとき，麻痺があると肩甲骨の内側が浮いた状態となり，翼状肩甲骨と呼ばれる

上腕二頭筋（biceps brachii，C$_{5,6}$）

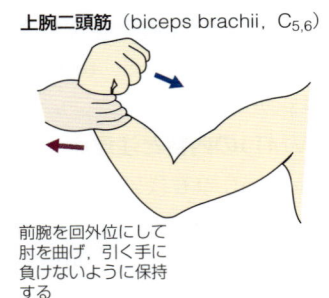

前腕を回外位にして肘を曲げ，引く手に負けないように保持する

上腕三頭筋（triceps brachii，C$_{5,6}$）

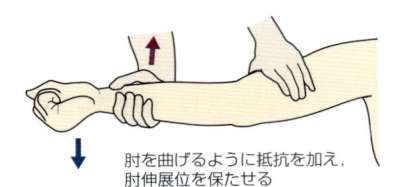

肘を曲げるように抵抗を加え，肘伸展位を保たせる

長橈側手根伸筋（extensor carpi radiaris longus，C$_{6-8}$，radial）

尺側手根伸筋（extensor carpi ulnalis，C$_{6-8}$，radial）

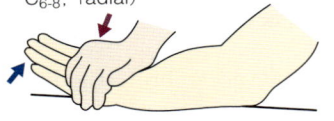

橈側に抵抗を加えた場合は長橈側手根伸筋，尺側に抵抗を加えた場合は尺側手根伸筋を評価している

総指伸筋（extensor digitorum，C$_{7,8}$，radial）

MP 関節伸展位で抵抗を加える

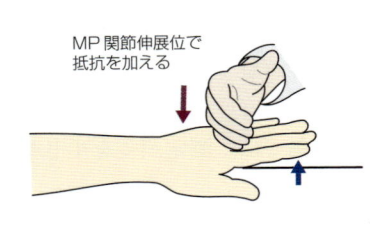

長母指外転筋（abductor pollicis longus，C$_{7,8}$～T$_1$，radial）

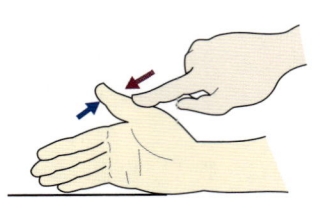

長母指伸筋（extensor pollicis longus，C$_{7,8}$，radial）

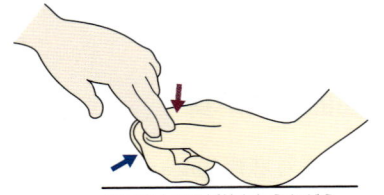

爪に真上から抵抗を加えながら，伸展させる．中手指関節に抵抗を加えた場合，短母指伸筋の評価になる

▶図 8　徒手筋力テスト（MMT）

長母指屈筋（flexor pollicis longus，$C_{7,8}$〜T_1，radial）

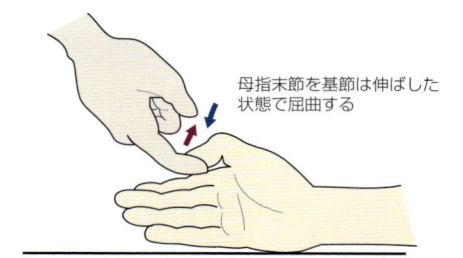

母指末節を基節は伸ばした
状態で屈曲する

虫様筋（lumbricales，C_8〜T_1，median）

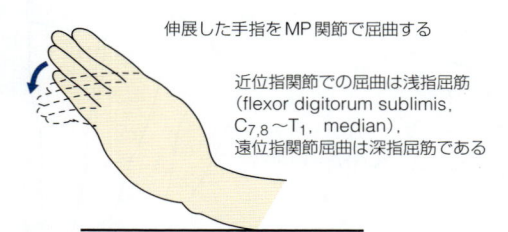

伸展した手指をMP関節で屈曲する

近位指関節での屈曲は浅指屈筋
（flexor digitorum sublimis，
$C_{7,8}$〜T_1，median），
遠位指関節屈曲は深指屈筋である

腸腰筋（iliopsoas，L_{1-4}，femoral）

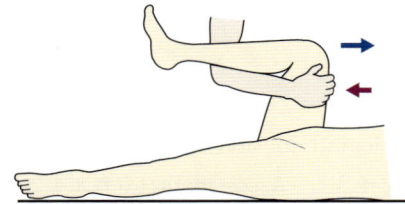

股関節，膝関節を90度に屈曲させ，さらに
抵抗に逆らって股関節を屈曲させる

中殿筋（gluteus medius，$L_{4,5}$〜S_1，
superior gluteal）
小殿筋（gluteus minimus，$L_{4,5}$〜S_1）
大腿筋膜張筋（tensor fasciae latae，
$L_{4,5}$〜S_1）

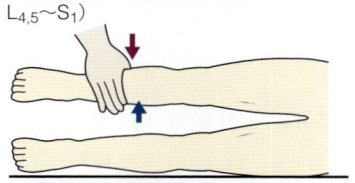

側臥位で下肢伸展したまま外転させ，
抵抗をつける
大殿筋（gluteus maximus，L_5〜S_2，
inferior gluteal）は，腹臥位で下肢伸展
の状態で下肢を挙上する（股関節伸展）

大腿四頭筋（quadriceps femoris，
femoral）

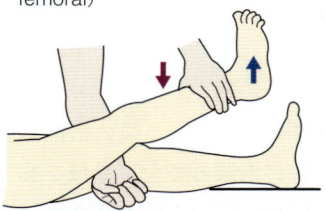

膝の伸展位を保持させて，足首を
持って屈曲への力を加える

大腿屈筋（hamstrings，$L_{4,5}$〜$S_{1,2}$，sciatic）

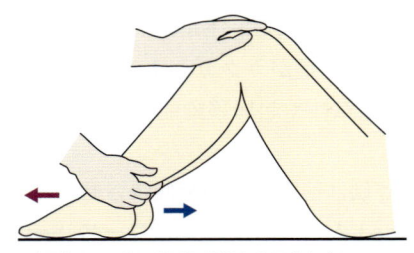

膝関節を90度に曲げた状態から屈曲を命じ，
伸展方向へ抵抗を加える

長腓骨筋（peroneus longus，
$L_{4,5}$〜S_1，superficial peroneal）
短腓骨筋（peroneus brevis，
$L_{4,5}$〜S_1，superficial peroneal）

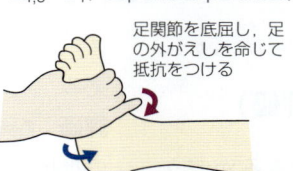

足関節を底屈し，足
の外がえしを命じて
抵抗をつける

足関節の軽い底屈位から内がえしを
命じて抵抗をつければ，後脛骨筋
（tibialis posterior，L_5〜S_1，
posterior tibialis）を評価できる

腓腹筋（gastrocnemius，L_5〜$S_{1,2}$，tibial）

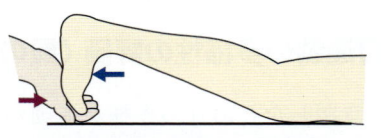

腹臥位で膝伸展位で底屈位の保持を命じて，
背屈方向に抵抗を加える．立位で爪先立ちが
20回できれば正常．床から踵を離して伸び
上がれればよい

前脛骨筋（tibialis anterior，$L_{4,5}$〜S_1，deep peroneal）

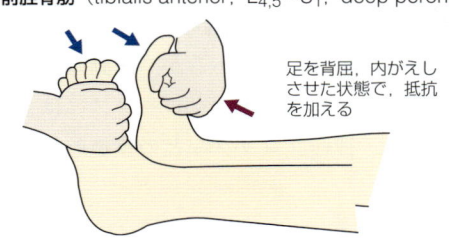

足を背屈，内がえし
させた状態で，抵抗
を加える

長母指伸筋（extensor hallucis longus，L_5，S_1，anterior tibial）

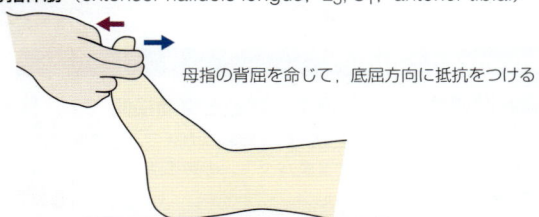

母指の背屈を命じて，底屈方向に抵抗をつける

▶ **図8　MMT（つづき）**

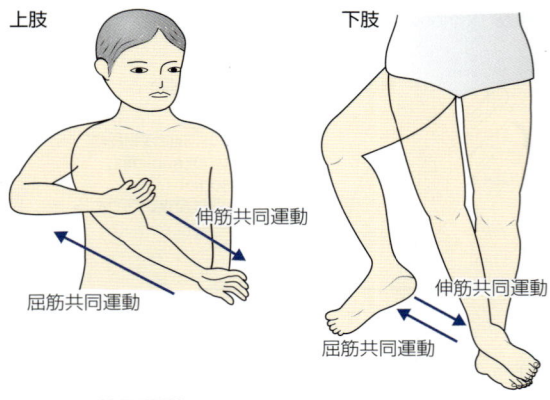

上肢

伸筋共同運動

屈筋共同運動

下肢

伸筋共同運動

屈筋共同運動

▶図 9　共同運動
脊髄にある特定の筋群の強い結合に含まれる筋群が同時に収縮するため，共同運動が生じる.

▶表 2　痙縮評価のための Modified Ashworth Scale

グレード	筋緊張の特徴
0	筋緊張の亢進なし
1	可動域の終わりに，わずかな抵抗感がある
1+	可動域の 1/2 以下でわずかな抵抗感がある
2	可動域全体で抵抗感があるが，他動運動は容易である
3	他動運動が困難なほど抵抗感がある
4	他動困難で拘縮状態である

〔Bohannon RV, et al: Interrater reliability of a modified Ashworth scale of muscle spasticity. *Phys Ther* 67: 206–207, 1987 より〕

- Normal（N）5：強い抵抗を加えても，なお重力に打ち勝って全可動域を動く.
- Good（G）4：いくらか抵抗を加えても，なお重力に打ち勝って全可動域を動く.
- Fair（F）3：重力に打ち勝って全可動域を完全に動く.
- Poor（P）2：重力を除けば全可動域を動く.
- Trace（T）1：関節は動かないが，筋の収縮は軽度認める.
- Zero（0）0：筋の収縮はまったく認められない.

Ｄ 運動の多様性の評価（質の評価）

意図したとおりの多様な運動ができるかどうかが，片麻痺など中枢神経障害の評価に使われる.共同運動（▶図 9）からの分離度を評価するものにブルンストロームステージ（Brunnstrom recovery stage）（➡ 200 ページ）や上田の片麻痺機能テスト（Hemiplegia Function Test），Fugl-Meyer（フーグル・マイヤー）Assessment〔資料 1 の評価法 11（➡ 375 ページ）参照〕などがある（➡ Advanced Studies-1）.

Ｃ 痙縮の評価と治療

痙縮は，錐体路の障害による速度依存性の反射性収縮の亢進と定義される.手足がこわばって思いどおり動かない，足がガクガクする（クローヌス）など四肢の随意性や起居移動能力に影響を与える.

評価　痙縮の評価は他動的に筋を伸張させたときの抵抗〔Modified Ashworth（アシュワース）Scale（▶表 2）〕やクローヌスの有無，電気生理学的評価（H 波）で行われる.痙縮は，検査時の筋の伸張速度，姿勢や肢位，安静時間でも変化するので，その経過をみるときは同一条件で評価する.

予防・治療　痙縮の管理は肢位の工夫，関節可動域訓練などで多少は可能であるが，運動時，特に歩行時の反張膝，内反尖足，クローヌスには補装具，筋弛緩薬，神経ブロックなどの積極的治療が必要である.

Advanced Studies

❶共同運動からの分離度の評価と脊髄損傷

共同運動からの分離度の評価は片麻痺の評価として開発されたもので，脊髄損傷の運動パターンの評価法としては，いまだ確立されたものではない.

ただ，脊髄損傷の不全麻痺には MMT に加えて，運動の多様性の評価として共同運動からの分離度の評価も行って経過観察に用いることもある.

▶表3　病的筋萎縮の特徴

	神経原性筋萎縮	筋原性筋萎縮
病因	下位運動ニューロン障害	筋肉の疾患
筋萎縮の分布	四肢の遠位部	体幹と四肢の近位部
線維束性収縮	下位運動ニューロン障害で(＋)	(－)
感覚障害	(＋) 運動ニューロン疾患では(－)	(－)
深部腱反射	低下	低下
代表的な疾患	筋萎縮性側索硬化症(ALS)	進行性筋ジストロフィー，多発性筋炎
血清CK値	(－)	(＋)

B 筋萎縮

筋萎縮(muscular atrophy または muscle atrophy)は筋肉の量が減少した状態で，多くは筋力低下を伴う．病因によって，筋萎縮の分布や進行が異なる．遺伝性疾患が少なくないので，家族歴に注意する．

1 筋萎縮の分類

a 病因による分類

病的な筋萎縮は神経原性と筋原性に分けられる(▶表3)．ここでは比較のため生理的(二次的)な変化である廃用性も含めて説明する．

(1) 病的筋萎縮

①神経原性筋萎縮(neurogenic muscle atrophy)

下位運動ニューロンの障害によりおこる．遠位筋優位の筋力低下と筋萎縮，線維束性収縮を伴う．筋電図で線維束性収縮，高振幅，組織所見は小径線維．

②筋原性筋萎縮(myogenic muscle atrophy)

筋肉の疾患に起因する．近位筋優位の筋力低下と筋萎縮はあるが，線維束性収縮や感覚障害はない．多発性筋炎(polymyositis)では筋肉に圧痛がある．血清CK上昇，筋電図で低振幅，組織所見は筋線維大小不同，血管周囲や筋線維への炎症細胞浸潤．

(2) 廃用性筋萎縮(disuse atrophy)

全身的に均等な筋萎縮で，背景に臥床など身体活動の減少がある．一般的に抗重力筋に萎縮が強い．血清CK，筋電図は正常，組織所見は遅筋(タイプI)と速筋(タイプII)の線維小径化と，遅筋の速筋化が認められる．

b 筋萎縮の広がりによる分類

(1) 体幹と四肢近位部に優位(proximal type)

筋原性で，肩甲帯(shoulder girdle)と腰帯(hip girdle)の筋萎縮，大腿四頭筋と下腿三頭筋の筋萎縮ならびに仮性肥大が目立つ．肩甲帯，特に前鋸筋が萎縮すると肩甲骨が翼のように飛び出して見えるので，翼状肩甲と呼ばれる．

多くは，進行性筋ジストロフィー(progressive muscular dystrophy; PMD)や多発性筋炎である．

(2) 四肢の遠位部に優位(distal type)

神経原性で，筋萎縮性側索硬化症(amyotrophic lateral sclerosis; ALS)は下位ニューロン障害(上肢や舌から始まる筋萎縮)と上位ニューロン障害(深部反射亢進，クローヌス，病的反射陽性)とを示す．

2 筋萎縮の評価法

(1) 視診

四肢の末梢(母指球筋，小指球筋，骨間筋，下腿

足部の筋），肩甲帯，顔面，舌の筋萎縮に注意する．

(2) 触診

左右の上下肢をつかんで，その太さ，柔らかさを比較する．

(3) 計測

筋力測定，四肢の周径測定，筋断面積測定（CT，MRI）

(4) 検査

血液生化学，筋電図，組織検査，遺伝子診断

C 理学・作業療法との関連事項

1. 麻痺に対する治療を的確に行うため，主要な筋の徒手筋力テスト，筋力低下が認められる筋と関連のある起居移動能力，日常生活活動（ADL）などの評価を定期的に行う．
2. 麻痺は核上性か核下性かの区別を行い，適切な評価法を決める．筋萎縮の程度を評価する．
3. 中枢性麻痺の筋力評価は，共同運動の影響が残っている例では共同運動の分離度の評価（Brunnstrom ステージ，Fugl-Meyer アセスメント），共同運動がない例では徒手筋力テストが適している．
4. 筋萎縮，筋力低下に対する筋力増強訓練は，Duchenne 型筋ジストロフィーを除き，適応がある．ただ，多発性筋炎では筋肉痛や筋からの逸脱酵素の推移を参考にしながら，負荷量を漸増する必要がある．
5. 廃用性筋萎縮では運動持久力に優れる遅筋が速筋化するため，筋力低下より運動持久力の低下がより顕著になる．したがって，筋力低下は少なくても，運動の持久力低下があるため，休息を入れながら運動を行う必要がある．

●引用文献

1) 波田野琢ほか：構音障害と嚥下障害. 水野美邦（編）：神経内科ハンドブック, 5 版, p.289, 医学書院, 2016.

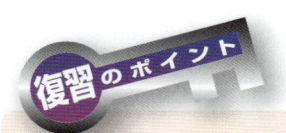

- 核上性麻痺と核下性麻痺の病巣部位と筋萎縮，線維束性収縮との関連を説明する．
- 錐体路徴候を説明する．
- 神経原性筋萎縮と筋原性筋萎縮の好発部位，筋電図検査や生化学検査，組織検査の所見を説明する．

第8章

錐体外路徴候, 不随意運動

学習目標
- 錐体外路と基底核の関連を理解し, 錐体外路徴候を学ぶ.
- 錐体外路障害と錐体路障害の違いを理解する.
- 不随意運動の特徴を学び, 不随意運動と責任病巣との関連を理解する.

A 錐体外路徴候とは

錐体外路徴候とは, 基底核の障害や基底核と密接に関連した領域とを結ぶ神経路の障害によって生じる筋緊張の異常や不随意運動(involuntary movement)を指す.

1 錐体外路の解剖

錐体外路(extrapyramidal tract)は, 延髄の錐体路(pyramidal tract)以外の運動路を意味する. しかし, 錐体外路の中枢である基底核(basal ganglia)から脊髄への直接の神経路はなく, 視床を介して前頭葉皮質へ, あるいは上丘や脚橋被蓋核を経て下位運動中枢と連絡している.

基底核には, 尾状核(caudate nucleus), 被殻(putamen), 淡蒼球(globus pallidus), 視床下核(subthalamic nucleus;ルイ体), 赤核(nucleus ruber), 黒質(substantia nigra)がある(▶図1).

尾状核と被殻を合わせて線条体(corpus striatum), 被殻と淡蒼球を合わせてレンズ核(nucleus lenticularis)と呼ぶ.

2 錐体外路の機能

淡蒼球内節や黒質網様部は, 運動関連の大脳皮質や脳幹部からの下位運動中枢への出力に抑制をかけており, この抑制が取れたときに運動が発現する(▶図2).

運動において, 錐体外路は筋の緊張や姿勢など意識にのぼらないコントロールに, 錐体路は四肢の随意的コントロールに関与している.

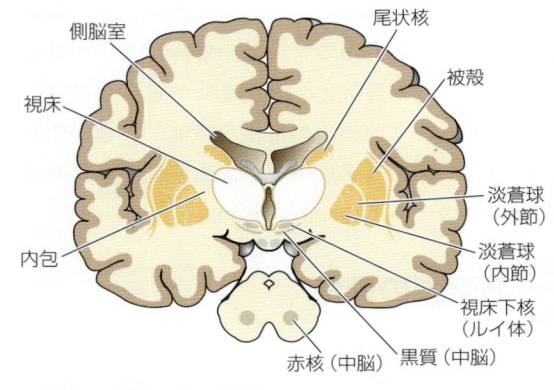

▶**図1 錐体外路の構成**
オレンジ色の部分が基底核に含まれる. 尾状核は側脳室の腹側下面に沿って前方から後方まで存在している.

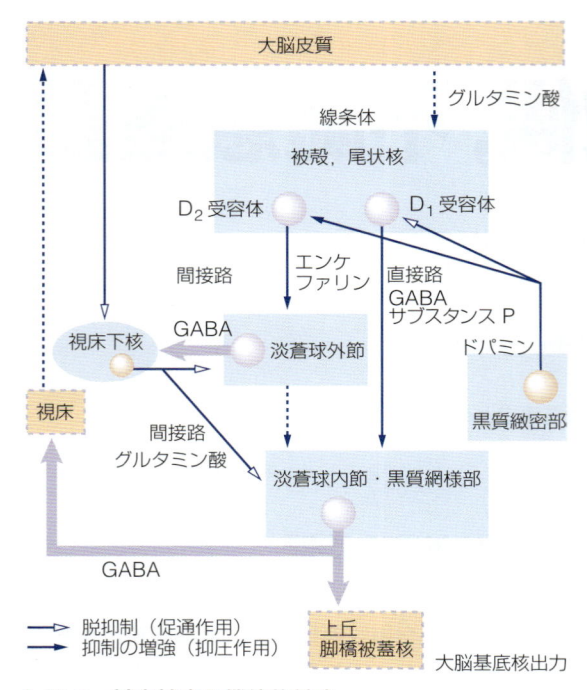

▶図 2　基底核内の機能的結合
被殻，尾状核には多くのコリン作動性介在ニューロンがある.
GABA：γ–アミノ酪酸

▶表 1　錐体外路障害と錐体路障害の違い

	錐体外路障害	錐体路障害
筋トーヌス亢進の分布	固縮(rigidity) ●体幹，四肢のすべての筋	痙縮(spasticity) ●上肢は屈筋 ●下肢は伸筋
不随意運動	(＋)	(－)
深部腱反射	正常，減弱	亢進
Babinski 徴候	(－)	(＋)
運動麻痺	(－)，軽度	(＋)

錐体外路疾患は自律神経障害を伴うことが多い.

ity)，鉛管様現象(lead-pipe phenomenon)がある.

（2）筋緊張の低下
　　（hypotonicity または hypotonia）
　不随意運動例の一部が緊張低下を示す.

3 運動の異常（▶表 2, 3）

a 運動減少

　運動減少(hypokinesia)とは，筋緊張亢進があって，運動が始められず，動きが少ない状態である.

（1）動作緩慢(bradykinesia)，無動(akinesia)
　自発運動が少ない状態

（2）動作開始困難(initial hesitation)
　動作の開始が困難だが，いったん始めると数回は継続できる.　歩行では，開始時にすくみ足がみられ，小刻みに足踏みし，1 歩大きく踏み出すと数歩に歩くが，また立ち止まってしまう.

B 錐体外路の障害

1 錐体路障害との違い

　錐体路障害でおこる麻痺，巧緻性の低下，痙縮に対して，錐体外路障害には，麻痺はないが筋緊張(トーヌス)の異常と不随意運動がある(▶表 1).
近年，基底核と前頭葉の密接な機能的関連が明らかになり，錐体外路疾患での高次脳機能障害などが知られつつある(➡ Advanced Studies-1).

2 筋緊張の異常

（1）筋緊張の亢進
　　（hypertonicity または hypertonia）
　固縮(rigidity)，歯車様現象(cog-wheel rigid-

Advanced Studies

❶高次脳機能障害
　基底核は大脳皮質，特に前頭葉と相互に密接に関連している.　基底核の障害は大脳皮質全般，特に前頭葉機能の低下につながり，高次脳機能障害といわれる注意障害や学習障害を引き起こす.
　そのほか，錐体外路障害は起立性低血圧(orthostatic hypotension)，排尿障害(urinary disturbance)，脂ぎった顔(oily face)などの自律神経症状を伴うことがある.

▶表2 錐体外路系の障害部位と運動障害

障害部位	運動障害
尾状核	Huntington 舞踏病
被殻	アテトーゼ，ジストニー
視床下核（ルイ体）	バリズム
赤核	Benedikt 症候群，Holmes 振戦
黒質	Parkinson 病

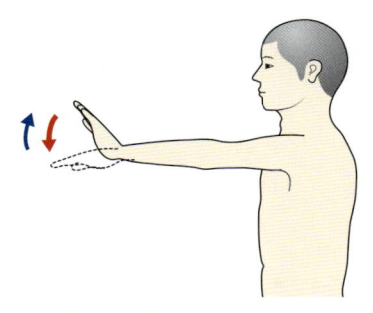

▶図3 羽ばたき振戦
赤矢印：速い，青矢印：遅い

▶表3 不随意運動の分類

1. 筋束のレベルに生じる不随意運動
- 筋線維束性収縮（fasciculation）

2. 個々の筋および少数の筋群を侵す不随意運動
- a. 律動的なもの
  - 振戦（tremor）
- b. 非律動的なもの
  - ミオクローヌス（myoclonus）
  - 半側顔面攣縮（hemifacial spasm）
  - チック（tic）
  - 動く足指（moving toe）

3. 体肢・体幹レベルを侵す不随意運動
- 3-1 紋切り型の運動の繰り返しからなるもの
  - a. 律動的なもの
    - 振戦
  - b. 非律動的なもの
    - チック
    - バリズム（ballism）
    - 痙性斜頸（spasmodic torticollis）
- 3-2 不規則な運動の連続するもの
  - ミオクローヌス
  - 舞踏運動（chorea）
  - ジスキネジア（dyskinesia）
  - アテトーゼ（athetosis）
  - ジストニア（dystonia）

〔岩田 誠：神経症候学を学ぶ人のために．p.127, 医学書院，1994 より一部改変〕

b 運動過多

不随意運動は筋緊張亢進でも筋緊張低下でもみられる．不随意運動は，①出現する時期（安静時，運動時），②身体部位（身体の一部，全身），③運動のパターン（律動的，非律動的），④運動の速度（速い，遅い）に注意する〔疾患とのかかわりについては，「不随意運動を主症状とする疾患」（➡ 269 ページ）参照〕．

（1）振戦（tremor）

律動的な不随意運動で，安静時振戦（resting tremor）と"前ならい"など姿勢を保持するときに出る姿勢時振戦（postural tremor）に分けられる．

振戦は，その出現部位，振幅（amplitude），粗大（coarse），細かい（fine），周波数や特徴から分類され，振戦の特徴は病態と関連がある（▶表4）.

- 企図振戦（intention tremor）：目標到達前あるいは到達後に高まる振戦である．小脳性振戦

▶表4 上肢の振戦の実際的な分類

1. 生理的振戦とその亢進したもの（8〜12 Hz）
精神的緊張，肉体的疲労，発熱，甲状腺機能亢進，筋萎縮症，リチウム，本態性振戦の一部

2. 速い姿勢時振戦（5〜8 Hz）
本態性振戦の大部分

3. 安静時振戦（4〜6 Hz）
Parkinson 病の振戦

4. 遅い姿勢時振戦（3〜6 Hz）
多発性硬化症，Wilson 病，上赤核症候群，水銀中毒，dyskinésie volitionnelle d'attitude

5. その他の振戦

〔岩田 誠：神経症候学を学ぶ人のために．p.130, 医学書院，1994 より一部改変〕

として有名であるが，動作性ミオクローヌス（action myoclonus）も企図振戦をおこす．
- 羽ばたき振戦（flapping tremor）：指を広げたま

	パターン	特徴	好発部位	原因・代表疾患
a. 舞踏運動 （chorea）	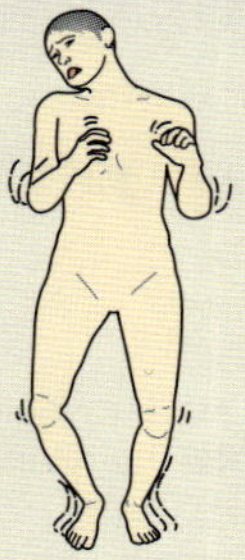	● 不規則な非対称性の運動で，あたかも踊っているような奇妙な不随意運動である ● 振幅は大きい，粗大 ● 軽症例では，顔をしかめる，舌を出す，構音障害など出現部位が限られている	● 顔面 ● 四肢 ● 体幹	● Huntington 舞踏病などの変性疾患 ● 肝性脳症
b. アテトーゼ （athetosis）	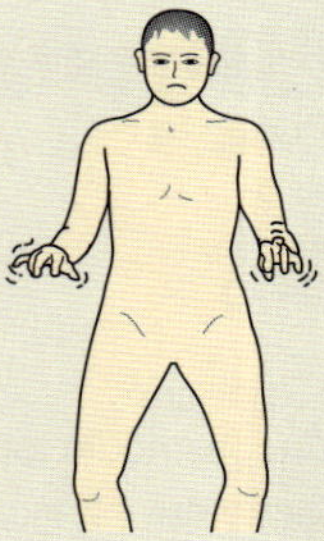	● 四肢末梢部などのゆっくりした不規則な不随意運動	● 手・指	● 脳性麻痺 ● Wilson 病 ● 抗精神病薬などの薬剤性
c. バリズム （ballism）	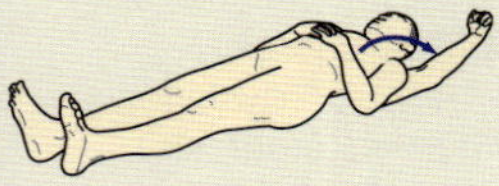	● 上肢あるいは下肢を投げ出すような，激しい不随意運動 ● 数秒に 1 回の頻度で繰り返す	● 上肢・下肢近位筋群	● 脳血管障害
d. ジスキネジア （dyskinesia）	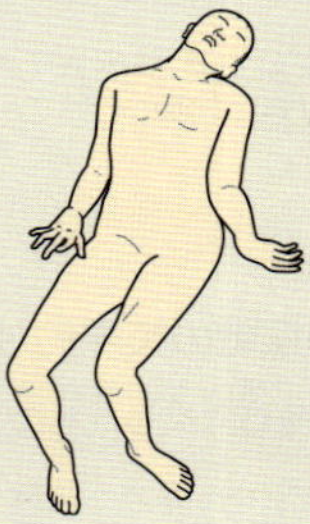	● 比較的遅い不随意運動 ● 一定のパターンを繰り返す	● 頸部 ● 体幹 ● 四肢	● 遺伝性ジスキネジア ● 脳炎・脳症 ● 抗精神病薬などの薬剤性

▶図 4　不随意運動のパターン

ま手関節が背屈し，前方へ挙上した上肢の肢位を保持しようするとき，手指や手首に屈曲方向を急速相とする羽ばたき様運動がおこる．必ずしも肝性脳症だけでなく，尿毒症，低酸素脳症など代謝性脳症でも出現する（▶図 3）．

（2）舞踏運動（chorea）（▶図 4 a）

不規則な非対称性の運動で，あたかも踊っているような奇妙な不随意運動である．

軽いものでは，随意運動であるかのような自然さをもつ不随意運動（顔をしかめる，舌を出す，手を出す，体をねじるなど）で，見過ごされている

こともある．

（3）アテトーゼ（athetosis）（▶図 4 b）

四肢末梢部の比較的ゆっくりした不規則な不随意運動で，脳性麻痺（cerebral palsy）によくみられる．典型的には手指をバラバラにくねらせるような運動が目立つ．

（4）バリズム（ballism）（▶図 4 c）

上肢あるいは下肢を投げ出すような激しい不随意運動で，数秒に 1 回の頻度で不規則に繰り返す．粗大な運動で舞踏運動よりも振幅が大きい．回旋運動を伴うのが特徴である．

▶表5　薬物によるジスキネジアとミオクローヌス

ジスキネジアを生じることの多い薬物	
抗精神病薬	フェノチアジン系薬物，ブチロフェノン系薬物
抗 Parkinson 病薬	抗コリン薬，L-DOPA，ドパミン作動薬
抗てんかん薬	フェニトイン，カルバマゼピン
ミオクローヌスをきたす中毒性脳症の原因物質	
非薬物性中毒	臭化メチル
薬物性中毒	リチウム，三環系抗うつ薬，L-DOPA，ビスマス塩，ペニシリン系薬物，バルプロ酸，カルバマゼピン，フェニトイン，ヒスタミン H_2 拮抗薬，ピペラジン
その他	水溶性造影剤（メトリザマイドなど）の髄腔内投与，ベンゾジアゼピン系薬物の投与中断

〔岩田 誠：神経症候学を学ぶ人のために. pp.143, 150, 医学書院, 1994 より一部改変〕

（5）ジスキネジア（dyskinesia）（▶図 4 d）

　舞踏運動より遅い不随意運動で，1 人の患者については一定のパターンを繰り返す．口をモグモグさせるなどの口舌ジスキネジア（buccolingual dyskinesia），頸部や体幹の後屈や回旋，上肢や下肢を揺すったり，回旋するなどがある．薬物が原因の場合がある（▶表 5）[1]．

（6）ミオクローヌス（myoclonus）

　きわめて素早い瞬間的な不随意運動で，個々の筋から全身に及ぶものまで多様である．薬物が原因の場合がある（▶表 5）．

C 理学・作業療法との関連事項

1. 動作の開始に手間どり，動作も遅い場合，不随意運動が疑われる場合は，Parkinson（パーキンソン）病や Parkinson 症候群など錐体外路疾患の可能性があり，その他の錐体外路徴候に注意する．

2. 固縮や不随意運動への薬物療法の効果は，安静時の筋緊張や不随意運動の変化だけでなく，歩行や日常生活活動（ADL）における変化，薬物の効果が発現している時間と効果が少ない時間との差についても評価する．Parkinson 病などでは，症状の日内変動の観察は薬物の服用時間の調整などの治療内容変更の参考になる．

3. 徐々に進行する疾患は評価がおろそかになりやすい．疾病自体の推移や，長期的な運動療法・作業療法や薬物療法の効果を判定するため，定期的に評価を行う必要がある．

4. 多発梗塞による Parkinson 症候群など，錐体路徴候（麻痺，痙縮）と錐体外路徴候（動作の開始困難や遅さ，固縮）が併存する例が増えつつある．先入観をもたず，現実の症状と障害に合った治療法を工夫する必要がある．

●引用文献

1) 岩田 誠：神経症候学を学ぶ人のために. pp.143, 150, 医学書院, 1994.

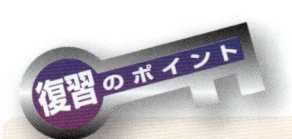
復習のポイント

- 錐体外路の中枢である基底核に含まれる核と運動性下行路への出力を説明する．
- 錐体外路徴候を説明する．
- 不随意運動（振戦，舞踏運動，ミオクローヌス，アテトーゼ，ジスキネジア）の特徴を説明し，自分でも真似してみる．

運動失調

A 運動失調とは

　運動失調（ataxia）とは，協調運動（coordination）の障害（incoordination）の 1 つで，筋力低下はないにもかかわらず，運動の方向や持続が変化して円滑な運動ができないことである．姿勢保持では，動揺やバランス不良がある．

1 運動失調の原因と分類

　運動失調の原因は，（1）小脳の障害，（2）深部感覚障害（脊髄性，末梢神経性），（3）前庭迷路障害に大別される．障害部位による失調分類と感覚障害からの鑑別を示す（▶表 1，図 1）．

（1） 小脳性運動失調

　小脳自体の傷害と小脳と大脳の間の線維連絡を損傷する脳幹の傷害が原因となる．

（2） 深部感覚障害性運動失調

　閉眼して視覚的代償を除くと，運動失調が著しく悪化するという特徴〔Romberg sign 陽性（➡NOTE-1）〕がある．

①脊髄性運動失調

　後索障害による深部感覚障害のみをおこす梅毒による脊髄癆（tabes dorsalis）がある．

②末梢神経性運動失調

　表在覚と深部感覚障害をおこす糖尿病性あるいはアルコール性末梢神経障害などによる．

（3） 前庭迷路性運動失調

　前庭迷路機能を損なう疾患による．

▶表 1　運動失調の障害部位による分類

障害部位	失調の部位	症状の特徴（目立つ症状）
小脳性	四肢，体幹	眼振，wide based gait，失調言語，協調運動障害
脊髄性	主に下肢	深部感覚障害，Romberg sign（＋）
前庭迷路性	体幹のみ	座位，立位，歩行時の平衡障害，Romberg sign（＋）
大脳性	主に病巣の対側上下肢	小脳性に類似，失調のほかに巣症状

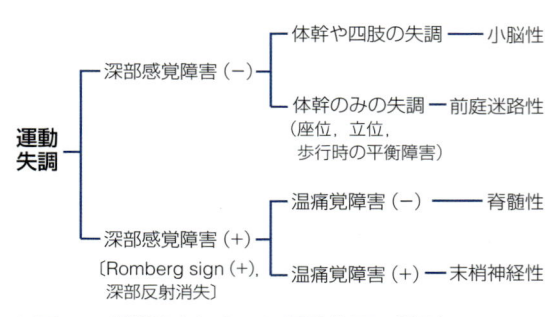

▶図 1　感覚障害からみた運動失調の鑑別

2　運動失調の臨床

運動失調は，座位や立位での体幹動揺や四肢の運動の円滑さで評価される．

主に小脳性運動失調について説明し，他の運動失調についても随時ふれる．

a 姿勢保持と歩行の異常

（1）小脳性運動失調

座位や立位で上体の動揺があり，体幹運動失調（truncal ataxia）と呼ぶ．両足を開き，手で椅子などを押さえていることが多い．

歩行時，バランスをとるため両足を開き（wide based gait），体幹も動揺することから，酩酊歩行（drunken gait）あるいはよろめき歩行（staggering gait）と呼ばれる（▶図2）．

軽症例は，継ぎ足歩行，爪先立ち，片足立ちで，運動失調が明らかになる．

片側性の小脳半球病変の場合は，同側性に症状がみられ，患側へバランスを崩す．

（2）前庭迷路性運動失調

起立と歩行時の不安定さが特徴で，閉眼で悪化する．歩行は千鳥足で左右の足が交叉する．眼振を伴い，四肢の運動失調や感覚障害はない．

（3）脊髄性運動失調

運動失調は下肢に著明で，足を高く上げてパタパタと歩くのが特徴的である（▶図3）．閉眼での悪化が著しく，Romberg sign が陽性である．

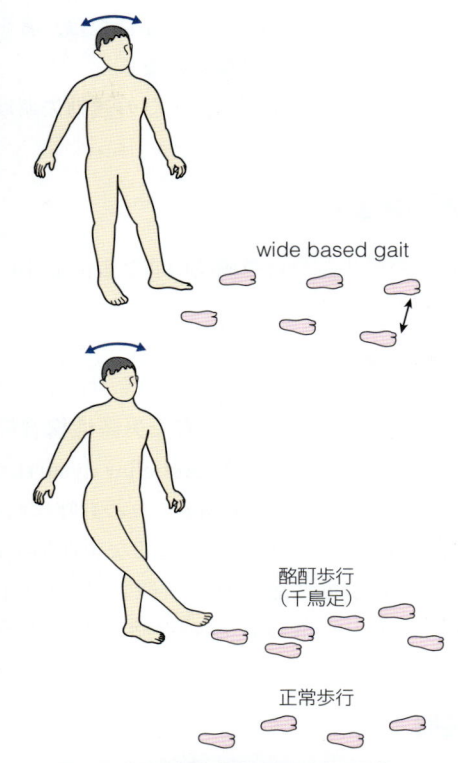

wide based gait

酩酊歩行
（千鳥足）

正常歩行

▶図2　小脳性運動失調の歩行異常

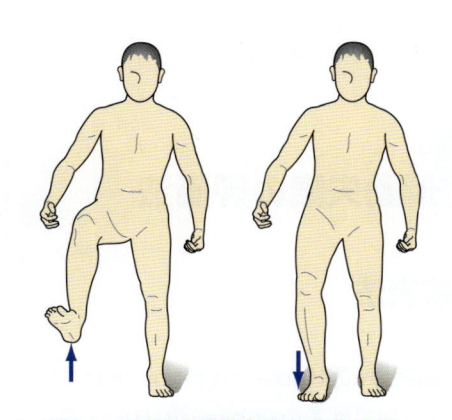

▶図3　脊髄性運動失調の歩行異常

b 四肢の運動失調

円滑な運動には複数の筋の協調（coordination）が必要であるが，小脳性運動失調では，測定障害（dysmetria），変換運動障害（dysdiadochokinesis），共同運動障害（asynergia）（➡ Advanced

Studies-1）が明らかである．日常生活では，箸を使うときや字を書くときに顕著になる．

前庭迷路性運動失調には，上肢の運動失調はない．

c 筋緊張低下

小脳性運動失調では患側肢の筋緊張低下（hypotonia）がみられる．

d 構音障害

小脳性運動失調では，特有な失調性構音障害（ataxic dysarthria または cerebellar dysarthria）があり，失調言語（ataxic speech）とも呼ばれる．発語は，音節の開始が唐突で爆発的な（explosive），一音一音が途切れ途切れの断綴言語（scanning speech）があり，酔っぱらいの話し方のように調子が急に変わる．

e 眼振

小脳性運動失調には眼振（nystagmus）が多い．

前方を見て，次に側方の 1 点を見つめると，眼振が生じ，次第に減弱する．

B 運動失調の評価法

1 検査法

（1）鼻指鼻試験（nose-finger-nose test）

自分の指で検者の指と自分の鼻の先端に交互に

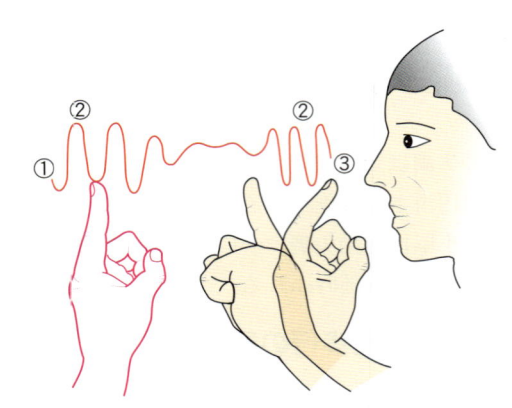

▶図 4　鼻指鼻試験でみられる異常
① hypermetria，② intention tremor，③ hypometria

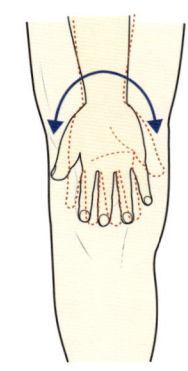

▶図 5　膝打ち試験
自分の膝を手掌と手背で交互に
素早く叩かせる．

触れる（▶図 4）．指鼻試験（finger-nose test）は肘を伸ばした状態から指を鼻の先端に当てる．

- 測定障害（dysmetria）：目標に届かない（hypometria），あるいは行きすぎる（hypermetria）．
- 企図振戦（intention tremor）：指の振戦が目標に近づくと著明になる．

（2）膝打ち試験（knee pat test）

座位で自分の膝を手掌と手背で交互に，できるだけ素早く叩かせる（▶図 5）．

変換運動障害（adiadochokinesis）があると回内・回外の切り替えが遅く，リズムも乱れる．

変換運動障害は Parkinson（パーキンソン）病など筋緊張亢進があってもおこる．

変換運動障害の評価には foot pat（座位で踵を

Advanced Studies

❶片麻痺で用いる "共同運動" との違い

共同運動障害は複数の運動を組み合わせて順序よく行う行為（仰臥位から両手を組んだまま起き上がるなど）ができないことを意味し，片麻痺の共同運動は肩・肘・手あるいは股・膝・足が脊髄レベルの一定の運動パターンで動くことを意味している．

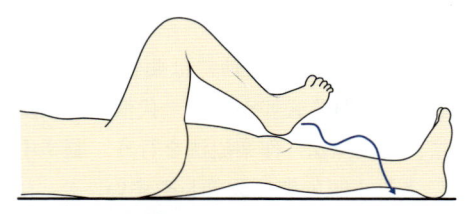

▶図6 踵膝試験
運動失調では踵が蛇行したり，向こうずねの上から
落ちてしまう．

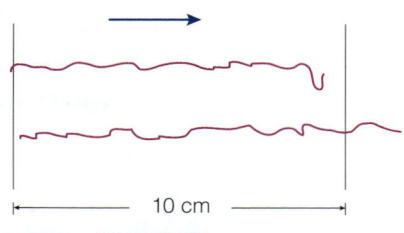

10 cm

▶図8 線引き試験

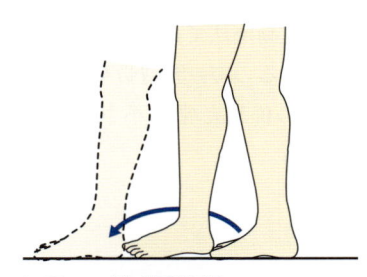

▶図7 継ぎ足歩行
踵を他方の足の爪先につけるようにし
て歩く．

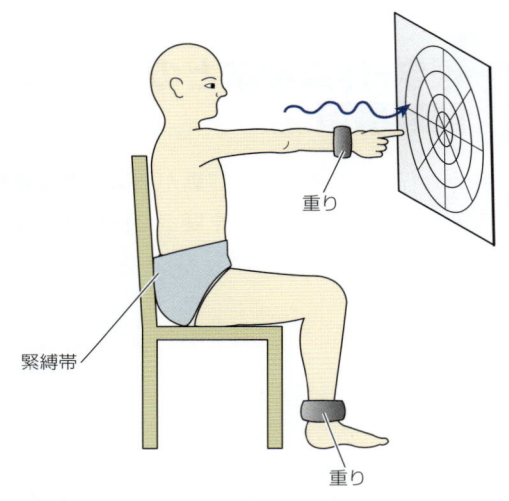

重り

緊縛帯

重り

▶図9 Frenkel 体操と失調症の治療
Frenkel 体操は，目標に正確に指を当てることを繰り返
して失調症状の改善をはかるものである．最初，深部感
覚障害による失調に対する治療として効果を認められ
た．歩行時の体幹，下肢の失調症には殿部，股関節に緊
縛帯と下肢に重り，作業時の上肢の失調症には上肢への
重りが用いられる．

床につけ，足関節の底背屈を繰り返す），tongue
wiggle（舌を挺出して左右に速く動かす）もある．

（3）踵膝試験(heel-knee test)

　仰臥位で片方の踵をもう一方の膝に乗せ，向こ
うずねの上を足首まで滑らす(▶図6)．運動失調
では踵が蛇行し，向こうずねの上から落ちる．

（4）継ぎ足歩行(tandem gait)

　一方の足の踵を他方の足の爪先につけるように
して，直線上を歩く．運動失調ではバランスを崩
して，歩くことができない(▶図7)．

（5）線引き試験(line drawing test)

　紙に2本の縦線を引き，その線の間を直角に結
ぶ線を引いてもらう．鉛筆が手前で，あるいは行
きすぎて止まる．記録保存が容易で，症状の変化
を調べるのに便利である(▶図8)．

2 記録保存と評価指標

　経過観察には，一定の条件下で，鼻指鼻試験や
歩行のビデオ記録，foot pat の回数測定，線引き

試験，重心動揺測定などを行う．

　運動失調の重症度評価は，International Coop-
erative Ataxia Rating Scale(ICARS)や，Scale
for the Assessment and Rating of Ataxia
(SARA)が用いられることが多い．これらを経
時的に評価することも重要である．

C 運動失調のリハビリテーション

　運動失調症は，起居移動能力や日常生活活動
(ADL)に影響を与える．

治療 Frenkel（フレンケル）体操（▶図 9），緊縛帯やバイブレーター（γ 運動系の活動増加による低筋緊張の改善），重り負荷，薬物療法（TRH，タルチレリン，クロナゼパムなど）がある．

深部感覚障害の強い例では視覚フィードバック下での運動・作業が中心となる．

D 理学・作業療法との関連事項

1. 麻痺の程度に比較して，運動が拙劣な例は運動失調や不随意運動，失行を疑って注意深く評価する．

2. 運動失調や不随意運動には薬物療法が効果的であり，試みる必要がある．代償的な手段を含めて，運動療法，作業療法を行う．脳卒中や腫瘍による小脳失調は改善しやすい．

3. 運動失調への治療効果判定には，線引きテストなどの紙上の試験，足や指のタップ数の比較が容易で便利である．ICARS や SARA も客観的指標として重要である．

4. 作業療法や運動療法では，測定障害のために動作が過大になるので，緊縛帯やバイブレーターなどの刺激の併用と常に小さな目の動作や発語を指導する．

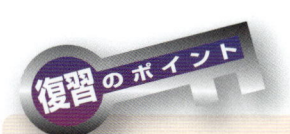

復習のポイント

- 運動失調の定義と原因別に特徴を説明できる．
- 小脳性運動失調の症状を説明し，運動失調，企図振戦を模倣する．
- 運動失調の検査法をあげ，それでみられる運動失調の所見を説明する．

第10章

感覚障害

学習目標
- 感覚障害の分類と分布を学ぶ.
- 感覚路における障害部位と特徴的な感覚障害の広がりを学ぶ.

A 感覚障害の分布と特徴

感覚障害は，その分布と障害された感覚の様式（種類）が明示できれば，原因病変の局在診断が可能である.

ここでは，臨床的に経験することが多い①末梢神経，②脊髄，③脳幹，④視床，⑤大脳皮質の障害による感覚障害，および⑥ヒステリーの感覚障害の特徴について述べる.

1 末梢神経性感覚障害

末梢神経や神経叢の損傷によっておこり，末梢神経分布領域に一致するが，境界の鮮明さは障害の内容によって異なる（▶表1）.

a 単ニューロパチー型

単ニューロパチー型（mononeuropathic type）では，すべての表在感覚（触覚，痛覚，温冷覚）が並行して侵されるが，深部感覚障害はない. 坐骨神経障害のみ深部感覚も侵される（▶図1）.

b 神経根性分布型

神経根性分布型（radicular type）では，皮膚分節（dermatome）に一致した感覚障害と，神経根に対応した領域に放散する神経根痛（radicular painまたは root pain）が特徴である. 神経根痛は咳や腹圧をかけたとき，神経幹の圧迫，伸展で生じる（▶図2，3）（➡ NOTE-1）.

▶表1　末梢神経性感覚障害のパターンとその原因疾患

感覚障害のパターン	感覚障害領域の境界	代表的な原因疾患
末梢神経幹支配領域対応型 ● 単ニューロパチー型 ● 多発性単ニューロパチー型	比較的鮮明 時に不鮮明	外傷性末梢神経障害 虚血性末梢神経障害
神経根性分布型	比較的鮮明	圧迫性神経根障害
手袋靴下型	きわめて不鮮明	多発ニューロパチー
手甲脚絆型	きわめて鮮明	らい性ニューロパチー
解離性感覚障害型	不鮮明	アミロイドニューロパチー

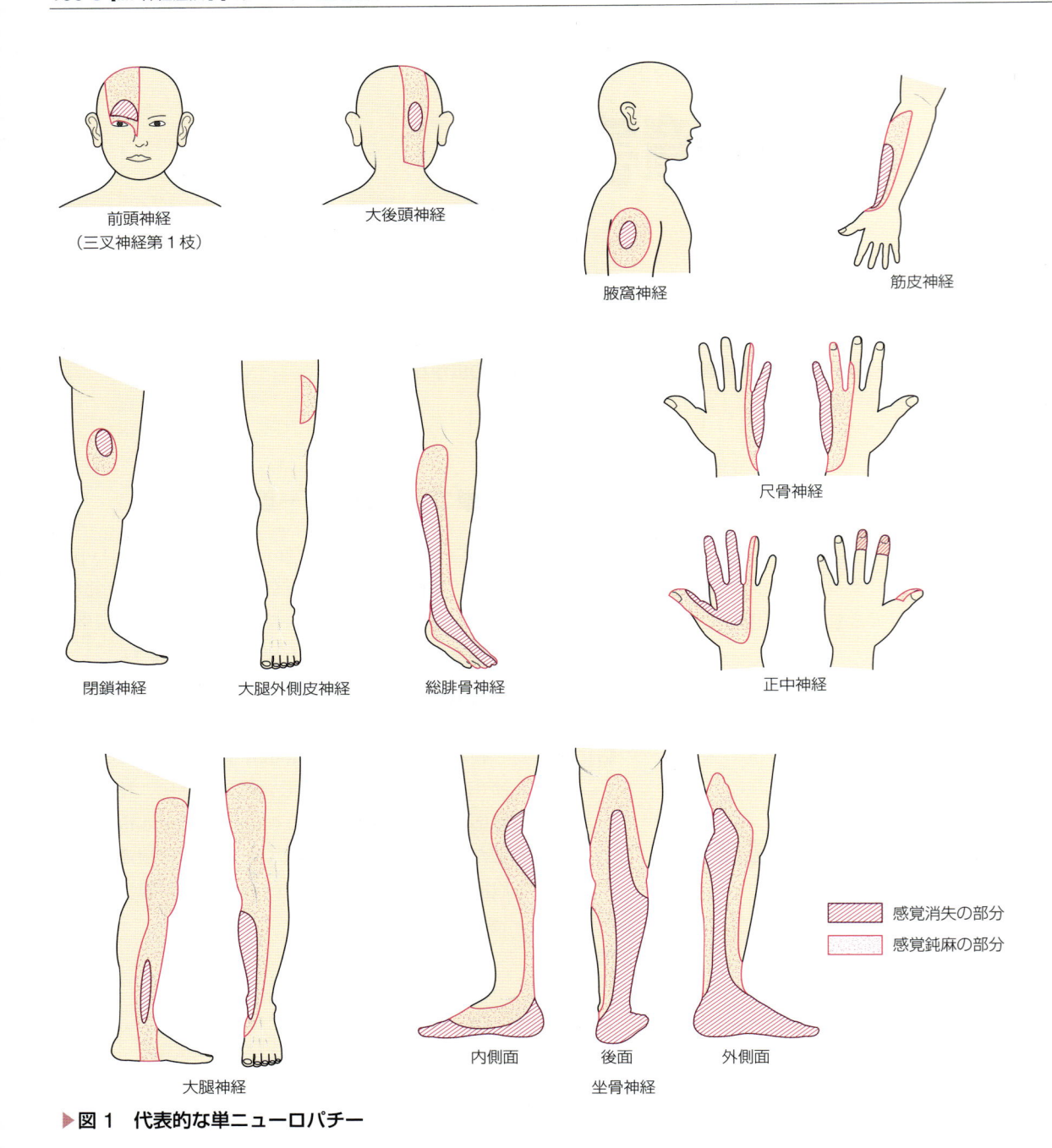

前頭神経
（三叉神経第 1 枝）

大後頭神経

腋窩神経

筋皮神経

閉鎖神経

大腿外側皮神経

総腓骨神経

尺骨神経

正中神経

大腿神経

内側面　　後面　　外側面
坐骨神経

感覚消失の部分
感覚鈍麻の部分

▶図 1　代表的な単ニューロパチー

NOTE

1 神経痛

いわゆる "神経痛" は短い発作性の痛みで，多くは末梢神経の炎症や圧迫が原因である．

手袋靴下型

手袋靴下型（glove and stocking type）は末梢側優位の左右対称な感覚障害で，多発ニューロパチーの特徴的な所見である（▶図 4）．表在感覚障害に深部感覚障害を伴い，しばしば触覚過敏，異

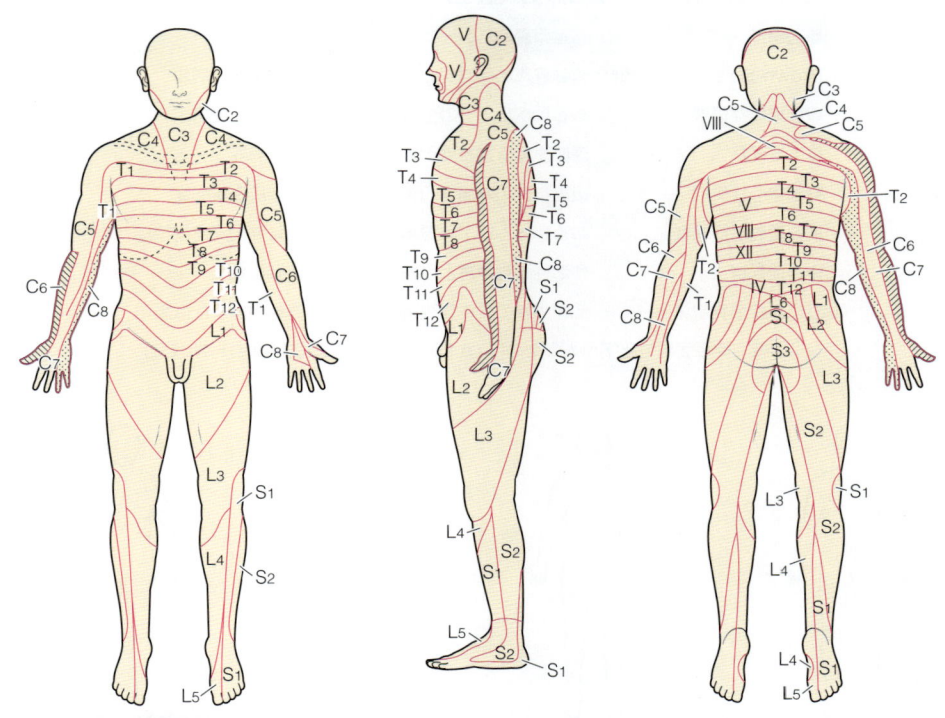

▶**図 2　神経根性感覚障害の分布**
根性感覚障害や脊髄性感覚障害の部位診断に不可欠である.

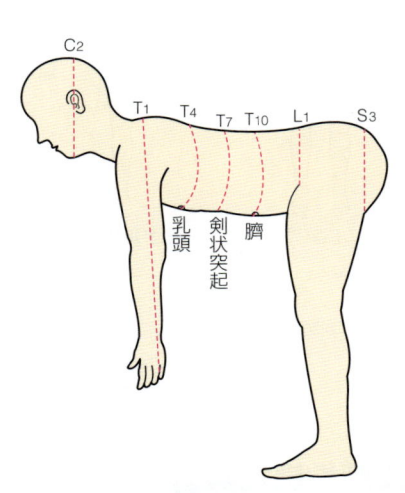

▶**図 3　皮膚分節の目安**
分節性感覚分布の頭側（吻側）境界を示す.
C_2 より前は三叉神経, 肛門が S_{4-5} である.

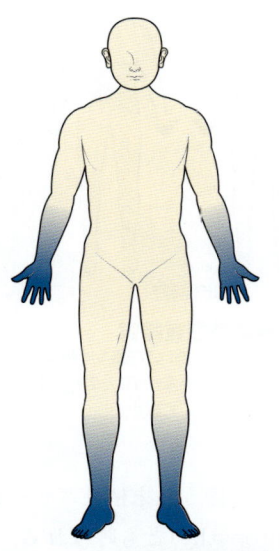

▶**図 4　手袋靴下型感覚障害**
四肢の末梢ほど感覚障害が著しい.

▶表 2　脊髄性感覚障害の原因疾患とパターン

原因疾患	感覚障害のパターン	病変部位
Brown-Séquard 症候群	運動麻痺と反対側の温痛覚脱失	脊髄半切性病変
脊髄横断症候群	あるレベル以下の全感覚脱失	脊髄横断性病変
後索症候群	深部感覚障害と識別感覚障害	後索病変
脊髄中心症候群	宙吊り型の温痛覚脱失	脊髄灰白質病変
前脊髄動脈症候群	あるレベル以下の温痛覚脱失	前脊髄動脈支配領域
後角症候群	体節性感覚障害と疼痛	脊髄後角
サドル状感覚脱失	仙髄領域の表在障害	脊髄円錐または馬尾

〔岩田 誠：神経症候学を学ぶ人のために. p.287, 医学書院, 1994 より一部改変〕

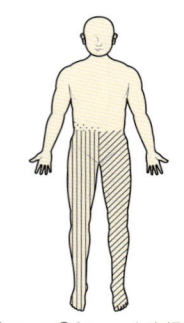
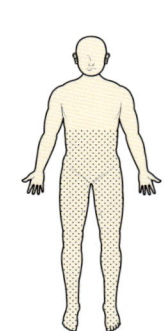
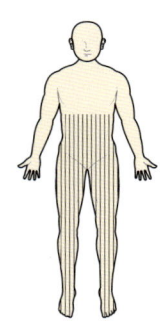
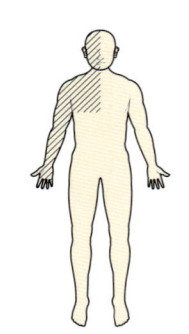

Brown-Séquard 症候群の
解離性感覚障害　　　脊髄横断性感覚障害　　　後索性感覚障害　　　脊髄空洞症の解離性感覚障害

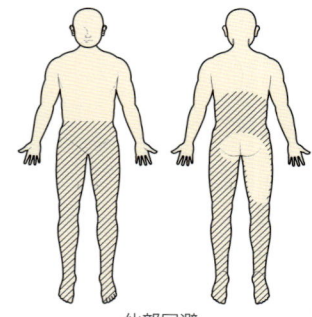
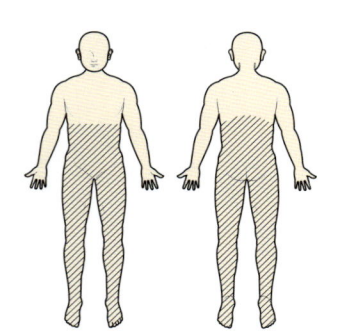
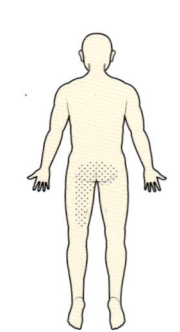

仙部回避　　　　　　前脊髄動脈症候群の感覚障害　　　サドル状感覚脱失

▶図 5　脊髄性感覚障害
斜線は痛覚脱失，縦線は深部感覚脱失，点は全感覚脱失
〔岩田 誠：神経症候学を学ぶ人のために. p.288, 医学書院, 1994 より一部改変〕

常感覚，筋力低下を伴う．末梢性ニューロパチー
(peripheral neuropathy) とも呼ばれる．
　原因はウイルス感染後，糖尿病などの代謝障害，
膠原病，中毒である．

2 脊髄性感覚障害

　障害部位により，感覚障害の現れ方が変わる
（▶表 2，図 5）[1].

a Brown-Séquard 症候群

Brown-Séquard（ブラウン・セカール）症候群〔脊髄半切症候群（syndrome of spinal hemisection）〕は，脊髄半側を障害する病変側に深部感覚脱失と，対側に温痛覚鈍麻・脱失のみがみられる．その理由は，温痛覚伝導路が脊髄灰白質内で交叉し，対側の外側脊髄視床路を上行し，深部感覚は同側の後索を上行するためである．病変側は痙性麻痺，深部反射亢進，病的反射を示す．原因病変としては，脊髄腫瘍，多発性硬化症が多い．

b 脊髄横断症候群

脊髄横断症候群（syndrome of spinal transection）では，外傷などで脊髄が特定のレベルで完全に破壊されて，そのレベル以下の全感覚消失（total sensory loss）と痙性麻痺，膀胱直腸障害がある．全感覚消失の上限は病変部位に一致する．

c 後索症候群

深部感覚障害と識別感覚障害とが組み合わさった感覚障害を後索症候群（posterior column syndrome）と呼ぶ．脊髄後索の傷害で病変レベル以下に生じる．

原発病変としては脊髄後部からの圧迫病変が多く，頸髄での黄靱帯による圧迫や，脊髄後面に生じた良性腫瘍による圧迫が多い．ビタミンB_{12}欠乏による亜急性脊髄連合変性症（subacute combined degeneration of the spinal cord）は有名である．

d 脊髄中心症候群

脊髄中心症候群（centro-medullary syndrome）では，脊髄灰白質の傷害で損傷レベルの温痛覚のみが障害され，他の感覚は正常に保たれる形の解離性感覚障害（dissociated sensory disturbance）が生じる．

外側脊髄視床路は，上部頸部では身体下部からの線維ほど表層に位置し（lamination と呼ぶ）

仙髄から線維は最も外側にある．脊髄内腫瘍の場合，早期に下肢の温痛覚障害が現れるが，仙髄領域の温痛覚は保たれる．この現象を仙髄回避（sacral sparing）という．

病変部位に反射弓を有する深部腱反射の消失がみられる．

Chiari（キアリ）奇形や脊髄外傷を原因として生じる脊髄空洞症では，両側性の宙吊り型の解離性感覚障害を認める．

e 前脊髄動脈症候群

前脊髄動脈症候群（anterior spinal artery syndrome）では，損傷部位より下部の温痛覚脱失はあるが，深部覚は保たれる．脊髄の前2/3を灌流する前脊髄動脈の閉塞による灰白質と両側の脊髄視床路の障害が原因で，対麻痺と膀胱直腸障害を伴う．

f 後角症候群

後角症候群（posterior horn syndrome）では，後角の病変に対応した皮膚に感覚障害や知覚過敏を呈する．原因は脊髄空洞症や脊髄後根動脈の血管障害である．

g サドル状感覚脱失

肛門周囲や仙髄域皮節に限局した表在覚脱失をサドル状感覚脱失（saddle anesthesia）といい，原因は仙髄円錐（conus medullaris）や馬尾（cauda equina）の病変である．馬尾は L_2 以下の神経根の集合なので，その傷害を伴う場合，運動，反射の異常，尿閉，大便失禁，インポテンスも生じる．

3 脳幹性感覚障害

感覚障害は，①延髄や橋下部の限局性病変で解離性感覚障害，②中脳以上視床までの病変で顔，頭を含む半身の全感覚障害である．

触覚は正常で温痛覚のみ障害される解離性感覚障害は脳幹障害に多いが，これは温痛覚伝導路と

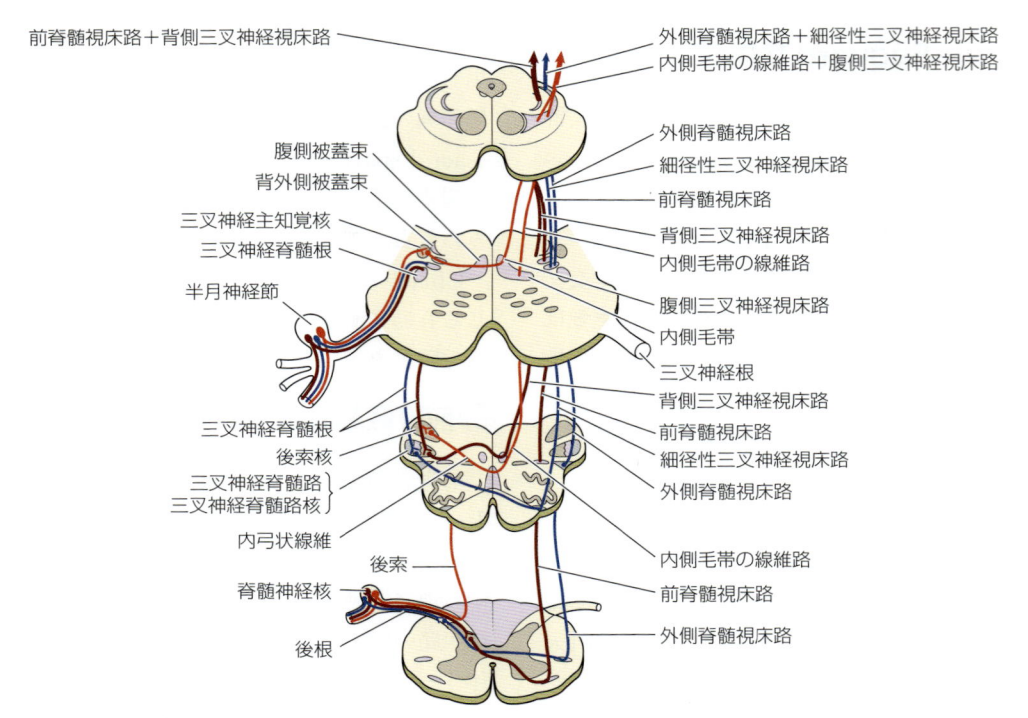

▶図 6　感覚伝導路（久留による模式図）
青線は温度痛覚伝導路，赤線は深部感覚と識別感覚，茶線は触覚伝導路を示す．
〔久留 勝：いたみ―その本態と対策. 医学書院, 1951 より〕

触覚の伝導路（内側毛帯）が離れて存在するためである（▶図 6，7）．

　脳幹障害による感覚障害は，触覚は保たれ，温痛覚のみが障害される解離性感覚障害が特徴的で，障害部位によっては交叉性感覚障害が生じる．後下小脳動脈閉塞による延髄外側症候群〔Wallenberg（ワレンベルグ）症候群〕でも交叉性の解離性感覚障害を認める．

④ 視床性感覚障害

　視床後外側腹側核には，対側のすべての体性感覚が収束しているので，視床病変は半身の体性感覚，特に表在覚，位置感覚，運動覚，識別感覚を高度に侵すが，振動覚は比較的保たれる．

　視床性感覚障害（thalamic sensory disturbance）では，不随意運動や深部感覚性運動失調などが時に生じる．視床病変では，以下のように特

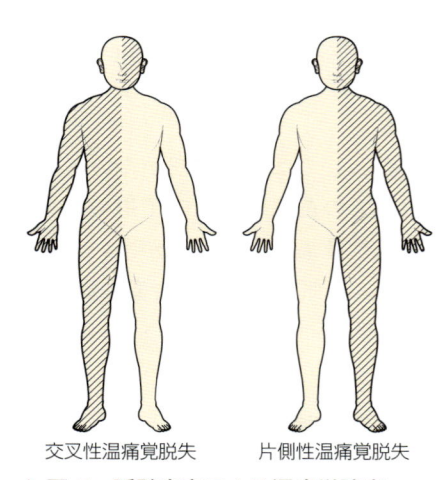

交叉性温痛覚脱失　　片側性温痛覚脱失
▶図 7　延髄病変による温痛覚障害

徴的な知覚過敏状態が時にみられる．

①ヒペルパチー（hyperpathia）：痛覚鈍麻にかかわらず強い刺激で不快な持続性の疼痛を感じる．

②中枢性疼痛（central pain），視床痛（thalamic

pain)：自発的な疼痛で，ジンジン，焼けつくような痛みと表現される．さまざまな刺激で増強し，夜間の増悪が多いが，いったん入眠すると中途覚醒はない．視床や放線冠の病変でおこる．

③手口感覚症候群(cheiro-oral syndrome)：口周囲と手に限局した異常感覚があるが，他覚的感覚鈍麻がない．

5 大脳皮質体性感覚障害

大脳皮質体性感覚障害(cerebral cortical sensory disturbance)は表在感覚鈍麻に比べて，識別感覚の障害(➡ Advanced Studies-1)が重篤なことが特徴である．深部感覚では位置感覚や運動覚は障害されるが，振動覚は障害されない．大脳皮質体性感覚野(somatosensory area)は広いため，顔面から下肢まで全領域が損傷されることは少なく手のみの障害が多い．脳血管障害のほとんどは大脳皮質だけでなく，視床，内包，放線冠など深部病変があり，大脳皮質体性感覚障害は稀である．

大脳皮質体性感覚障害ではしばしば手の動作がぎこちなくなり，物品操作が下手になる．視覚による動作の補正が可能だが，前頭葉病変による動作障害は視覚による補正が難しい．

6 ヒステリー

ヒステリー(hysteria)は感覚障害の範囲が解剖学的神経分布と一致せず，障害領域の境界が明瞭で，暗示による症状の変化がある．

B 理学・作業療法との関連事項

1. 治療中の事故(作業療法中の切り傷，熱傷，関節可動域訓練による異所性骨化)を防止するため，患者に注意を促し，感覚障害の強い部分は愛護的に扱う．

2. 末梢神経から大脳皮質までの感覚路の損傷は感覚鈍麻だけでなく，異常感覚あるいは神経障害性疼痛(neurogenic pain)の原因となる．患者の訓練意欲の減退につながるので，早期からバイブレーターの使用など，感覚入力の増加を心がける．プレガバリン，SNRI(デュロキセチン)，抗てんかん薬などの薬物も試みる．

3. 感覚障害へのリハビリテーションは，「どうせよくならない」とあきらめがあって軽視されがちであるが，刺激の判別訓練を行えば改善する．軽症例では視覚など，手がかりを除いた形の識別訓練が有効である．

4. 麻痺の程度に比較して運動が拙劣な例は，感覚障害，運動失調や不随意運動，失行を疑って注意深く評価する．上肢は麻痺が軽くても感覚障害が著しい場合，視覚的代償なしには，つかんでいた物を落とす，椀の汁をこぼすなどがおこるため，多くは実用手とならない．

●引用文献
1) 岩田 誠：神経症候学を学ぶ人のために. pp.287, 288, 医学書院, 1994.

Advanced Studies

❶識別感覚障害と触覚失認

識別感覚は複数の体性感覚情報に基づく感覚で，表面の性状(ザラザラ，スベスベ)や形の識別，二点識別感覚などである．体性感覚障害がないにもかかわらず，手に触れたものが同定できない場合は触覚失認である．

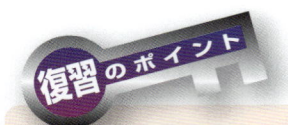

- 末梢神経性感覚障害の分類と分布の違いを説明する.
- 脊髄における感覚路ならびに脊髄性感覚障害の分類と分布の違いを説明する.
- 脳幹性感覚障害における責任病巣と感覚障害の関連を説明する.

第11章

高次脳機能障害：
総論／失語症

学習目標
- 高次脳機能障害の概要を理解する.
- 失語症の定義と失語症分類の考え方を理解し，失語症のタイプ別の症状の特徴を学ぶ.
- 言語中枢の局在と機能を学ぶ.
- 失語症の検査法と言語療法の基本原理を理解し，失語症例への接し方を学ぶ.

A 高次脳機能障害——総論

高次脳機能障害（学術・医学用語）とは，大脳の連合野機能の障害で生じる失語，失行，失認，健忘などである．他の領域で生じる機能障害は一次運動野が麻痺，一次身体感覚野が身体感覚障害，一次視覚野が視野欠損などの要素的な障害であるが，連合野の障害は，言語や行為，認知，思考，記憶など複数の要素を含む情報を複合的に情報処理（統合）できない高次脳機能障害となる.

これに対して，行政用語として定義された「高次脳機能障害」（厚生労働省，2001年）は，交通事故などの頭部外傷後，身体障害は軽度であっても健忘や注意障害などにより日常生活に支障をきたす障害者を救済するために定義したものである（失語症は含まれない）（➡ Advanced Studies-1）.

原因疾患からみると，学術（医学）用語としての高次脳機能障害は，頭部外傷だけでなく脳卒中，認知症などの変性疾患なども含まれ，行政用語としての高次脳機能障害は主に交通事故などによる頭部外傷である.

連合野の障害部位と高次脳機能障害との関連を表1に示す（➡ NOTE-1）.

▶表1　連合野の障害部位と代表的な高次脳機能障害

連合野	障害部位	高次脳機能障害
前頭葉連合野	背側面	思考や洞察，行為，言語の障害（運動性失語）
	眼窩面	感情・気分の障害，注意の障害，
頭頂葉連合野	頭頂小葉	自己の身体や外空間に関する失認（注意，肢位，空間軸，線の傾き）の障害とそれによって生じる行為の障害
	角回・縁上回	失語（読み，書き）
側頭葉連合野	上部	失語（感覚性失語）や音に関する失認
	下部	視覚失認（相貌失認）
	側頭葉の前部や内側面（海馬を含めて）	記憶の障害

NOTE

1 連合野の定義と高次脳機能障害

連合野の定義は「一次感覚野と一次運動野を除いた大脳新皮質」となっているが，機能局在について研究が進む以前のものである．前頭葉を例にあげると，現在，運動野を一次運動野と運動前野や補足運動野に機能区分するが，当時はそれができていなかったため，現在でも伝統的に運動前野や補足運動野は前頭葉連合野に含めない．しかしながら，運動前野や補足運動野の障害による失行は高次脳機能障害として扱われることが多い.

現在，後頭葉は一次視覚野と視覚前野とに分けられるが，いずれも視覚情報のみを処理しているので，後頭葉連合野という名称は用いないことが多い.

前頭葉連合野の背側面では思考や洞察，行為，言語の障害がおこり，眼窩面では感情・気分の調整や注意の障害がおこる．

頭頂葉連合野では，自己の身体や外空間に関する失認（注意，肢位，空間軸，線の傾き）の障害な

らびにそれに伴って生じる行為の障害がおこる．

側頭葉連合野では，上部が失語や音に関する失認，下部では視覚失認（相貌失認など形態に関する異常），前部（前極を含む）や内側面（海馬を含めて）では記憶障害が多い（➡ Advanced Studies-2）．

Advanced Studies

❶「高次脳機能障害」：学術（医学）用語と行政用語としての違い

「高次脳機能障害」という用語は，学術（医学）的に使われる場合と，行政的に使われる場合とで，用語の指す範囲が異なるので注意が必要である．

図のように，学術（医学）的には，脳損傷に起因する認知障害全般を示す．これに対して，行政的には主に，記憶障害や注意障害，遂行機能障害，社会的行動障害の 4 障害を指す用語として使用される．

学術的用法	脳損傷に起因する認知障害全般
	失語，失行，失認，認知症
行政的用法	主に，記憶障害，注意障害，遂行機能障害，社会的行動障害

一般に，頭部（脳）外傷や脳血管障害で主に前頭葉や側頭葉が損傷を受けた場合，あるいは頭部外傷によるびまん性軸索損傷のような場合，外観上は回復したように見えても「会話がうまくかみ合わない」，「計画的な行動が困難」，「これらに関して本人の病識はない」などの症状が残存する場合があり，これらが非常に複雑で表面に現れにくいため，周囲の理解や十分な社会福祉サービスが得られないなどの問題が生じる場合が少なくなかった．

2001（平成 13）年から厚生労働省により，これらの実態調査や診断，社会支援を目的とした高次脳機能障害モデル事業が行われ，これらの人々がかかえている障害として，記憶障害（90%）や注意障害（82%），社会的行動障害（81%），遂行機能障害（75%）が多く，重複していることが明らかとなった．それ以降，行政用語として，これらの認知障害が「高次脳機能障害」と呼ばれるようになっている．

❷見当識と見当識障害

見当識は，自分が生活している状況や自分自身の存在を客観的に正しくとらえる精神機能であって，意識的な行動の原点である．その機能を支えているのは，注意や認知，記憶，思考，判断などの高次脳機能である．見当識は，①日時に関するもの，②場所やそのときの状況に関するもの，③自分自身や周囲の人に関するもの（生年月日，年齢，職業，家族関係など）に区別される．

見当識障害は高次脳機能障害が関与しうるが，多くは記憶障害が背景にあって，日時や場所，状況の判断があいまいになって生じる．

B 言語機能障害の特徴

1 失語症とは

いったん獲得された言語能力が，大脳にある言語中枢の障害によって消失ないし低下したものを失語（aphasia）と呼ぶ．構音器官の障害による麻痺性構音障害は含まない．

聞く，話す，読む，書く，計算の言語機能に障害があり，各言語機能の障害の程度は，どの言語中枢が障害されたかによって異なる．

失語症は，左半球障害（右片麻痺）例の 3〜4 割に，左片麻痺例の 3% ほどに生じる．右利き例で右半球損傷によっても稀に失語が生じ，交叉性失語と呼ばれる．

失語症の大きな改善が見込めるのは，軽度失語症が発症後 2 週間，中等度失語症が 6 週間，重度失語症が 10 週間であるが，その後も改善は長年にわたって続く．

2 失語症の症状

失語症には，以下のようにさまざまな症状がある．

（1）無言症（mutism）

言語表出のない状態．発語の開始ができない状態で，構音障害や発声の障害ではない．第三脳室周辺の中脳・視床移行部，前頭葉内側面の病巣による．

（2）アナルトリー（anarthria）

個々の語音が正しく発音されず歪んでいる．構

▶表2　発語の流暢性

	発語の連続	発語の努力	構音の明瞭さ	発語量
流暢	(+)	(−)	(+)	多
非流暢	(−)	(++)	(−)	少

＊語想起に手間どって，発語が途切れるのは非流暢ではない.

音障害(dysarthria)とは異なり，構音の誤りに一貫性がない. "構音の障害" と呼ばれる.

(3)　構音障害(dysarthria)

構音器官の麻痺はないが，構音が減弱，不明瞭化している.

(4)　発語失行(apraxia of speech)

構音器官の麻痺はないのに，意図した音声をつくれない.

(5)　反応の遅延

反応を開始するまでに数秒を要する場合. 遅延反応とも呼ばれる.

(6)　プロソディ障害(dysprosody)

言葉のメロディであるプロソディ〔正しい強勢(stress)，正しい速度，正しい高低(pitch)の流れ〕が失われたものをいう.

(7)　流暢性(fluency)・非流暢性(nonfluency)

発語開始時の努力の有無，構音の明瞭さ，発語量などから分類される(▶表2).

- 流暢性：発語は途切れず，発語に努力を要さず，構音は明瞭で，発語量は多い.
- 非流暢性：発語は途切れ，発語に努力を要し，構音は不明瞭で，発語量も少ない.

喚語困難や訂正のために，発語が途切れても，発語に努力を要さず，構音も明瞭な場合は流暢性とする.

(8)　錯語(paraphasia)

音韻の選択に異常があり，目的音の代わりに別の音が産生される.

- 字性錯語(literal paraphasia)・音韻性錯語(phonemic paraphasia)：目的音の代わりに別の音が産生されたもの
  [例]トケイ→ タケイ
- 語性錯語(verbal paraphasia)：目的の語の代わりに別の語が産生されたもの
  [例]鉛筆→箸
- 新造語(neologism)：単語の形跡が失われた発語
  [例]時計→らぱかぱや

(9)　ジャルゴン(jargon)

発語は多いが，錯語が多く意味のとれないものを指す.

(10)　保続(perseveration)

一度発語されたものが，場面が変わったときにも繰り返される.

[例]〈検者〉これ(時計)は？
　　〈患者〉時計
　　〈検者〉これ(眼鏡)は？
　　〈患者〉時計

(11)　常同言語(verbal stereotypies)

重度失語例で，残っているいくつかの言葉が繰り返し発せられること. この残った数少ない言葉は残語という.

[例]〈検者〉おはようございます.
　　〈患者〉あいた
　　〈検者〉お名前は？
　　〈患者〉あいた

(12)　復唱(repetition)の障害

聞いた言葉を機械的にそのままの形で話すことができない. 音の受容→受容した音の把持→表出への転送→表出のいずれの過程が障害されても復唱は困難になる.

[例]〈検者〉今日はよい天気です.
　　〈患者〉きよう…

(13)　反響言語(echolalia)

聞いた言葉を意味理解を伴わずそのまましゃべってしまう.

[例]〈検者〉調子はよいですか？
　　〈患者〉調子はよいですか.

(14)　失文法(agrammatism)

名詞(主語，形動詞，目的語)の誤りはなく，助詞(てにをは)や助動詞の誤りや脱落，動詞の活用の誤りが多い. Broca(ブローカ)失語でみられる.

［例］今日　私　学校　行きます.

(15) 錯文法(paragrammatism)

文法的な形式は整っているが，中核的語彙との関係で文法的な誤りがある．名詞的な語の選択障害が目立つ．Wernicke(ウェルニッケ)失語でみられる．

［例］マッチが火遊びで子どもです．(子どもがマッチで火遊びをしている絵の説明)

(16) 統語障害

名詞，動詞，助詞などを用いて文法に従った文章をつくることができない．失文法，錯文法が代表的である．

(17) 喚語障害

語健忘(word amnesia または anomia)ともいう．目標の言葉(提示された物品名，言いたい言葉)を思い出せない．

(18) 迂回反応

迂言(circumlocution)ともいう．目指す語の代わりに，その用途を言ったりする．

［例］"箸" →ごはんを食べるとき使うあれ．

(19) 失語性失書(aphasic agraphia)

失語症の主要症状で，文字は書けないが，文字の模写は可能である．

書字障害には失語性失書のほかに，純粋失書，構成失書，鏡像文字などがある．構成失書は漢字に多く現れ，構成失行を伴う．鏡像書字は文字の左右が逆になったものである(す→ず).

(20) 失算(acalculia)

計算ができないこと．失語症の中核症状の1つである．計算には0から9までの数字と ＋－×÷ の演算記号，繰り上げ，繰り下げについての記憶と操作が必要である．

C 言語中枢の発達と機能

1 言語中枢の発達(▶図 1)

新生児からの言語発達は，話し言葉の理解，模倣しての発語(意味はよくわからないまま復唱)から自発語，読み，書きの順である．新生児は言語発達の基盤をなす語音の弁別能力をもっている．

一次聴覚野〔Heschl(ヘシュル)回〕は出生時から左半球が右半球より大きい．言語機能の左半球への局在化は，3〜10 歳で進むが，まだ右半球での機能代償も可能である．12 歳を超えると対側半球での完全な機能代償はできにくい．

2 言語中枢の局在

成人の言語中枢は右利きの 95％ が左半球に，左利きと両手利きの 2/3 が左半球にある．左右半球の機能分担は，右利き，左利きか，両手利きかなど，個人差があって，同じ病巣部位でも各例で症状が異なる一因となっている．言語中枢の存在する大脳半球を優位半球と呼ぶ．

3 言語中枢の機能分担

言語の処理にも機能分担があって，いくつかの言語中枢がある(▶図 1).

a Wernicke 中枢

上側頭回後方 1/3 と縁上回，角回の領域である．上側頭回後方 1/3 のみを Wernicke(ウェルニッケ)中枢とする考え方もある．

言語理解の中枢で，上側頭回後方部から縁上回まで含む損傷で Wernicke 失語となるが，上側頭回後方部のみの障害では失語は一過性である．

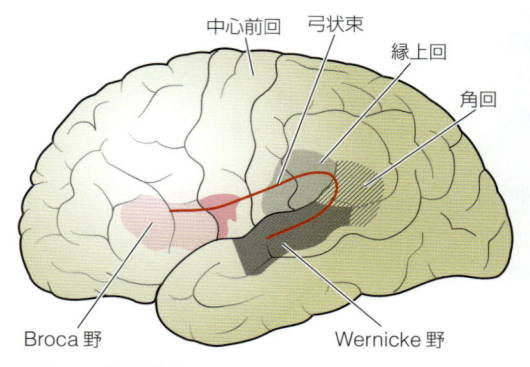

中心前回　弓状束　縁上回　角回

Broca 野　　　　　　　Wernicke 野

▶図1　言語中枢
Broca 中枢は左中心前回弁蓋部から三角部，下前頭回後端部と中心前回下端部，Wernicke 中枢は上側頭回後方 1/3 と縁上回，角回の領域である．一過性でない典型的 Broca 失語や Wernicke 失語の例では，斜線で示す領域まで損傷されている．側頭葉と前頭葉を結ぶ弓状束の縁上回皮質下での損傷は伝導失語をまねく．

b Broca 中枢

左中心前回弁蓋部から三角部，下前頭回後端部，中心前回下端部までの領域である．中心前回下端部は Broca（ブローカ）中枢に含めない考え方もある．左中心前回弁蓋部から下前頭回後端部までの損傷で Broca 失語となるが，左中心前回弁蓋部に限局した傷害では，構音障害や錯語を一過性に生じる．

c 読み書きに関連した領域

言語中枢のなかでも読み書きに関連した領域は，角回（angular gyrus）である．角回白質までの傷害で読み書きが障害される．

d Wernicke 中枢と Broca 中枢との連絡路

側頭葉と前頭葉とを結ぶ神経束である弓状束（fasciculus arcuatus）が連絡路になっているため，縁上回の損傷で弓状束も同時に損傷されて，伝導失語を呈する．

D 失語症の診断

簡単なスクリーニング検査で言語機能障害の有無を判断する．疑わしい例には，失語症検査，その他の高次脳機能検査（知能，失行，失認），画像診断まで行う．

1 失語症の検査と分類

外来やベッドサイドでも，簡単な検査で失語症の有無と類型分類を判断する必要がある（▶図2）．

a 失語症分類に必要なチェック項目

（1）話し言葉の理解はできるか？
• 質問に対する返事を注意深く聞く．
　○ 言語で回答：「どんなお仕事をされていましたか？」
　○ 動作で回答：「左手で右の耳をつまんでください」
　○ 物品名の理解：7つの品物（眼鏡，ハンカチなど）を並べて，「眼鏡は？」と指差しさせる．
• pointing span：検者が口頭で物品名を連続して2個，次に3個と指示し，連続して何個の指示まで被検者が指せるかみたもの．失語症の程度を知る指標となる．
診断
①難聴
②失語症か，重度の認知症（単語や簡単な口頭命令も理解できない）
③失語症，健忘症〔把持障害（口頭指示が長いと，指示のはじめの部分を途中で忘れる）〕
（2）自発言語は流暢で，聞き取りやすく，意味が通じるか？
• 「お仕事は？」などの言語理解の評価を行いながら，発語の評価も行う．
• 流暢性（言葉が途切れない），構音，プロソディ，文法，喚語困難，発語量を調べる．
診断1　非流暢で，発語自体に努力している（語

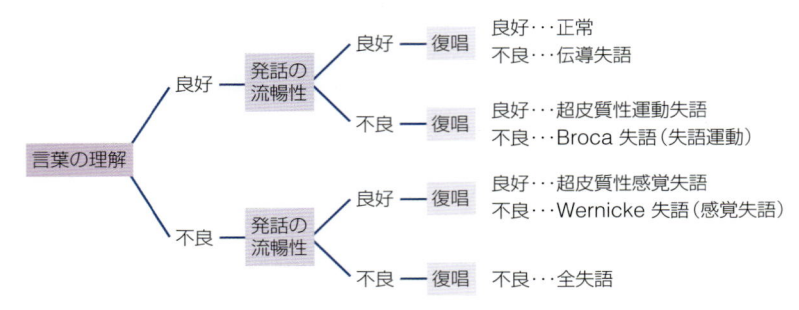

▶図 2　簡略な失語症類型化の手順

想起の努力は問題にしない）.
① Broca 失語
②全失語（理解が悪く，発語は数語のみ）
③麻痺性構音障害（文法や単語に誤りなし）
診断 2　流暢だが，文法や単語に誤りがあって，理解しにくい.
① Wernicke 失語
診断 3　名称の代わりに「あれ」「それ」を使う.
①喚語困難（どのタイプの失語症にも共通してみられる）

(3)　復唱はできるか？

- 単音節，単語，文（短いものから徐々に長いもの）を復唱させる.
  診断
  ①失語症（語音認知→発語プログラムへの変換→発語までの過程の障害，把持障害）
  ②健忘（把持障害）
  ③難聴

(4)　文字の読みと理解はできるか？

- 文字による指示に従うことができるか.
- 漢字が仮名より理解しやすい．漢字は絵と同じだが，仮名は複数の仮名文字をまとめて単語とするため，漢字より難しくなる.
  診断
  ①識字障害（学歴）
  ②失語症，純粋失読

(5)　書字はできるか？

- 仮名と漢字は別々に検査する.
  ○文字の模写（構成障害の有無）
  ○書き取り（他人が言ったことを書く）
  ○自発書字（適切な単語を想起し自分の考えを文法に従って文章にする）
  診断
  ①構成障害（模写不能）
  ②失語症，純粋失書（書き取り，自発書字が不能）
  ③認知症

(6)　計算はできるか？

- 計算には数字と繰り上げ，繰り下げについての記憶と操作が必要である.
  ①失語症
  ②認知症

ⓑ **失語症の分類**（▶表 3，図 3）

(1)　Broca 失語

症状　発語は非流暢，理解障害はあるが表出面より軽度，復唱も障害がある．多くは右片麻痺を伴う.

病巣　左中心前回弁蓋部から三角部，下前頭回後端部，中心前回下端部の障害，中大脳動脈の梗塞，言語領域皮質を含まない被殻の障害（▶図 4）

(2)　Wernicke 失語

症状　発語は流暢だが理解障害が著しく，復唱にも障害がある．発病初期のジャルゴンが著しい時期に自己の病態への病識欠如があり，自分は普通に話していると思っている．病識が出ると言葉数は減り，喚語に手間どる．一見，非流暢失語に似るが，発語自体は流暢である．多くは片麻痺はな

▶表3　失語症類型の特徴

失語症類型	流暢性	理解	復唱	特徴
Broca 失語 （運動失語）	×	△〜○	×	非流暢性失語．発話は少なくプロソディ（リズム，抑揚，速度）は失われ，読み書きも低下する．ほとんどの場合，片麻痺を伴う
Wernicke 失語 （感覚失語）	○	×〜△	×	流暢性失語．口数は多くプロソディは保たれるが意味不明（ジャルゴン発話）．ほとんどの例は読み書き不能で，片麻痺はない
全失語	×	×	×	言語機能全般に著明な低下．広範病巣で片麻痺も重度
伝導失語	○	△〜○	×	復唱が目立って悪い
超皮質性運動失語	×	△〜○	○	復唱のよい Broca 失語という印象
超皮質性感覚失語	○	×	○	復唱のよい Wernicke 失語という印象
健忘失語	○	○	○	失名詞失語．名詞に限定された健忘を示す

○は障害なし，△は軽い障害あり，×は著しい障害を示す．

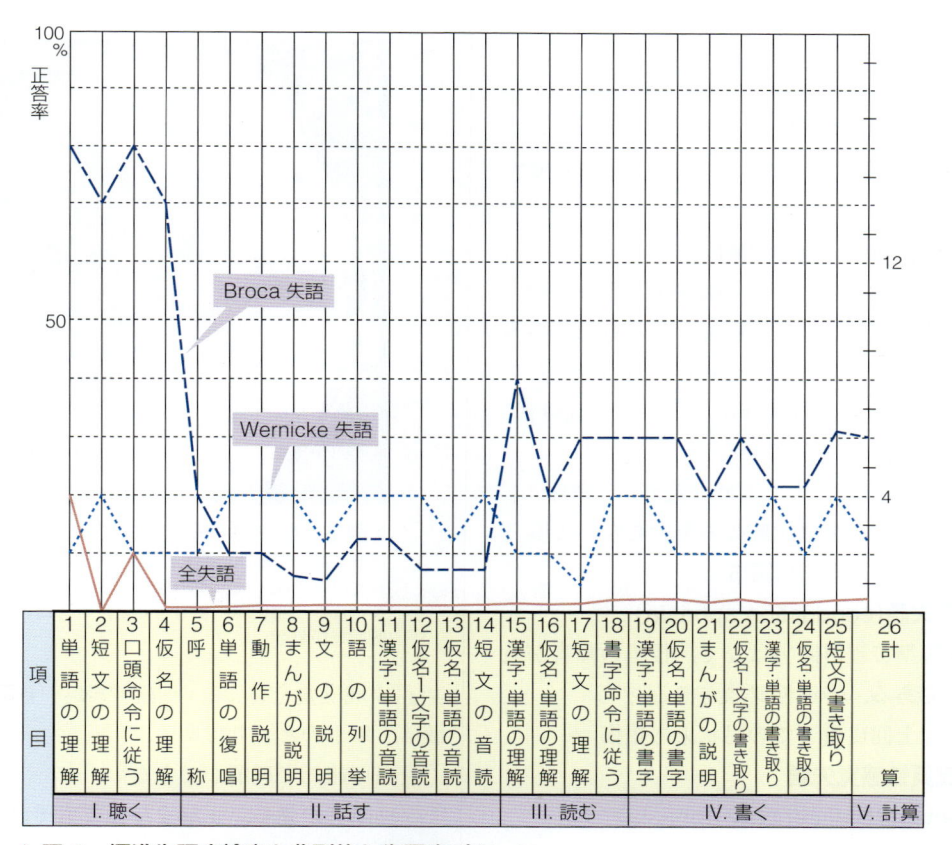

▶図3　標準失語症検査と典型的な失語症パターン

全失語，Wernicke 失語はすべての項目で成績が悪く，プロフィールは類似しているが，Wernicke 失語は発語が流暢である．Broca 失語は聴覚理解の項目が比較的よいことが特徴である．軽度あるいは中等度の障害では項目ごとに差が大きく，ギザギザしたプロフィールになる．

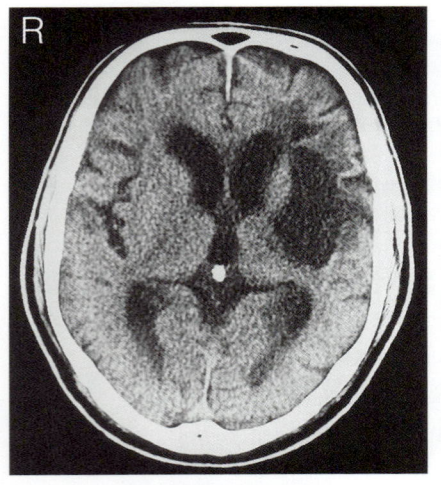

▶図 4　Broca 失語の障害部位（CT 像）
運動性言語中枢の皮質と皮質下（左中心前回弁蓋部から三角部，下前頭回後端部，中心前回下端部）に低吸収域がある.

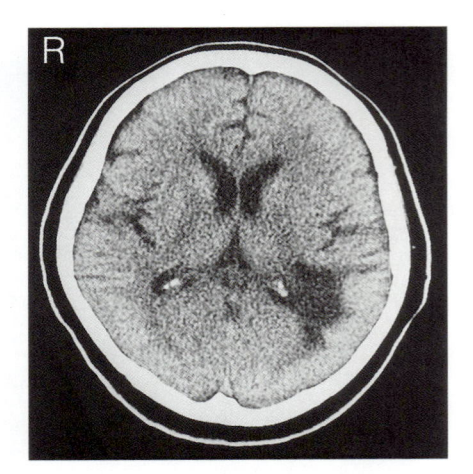

▶図 5　Wernicke 失語の障害部位（CT 像）
感覚性言語中枢の皮質下（上側頭回後方 1/3，縁上回，角回の領域）に低吸収域がある.

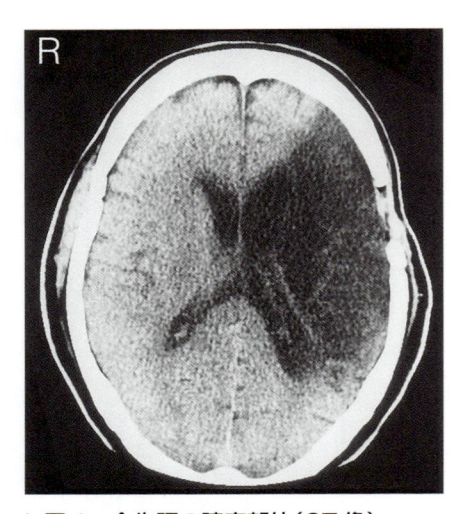

▶図 6　全失語の障害部位（CT 像）
運動性言語中枢から感覚性言語中枢までを含む皮質と皮質下（左中心前回弁蓋部，三角部，下前頭回後端部から上側頭回後方までを含む）に広範な低吸収域がある.

く，右上同名半盲を伴う.

病巣　上側頭回後方 1/3，縁上回，角回の障害（▶図 5）

（3）　全失語（global aphasia）

症状　言語機能のすべての面が重度に障害され，発語は数語のみ（残語），理解できるのも数語のみである．Broca 失語と Wernicke 失語の合併した状態．多くは重度の右片麻痺，右半身感覚障害，右同名半盲を伴う.

病巣　全言語領域（左中心前回弁蓋部，三角部，下前頭回後端部から上側頭回後方を含む左中大脳動脈領域）の広範な障害（▶図 6）

（4）　伝導失語（conduction aphasia）

症状　流暢型で理解障害はなく，復唱の障害が最大の特徴である．音節性錯語がある.

病巣　左縁上回皮質下での弓状束の損傷

（5）　超皮質性感覚失語
　　（transcortical sensory aphasia）

症状　Wernicke 失語と同様であるが，文レベルの復唱が可能．しかし，その意味は理解できない．相手の質問をそのまま繰り返す反響言語がみられる．語義失語も超皮質性感覚失語に含まれる．特

徴は，以下のとおりである.

①復唱可能だが理解ができない.

②呼称障害が強く，正解を与えてもそれを認知できない.

③反響言語

④理解なき書き取り，理解なき音読

病巣　病巣部位との関連は明確でない.

（6） 超皮質性運動失語

　　　（transcortical motor aphasia）

症状　自発語は乏しく，非流暢であるが，最大の特徴は復唱がよいことで，長い文章でも復唱ができる．発語失行の要素は少ない．

病巣　病巣部位との関連は明確でない．

（7） 健忘失語（amnestic aphasia），

　　　失名詞失語（anomic aphasia）

症状　喚語障害のみを示し，会話では迂言がみられる．

病巣　病巣部位との関連は明確でない．

2 特殊な言語障害

　特定の言語処理系（聞く，話す，読む，書くの1つあるいは2つ）と言語中枢との連絡が障害されるが，それ以外の処理系と言語中枢は正常である．狭義の失語症には含まれない．

（1） 純粋失書（pure agraphia）

　書くことはできないが，他の言語機能は正常である．

（2） 失読失書（alexia with agraphia）

　読みと書きはできないが，他の言語機能は正常である．指で文字をなぞっても読めない．

（3） 純粋失読（pure alexia）

　読めないが，他の言語機能は正常である．特徴的なことは，右手で文字を書けるが，その自分で書いた文字を読めない．指で文字をなぞると読める．左後頭葉内側面と脳梁膨大部の損傷により言語中枢が視覚（文字）情報を受けられない離断症状である（▶図7）．

（4） 純粋語聾（pure word deafness）

　話し言葉の理解はできないが，他の言語機能は正常である．聴覚失認をしばしば伴う．

（5） 純粋語唖（aphemia または pure anarthria）

　発語は障害されているが，他の言語機能は正常で，文章は正確に書ける．

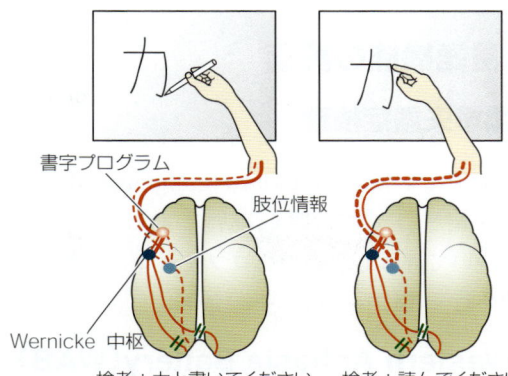

書字プログラム

肢位情報

Wernicke 中枢

検者：力と書いてください．
患者：書きました．

検者：読んでください．
患者：読めません．
検者：なぞってください．
患者：力です．

▶図7　純粋失読のメカニズム
特異的に文字の形態に関する視覚情報処理経路と言語中枢との連絡に損傷（左半球内の離断：後頭葉内側面損傷，右半球からの離断：脳梁の損傷）のため，文字は見えるが読めない．書字の運動プログラム（運動前野）やその空間視系ならびに肢位に関する処理系（頭頂葉：破線で示す）は損傷を免れているため文字を書けるし，なぞれば読めると考えられる．

3 他の高次脳機能障害

　失語症は発病初期に，肢節運動失行，観念運動失行，観念失行，構成失行，口部顔面失行，保続などが目立つが，多くは時間経過とともに軽減あるいは軽快する．

　失語症は認知症と混同されやすい．失語症は言語過程の障害であり，知的機能全般の障害を意味しない．脳の損傷が大きいほど知的障害が強くなる傾向があるため，脳の損傷が大きい重度失語例では非言語性知能も低下する傾向がある．

E 失語症の評価

　失語症の検査には，主に言語機能自体を評価するものとコミュニケーション能力を評価するものがある．

1 言語機能の評価

a 標準失語症検査

標準失語症検査(Standard Language Test of Aphasia; SLTA)では聞く，話す，読む，書く，計算について評価し，そのプロフィールから失語症分類を行う〔図 3(➡ 113 ページ)参照〕.

b Western Aphasia Battery(WAB)

失語症状の数量的分析をもとに，口頭言語によるテスト(流暢性，情報内容，理解力，復唱，呼称)と非(口頭)言語性テスト(書字，描画など)で構成され，失語指数(aphasia quotient)と動作性指数(performance quotient)から，失語症分類，重症度を評価する.

c トークンテスト(Token Test)

失語症例の聴覚的理解障害を評価するため，すべての課題は口頭指示で与えられ，被検者は非言語的な動作で答える.

2 コミュニケーション能力の評価

a Porch Index of Communicative Ability(PICA)

コミュニケーション障害を verbal(物品名，使用法，復唱など)，gestural(物品の使用法のジェスチャー，指示に従っての動作など)，graphic(書き取り，文字の模写，図形の模写など)を 16 段階で評価し，そのプロフィールから失語症の重症度や特徴を評価する.

b 実用コミュニケーション能力検査 (CADL 検査)

実際の生活場面を想定した 34 課題(メニューを見て注文する，買い物をするなど)を各 4 点で評価し，総得点でコミュニケーション能力を評価する.

F 失語症のリハビリテーション

1 言語療法

失語症への言語療法(speech therapy)は発症早期から，集中的かつ専門的に行う．同時に合併する片麻痺，失行，失認への治療と組み合わせて行う必要がある．片麻痺，失行，失認への治療については，それぞれ第 7 章(➡ 79 ページ)，第 13 章(➡ 129 ページ)，第 12 章(➡ 120 ページ)参照.

a リハビリテーションの内容(▶表 4)

(1) 基本的方針

評価に基づいて，言語機能障害，コミュニケーション能力障害，参加制約，経験としての障害(心理面)への治療をもれなく行う.

①言語機能の各側面(聞く，話す，読む，書く，計算)への治療

②実用的コミュニケーションの改善

③環境調整(家庭や職場への働きかけ)
- 失語症は言語機能の障害であって，知能は保たれている.
- 患者への適切な接し方(▶表 5)
- 復職は十分治療を行って能力を高めてからにする．片麻痺だけの例より時間がかかる.

④心理的側面への配慮
- 患者の自尊心を傷つけない.
- 本人と家族が十分な治療を受けたと納得できるような治療を行う.

(2) 言語療法の開始時期

脳卒中急性期は失語症状が変動しやすく，患者も疲労しやすい．言語聴覚士による治療は座位保持が 1 時間ほど可能になったら開始する(▶表 6).

(3) 評価と治療方針

失語テスト(標準失語症検査あるいは WAB 日本語版)ののち，評価に基づいて 2〜3 か月を 1

▶表4　失語症へのリハビリテーション

障害の内容	障害のレベル	治療と注意
①言語機能障害	機能障害	言語機能への治療的働きかけ： 呼称，自発話などの言語聴覚士による言語療法，音読などの自習 ●障害内容に合った治療を根気よく反復する ●集中力を要し，くたびれる訓練である
②コミュニケーション障害	活動制限	ジェスチャーや絵を用いた意思疎通訓練，ゲームなどのグループ活動 ●楽しい雰囲気で
③家族や社会の無理解	参加制約	環境調整（家庭や職場への働きかけ） ●失語症は知能低下ではない ●高い言語能力を必要としない職種への変換が必要である ●患者への適切な接し方
④自信喪失，劣等感など	心理的障害	障害受容の促進 ●患者の自尊心を傷つけない ●失語症患者の苦しみはよく理解していることを示す ●本人と家族が納得する治療を提供する

▶表5　失語症患者とのコミュニケーションや
　　　言語療法上の注意

1. コミュニケーションは簡単に，明瞭に，そして頻回に

- ●身近で具体的な言葉を，短い文章で，ゆっくり話す
  - ○使用頻度の高い具象的単語ほどよく残っている
  - ○把持力低下のため，長く早い会話は途中から理解できなくなる
- ●ジェスチャー，顔や口元を見せて手がかりを与える
  - ○表情や口元の形などの手がかりは理解を促進する
  - ○電話の聞き取りは難しい
- ●静かな場所で話す
  - ○背景に音があると，聞き取りが難しくなる
- ●重度失語例にもできるだけ多く話しかける
  - ○聴覚的刺激を与える
  - ○患者の疎外感を防ぐ

2. 意思伝達には絵カード，やさしい漢字を用いる

- ●漢字は絵と同じで見ただけで意味がわかる
- ●五十音表は音韻操作能力が必要で有効でない

3. 小休止を入れる

- ●精神集中を要するため，非常に疲れやすい

4. 家族の失語症への理解を深める

- ●家族は，何も言えない，わからない患者に困惑している
- ●失語症は言語障害であって，知的障害ではない
- ●道具の使用障害（観念失行）は認知症のためではない
- ●言語機能の回復は長期間続き，言語療法は有効である

▶表6　言語療法の開始時期

1	意識が清明で，全身状態が安定
2	座位保持が1時間以上可能：バックレスト使用でもよい
3	対人接触を保てる：対人接触の意欲と集中力の持続

クールとして治療を開始し，定期的に再検査して，その後の治療方針を決める．

ⓑ 言語療法の内容

　訓練方法として，プログラム学習法，刺激法などがあり，失語症の特徴や罹病期間などによって，選択される（▶表7）．

（1）個人訓練

　言語療法の内容は重症度によって優先順が異なる．重症失語例では障害の軽い言語様式から訓練を開始し，軽症失語例では障害の目立つ言語様式から訓練を開始する．

　言語療法の主な内容を以下に示す（▶表8）．

①聴覚的言語把持強化：呼称された絵カードを示す．目標は一度に4つの物品を連続して呼称されても示せること

②復唱：言語模倣（聴覚から構音まで，口元を真似させる）

③呼称，自発語の訓練：絵カードを示して，名前を言わせる．物の名称（単語）から説明（文章レベル）まで

④文字と絵の対応訓練：絵カードと漢字カードを選ばせる．

⑤音読の訓練：文章を正確，明瞭に読む．

⑥書字訓練：写字より始め，単語や文章の書き取り

▶表7 失語症の言語療法

1. プログラム学習法(オペラント学習理論に基づく)
- 言語聴覚士による治療：絵カード，ワークブックなどによる段階的訓練
- 自習：録音音声や Language Master を用いた訓練

2. 刺激法(H. Schuell が重視)
- 聴覚刺激を主に用い，視覚などのフィードバックを利用しながら強化する

3. 予防的治療法(プログラム学習の一環)
- 不適切な反応を避けながら，適切な反応を引き出す

4. 特殊な障害に対する訓練法
- 発語失行：メロディック・イントネーション・テラピー，口型模倣
- 重度失語：ジェスチャー，絵カードを利用したコミュニケーション

5. 強化訓練法
- 訓練密度を濃くした集中訓練

▶表8 言語療法の内訳

	訓練方式	訓練内容
個人訓練	①損なわれた言語機能の改善 ②残された言語機能の活用	●自発話，口頭説明，呼称，復唱，音読，自発書字，書字説明，書き取り，聴覚的理解，読解，写字
個人訓練	③非言語的コミュニケーション能力の活用	●ジェスチャー，絵，コミュニケーションノートなど
集団訓練	①実用的コミュニケーションの訓練	●トランプ，麻雀，歌など
集団訓練	②言語訓練	●仮名訓練，構音訓練，音読，自由な会話など
自主訓練	①Language Master などの機材の活用	●呼称，復唱，音読など
自主訓練	②録音音声の活用	●書き取り，復唱，音読など
自主訓練	③本，新聞記事の活用	●読解，自発書字，音読など
自主訓練	④プリント活用	●読解，自発書字，写字など
自主訓練	⑤日記，作文，手紙	●自発書字

※グループ治療やコンピュータ機器を用いた治療もすすめられる.

(2) 実用コミュニケーション促進法（Promoting Aphasics' Communicative Effectiveness; PACE）

実用的なコミュニケーション行動を獲得させるため，ジェスチャーなどを用いて表現させる.

(3) グループ訓練

発話の促進，ジェスチャーの利用促進，他の患者の表現行動を観察させるため，グループでの会話やゲームのなかでコミュニケーションの機会をつくる. グループは重症度を考慮して構成する.

(4) 自主訓練

パソコンや Language Master(➡ NOTE-2)などの機材やカードを用いた呼称練習やコンピュータ機器を用いた訓練. 軽症例は日記，新聞のコラムの要約などが課題となる.

2 失語症の予後

失語症の予後は脳損傷の部位や大きさ，年齢，訓練開始までの期間など多くの要因に影響される. 言語でのコミュニケーションが可能なレベルまで回復する例は，健忘性失語，伝導性失語，超皮質性失語では多いが，運動性失語では約 60%，感覚性失語では 30%，全失語では非常に稀である. 仕事のなかでの事務処理や接客に問題がないレベルまでの回復は少ないので，職場の対応が必要である.

しかし，数か月の観察では改善が止まったようにみえても，数年という長期の観察では徐々に言語機能が改善する例が多いので，ホームワークなど工夫して訓練を継続することが大切である.

G 理学・作業療法との関連事項

1. 失語症は言語機能の障害であって認知症ではない. 繰り返し手本を示せば，課題は理解でき

NOTE

2 Language Master
カードを Language Master に通すと音声で読みや名称が示される. 語想起・呼称の訓練ができる.

る．なすべきことは理解しているようでも課題ができない場合，失認，失行を疑う．観念失行や右視空間失認は初期に著しくても改善しやすい．ただ，重度の失語症では，非言語的な知能も低下する傾向がある．

2. 失語症患者は身体部位（親指，肘，膝…）についての言語の理解が曖昧である．治療の際，口頭指示だけでなく，まず治療者がその運動を提示する．

3. 失語症患者には，患者が理解できなくても失語のない患者と同様に，常に豊かな言葉で繰り返し話しかけることが，失語症患者の不安や疎外感を和らげる．

4. 言葉を失った患者自身だけでなく，家族も病態がわからず，「呆けた」と悲嘆にくれたり，とまどっていることも多い．失語症について繰り返し説明する必要がある．

●参考文献

1) 重野孝次：失語症のみかた．岩倉博光ほか（編）：脳卒中 I—脳卒中のみかた（臨床リハビリテーション）．pp.153–180，医歯薬出版，1990．

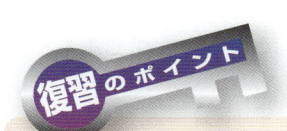

復習のポイント

- 高次脳機能障害と大脳連合野障害部位の関係を説明する．
- 失語症の定義と症状（錯語，喚語困難，失文法，ジャルゴン，保続），失語症と麻痺性構音障害の違いを説明する．
- 失語症を発語の流暢性，聴覚的理解，復唱で，全失語，感覚性失語，運動性失語に分類する．
- 失語症患者への言語療法と患者への接し方を説明する．

高次脳機能障害：
失認

- 失認の定義を理解し，感覚ごとに失認の症状と責任病巣を学ぶ．
- 失認の検査法と特徴的所見を学ぶ．
- 左視空間失認がリハビリテーションを阻害する理由と治療法を学ぶ．

A 失認の概念と分類

失認（agnosia）とは，感覚障害によらない対象認知の障害である．知能低下や意識障害によるものは除く．

介する感覚によって多くの種類の失認がある（▶表 1）．視覚，触覚，聴覚，身体の認知障害に分けて，順に述べる．

1 視覚失認

視覚は多くの情報を含むため，以下に示す多くの失認がある．視覚失認（visual agnosia）では，常に視力が正常（眼鏡使用可），あるいは症状を説明できるほどの視力低下はないことを確認する必要がある．

半側空間失認の頻度が高く，リハビリテーションの阻害要因としても重要である．

視覚失認が物体失認の同義語として用いられることもあるが，ここでは視覚に関する失認の総称として用いる．

a 物体失認

物を見ても何であるかわからないが，触れるなど，視覚以外の感覚を用いればわかる場合を物体失認（object agnosia）という．

認知症や意識障害は視覚以外の感覚を用いても対象が何であるかわからない．

障害の特徴から次の 2 つに分ける．

（1）統覚型視覚失認
　　（apperceptive visual agnosia）

視覚の要素的知覚（光の強弱，対象の大小，運動方向など）は正常だが，視覚的に対象が何かわからない（▶図 1）．

病巣　両側有線野（➡ NOTE-1）を含む後頭葉損傷．両側有線野は保たれるが，その周囲の大きな損傷

（2）連合型視覚失認
　　（associative visual agnosia）

視覚的に対象の形態はわかるが，名称がわからない（▶図 2）．

病巣　左半球の一次視覚野，脳梁膨大部の損傷

b 同時失認

同時失認（simultanagnosia）は画面の部分部分は理解できるが，全体が何を表しているか理解できない．

NOTE

1 有線野

一次視覚野（鳥距溝周囲の V1）の周囲にある V2，V3 に相当する後頭葉皮質で，基礎的な視覚情報処理を行っている．

▶表1 失認の定義と分類

失認の定義	感覚障害によらない 対象認知の障害

1. 視覚失認：視覚情報の内容によって多くの失認がある

　a. 物体失認（視覚失認）：物を見ても物品名が言えない
　　（1）統覚型視覚失認：視覚の要素的知覚は正常だが形態がわからない
　　（2）連合型視覚失認：視覚的に形態はわかるが，物品名が言えない
　b. 同時失認：画面の部分部分の意味はわかるが，画面全体の意味はわからない
　c. 相貌失認：熟知した顔を見ても誰かわからない
　d. 色彩失認：色覚は正常だが，色名の呼称ができない
　e. 視空間失認：空間視情報（位置，傾き，遠近，動きなど）の認知の障害．視空間への注意障害
　　（1）視覚性失見当：対象物の空間位置定位ができない
　　（2）半側空間失認，半側空間無視：半側視空間への不注意あるいは無視
　　（3）地誌的見当能力の障害：熟知した地域の景観や位置関係がわからない，地図上の知識の障害（街並失認，道順障害，地誌的記憶障害）
　　（4）Bálint 症候群：精神性注視麻痺，視空間性注意障害，視覚失調

2. 触覚失認：触覚を介した認知ができない

　（1）素材失認，（2）形態失認，（3）触空間の定位障害

3. 聴覚失認：聞こえた音が何の音かわからない

　（1）純粋語聾，（2）感覚性失音楽，（3）聴覚失認

4. 身体失認：自己の身体の空間的配置についての認知障害

　a. 半側身体失認：自己の半側身体への無関心や忘却，喪失感，病態失認
　b. 両側身体失認：Gerstmann 症候群（手指失認，左右識別障害，失算，失書）

病巣　左後頭葉前方部あるいは後頭葉と側頭葉の接合部の損傷，両側頭頂後頭葉損傷

検査　情景画の説明で，画中の個々の物の名前は言えるが，画面全体が表しているものは言えない．

⒞ 相貌失認

　相貌失認（prosopagnosia）は，家族など熟知している顔を見ても誰かわからない．他の感覚情報があれば（例：声を聞けば），誰かわかる（▶図 3）．

病巣　両側（あるいは右）の後頭側頭接合部内側面（紡錘状回，舌状回）の損傷が多い．一側の損傷で生じたものは軽度で回復がよい．

　顔の表情（怒り，悲しみ，喜びなど），性別，老若の判別にも障害がおこることが多い．顔の表情

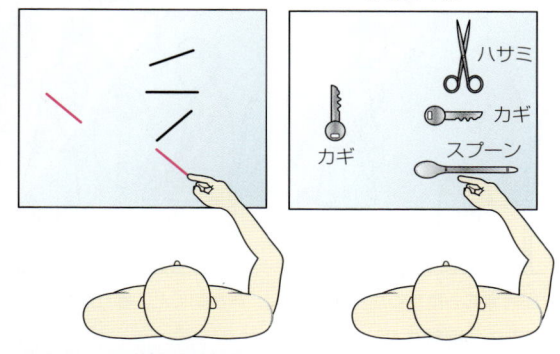

左と同じものを選ぶ

要素は可能　　　形態は不能

▶図 1　統覚型視覚失認
視覚の要素的知覚は可能だが，形態の同一物の選択はできない．

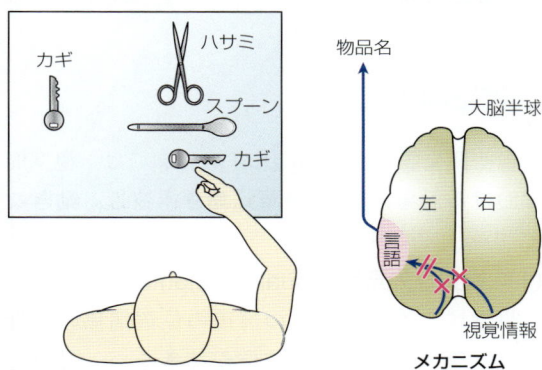

左と同じものを選ぶ

選択可能　　　物品名は言えない

▶図 2　連合型視覚失認
同一の物を選択できる（図形の判別はできる）が，視覚情報と言語中枢が離断されているため，見ても物品名を言えない．手で触れるなど他の感覚系を介せば物品名を言える．

の判別は扁桃核（右半球が優位）が関与する．

検査　家族，本人，有名人の顔写真の判別や実際の家族や友人の顔の判別ができない．

⒟ 色彩失認

　色彩失認（color agnosia）は，色覚は正常だが（➡ Advanced Studies-1），色名の呼称ができず，言語（言葉，文字）で指示された色を選べない．

病巣　左後頭葉内側面と脳梁膨大部の損傷である．左の色覚中枢の損傷と右の色覚中枢–言語中

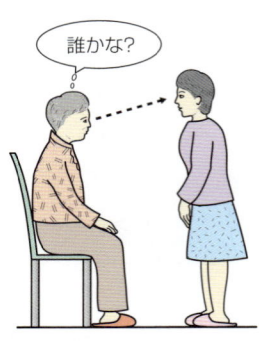
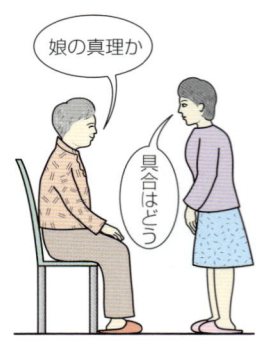

顔を見ても誰かわからない　　声を聞くと，誰だかわかる

▶図 3　相貌失認

見えているのにつかめない！

つかもうとして，手を開いたり閉じたりしている．

▶図 4　視覚性運動失調

枢との間の離断(脳梁損傷)による．

検査　石原式色覚テスト，色カードのマッチングでは異常はないが，言語で指示された色カードを選べない．

ⓔ 視空間失認

視空間失認(visual spatial agnosia)は，視空間における対象の特性(位置，傾き，遠近，動きなど)の認知の障害である．

(1)　視覚性失見当(visual disorientation)

視覚による複数対象の前後の位置関係の把握や対象物の空間位置の定位ができない．対象をつかもうとすると，対象と手の位置との位置関係が一致せず，空をつかむ〔視覚性運動失調(optic ataxia)〕(▶図 4)．

病巣　両側頭頂葉あるいは右の頭頂葉の損傷

(2)　半側空間失認(unilateral spatial agnosia)，半側空間無視

半側視空間への注意が不十分で，そこにある対象を無視する．このような注意の低下は視覚だけでなく，しばしば聴覚，触覚でも認められる．多くは左半側空間失認で，稀に右半側空間失認もある．

以下は左半側空間失認について述べるが，右半側空間失認では，病巣部位，症状は左右逆になる．

症状　左視空間にある物への不注意・無視だけでなく，しばしば視空間軸の歪みや病態失認，構成失行を合併する．半盲を伴う例に重度例が多い．右頭頂葉損傷によるこれらの症状を劣位半球症候群(➡ NOTE-2)と呼ぶことがある．

病巣　右半球の下頭頂小葉(側頭−頭頂−後頭接合部)ならびに，この領域と機能的結合がある白質や基底核の損傷

検査　行為における半側視野への不注意を明らかにする．半盲を伴う場合も多いが，半盲のみの場合は健常視野で代償して，線分二等分試験，線分抹消試験，模写では異常は呈さない．

NOTE

❷劣位半球症候群

優位半球とは言語中枢が存在する半球(多くは左半球)を，劣位半球とは言語中枢がない半球(多くは右半球)である．頭頂葉の機能も機能局在があり，損傷の広がりによって，左半側空間失認(主に，注意障害)に視空間失認，半側身体失認などを合併する．

左半側空間失認の検査結果を以下に説明する.

- 線分二等分試験：線分の中央に印を付けてもらうと，マークが右にずれる（▶図5）.

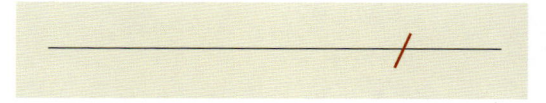

▶**図5　線分二等分試験**
中点より右側に偏って線に印を付けている.

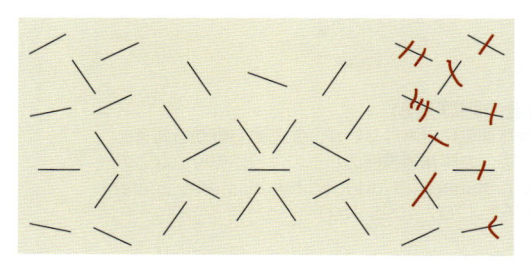

▶**図6　Albert 線分抹消試験**
左側の線分を見落としている.

- Albert（アルバート）線分抹消試験：左側の線分に気づかず抹消しない（▶図6）.
- 模写：原画の左側にある物，あるいは物の左部分を書き落とす（▶図7）.
- 左右視野の同時刺激：左右の視野を個々に刺激すれば気づくが，同時に刺激すると左側視野の刺激に気づかない〔消去現象（extinction phenomenon）〕（▶図8）. 半盲があると最初から左視野のものは気づかない.
- BIT（behavioral inattention test；行動性無視検査）：紙と鉛筆による"通常検査"と日常生活の側面を反映させた"行動検査"からなる総合的評価法で，129点以下が半側空間無視とされる.

メカニズム　諸説あるが（▶表2），頭頂葉に注意喚起に関与する領域があり，右半球は両側の視野

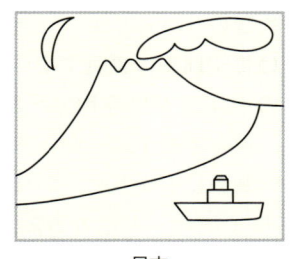 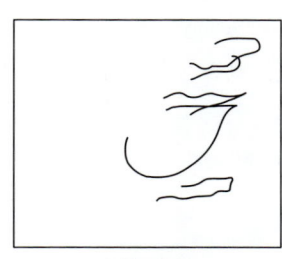 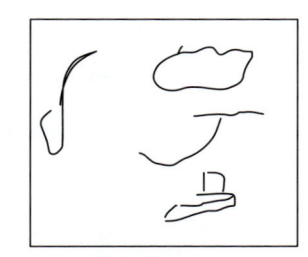

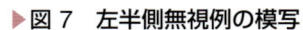

見本　　　　　　　　　　左側の欠落　　　　　　　各要素の左側部分の欠落

▶**図7　左半側無視例の模写**

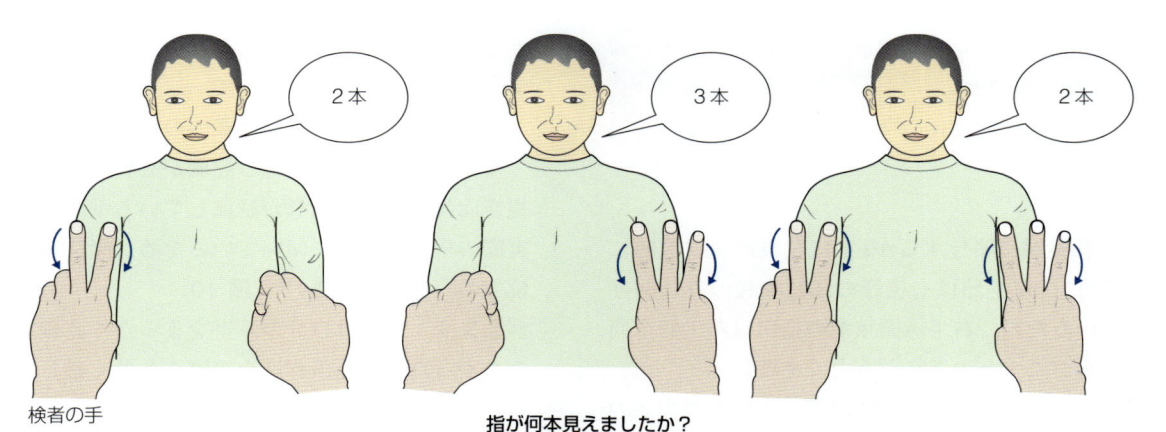

検者の手　　　　　　　　　指が何本見えましたか？

▶**図8　消去現象**
検査は対座して左右の視野に置いた手から数本の指を短時間立てて提示し，見えた指数を言ってもらう.

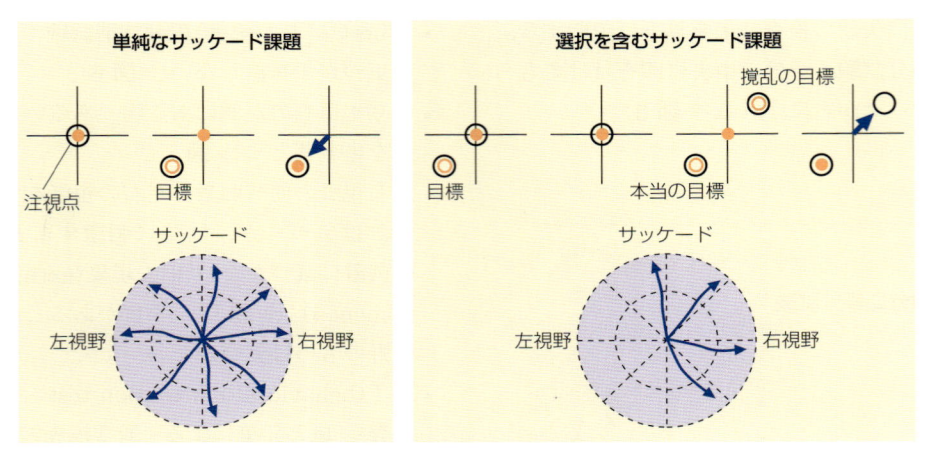

単純なサッケード課題	選択を含むサッケード課題

▶図 9 サルの右尾状核 DOPA 系神経細胞破壊後の眼球運動

サルでも右基底核の破壊で一側視野の刺激ではまったく眼球運動に異常はないが，左右の視野から同時に刺激があると，左を注視すべきときにも右への注視がおこる．左半側無視例の右への注視が優位になるのとまったく同じ現象である．〔Miyashita N, *et al*: Visual hemineglect induced by unilateral striatal dopamine deficiency in monkeys. *Neuroreport* 6:1257–1260, 1995 より〕

▶表 2 半側空間失認のメカニズム

1. 注意障害説

右頭頂葉は左右へ（主には左方へ）注意を向けるが，左頭頂葉は右方へ注意を向けるため，右頭頂葉損傷で左方の注意が低下する

2. 眼球運動障害説

左方へのサッケードの立ち上がりが悪い．左右同時に刺激があると左へ引かれる

3. amorphosynthesis 説

頭頂葉損傷で複数の感覚を空間的に統合できない

4. 表象障害説

意識のなかで，外空間，自己の身体に関する表象は左空間については認識されていない．既知の風景を思い出させても左空間については欠落が多い

5. 一側性記憶障害説

左半側空間に提示された刺激については忘れてしまう

の注意喚起に関与するが（主に左視野，副次的に右視野），左半球は右視野の注意喚起のみに関与しているため，右半球頭頂葉の損傷は左半側空間失認をおこすとの考えが有力である．

リハビリテーション上の問題点　半側空間失認のなかでは右頭頂葉損傷による左半側空間失認が多く，リハビリテーションの治療成績に大きな影響を与える．右半側空間失認は稀で，症状も軽度のことが多い．

左半側空間失認のリハビリテーションで問題となる症状について，以下に説明する．

①左視空間への不注意：転倒事故や ADL 低下の原因となる．視線や顔を左へ向けることが少なく，右からの刺激に引かれやすい（▶図 9）．
- 歩行や車椅子操作——左方の障害物に当たる，左側のブレーキやフットレストの操作を忘れる．
- 食事，整容など——左側にある食器の見落とし，左のひげのそり残しなど
- 退院後の社会生活に備えて——退院後の社会生活で，車の運転や事務職への復職を希望する例には集中的な訓練と評価が必要である．

②視空間軸の歪み：患者が認識している垂直軸は実際の垂直より左に傾いているため，座位，立位でのバランスが悪い（▶図 10）．

③病態失認：患者は自分の障害をまったく認識できなかったり，その程度を実際より軽く感じており，座位も不安定な患者が立って歩こうとして転倒するなど，事故の一因になる．

④着衣障害：着衣の袖などと身体の部位の対応が

まっすぐしてください

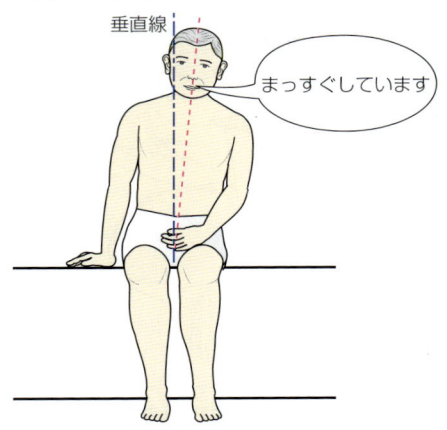

垂直線

まっすぐしています

▶図10　空間軸の歪み
ベッドサイドあるいはマットに座位の状態で，頭・体幹とも左へ傾く．頭頂葉が対象の傾きや自己身体の傾きの情報を処理している．

わからず，着衣ができない．

⑤構成失行：描画などまとまりのある形態をつくることができない．絵を描いたり，姿態の模倣ができない．

(3)　地誌的見当能力の障害

熟知した地域や建物に関する景観や位置関係がわからない，あるいは地図上の知識の障害である．地誌的失見当，地誌的障害とも呼ばれる．

①街並失認：熟知した街並や家屋の形態的記憶障害によって，熟知した地域の景観を見てもどこかわからない．

　　病巣　右頭頂葉後部と海馬の損傷

②道順障害：熟知した地域（自宅周辺，自宅内）で，目的の場所の方向を同定したり，道順をたどることができない．よく知っている地域や自宅の間取りを口述あるいは図示ができない．

　　病巣　脳梁に接する右後頭葉の損傷（右頭頂葉と海馬との連絡路の損傷）

③地誌的記憶障害：よく知っている都市を地図上で示せない．

　　病巣　右側頭葉後部と右の海馬の損傷

(4)　Bálint（バリント）症候群

病巣　両側の頭頂−後頭葉接合部の広範な損傷

以下の3つがそろったものを Bálint 症候群と呼ぶ．

①精神性注視麻痺：眼球運動は正常だが，随意的に次々に対象を見ることができない．

②視空間性注意障害：注視した対象以外に気づかない．

③視覚性運動失調：対象に手を伸ばすと，手の位置が対象からずれる．

2 触覚失認

触覚失認（tactile agnosia）とは，触覚障害はないのに，触覚を介した認知ができないことである．

症状　物に触れてもすべすべした物とざらざらした物の判別ができない（素材失認），四角や丸，あるいは円柱や角柱の形がわからない（形態失認），身体に触れられてもその部位が正確にわからない（触空間の定位障害）．

病巣　頭頂葉（後中心回の手の領域，縁上回）の損傷

3 聴覚失認

聴覚失認（auditory agnosia）とは，聴力の低下はないのに，音を介した認知ができないことで，聞こえた音が何の音かわからない．

(1)　純粋語聾（pure word deafness）

読み，書き，話すことはできるが，聴覚的理解だけができない．

病巣　多くは両側の側頭葉傷害，左側頭葉の二次聴覚領傷害〔Wernicke（ウェルニッケ）野〕

(2)　感覚性失音楽（sensory amusia）

音程やメロディ，楽器の違いがわからない．

病巣　多くは両側の側頭葉傷害

(3)　聴覚失認〔精神聾（mental deafness）〕

生活空間における馴染んでいる音（風の音，犬の鳴き声など）を識別できない（環境音失認），音源の方向がわからない．

病巣　何の音かの判別障害は両側の側頭葉の傷

害，音源の定位の障害は一側側頭葉の傷害

4 身体失認

身体失認（asomatognosia）とは，自己の身体についての認知障害で，自己の身体の空間的配置についての把握の障害である．

a 半側身体失認

半側身体失認（unilateral asomatognosia または hemiasomatognosia）とは自己の半身への無関心があり，半身が存在しないかのような行動を示す．

(1) 病態失認（anosognosia）

片麻痺の存在を否認したり，客観的な重症度より軽症であるとの認識を示す．多くは左片麻痺で，左視空間失認を伴う．

病巣 頭頂葉損傷（多くは右半球障害）

検査 重度の左片麻痺で座位も不安定な例に，「左手は不自由ありませんか」「歩けますか」などの質問をすると，「不自由ない」「歩ける」と答える．

(2) 身体半側の忘却（nonconscious hemiasomatognosia）・不使用

自分の身体半側を無視し，不自然な肢位にあっても気にしない．麻痺が軽い場合にも麻痺肢を使おうとしない．左片麻痺に多い．

病巣 頭頂葉皮質の損傷（多くは右半球）

(3) 身体半側の喪失感
（conscious hemiasomatognosia）

身体半側あるいは一部の喪失感．「左手がどこかにいった」「別の腕がある」（幻肢）を訴える．左片麻痺に多く，著しい感覚障害を伴う．

病巣 視床−頭頂葉の損傷

検査 「左手はどこにありますか」，患者の左手を持って「これは誰の手ですか」などの質問や全身の自画像で患者の身体認知を評価する．「左手はどこかにいった」「俺の手ではないけど，邪魔だから持っていけ」との返答や，左側の身体部位の欠落や，位置や形のずれた自画像などがみられる

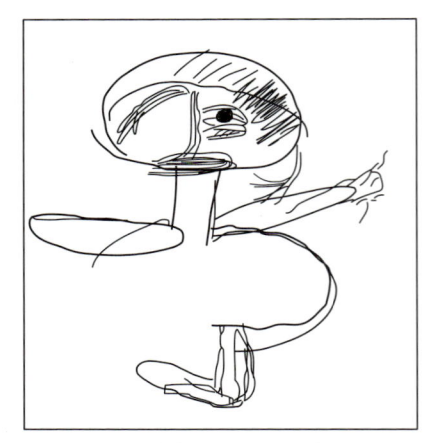

▶図 11 半側身体失認例の自画像

（▶図 11）．

b 両側身体失認

■ Gerstmann（ゲルストマン）症候群

症状 手指失認，左右識別障害，失算，失書の症状を示す．失語症を伴う場合が多く，詳細な検討が難しい．

①手指失認（finger agnosia）：手指とその名称が結びつかない．
  • 「あなたの親指を動かして」「何指ですか」に正答できない．
②左右識別障害（right-left disorientation）：自己および他人の身体の左右の区別ができない．
  • 「あなたの左手はどれですか」などの口頭指示に正答できない．

病巣 左半球の頭頂−後頭葉移行部（角回）の傷害

B 失認のリハビリテーション

失認は改善が少ないと考えられがちであるが，連合野は多数の皮質内の結合をもつため，損傷を免れた神経路による機能修復や対側半球の連合野での機能代償が可能で的確な治療で改善する．

機能回復は作業療法などの治療で用いた情報処理系の機能に限られるので，いわゆる汎化は期待

できない.

　治療の基本的な方法は障害されていない感覚情報を手がかりとして併用して正答を引き出し, それを反復して, 徐々に手がかりの情報を減らしていく方法であるが, 手がかり刺激が邪魔する場合は, 逆に他の感覚情報を遮断して訓練を行う.

　左半側空間失認を例にあげてリハビリテーションの実際を示す.

■治療

　左半側無視自体への治療と, 半側無視を代償する戦略を獲得して能力障害を軽減する治療に分けられる.

（1）　左半側無視自体への治療（▶図 12）

　左空間, 左半身への注意を促しながら, 作業療法（線分抹消, 塗り絵や模写などの構成行為；常に課題の左端へ視線走査することを求める）や, 健側視野からの視覚情報の制限, プリズム眼鏡での視野の中央を右へ偏位, 体外の指標に身体を合わすように体幹の働きや姿勢の変化に注意集中すること, つまり, 体を左右に揺らしたのち体外の空間座標と身体の座標を一致させる訓練が大切である.

　上記の治療の前に, 項部（頸部後面）にマッサージャーを数分当てて, 注意と眼球と顔を向ける情報処理系の興奮水準を高めておくことで, 作業療法の効果が増大する.

注　頸部の筋は筋紡錘が多く, 振動刺激による注意と眼球と顔を向ける情報処理系の興奮水準を高めることができる. ただし, 頸部の側面は頸動脈があるので, マッサージャーは当てないようにする.

（2）　左半側無視による能力障害を代償で改善する治療

　無視側の端に目印を置く. 常に一定の手順で行為を行い, 同時に手順を言語化して記憶する（例：「移乗, まず左のブレーキを確認して, 次に…」）.

　大切なことは, 半側無視と合併する空間視系機能と視線走査, 身体図式の課題を反復すること,

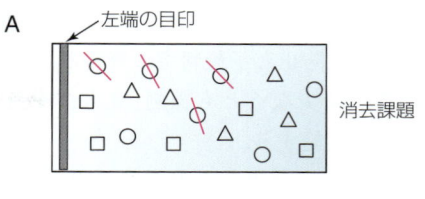
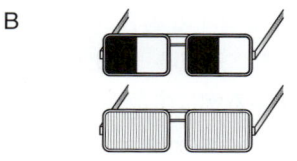
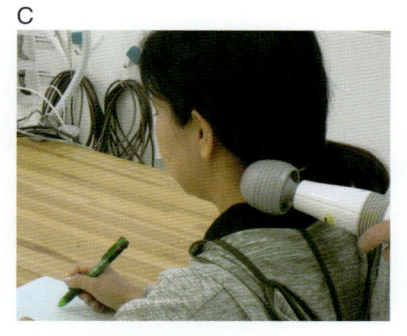

▶**図 12　半側無視の治療と工夫**
A：作業療法で左方への注意を促すため, 無視側の端に目印を付ける.
B：視覚情報の調整. 半側視野遮蔽眼鏡（上）で健側視野からの視覚情報を制限したり, プリズム眼鏡（下）で視野の中央を右へ偏位させる.
C：項部（頸部後面）への振動刺激は注意を高める効果がある. 半側無視への作業療法（線分抹消など）を始める前に併用すると半側無視が軽減する. 頸部の筋は筋紡錘が多く, 振動刺激が大きな効果を示すと考えられている. ただ, 頸部の側面への振動刺激は頸動脈の栓子を遊離させる心配もあるので, 刺激部位は項部に限定する.

自分の身体の動きへの注意を高めることである.

C　理学・作業療法との関連事項

1. 患者と家族は一見簡単なことがわからないことにとまどい, 失望していることが多いので, 失認について繰り返し説明する必要がある.
2. 左視空間失認患者は病態失認を伴うことが多く, 座位バランスが不十分な患者でも「本気になれば, 立てる, 歩ける」と考えており, 注意

を与えても目を離すと立ち上がって，転倒しやすい．事故防止と予後判定の資料として，すべての患者に少なくとも線画（立方体や花など）の模写を実施する．

3. 左視空間失認の患者が退院後の車の運転や事務職への復職を希望する場合，基本的な対応を知る必要がある．退院時，机上テストで明らかな注意障害がある例は事故の可能性があり，運転技能評価（シュミレーターや実際にコース

上でのドライブ）の対象とはならない．

事務職への復職は業務の内容によって注意障害の影響が異なる．キーボードでの入力や伝票への記載などは，左端を確認しながらの入力作業を集中的に訓練する必要がある．

●参考文献
1) 岩田　誠：失語・失行・失認・健忘・痴呆. 神経症候学を学ぶ人のために, pp.342–357, 医学書院, 1994.
2) 山鳥　重：神経心理学入門. 医学書院, 1985.

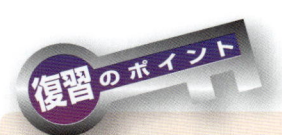

復習のポイント

- 失認の定義を理解し，感覚ごとに失認をあげ，症状を説明する．
- 左視空間失認について検査法と，歩行や日常生活活動（ADL），就業や車の運転における問題点をあげ，治療法を説明する．

第13章

高次脳機能障害：
失行

学習目標
- 失行の定義と分類を理解し，それぞれの特徴的な症状と責任病巣を学ぶ.
- 失行の発現メカニズムを理解し，検査法の意義と治療法を学ぶ.

A 失行の概念と分類

失行（apraxia）とは，行為に関連した筋の麻痺，運動失調，不随意運動，筋緊張異常はないのに，目的に沿って運動ができない状態である．行為の対象や目的が理解できていることが前提である．

失行には，障害された行為によって多くの種類がある．**表1** に主な分類を示した．表には，遂行障害を含む高次運動障害の種類についても記載しているが，本文では次項（➡ 133 ページ）にまとめた．

1 肢節運動失行

肢節運動失行（limb-kinetic apraxia）とは，熟練しているはずの行為が拙劣である状態である．麻痺や不随意運動，筋緊張異常，感覚障害などの原因がないものを指す．

単純な要素的運動はできるのに，複数の要素的運動を連続的に行うことができない．

検査 親指対立の運動を示指から小指へ連続して行う，鉛筆の握り，ボタンをはずす，fist-edge-palm test（"握り拳をつくる" → "手刀で机を叩く" → "手を開いて机に置く" を繰り返す）をした際のスムーズさを評価する．

- 個々の指の屈伸はできるのに，キーボードが打てない，ピアノが弾けないなど
  病巣 運動前野．左の運動前野の損傷では，両側上肢の複雑な動きが拙劣化する．
- 手と操作対象の関連が拙劣で，ズボンへ手が入れられない，手袋をはめられないなど
  病巣 中心溝付近（一次身体感覚野）

2 観念運動失行

観念運動失行（ideomotor apraxia）とは，社会的習慣性の高い動作（シンボル動作；"バイバイ"，"おいでおいで" など）が言語命令に従って意図的にできないことである．

なお，観念運動失行に含まれる行為の定義については見解が一致していない（➡ Advanced Studies-1）．たとえば，"喫煙"（唇の前に示指・中指でタバコを挟むパントマイム）はシンボル動作として含

Advanced Studies

❶観念運動失行に含まれる行為

社会的に慣習となっている動作（シンボル動作）に限定するのが，脳の情報処理過程に基づけば合理的である．単品の道具使用や道具使用のパントマイムを含めるものもあるが，単品と複数物品の使用，道具使用のパントマイムと実際の道具使用では，脳の情報処理過程に共通部分が多いが，これらと口頭命令によるシンボル動作との間には共通部分が少なく，1 つのカテゴリーに含めるのには無理がある．

▶表 1　失行の定義と分類

失行の定義	運動可能であるにもかかわらず，合目的的な運動が不可能な状態

1. 肢節運動失行

要素的運動はできるが，複数の要素的運動を連続的に行うことができない

2. 観念運動失行

社会的習慣性の高い動作（"バイバイ" など）が言語命令に従ってはできない

3. 観念失行

道具（単数，複数）が使用できない

4. 口部顔面失行

舌を出すなど口部や顔面の運動が口頭命令や模倣でできない

5. 着衣失行

着衣を不可能にする原因はないのに着衣ができない

6. 構成失行

描画など，まとまりのある形態をつくることができない

高次運動障害

①病的把握反射
- 把握反射：手掌への触覚刺激で，その手に把握運動がおこる
- 本能性把握：手に刺激があると，その刺激を把握しようとする

②病的把握反射と関連がある現象
- ユーティライゼーション・ビヘイビアー：無意識のうちに物をつかむ．意識すれば抑制できる
- 強迫的道具使用：日常的に使用する用品を患者の前に置くと，制止しても手にとって目的に合わせて使用する．本能性把握や把握反射がある例に多くみられる．無意識のうちに道具を使ってしまう．意識しても抑制できない

③脳梁離断が関連した失行
- 拮抗失行：右手と左手が拮抗する動作をする．
- 他人の手徴候：患者（左脳）の意図しない左手（右脳）の行為，左手の知覚がわからない

④運動維持困難
動作はできるが，その状態を持続できない

⑤運動保続
運動を始めると，その運動を繰り返す

⑥運動開始困難
自動的にはできる運動が意図的には開始できない

⑦遂行障害
環境や目的に合った最適の行動がとれない．

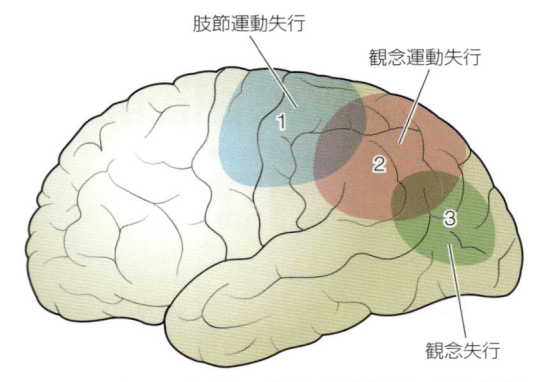

▶図 1　肢節運動失行，観念運動失行，観念失行の責任病巣（Liepmann による）

めてもよいが，タバコをケースから出して口に挟み，ライターで火をつけるパントマイムは物の操作であり，観念失行に含めるべきである．

病巣　左半球頭頂葉の損傷

検査　口頭でシンボル動作を求める．重度失語例では模倣でもよいが，評価内容が異なることを知っておく（➡ Advanced Studies-2）．

メカニズム　従来の 2 つの代表的な考え方と，近年の神経生理学事実に基づく考え方を以下にまとめる．

① Liepmann（リープマン）の考え方〔1908〕
視覚優位の空間的時間的運動企画がある頭頂葉と，運動を執行する運動野の離断が原因である．原因病巣は頭頂葉病変とした（▶図 1）．

② Geschwind（ゲシュウィンド）の考え方〔1975〕
口頭命令を右手で行うときは，それを理解する Wernicke（ウェルニッケ）野と運動を執行する左運動前野，一次運動野の間の離断が原因となる．左上肢で行うときは左半球内の離断（右手

Advanced Studies

❷シンボル動作の神経路

同じシンボル動作をしても，言語命令（側頭葉→前頭前野・運動前野）と，動作の模倣（後頭葉→頭頂葉背側面→前頭前野・運動前野）とでは，動作実現に用いる神経路は異なる．

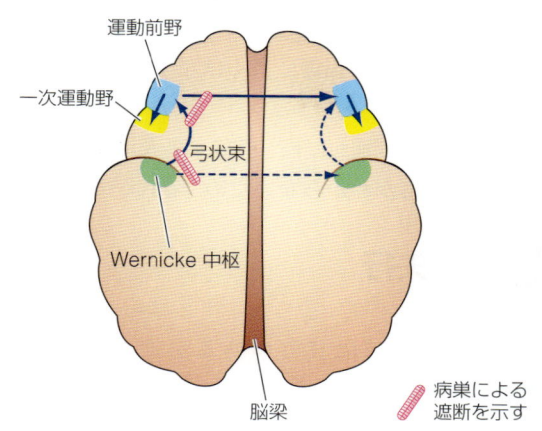

▶図2　観念運動失行の発現のメカニズム
（Geschwind による）

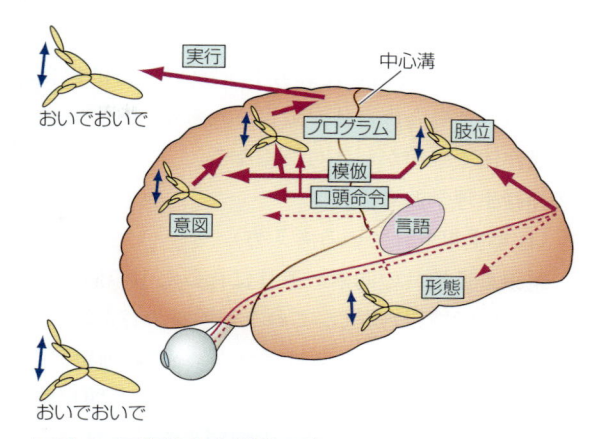

▶図3　口頭命令と模倣の違い
口頭命令による動作は，言語中枢と指示された動作のプログラム（運動前野），意図（前頭前野）によって実現する．模倣による動作は，肢位の視覚情報（頭頂葉），プログラム（運動前野），意図（前頭前野）によって実現する．

と同じ）あるいは脳梁の損傷による左右の運動前野の離断が原因とした（▶図2）．
③神経生理学に基づく考え方
〈近年重視されている考え方〉
サルの神経細胞の活動記録やヒトの f-MRI や PET を用いた検討に基づけば，口頭命令と模倣とは分けて考える必要がある（▶図3）．

- 口頭命令：Wernicke 野（意味理解）→前頭前野・運動前野の神経路を介して行われるが，この言語中枢と運動プログラム間の遮断により口頭命令の動作ができない．
- 肢位の模倣：後頭葉→頭頂葉（視覚情報から肢位情報への変換）→運動前野（肢位を実現する運動プログラム）の神経路を介して行われる．したがって，Wernicke 野と前頭葉の神経路が損傷されても，この神経路があれば模倣は可能である．ただし左手で模倣する場合，右運動前野は左運動前野ほど能力が高くないため多少拙劣である．

3 観念失行

観念失行（ideational apraxia）とは，日常使い慣れている道具（単数，複数）が使用できないことを指す．対象の認知障害や，執行を困難にする麻痺，運動失調などの原因があるものは除く．

道具使用の困難さは，検査室での評価時に比べ，日常生活場面では少ない．

病巣　左半球の頭頂・後頭・側頭接合部の損傷

検査　日常的に用いる単一物品（歯ブラシ，くし，ハサミ，栓抜きなど）と複数物品〔お茶汲み（茶葉の入った茶筒，茶碗，急須，ポット），印鑑捺し（印肉，印鑑，用紙）〕などを準備し，実際に使用させて評価する．

道具使用障害の内容を以下に示す．

- 操作法自体の間違い：くしを歯ブラシのように持ち，歯ブラシとして使用する．
- 操作空間の誤り：くしを正しく持って顎でくしとして使用する．
- 複数物品の使用手順の誤り：タバコをくわえる前にライターの火をつける．
- とまどい：道具の持ち方，操作法がまったく思い浮かばずに手を出さない．
- 保続：新しい道具を持っても，その前に使った道具の操作が繰り返し生じる．

道具が使えない理由が保続だけの場合は，観念失行とは区別する．

メカニズム　2つの考え方がある．

①伝統的な考え方

運動企画は頭頂葉に存在し，頭頂葉の傷害によって運動企画自体が障害されるため，道具の操作法や手順がわからなくなる.

②神経生理学的考え方

〈近年重視されている考え方〉

頭頂葉は道具の向き，道具に合った手の形などについて情報処理し，これを前頭葉の各領域〔運動前野（道具操作のプログラム），前頭前野（プランニング，作業記憶）〕に送っている. 頭頂葉の損傷によって，これらの情報を受けられなくなった前頭葉は正常に機能せず，道具の操作プログラムや手順の選択に誤りが生じる.

道具使用のパントマイムは，道具の視覚情報による運動前野における操作プログラムのセットがないだけ難しくなるが，観念失行の評価になる.

4 口部顔面失行

口部や顔面の運動（舌を出す，舌打ちをする，ウインクするなど）が口頭命令や模倣（失語症例）でできないことを口部顔面失行（buccofacial apraxia）という.

何気なく舌で唇をなめたりできることで，関連した筋の麻痺でないことを確認する.

Broca（ブローカ）失語に多い.

病巣 Broca 野（左半球の下前頭回弁蓋部）を含む損傷

5 着衣失行

関節の著しい拘縮など，着衣を不可能にする原因はないのに着衣ができないことを着衣失行（dressing apraxia）という. 左半側無視に伴うものは着衣障害という.

片麻痺では座位が可能で，麻痺肢から袖を通す方法を習得すれば着衣はできる. この方法を教えても，袖に手を通せない，体に絡みつけてしまう，ボタンの掛け違いなどで着衣ができない例は，着衣失行を疑う.

病巣 右の頭頂葉損傷. 多くは左半側空間失認を伴う.

メカニズム 衣服（上下，左右，裏表，袖）と身体部位との対応がわからないため，着衣ができない.

6 構成失行

描画など，まとまりのある形態をつくることができないことを構成失行（constructional apraxia）という.

症状 書字や描画が拙劣，動作などを手本を示して教えても真似ができない.

病巣 右あるいは左の頭頂葉損傷

検査 見本（絵，積み木，手指の形や姿態）のとおりに構成・模倣できない（▶図 4）. 知能や教育レベルを考慮して判断する.

メカニズム 視覚情報（見本の形態）を運動プログラムに変換できないことによる. 右頭頂葉損傷で

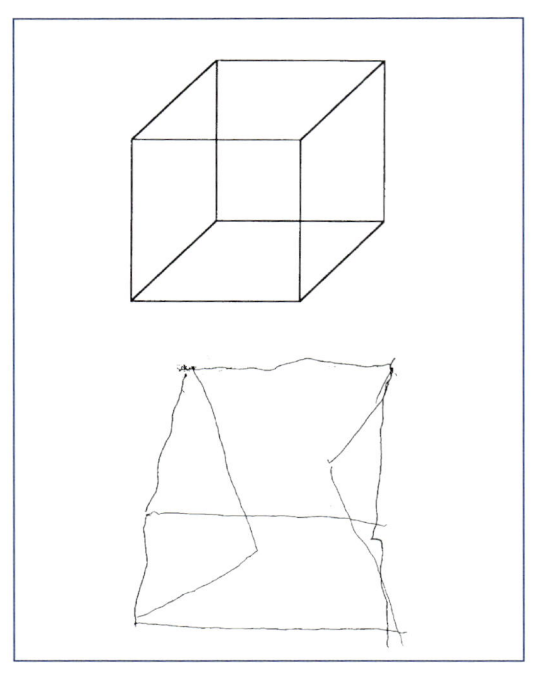

▶図 4　構成失行（立方体の模写）
教育歴，描画の経験にも影響される.

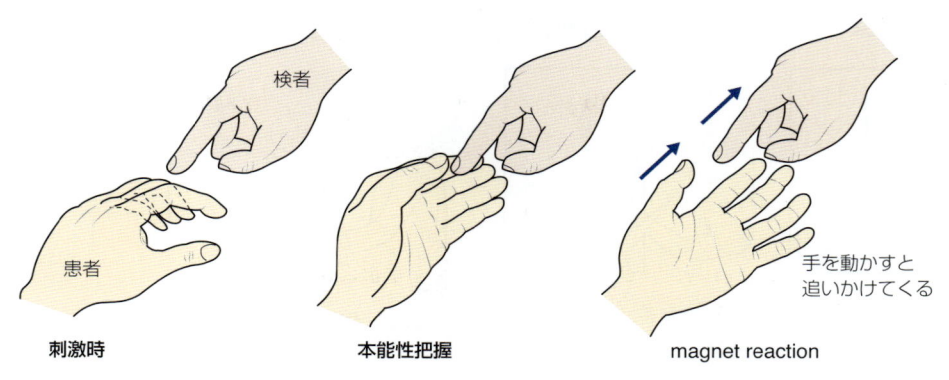

検者

患者

刺激時　　　　　　　　本能性把握　　　　　　magnet reaction

手を動かすと
追いかけてくる

▶図5　本能性把握
手背への刺激で，手が刺激のほうに向きを変え，つかもうとする．

は左半側無視も関与する．複雑な積み木モデルの場合は，洞察や作業手順（前頭前野）も関与する．

B　高次運動障害

1 病的把握反射

　病的把握反射（grasp reflex）は，把握反射と本能性把握の2つの亜型に分けられる．

（1）把握反射（true grasp reflex）
　手掌の小指球側から母指と示指の間のほうへ触覚刺激を加えると，患者の手に把握運動がおこり，物を把握して離さない．強制把握とも呼ばれる．
症状　つかむと手を開いて離せない，移乗の際に柵をつかませると離せないなどの症状がおこる．
病巣　前頭葉内側面（補足運動野）
検査　「つかんではいけません」と伝えたあと，患者の手掌に検者の指を入れて，触覚刺激を加えながらゆっくり引き抜く．検者の指をつかむ，あるいは母指と示指で挟むのは，把握反射陽性である．

（2）本能性把握（instinctive grasp reaction）
　部位を問わず手に刺激があると，その刺激したものに手を向けて，把握しようとする．
症状　手の近くにきたものや手に触れたものを何でもつかんでしまう（▶図5）．移乗の際に手に当

たった車椅子のアームレストや柵をつかむことが目立つ．
病巣　前頭葉内側面（補足運動野，帯状回）
検査　検者の指を母指や示指に近づけると患者の手が検者の指のほうへ向き，把握しようとする．このとき，検者の手の位置を動かすと，患者の手が引き寄せられるように追いかけてくる（magnet reaction）．

2 病的把握反射と関連がある現象

　把握よりも高度に組織化された日常慣用的行為が解放された現象として理解されている（➡ Advanced Studies-3）．

（1）ユーティライゼーション・ビヘイビアー（utilization behavior）
　無意識のうちに物へ手が伸びてつかむ．意識すれば抑制できる．
　必要もないのに前にある物へ手が伸びてつかむ（▶図6）．日常生活への支障は少ないが，何回注

Advanced Studies
❸ 病的把握反射との関連現象
　サルの実験成績から，補足運動野や帯状回，前頭前野の傷害によって，前頭前野による抑制が不十分になって，外的刺激で行為が誘発されると考えられている．

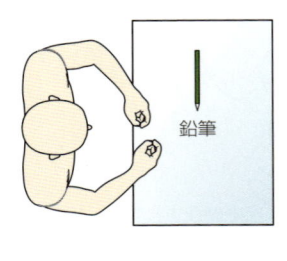 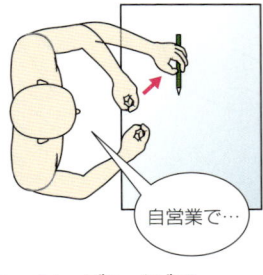

鉛筆には触れないでください

お仕事は？

鉛筆

自営業で…

▶図 6　ユーティライゼーション・ビヘイビアー
意識すれば抑制できるが，注意がそれると物をつかんでしまう．

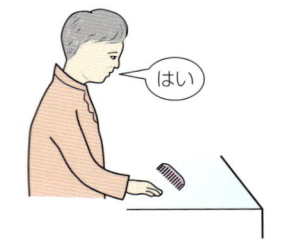 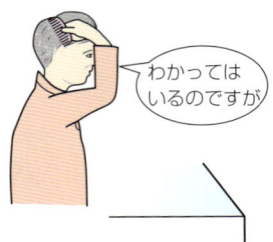

くしには触れないでください

触れないで！

はい

わかっては
いるのですが

▶図 7　強迫的道具使用
道具があると使ってしまう．意識しても抑制できない．

意しても指示を守らないなどと誤解されやすい．

病巣　前頭葉内側面の傷害

検査　「つかんではいけません」と伝えたのち，患者の手から少し離して物を置き，注意をそらすように会話をする．患者の手が，置かれた物をつかむときは陽性である．

（2）強迫的道具使用

（compulsive manipulation of tools）

日常的に使用する用品を患者の前に置くと，制止しても，右手にとって目的に合わせて使用する（▶図 7）．本能性把握や把握反射の例に多くみられる．

本人はとまどい，家族やスタッフは注意しても繰り返される行為にいら立ったり，認知症と勘違いすることがある．

病巣　前頭葉内側面の傷害

検査　「触らないでください」と伝えたのち，患者の手から少し離して道具を置くと患者の手が伸びて使ってしまう．

③ 脳梁離断が関与した失行

左右の大脳半球をつなぐ脳梁の損傷によって，いずれの半球も対側の半球の知覚，運動について知ることができなくなる（▶図 8 A）．しかし，普段は両半球は協調的であるため問題は生じないが，左半球（右手）と右半球（左手）が別々の意図で行為を行うとき失行となる．

下肢機能に影響はないが，損傷が大脳内側面に及ぶ場合は，時に下肢の随意性の低下，歩行障害を伴う．

（1）拮抗失行（diagnostic apraxia）

右手と左手が互いに拮抗する行為をする．

症状　紐を解く，着物を脱ぐ，物を手渡すときなどに，左右の手が対立する動作を行う．

たとえば，右手（左半球）が上着を脱ごうとすると，左手（右半球）は上着を引き下げる．

拮抗失行は常に発現するわけではなく，習慣的な両手協調動作には少ない．

病巣　脳血管障害などによって，脳梁損傷と帯状回損傷が合併すると拮抗失行をおこすが，手術による脳梁離断では，拮抗失行など顕著な障害はおこらない．

検査　日常生活のなかで拮抗失行の有無を観察することが最も重要である．

拮抗失行は，たとえば患者の食事中に検者が「お椀を私にください」と行為の中断や反対の行為を求める場合に誘発され，右手は指示に従ってお椀を差し出そうとするが，左手はお椀をつかんで差し出すのをさまたげる．

閉眼下で，右手と左手への別々の知覚（触れたり，物をつかませて物品名を当てさせる）あるいは動作（口頭命令で動作）を評価することで，左半球（言語中枢）と右半球の離断の程度を検査する（図 5 参照）．

メカニズム　それぞれの大脳半球は刺激の意味を

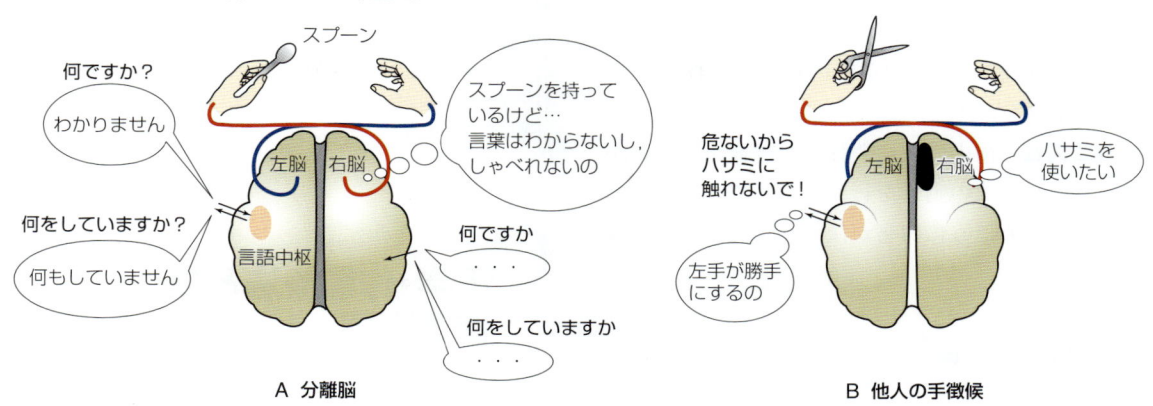

▶図8　分離脳と関連した高次運動障害
A：分離脳では，視覚遮蔽の状態では言語中枢がある左脳へは右脳（触覚，運動）についての情報が届かないので，左手が何を持って何をしているかわからない．
B：脳梁損傷に帯状回損傷（黒塗りで示す）が加わると，右前頭葉の洞察力や抑制の低下によると思われる状況にそぐわない左手の行為（必要もないのに物品を操作する，右手の行為を邪魔するなど）がみられる．右脳と左脳が対立する意図をもつとき拮抗失行が生じる．

理解し反応・行為を行う能力があるが，脳梁を介した情報交換で両大脳半球の意図は統一されている．脳梁離断がおこっても感情は脳幹などを介して対側半球へ伝わるが，それぞれの大脳半球の意図は対側半球に伝わらないため，時に対立（拮抗失行）が生じる．

（2）他人の手徴候（alien hand sign）

　左手（右脳）がすることを左脳（言語中枢側）は知らず，言語的に説明すること，言語指示に従って左手を用いることができない（▶図8B）．

症状　左手が物を取ったり，使おうとすることに患者は当惑し，「左手が勝手にする」と述べ，右手で左手を押さえようしたりする．

病巣　脳血管障害（前大脳動脈）などによる脳梁損傷と帯状回の損傷

4 運動維持困難

　目を閉じるなど動作はできるが，その状態を持続できないことを運動維持困難（motor impersistence; MI）という．

　感覚の検査時，閉眼を求めてもすぐ開眼してしまうなど，それ自体の日常生活への直接の影響は

ないが，MI陽性例は日常生活活動（ADL）の自立度が低い．

病巣　単一動作の維持困難は特定の病巣と関係が少なく，二動作同時維持不能は右半球の頭頂葉や前頭葉の病変が多い．

検査　口を開けた状態，舌を出した状態，閉眼の状態，あるいは閉眼した状態での舌挺出や開口の持続を求める．持続時間が20秒未満は運動維持困難とする．

メカニズム　全般的な精神機能の障害，注意障害，運動フィードバックの利用障害があげられる．

5 運動保続

　運動を始めると，その運動を繰り返すことを運動保続（motor perseveration）という．運動保続には2種類ある．

①意図性保続（intentional perseveration）

　新しい運動や行為を始めようとすると，その前に行った運動や行為が繰り返される．

　一例をあげると，くしを使ったあとに鉛筆で文字を書こうとしても，鉛筆を持っているにもかかわらず，くしを使う動作が生じる．

②間代性保続（clonic perseveration）

単に同じことを繰り返す.

病巣　前頭葉障害（前頭前野の抑制能力低下が主な原因か？）

メカニズム　前の動作に関与した神経路に興奮が残っていて，次の動作を行おうとしても，前の動作の神経路のほうに興奮が伝わり，同じ動作が繰り返される.

6 運動開始困難

自動的にはできる運動が意図的には開始できないことを運動開始困難（initial hesitation）という.

Parkinson（パーキンソン）症候群，Parkinson 病の歩行で開始困難（➡ Advanced Studies-4）がよくみられる. 床の線，階段，かけ声などがあると運動開始困難は軽減される. 一見，奇妙であるが，何もない床より階段のほうがスイスイと歩くことができる.

メカニズム　基底核の機能低下のため，自発的な運動開始が困難となっている. 外的な刺激（手がかり）があれば，運動開始が容易になる.

7 遂行障害

遂行障害（dysexecutive syndrome）については，第 16 章「高次脳機能障害：遂行（実行）機能障害」（➡ 148 ページ）を参照のこと.

Advanced Studies

❹歩行の開始困難

歩行失行と呼ばれることもある. 足底への刺激による足の把握反射で歩けないとの解釈もある. 階段などの手がかりで著しく改善することから，歩行の開始困難が本質であろう.

C 理学・作業療法との関連事項

1. 麻痺や認知症などの機能障害に比べて，ADL など能力障害が著しい例には，失認や失行が関与していることが多い. 失認や失行の正確な診断と，どのような状況で障害が出やすいか（誘発されるか），軽減されるかを明らかにすることが治療法の工夫につながる.

2. 失行の定義が多数存在するため，カンファレンスや研究会では，まず定義を述べてから話を進める.

3. 病的把握反射や他人の手徴候，拮抗失行は患者自身がとまどい，家族は何回指示しても繰り返し症状が出ることから，「呆けてしまった」と考えることが多い. 患者本人の意思によらない行為であることを繰り返し説明する必要がある.

4. 線画の模写は簡単な検査だが，視覚認知や行為に関連した情報処理が関与している. 模写ができない場合は，単に構成障害の有無というだけでなく，麻痺や知能の程度に比べてリハビリテーションによる改善が少ないことを予測させる.

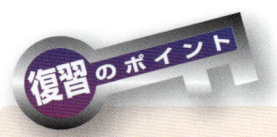
復習のポイント

- 失行の定義を説明する.
- 随意運動に関連した機能局在と神経生理学的考え方を重視して，把握反射，肢節運動失行，観念運動失行，観念失行の症状と責任病巣を説明する.
- 脳梁の損傷が関与する失行をあげ，説明する.

高次脳機能障害：記憶障害

A 記憶とは

記憶とは，ものごとを覚えていることである．記憶障害への理解を深めるため，記憶の種類やメカニズムにふれ，記憶障害，主に健忘について述べる．

1 記憶の情報処理過程

記憶には，3つの情報処理過程が含まれている（▶図1）．

（1） 登録（registration）
対象を感覚器官を経て，知覚，認知する．

（2） 把持（retention）
知覚，認知されたものを把持する．

（3） 再生・想起（recall）
把持されている内容の呼び出しをする．再生には以下の3種類がある．

①自発的・意図的な再生（voluntary recall）
②手がかりによる補助再生（cued recall）
③照合による再認再生（recognition）

2 記憶の分類（▶図2）

記憶はその内容や把持時間によって分類されるが，それらは情報処理を行う部位や処理・貯蔵の段階と関連している．

a 内容による記憶の分類

（1） 陳述記憶（declarative memory）
言葉やイメージとして表現できる内容をもつ記憶を示す．

登録（registration）：対象の知覚，認知
大脳：特定の神経回路（細胞）に興奮

↓

把持（retention）：知覚，認知の内容を把持
大脳：その神経回路（細胞）の興奮の持続や
シナプスの結合強化

↓

再生・想起（recall）：把持内容の呼び出し
大脳：その神経回路（細胞）の再興奮

▶図1 記憶の情報処理過程

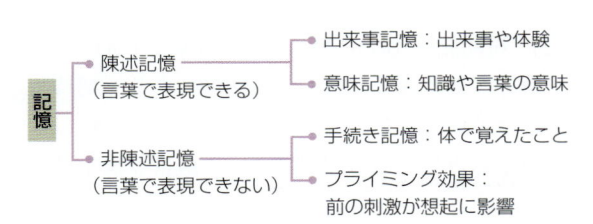

▶図2 記憶の内容による分類

137

▶表1　記憶の把持時間による分類

記憶の種類	把持時間	評価法	別称
瞬時記憶	秒単位	刺激直後に再生：数の順唱など	直接記憶，一次記憶
短期記憶	分単位	刺激後数分～数時間後に再生：干渉後の再生	近時記憶
長期記憶	数日～数年	数日前や子ども時代の出来事の再生	遠隔記憶

①出来事記憶（episodic memory）：日々の出来事や体験した事柄

②意味記憶（semantic memory）：言葉の意味や知識として知っていること

(2) 非陳述記憶（nondeclarative memory）

言葉で説明できないが，行動や反応に現れる記憶を示す．

①手続き記憶（procedural memory）：運転技能や仕事の手順など体で覚えたこと

②プライミング効果（priming effect）：前に与えた刺激が，刺激に関連したものの想起を促進

ⓑ 把持時間による記憶の分類（▶表1）

把持時間の長短による分類は記憶の完成度の指標でもある．把持時間の長さの規定は必ずしも一定していない．

(1) 瞬時記憶（immediate memory）

刺激直後に再生する記憶を示す．把持時間は秒単位，多くは復唱で評価される．

数の順唱や逆唱，数個の物品名の復唱で，順唱5桁，逆唱4桁が可能であれば正常と考えてよい．刺激と復唱の間には干渉（頭の中で，課題を 7，5，8…と繰り返すことを邪魔するような別の課題）は入れない（▶表2）．

直接記憶あるいは一次記憶とも呼ばれる．

(2) 短期記憶（short term memory; STM）

数分～数時間後に再生する記憶である．把持時間は分単位で，多くは干渉後の復唱で評価される．刺激から再生までの期間について厳密な規定はない．

近時記憶（recent memory）とも呼ばれる．

▶表2　記憶の検査における干渉

〈干渉なしの例〉
検者：「私の言うとおりに言ってください」「7，5，8」
被検者：「758」

〈干渉ありの例〉
検者：「私の言うことを，よく覚えておいてください」「7，5，8」
検者：「今日は何日ですか？」（干渉）＊
被検者：「平成 30 年 6 月 14 日です」
検者：「私が先ほど言った数字を言ってください」
被検者：「758」

＊ 干渉の内容と長さはさまざまである．

なお，作動記憶，作業記憶（working memory）は情報処理中に情報を一時的に貯蔵しておく形の記憶で，情報処理が終われば消去される．情報の分散処理，複数の課題の同時遂行に不可欠である．

(3) 長期記憶（long term memory; LTM）

数日～数年後に再生する記憶である．把持時間は数日～数年で，数日前の出来事や子ども時代の出来事の再生で評価される（➡ Advanced Studies-1）．

遠隔記憶（remote memory）とも呼ばれる．

Advanced Studies

❶なぜ，古い記憶ほど保たれるのか？

記憶することは特定の神経路を強化することで，新しいことはシナプスの結合が弱いため，失われやすい（健忘）．

3 記憶のメカニズム

記憶はその内容で関与する脳の領域が異なり，陳述記憶は側頭葉内側面，非陳述記憶は前頭葉と基底核，小脳の関与が大きい．

プライミング効果は非陳述記憶に分類されるが，その効果は陳述記憶，非陳述記憶のいずれにもある．

a 海馬への記憶貯蔵の考え方

記憶障害例における検討から，陳述記憶については Papez（パペッツ）の回路と Yakovlev（ヤコブレフ）の回路，海馬が重視されている（▶図3）．しかし，臨床データの集積や基礎研究の進歩によって，海馬に記憶が貯蔵されるとの考え方は修正が必要になった．

（1）Papez の回路

海馬−脳弓−乳頭体−乳頭視床路−視床前核−帯状回−海馬

（2）Yakovlev の回路

扁桃体−下視床脚−視床背内側核−眼窩前頭回（前頭葉腹内側部）−鉤状束−側頭葉先端部−扁桃体

（3）海馬を中心とした側頭葉内側面

新しく入力されたものを一時的に貯蔵し，それを徐々に長期記憶として他の大脳皮質へ貯蔵する．

b 海馬の連合機能を重視する考え方

記憶の形成は脳における選択的な神経回路（あるいは神経細胞）の結合強化である．1つの対象について，視覚，聴覚などの感覚情報の種類（モダリティー）ごとに各感覚野から連合野までの処理過程で生じた神経回路（あるいは神経細胞）の興奮がその神経回路のシナプス結合の強化をもたらす．短期記憶として海馬に保持された各モダリティーの情報は海馬の連合機能によってそれぞれの連合野間の結合が強化されるので，関連づけて記憶される．この過程のなかで抽象化も行われる．

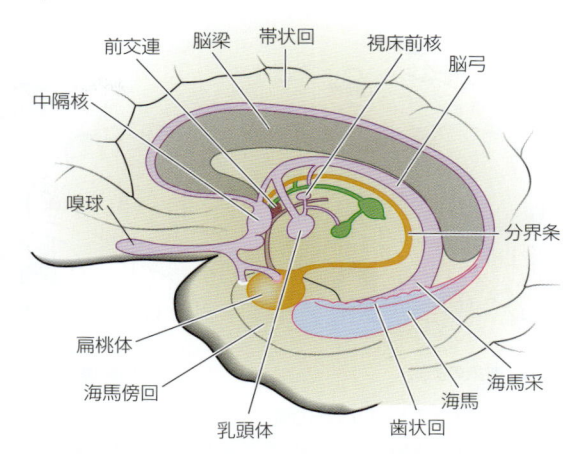

▶図3 海馬を中心とした大脳半球深部内側

大脳の中央から側頭葉内側面をみる．

記憶の形成過程を簡略に示す（▶図4）．

（1）対象の認知

モダリティーごとに対象に対応した特異的興奮パターン

（2）瞬時記憶

その特異的興奮パターンが一部の神経回路（神経細胞）に持続

（3）短期記憶

その神経回路（神経細胞）のシナプスに機能的な選択的結合強化（長期増強や長期抑制）

（4）短期記憶から長期記憶への過程

神経回路の機能的結合強化から物質的結合強化へ（シナプスの新たな形成など）

（5）長期記憶

神経回路を，新しいシナプス形成などによって物質的変化として潜在的に保持する．

海馬の連合機能によって，異なるモダリティーの連合野皮質を結ぶ神経路が強化される．

（6）想起

刺激によって，潜在的に保持されていた神経回路が再び同じパターンで興奮する．前頭葉連合野から側頭葉連合野への信号が大切である．

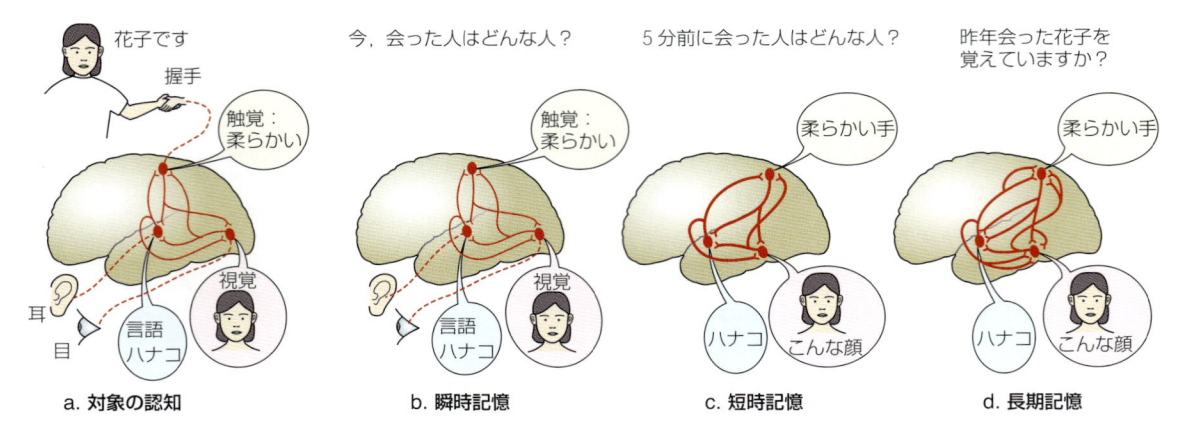

▶**図 4　記憶の形成の模式図**
初対面の花子さんの記憶の形成の過程を示した．神経回路は単純化した 1 個の神経細胞で説明し，細い線の軸索はシナプスの結合が強化されていないもの，太い線はシナプスの機能的結合強化，複数のシナプスは組織的結合強化を意味する．長期記憶は連合野間の神経路の結合として形成，維持される．

B 記憶障害

　記憶の障害を健忘（amnesia）と呼ぶが，健忘はエピソード記憶（➡ NOTE-1）におこりやすい．

1 健忘の分類

　健忘は，記憶障害の原因疾患（頭部外傷や脳血管障害）の発症を起点にして，前向性健忘と逆向性健忘とに分けられる（▶図 5）．

（1）前向性健忘（anterograde amnesia）
　発病以降の新しいことを記憶できない．新たに記憶することを記銘という．

（2）逆向性健忘（retrograde amnesia）
　発病以前の記憶が想起できない．記憶障害の程度は発病時により近い過去ほど著しく，より離れた過去ほど軽い．

2 健忘の病巣

　Papez の回路，Yakovlev の回路と関連する病巣が多い．
　側頭葉内側面（海馬，海馬傍回，扁桃体を含む），

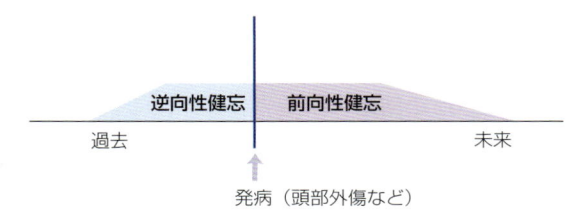

▶**図 5　逆向性健忘と前向性健忘**
逆向性健忘や前向性健忘がどの時点までおこるかは一定していない．

視床（視床内側部），乳頭体，脳弓，前脳基底核，脳梁膨大部後部皮質などが記憶に関連している．

3 記憶の検査

　モダリティーごとに検査法がある．
- 言語性記憶：三宅式記銘対語テスト
- 視覚性記憶：Rey-Osterrieth 複雑図形テスト（Rey-Osterrieth Complex Figure Test），

NOTE

1 エピソード記憶
　自叙伝的記憶，大きな社会的事件に関する記憶のこと．

課題 AとBの顔写真を提示し，名前を答えてもらって，AとBの名前を記憶してもらう

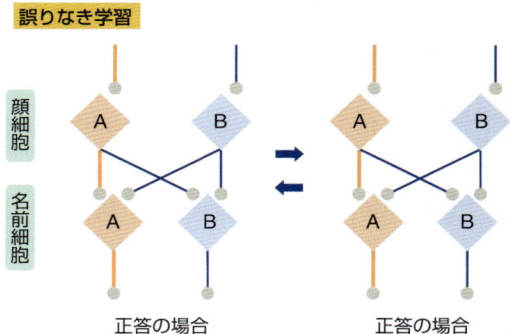

試行錯誤を含む学習

顔細胞 / 名前細胞

正答の場合
質問：「顔写真A」はだれ？
答え：「A」です

誤答の場合
質問：「顔写真A」はだれ？
答え：「B」です

試行錯誤による学習の効果
試行錯誤を行い，交互に正答と誤答を反復した場合，顔細胞「A」と名前細胞「A」の間の強化は生じない

誤りなき学習

顔細胞 / 名前細胞

正答の場合
質問：「顔写真A」は「A」ですね？
答え：「A」です

正答の場合
質問：「顔写真A」は「A」ですね？
答え：「A」です

誤りなき学習による神経路強化
正答を反復することによって，顔細胞「A」と名前細胞「A」の間の強化（オレンジ色のシナプスは組織的な結合強化を示す）が生じ，正答できるようになる

▶図6　誤りなき学習と神経路の変化
〔川平和美：片麻痺回復のための運動療法．3版，p.6，医学書院，2017 より〕

Benton（ベントン）視覚記銘テスト
- 包括的な記憶検査：Wechsler（ウェクスラー）記憶評価尺度改訂版（Wechsler Memory Scale Revised; WMS-R），Rivermead（リバーミード）行動記憶検査（Rivermead Behavioral Memory Test; RBMT）

ａ 画像診断

　全般的な記憶障害では，海馬など側頭葉内側面の視覚，聴覚，触覚など，特定の情報処理系に損傷がある部位に記憶障害は関与する．

Advanced Studies

❷誤りなき学習（▶図6）

　"誤りなき学習"，つまり試行錯誤を伴わない再認である．Aさんの顔と名前を覚える課題では，顔写真Aを示して「Aさんですね」と再認する方法を用いた学習を心がける．

　Aさんの顔写真を示して，「Aさんですか」「Bさんですか」「Cさんですか」と選択する形で学習を進めると，選択する過程で，脳内ではAさんの"顔細胞"とA，B，Cの"名前細胞"との間の神経路が使用されてしまうため，Aさんの"顔細胞"とAの"名前細胞"との回路の特異的な強化は生じない．

C 記憶障害への リハビリテーション

　慢性期の記憶障害はそれ自体の改善は難しく，代償手段による能力障害の軽減が目標となる.

■記憶障害訓練の原則
- 記憶する量を減らす(内容の簡略化，組織化).
- 情報の理解を確認する.
- 新しいことは "誤りなき学習"(再認の形)で反復する(➡ Advanced Studies-2).
- 記憶が薄れないように，普段のコミュニケーションのなかで反復する.
- 適応行動を促進し，練習，強化する.
- 記憶障害を補う補助手段を提供する(日課表，部屋に目印，アラーム付きタイマーなど).

D 理学・作業療法との 関連事項

1. "記憶障害＝認知症" と短絡的に判断しない. 記憶障害の社会生活への影響は患者自身に聞くと実際より少なく述べることが多いので，家族や同僚など，実際の生活や職務の状況を知る人にも聞いておく.
2. 記憶障害は把持時間，モダリティー(情報を伝える感覚：視覚，聴覚，触覚など)ごとに検査する. 全般的に低下することが多いが，損傷部位によって，特定のモダリティーの記憶障害がおこる.
3. 外傷性脳損傷など前頭葉の損傷を伴う例では集中困難と注意の持続が困難で，いらいらしたり，検査の拒否がおこるが，根気よく評価する.
4. 記憶障害への作業療法は，過去の生活に関連した課題，つまり多くのモダリティーを介して多くの領域に興奮をおこしうる課題が，過去の記憶を呼び覚ますのに有効である.

●引用文献
1) 川平和美：片麻痺回復のための運動療法. 3 版, p.6, 医学書院, 2017.

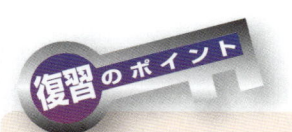

復習のポイント

- 記憶の種類と関連する領域，記憶形成の過程を説明する.
- 記憶障害の検査法と異常所見を説明する.
- 記憶障害の治療法を説明する.

高次脳機能障害：注意障害

学習目標
- 注意障害の定義や症状を理解する.
- 注意障害の検査法とその特徴的所見を学ぶ.
- 注意障害の治療法や代償法を学ぶ.

A 注意障害の概念と分類

1 概念

注意には，注意の持続や選択，転換，分配など，多様な要素がある．注意はあらゆる精神活動の基盤であるため，注意が障害されると，思考や知覚，記憶，言語，行為などに重大な影響を及ぼす．したがって，注意障害に対するアプローチは，他の高次脳機能障害に先がけて，または少なくとも並行して実施する必要がある．注意に関与する領域は，前頭葉や頭頂葉，側頭葉の連合野を中心に関連する感覚・運動領野にまたがり，大脳の各部位が広範囲にかかわると考えられている．

なお，注意を"全般的注意"と"方向性注意"に分類する場合があるが，本章で述べているのは全般的注意障害のことである．方向性注意障害は外界や自己身体に対する注意の方向性に関する障害で，半側空間無視として第12章「失認」(➡ 120ページ)で述べている．

2 分類

a 注意の持続の障害

注意の持続または維持(sustained attention)と は，「ある一定の期間，刺激に反応し続けるための注意の持続能力」のこと，すなわち「1つの物事を長く続けること」をいう．

b 注意の選択の障害

注意の選択(selective attention)とは，「多くの刺激や情報のなかから干渉刺激を抑制して，特定の対象を選択する(見つけたり，聞き分けたり抽出する)こと」で，選択的注意ともいう．

c 注意の転換の障害

注意の転換(alternative attention)とは，「異なった刺激や情報に対して注意を転換させる能力」，すなわち「注意を柔軟に，ほかに振り向ける能力」をいう．注意の転導性(distractibility)ともいう．

d 注意の分配の障害

注意の分配(divided attention)とは，複数の刺激や情報に同時に注意を配分する能力やその容量のこと，すなわち同時に複数のことができることである．

e その他

(1) 覚醒水準(vigilance)または覚度(alertness)
意識が清明かどうか．注意の持続に含まれることが多い．

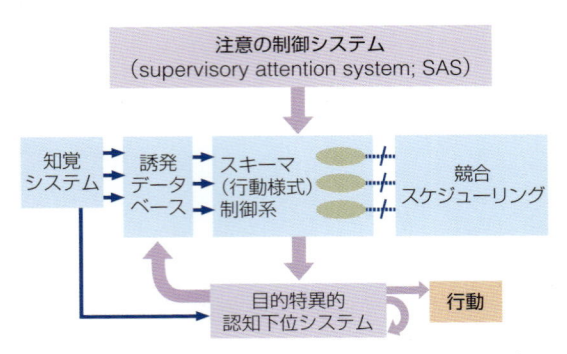

▶図 1　Norman-Shallice(ノーマン・シャリス)の
　　　行動制御モデル
注意の制御システム(SAS)は，さまざまな情報を処理し，行動
様式を選択している.

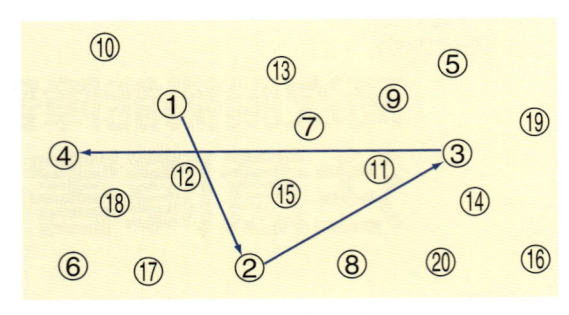

▶図 2　Trail Making Test(TMT)：Part A
できるだけ早く，①から㉕までの数字を順番どおり線につない
でいく.

(2)　注意の制御システム
　　　　(supervisory attention system; SAS)

　注意の種々の側面や重複する要素的注意を能動的に制御している，より高次の注意制御機能，注意によりさまざまな情報を処理し(統合・制御)，行動を選択する機能をいい，前頭前野における遂行機能に重要と考えられている(▶図 1).

3　注意障害の症状

　思考や知覚，記憶，言語，行為などにおいて，以下のように多種多様な症状が出現する.
- ぼんやりしている.
- 集中せず，落ち着きがない.
- すぐ中断し，長続きしない.
- 何かをするとミスばかりする.
- 緩慢で，てきぱきと処理できない.
- 2 つのことを同時に行えない.
- 周囲の声や雑音，他者の動きに注意がそれやすい.
- 周囲の状況に応じて，修正や転換ができない.

B　注意障害の検査法

　高次脳機能の検査全般にいえることであるが，被検者の視力や視野，聴力，知的能力に応じて柔軟に行うことが大切である. また，半側空間無視や記憶障害，失語，失行などを伴っていることもあるので，これらの影響も検討しながら，検査結果の判定は慎重に行う.

　また，被検者の病状により検査の導入が困難な場合，日常生活における観察から評価する.

(1)　抹消検査(cancellation test)

　文字や数字の抹消課題で，干渉刺激の中にある標的刺激を見つける視覚性の課題である〔たとえば，1〜9 までの数字のランダムな配列(乱数表)から "4" を抹消する〕.

　注意の「持続」や「選択」の課題.

(2)　Audio-Motor Method(AMM)

　録音音声を用いて，5 種類の疑似語音「ト，ド，ポ，コ，ゴ」を 1 音/秒の速度で 5 分間提示し，目標音「ト」のときだけタッピングなど，なんらかの合図による反応〔正答率(正答数/50)および的中率(正答数/総反応数)〕をみる.

　注意の「持続」や「選択」の課題.

(3)　Trail Making Test(TMT)：Part A，Part B

　Part A は，1〜25 までの数字を順番に線で結ぶもので，施行時間で評価する(▶図 2).

　主に注意の「選択」の課題.

　Part B は二重課題(➡ NOTE-1)で，数字とアルファベットを交互に結んでいき，施行時間で評価

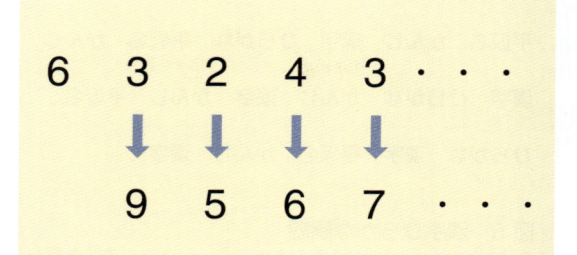

▶図3　Paced Auditory Serial Addition Test
　　　（PASAT）
1～2 秒おきに数字が読み上げられて，直前の 2 つを足す．60 回のうち，いくつ正答するかをみる．

する．注意の「分配」や「転換」，「制御機能」などが求められる．Part A の施行不能例や著しく時間を要した場合は行わない．

（4）Paced Auditory Serial Addition Test（PASAT）（▶図 3）

　1 桁の数字が 1 秒間隔（Part 1）または 2 秒間隔（Part 2）に 61 個録音されている音声を聞きながら，直前の 2 つの数字の足し算の答えを求める．60 回のうちの正答数が評価点となる．PASAT は，注意の検査のなかで最も鋭敏な検査とされ，よく使用される．

　注意の「制御機能」が求められるが，知能や計算能力，教育歴の影響を受けやすい課題なので，これらに配慮する．

（5）日常生活観察における注意評価スケール（Ponsford）

　注意障害の症状 14 項目を観察し，各項目について「まったく認めない」から「絶えず認められる」の 5 段階で評価する．

NOTE

❶二重課題（dual task）
　二重課題とは，2 つの課題を同時に行うもので前頭葉連合野が関与する．

（6）標準注意検査法（Clinical Assessment for Attention; CAT）

　日本高次脳機能障害学会が開発した 7 つの下位検査からなる検査法で，注意障害を標準化された方式で評価できるようになった．

C　注意障害のリハビリテーション

　いずれも訓練時間は 1 回 30 分程度として，必要に応じて休憩を入れる．合併する他の高次脳機能障害のアプローチも怠らないようにする．

1　機能適応的訓練

　機能適応的訓練（functional adaptation approach）では，日常生活における個々の動作（たとえば，食事や整容，移乗，歩行）のなかから，注意散漫で集中しない，長続きしないなどの障害を，そのつど指摘，修正を繰り返し，注意障害の改善をはかる．たとえば更衣訓練において，順番を明確に示し，本人に口頭表出を促しながら練習する（自己教示法）．

2　認知特異的訓練

　認知特異的訓練（process specific approach）では，前述した検査により，「持続」や「選択」，「転換」，「分配」といった注意障害の要素を検討し，それをもとに特異的訓練を行う．各要素における課題例を以下に示す．

（1）「注意の持続」の障害

　"数字抹消"（乱数表から標的数字を消す）（▶図 4）や，"数字系列"（100 から順に数字を加算もしくは減算）などの課題を行う．

（2）「注意の選択」の障害

　干渉刺激に惑わされずに，標的図形や標的数字を抹消する課題を行う．

5 ~~7~~ 2 4 9 5 0 3 2 ~~7~~ 5 9
3 1 4 ~~7~~ 6 0 3 4 5 6 3 7
2 9 4 6 8 3 9 5 7 4 3 4
4 9 7 5...

▶**図 4　数字抹消課題**
できるだけ早く，“7” だけ選んで抹消していく．

平仮名　かんじ　漢字　ひらがな　平仮名　かんじ
漢字　ひらがな　かんじ　漢字　かんじ　平仮名
ひらがな　漢字　平仮名　かんじ　漢字...

▶**図 5　漢字ひらがな課題**
できるだけ早く，①文字をそのまま読む，②文字の書体を読む，という 2 条件下で，たとえば時間を 30 秒ごとというように設定して，切り替えながら文字を読み上げていく．

(3) 「注意の転換」の障害

- “漢字ひらがな課題”（▶図 5）：①文字をそのまま読む，②文字の書体を読む，という 2 条件下で，時間を決めて切り替えながら，文字を読んでいく．具体的には「平仮名，かんじ，…」と書かれたものに対して，①の条件では「ひらがな，かんじ，…」と音読し，②の条件では「かんじ，ひらがな，…」と音読する．
- “Stroop 課題”：“漢字ひらがな課題” と同様に，①文字の意味をそのまま読む，②文字の色を読む，という 2 条件下で，文字を読んでいく．たとえば，青色で描かれた「黄」に対して，①の条件では「き」と音読し，②の条件では「あお」と音読する〔第 16 章の図 2(➡ 149 ページ)参照〕．
- 数字の抹消課題において，途中で偶数と奇数を切り替えるなどの課題が行われる．

(4) 「注意の配分」の障害

“トランプ分類課題”（例：4 つのマークに分類しながら，2 つの数字，たとえば 4 と 10 が現れたら裏返す．正答数と施行時間を測定する）などがある．

いずれの課題においても，正答率が 50% 程度のものを選び，正答率が 80% を超える，もしくは遂行時間が 35% 以下になったら，次のステップへ移るようにして，訓練の維持をはかれるように工夫する．

D 注意障害の対応法

1. 作業は疲労の少ない時間帯に行い，途中に休憩を入れる．
2. 静かで干渉刺激の少ない環境を用意する．整理整頓や他者の協力も必要．
3. 最初は情報量を少なくして，ゆっくりしたペースで行う．
4. 作業は 1 つずつ行い，同時に 2 つ以上のことをしない．
5. 作業の手順を，声を出しながら行う（自己教示法）．
6. 次の工程へ移りやすいように，言葉や文字の手がかりを用意する，あるいは単純化する．
7. 興味を失わないように，作業を時々変更する．
8. 指導は短時間とし，ポイントを押さえ，ゆっくりていねいに反復して行う．

E 理学・作業療法との関連事項

1. 通常の訓練中に落ち着きがない，集中できずに注意がそれやすいなどの症状があれば，注意障害を念頭に対応する．
2. 訓練課題や作業には，まず本人が興味をもって取り組みやすいものを選択する．短時間から

開始して，その課題を達成できたら，徐々に課
題の難易度を上げるか，もしくは取り組む時間
を長くしていくことが大切である．

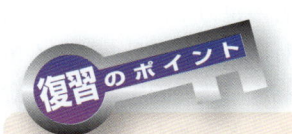

- 注意障害の要素を説明し，それぞれに適した検査法を述べる．
- 注意障害の要素ごとに，ふさわしい訓練法を述べる．

高次脳機能障害：
遂行（実行）機能障害

学習目標
- 遂行機能障害の定義や症状を理解する.
- 遂行機能障害の検査法と特徴的所見を学ぶ.
- 遂行機能障害の治療法や代償法について学ぶ.

A 遂行機能障害の概念と分類

遂行（実行）機能とは，行動の目標や計画を立てて実行し，さらに行動を状況に応じて調節修正しながら完結する機能で，人としての家庭的・社会的・創造的行動には必要不可欠であり，前頭葉，なかでも前頭前野の重要な働きの1つである.

遂行機能障害では，これらの機能が障害されてしまう. 遂行機能障害は，注意の制御システム（SAS）〔第15章の図1(➡ 144 ページ)参照〕の障害によって，適切な行動様式や思考を制御することができずに生じるとされている.

1 遂行機能の4つの要素

①行動の目標を設定する（ゴールセッティング）
②行動を計画する（プランニング）
③実際に行う
④結果の確認や修正を行う（自己モニタリング）

2 遂行機能障害の症状

①**自分で目標や計画を立てて，物事を実行することができない.**
意欲や自発性が低下しており，自発的に行動を開始できない. 動作そのものは可能なので，指示されれば行動できる.

②**行動を正しいやり方で，続けられない.**
行動を途中で中断してしまい，行動の維持や継続が困難になる. また，必要に応じた行動の転換がうまくできない.

③**行動の自己調節や修正が，途中でできない.**
誤った行動の修正や訂正，タイミングの調整がうまくできないため，効率的な実行が困難となる. また，行動が衝動的・感情的になりやすく，成り行きまかせの行動をしたり，自己調整のきかない行動をとったりする.

④**行動の仕上がりを気にしない.**

以上の結果，行動に的確性や柔軟性，完結性を欠き，問題行動が多発し，日常生活を上手に送れず，自立した家庭生活や社会復帰が困難となる.

B 遂行機能障害の検査法

注意障害の章でふれたように，遂行機能障害の検査においても，被検者の視力や視野，聴力，知的能力に応じて柔軟に行い，その結果の判定も慎重に行う. 特に，他の高次脳機能障害である注意障害が基本となっていることが多く，そのほかにも記憶障害や失語，失行などを伴っていることもあるので，それらの評価や訓練を優先して行うこ

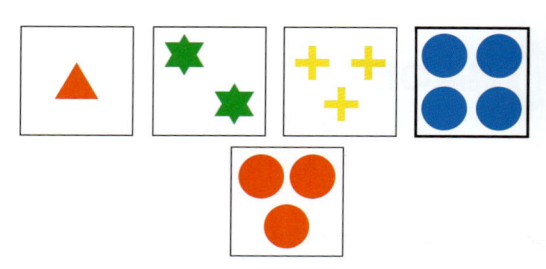

▶図1　Wisconsin Card Sorting Test
慶應 F-S version より〔製作：島根大学・小林祥泰教授〕

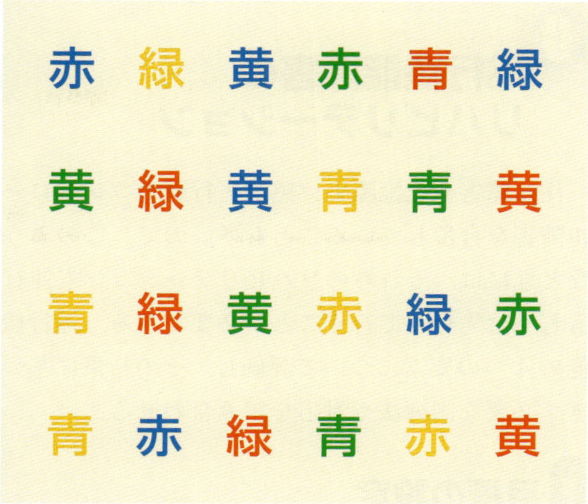

とが必要な場合もあることを念頭においておく.

(1) WCST(Wisconsin Card Sorting Test；ウイスコンシン・カード・ソーティングテスト)(▶図1)

　三角・星・十字・円の4種類の図形を，赤・青・黄・緑の4色と1〜4の数で印刷されたカードを用いる検査で，4枚の刺激カードの下に被検者は反応カードを1枚ずつおいていく.　被検者は形，色，数の3つのカテゴリーのいずれかに従って，検者の「正しいです」,「違います」の反応で実施結果を判断・予測し遂行する課題で，達成カテゴリー数や保続の回数を評価する.

(2) Stroop Test(ストループテスト)(▶図2)

　赤青緑黄の4色，刺激項目を24個としたもので，色を塗った24個のドットをランダムに並べた図版(part Ⅰ)とそのドットの代わりに色名を表す漢字(色名と漢字が一致していないものもある)を並べた図版(part Ⅱ)を用い，被検者に塗られた色名をできるだけ早く言うように求める検査.

　part Ⅱにおいて，漢字の意味による発音を抑制して，塗られた色名を答えるという，ステレオタイプ(習慣的に確立されてしまった行為や認知傾向)の抑制の過程をみる検査.

(3) BADS(Behavioural Assessment of the Dysexecutive Syndrome)

　遂行機能に関する日常生活上の問題点を検出するための検査でカードや道具を使って行う.　検査内容は，規則変換カード検査，行為計画検査，鍵探し検査，時間判断検査，動物園地図検査，修正6

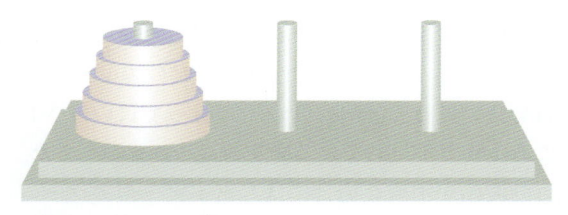

▶図2　Stroop Test

▶図3　ハノイの塔

要素という6種類の下位検査と遂行機能障害の質問表(本人用，家族・介護者用)から構成されている.　各下位検査は，0〜4点の5段階で評価され，全体の評価は各検査合計点(24点満点)で行う.

(4) "ハノイの塔" 検査(▶図3)

　3本の棒のうち1本の棒にある，大きさの異なる5枚の円盤を，棒以外の所に円盤を置かずに，別の棒に移し変える課題.　1回に1枚の円盤しか動かせず，また小さい円盤の上に大きい円盤を置くことはできない.　被検者はこの規則を守りながら，できるだけ少ない手数で円盤を目標の位置に移すことが求められる.　この課題では，計画，実行，修正などの要因が動員される.

C 遂行機能障害のリハビリテーション

注意障害や記憶障害，感情・行動のコントロール障害を合併していることも多いので，このようなときには，それらのリハビリテーションも並行もしくは先行して行うことが必要である．遂行機能の 4 つの要素について評価し，その結果に基づき，必要な訓練法や対応を組み合わせる．

1 目標の設定

自発性が低下している場合には，家族や指導者が「何をしたいのか」，「何をする必要があるか」，本人に促して確認させ，正答が得られない場合には簡略に指示する．たとえば「夕食のカレーの材料を買いに行く」場合，"台所に行って買い置きしてある物と不足している物を確認" させる．また，行動開始が困難な場合には，タイマーやアラームなどの外的補助具を利用する．

2 計画の立案

行動の順序や内容を考えて，事前に言葉で声に出して説明させる（**自己教示訓練法**）．さらにそれを手帳に記入，あるいは日課表や作業工程表を作成する．具体的な計画が立案できない場合には，「いつ」，「何を」，「どうする」と簡単にはっきり言う．

たとえば，「3 時発の駅前行きのバスで○○駅まで行く．次に，駅前のスーパーで豚肉 200 g とジャガイモ 4 個，タマネギ 3 個，ニンジン 2 本を買う」というように，具体的に簡潔な言葉で計画・指示する．

3 実際の行動

日常生活活動（ADL）や作業を分解，単純化し，取り組みやすくしてから行わせる（**問題解決訓練法**）．行動中の中断や混乱，行動の転換困難に対しては，「○○をするのでしたね」というように行動を明確にし，正しい行動に手がかりを用いて誘導する．

4 結果の確認・修正

家族や指導者が一緒に結果を確認し，行為が適切か否かをわかりやすく教える．行動できないと，問題行動をおこしやすい場合もあるので，ユーモアを交えて，楽しく和やかな雰囲気をつくる．行動が完了したら，ほめて自信をもたせる．本人は失敗の繰り返しで自信がなくなっていることを理解する．

D 理学・作業療法との関連事項

1. 行動がうまくいかずに，衝動的に興奮や暴言，拒否などが出現する場合には，無理に鎮めようとしたり，説得しようとすると逆効果になる場合もあるので，気分転換をはかったり，興味を別なものにそらすなど工夫する．また，そのときの対応をリハビリテーションチームで話し合って統一しておく．
2. 行動が成功したら，ほめて自身をもたせる．
3. 感情の起伏が激しい場合には薬物療法が有効なことがあるので，主治医に報告・相談する．

- 遂行機能障害の要素を説明し，検査法を述べる.
- 遂行機能障害の要素ごとに，ふさわしい訓練法を述べる.

第 17 章

構音障害

学習目標
• 構音障害の定義を理解し，構音にかかわる神経・筋と構音障害の分類を学ぶ．
• 構音障害と失語症の違いを学ぶ．

A 構音のメカニズム

1 構音障害とは

　言葉の音を正しく発音できないことを構音障害（dysarthria）と総称する．不明瞭で聞き取りにくい発音の原因は，発声の障害と構音の障害で，この2つを含めて構音障害とすることが多い．

2 発音の機能解剖

　発音に必要な構音器官とその働きについて説明する．

a 発音の過程

　発音の過程は，発声と構音からなる．

（1）発声（vocalization）

　呼気が声帯の間隙を通過する際に声帯の振動によって音声となる．この際，呼気量と声帯の間隙が調整される．

（2）構音（articulation）

　言葉を具体的な語音につくりかえる過程である．声道（➡ NOTE-1）を構成する器官を構音器官と呼ぶが，口唇，下顎，舌，口蓋帆の働きが重要である．

b 発音にかかわる器官（▶図1）

（1）呼吸筋

　呼気量を調整する．

神経支配 横隔神経，肋間神経

NOTE

1 声道
　声道とは，喉頭から口唇および鼻孔に至る呼気の通路を指す．

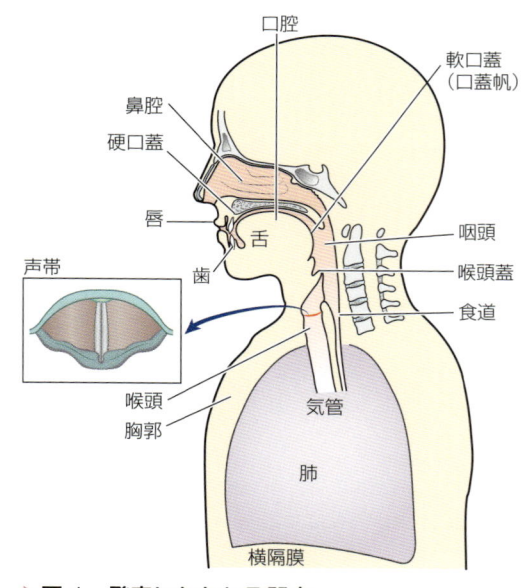

▶図1　発音にかかわる器官

口腔／軟口蓋（口蓋帆）／鼻腔／硬口蓋／唇／舌／歯／声帯／喉頭／胸郭／咽頭／喉頭蓋／食道／気管／肺／横隔膜

▶表 1　構音障害の分類と原因疾患

構音障害の分類
1. 運動麻痺性構音障害 　a. 核上性麻痺性構音障害 　b. 核性麻痺性（球麻痺性）構音障害 　c. 核下性麻痺性構音障害 2. 錐体外路性構音障害 3. 小脳性構音障害

構音障害の原因疾患
1. 中枢神経系：錐体路，錐体外路，小脳を傷害する脳血管障害や腫瘍，炎症 2. 脳神経：顔面神経（VII），舌咽神経（IX），迷走神経（X），舌下神経（XII）の核あるいは神経障害，筋萎縮性側索硬化症 3. 神経・筋接合部：重症筋無力症など 4. 筋：進行性筋ジストロフィーなどの筋疾患

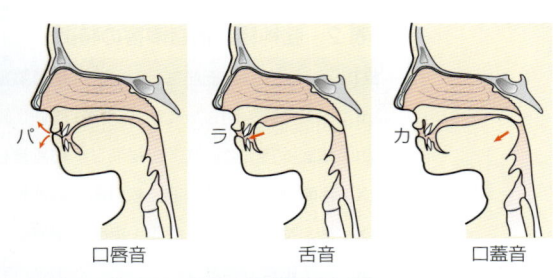

口唇音　　　舌音　　　口蓋音

▶図 2　構音による器官の働きの違い

胸腔内腫瘍など），声帯の過度内転

2　構音の障害

a　症状と分類

　構音器官の運動障害で構音が減弱，不明瞭化した状態である．口蓋裂など形態異常によるものは，構音障害に含めない．

　障害された部位によって特徴的な構音障害を呈する．以下のような障害部位による分類がよく用いられるが（▶表 1），複数の病像をもつものもあり，単純に割り切れないこともある．

（1）麻痺性構音障害

　構音に関係した脳神経核と障害部位との関係で，さらに分類される．

①核上性麻痺性構音障害

　脳卒中などによる一側性障害でも発生するが，再発作後の両側障害による偽性（仮性）球麻痺構音障害が典型的である．粗糙性嗄声と軟口蓋挙上不全による音が鼻に漏れる開鼻声があり，嚥下障害も多い．

　軽症の場合，単音の構音では障害は目立たないが，パ・タ・カなどを連続的に発音するとき，口唇音（パ行，マ行の歪み），口蓋音（カ行・ガ行の歪み，開鼻音），舌音（タ行，ラ行の歪み）が不明瞭になる（▶図 2）．

②核性麻痺性（球麻痺性）構音障害

　障害は舌音，口唇音，口蓋音の順に拡大する．かすれ声，開鼻声，高い音の発声困難，抑揚のないゆっくりした話し方になる．

（2）声帯

　声帯音を発声させる．

神経支配　迷走神経（X）〔反回神経（recurrent nerve）〕

（3）構音器官

　口唇，舌，口蓋帆で構音し，鼻腔で共鳴させる．

神経支配　三叉神経（V），顔面神経（VII），舌咽神経（IX），舌下神経（XII）

B　構音障害の原因

1　嗄声

　嗄声（hoarseness）とは声がかすれることである．ささやくような声，あるいは無声（aphonia）になる．

　嗄声は声帯自体の器質的変化や迷走神経の障害で生じる．

（1）声帯の器質的障害

　声帯のポリープや腫瘍，喉頭炎，外傷後の瘢痕

（2）迷走神経の機能障害

　頭蓋内の病変（脳血管障害，モーターニューロン疾患など），頭蓋外の病変による圧迫（大動脈瘤，

▶表2　脳神経と構音障害の特徴

脳神経	支配筋など	構音障害の特徴
Ⅴ：三叉神経	咀しゃく筋	両側性障害の場合，口腔の開閉制限のため不明瞭となる
Ⅶ：顔面神経	顔面筋，口輪筋	口唇音（パ・バ・マ行）の歪み
Ⅸ：舌咽神経	口蓋挙筋，軟口蓋	鼻漏れによる歪み（特にカ・ガ行）
Ⅹ：迷走神経	咽頭・喉頭・声帯	構音のかすれ（嗄声）
Ⅻ：舌下神経	舌筋	舌音（特にラ行）の歪み

〔中西雅夫：構音障害と発語失行. 総合リハ 25:1163–1167, 1997 より〕

③核下性麻痺性構音障害

障害された神経によって特徴的な構音障害を示す（▶表2）[1].

- 両側三叉神経（Ⅴ）：口の開閉制限による不明瞭さ
- 顔面神経（Ⅶ）：口唇音（パ行，マ行）の歪み
- 舌咽神経（Ⅸ）：鼻腔への漏れ（カ行）〔鼻声化（nasality）〕
- 迷走神経（Ⅹ）：嗄声
- 舌下神経（Ⅻ）：舌音（ラ行）の歪み

（2）錐体外路性構音障害

Parkinson（パーキンソン）病などでは筋固縮のため，発語は小声かつ早口で，音の区切りが不明瞭になる.

舞踏病やミオクロニーでは構音筋の不随意運動による声の大きさの浮動，開鼻声で不明瞭になる.

（3）小脳性構音障害

構音筋の協調障害によって抑揚に乏しく，単調で，前後の音がつながったり（slurred speech），あるいは，緩徐で爆発性（explosive）の発語になる. 明瞭に話そうとすると音を1つひとつ区切った断綴性発語（scanning speech）になる.

b 病因

構音器官の運動障害をもたらす疾患が原因
①中枢神経系：錐体路，錐体外路，小脳を傷害する脳血管障害，腫瘍，炎症
②脳神経：顔面神経（Ⅶ），舌咽神経（Ⅸ），迷走神経（Ⅹ），舌下神経（Ⅻ）の核あるいは神経障害，筋萎縮性側索硬化症（➡ 256 ページ）
③神経・筋接合部：重症筋無力症（➡ 299 ページ）など
④筋：進行性筋ジストロフィー（➡ 288 ページ）などの筋疾患

C 構音障害の診断と治療

1 診断

聞き取りにくい部分があれば，以下の検査を行う.

嚥下障害や麻痺の有無，CT や MRI による画像診断も病因の解明に役立つ.

（1）神経所見

発音に関係した神経，筋の評価
- 麻痺：口唇，舌，軟口蓋の動き
- 呼吸筋（➡ Advanced Studies-1）

（2）構音の評価
- 単音の構音（パ，タ，カ）

Advanced Studies

❶呼吸（breathing）

呼気を一定の強さで長く持続できることが大切だが，両片麻痺や Broca 失語，麻痺性構音障害の患者は，呼気のはじめに爆発的に吐いて，呼気をうまく発声に利用することができないことが多い.

- 連続の構音（パタカ）
- 難しい連続の構音（「るりも，はりも，てらせば ひかる」など）

（3）音声器官の観察（精査目的の場合）

- パラトグラム（口蓋図法）：口蓋，舌の動きを X 線透視下で観察
- ファイバースコープ：鼻咽腔開口部，咽頭，喉頭を観察する．
- 筋電図：発話中の唇，舌，口蓋帆，喉頭の筋の活動を記録する．
- サウンドスペクトログラム：周波数スペクトログラムを求め，構音における声帯の振動の有無，構音点（➡ NOTE-2）の閉鎖や開放のタイミングを解析する．

2 鑑別診断

発語における失語症と発語失行，構音障害の区別（▶表 3）[1] は，以下のとおりである．

（1）失語（aphasia）

頭の中で文章をつくり語を選び出す過程，その語をつくり出す過程に障害がある（語健忘，語性錯語，音韻性錯語）．Broca（ブローカ）失語の軽症例は構音障害と紛らわしいときがあるが，文レベルの言語理解や書字（作文）に障害があるので判別できる．

（2）発語失行（apraxia of speech）

構音筋の筋力低下はないが，構音の誤りやぎこちなさがある．言語中枢の障害はなく，文レベルの書字や言語理解は保たれている．

（3）構音障害（dysarthria）

構音筋の麻痺や筋緊張の異常による構音の運動過程のみが障害されている．文レベルの書字や言

▶表 3　Broca 失語，発語失行，構音障害の鑑別

	Broca 失語	発語失行	構音障害
構音筋の麻痺，協調運動障害	－	－	＋
嚥下・咀しゃく障害	－	－	－〜＋
共鳴障害	－	－	－〜＋
口部顔面失行	－〜＋	－〜＋	－
語音表出面の障害			
● 流暢性低下	＋	＋	＋
● プロソディ障害	＋	＋	＋
● 音韻の誤りの一貫性障害	－〜±	－〜±	＋
● 語性錯語	＋	－	－
● 文レベルの障害	＋	－	－
了解障害（聴く・黙読）	±	－	－
復唱障害	＋	＋	－〜＋
書字言語障害	＋	－	－
自発語と意図的発語の乖離	＋	＋	－

－：障害なし，±：軽度障害，＋：障害あり

〔中西雅夫：構音障害と発語失行．総合リハ 25：1163–1167，1997 より〕

語理解は保たれている．

3 治療

発声，構音の改善を目標として，以下のような治療を行う（▶表 4）.

- 呼吸運動：深呼吸，呼気を長く持続するトレーニング
- 鼻咽腔閉鎖・軟口蓋挙上：口蓋帆の挙上訓練，咽頭アイスマッサージなど，口蓋挙上具（デバイス）
- 構音動作：下顎の開閉，口唇をすぼめ，次に横に引く，頬をふくらます，舌の挺出（左右へ），軽症例には明瞭な構音に注意しながらの音読
- 小脳性構音障害には，「小さな口の動きで」，「ささやくように」と求めると，失調による過剰な動きが抑制されて，明瞭な発音となる．

NOTE

2 構音点

声道の中で閉鎖が形成される部位のことをいう．

▶表 4　麻痺性構音障害の治療

1. 呼吸(発声，発語に必要な呼吸パターン)

- 深呼吸(急速な吸気，吸気の保持)
- 呼気の持続延長：ストロー吹きなど

2. 発声(随意的に発声)

- 呼気と喉頭の構えの協調：
  あくび，ハ行の発声(過度の声帯内転を外転へ)
- 発声持続の延長
- 声量の拡大，声の質の改善：
  発声の自己評価(録音音声利用)

3. 共鳴(発語のため鼻咽腔閉鎖)

- 鼻咽腔閉鎖運動の促進：
  舌根部を用いる発音(カ行)，呼気を口腔へ(シャボン玉，笛など)

4. 構音(発語動作を正確に)

- 下顎，口唇，頬，舌の運動促進：
  鏡で見ながら，舌圧子での抵抗運動
- 単音の構音，連続する音の構音：
  ゆっくりした発話，発話の自己評価(録音音声利用)

D 理学・作業療法との関連事項

1. 発語が不明瞭な場合，麻痺性構音障害か失語症かを判別する．筆談ができる場合は構音障害と考えてよい．
2. 嗄声や開鼻声がある例は嚥下障害の有無，両側大脳半球損傷の有無に注意する．
3. 肺活量増大と呼気の随意的調節が改善するように，体幹筋(胸部や腹筋)につながる治療内容を工夫する．

●引用文献
1) 中西雅夫：構音障害と発語失行. 総合リハ 25:1163–1167, 1997.

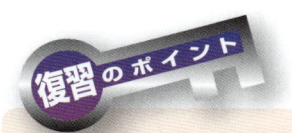
復習のポイント

- 構音障害の定義ならびに失語症との違いを説明する．
- 構音障害にかかわる神経・筋をあげ，その神経・筋の障害で発生する構音障害を説明する．

第18章

嚥下障害

学習目標
- 正常の嚥下のメカニズムについて理解する.
- 嚥下障害の診断法, 訓練法について理解する.

A 嚥下のメカニズム

脳卒中, その他の神経疾患の患者において, 嚥下障害(dysphagia)は臨床現場の大きな問題となっている. 特に, 誤嚥性肺炎と栄養障害から生命の危機をまねくことが多いので, 嚥下のメカニズムを知り, 評価, 治療を行うべきである. 嚥下の理解に必要な解剖を図1に示す.

1 嚥下の段階

嚥下の段階の分け方は種々あるが, ここでは, 先行期(認知期), 準備期, 口腔期, 咽頭期, 食道期に分ける(▶図2).

(1) 先行期(認知期)

食物を認知し, 食物を口へ運ぶまでの時期. 意識障害があると, 食物の認知ができず, 誤嚥しやすい.

(2) 準備期

食物を口に取り込み, 咀しゃくを終えるまでの時期. 口唇の閉鎖が弱いと, 食べたものがこぼれる. 咀しゃく動作を繰り返して, 食物は唾液と混合されて食塊になる.

(3) 口腔期

咀しゃくした食物を咽頭に送り込む時期. 通常口唇は閉鎖され, 下顎は固定される.

(4) 咽頭期

食塊が咽頭に入り, 食道に到達するまでの時期. 一連の嚥下反射により, 正常人では0.5秒以内で終了する. 軟口蓋が後上方へ動いて咽頭後壁について, 鼻咽腔を閉鎖し, 鼻腔へ食物が逆流することを防ぐ. また喉頭が挙上し, 声門も閉鎖して呼吸が止まり, 気管への誤嚥を防ぐ. 同時に食道入口部の輪状咽頭筋が弛緩して, 食塊が食道へ送り込まれる.

(5) 食道期

食塊が咽頭を通過し, 食道の蠕動運動により胃へ運ばれる時期. 上部食道括約筋が収縮し, 食物が逆流するのを防ぐ.

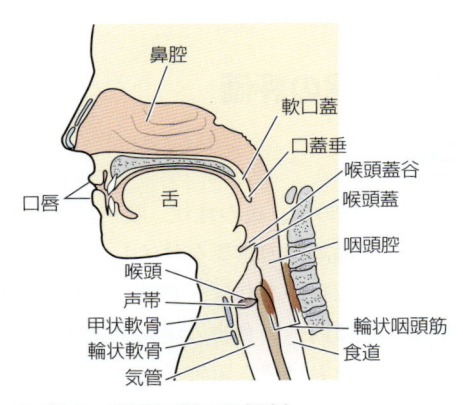

▶図1 嚥下に関する解剖

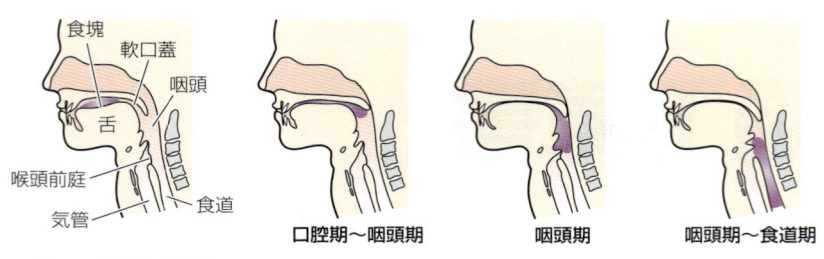

▶図 2　嚥下の段階

食形態や姿勢で嚥下の様相は変化する．健常者では，固形物を咀しゃくしているときに stage Ⅱ transport という口腔から咽頭への食塊の移送がおこり，食塊形成は喉頭蓋谷で行われる（process model）．

2 嚥下の中枢と神経支配

嚥下の中枢は延髄にあり，神経伝達物質のサブスタンス P が重要な働きをする．主な神経支配を図 3 に示す．

- 三叉神経（Ⅴ）→下顎の運動，固定
- 顔面神経（Ⅶ）→口唇の閉鎖，唾液分泌
- 舌咽神経（Ⅸ）と迷走神経（Ⅹ）→嚥下反射
- 舌下神経（Ⅻ）→舌の運動

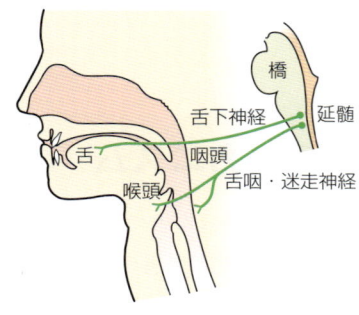

▶図 3　神経支配

B 嚥下障害の診断と治療

1 嚥下障害の評価

a 問診

むせ，咳，痰の量，痰の性状，嗄声に注意する．むせ，咳，痰は誤嚥の重要なサインであり，食後にこのような症状があれば，誤嚥を疑う．湿性嗄声は咽頭，喉頭内への食物の流入を意味する．また，嚥下障害患者は構音障害を伴っていることが多い．

b 診察

①舌を前へ突き出す動きや口輪筋，咬む筋の強さ，下顎の動きを観察する．
②軟口蓋の挙上の状態，構音障害の有無をチェックする．
③空嚥下をしてもらい，指で喉頭の挙上を触知する．
④実際の食事の状態を観察し，誤嚥の有無を確認する．ただし，誤嚥してもむせない例（不顕性誤嚥）もある．

c 検査法

（1）反復唾液嚥下テスト
　　（Repetitive Saliva Swallowing Test; RSST）
患者の喉頭隆起，舌骨に指を当てて，できるだけ何回も唾液を嚥下するように指示する．嚥下時の喉頭挙上を確認しながら，30 秒間に何回できたかを数える．2 回以下は異常である．

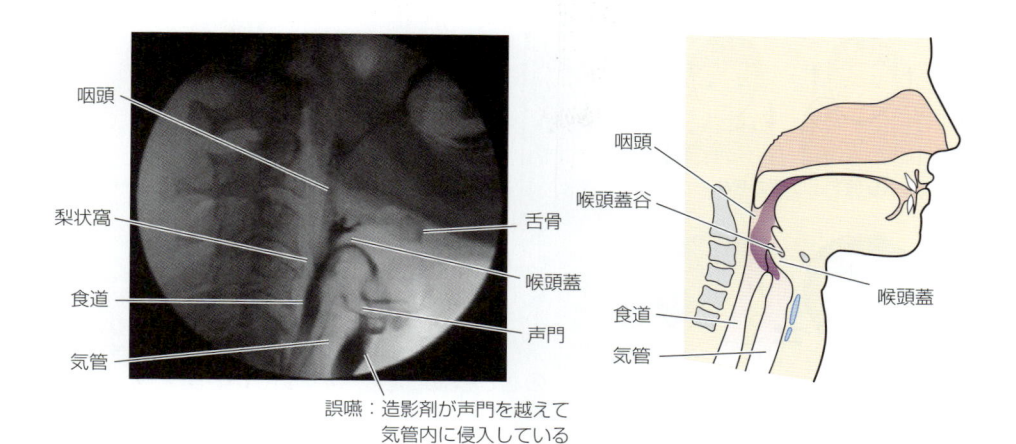

咽頭
梨状窩
食道
気管
舌骨
喉頭蓋
声門
誤嚥：造影剤が声門を越えて
気管内に侵入している

咽頭
喉頭蓋谷
喉頭蓋
食道
気管

▶図 4　嚥下造影検査

（2）　改訂水飲みテスト
（Modified Water Swallowing Test; MWST）

　冷水 3 mL を口腔底に注ぎ，嚥下してもらう．次の 5 段階で評価する．

1. 嚥下なし，むせる and/or 呼吸切迫
2. 嚥下あり，呼吸切迫（不顕性誤嚥の疑い）
3. 嚥下あり，呼吸良好，むせる and/or 湿性嗄声
4. 嚥下あり，呼吸良好，むせない
5. 4 に加え，反復嚥下が 30 秒以内に 2 回可能

　4 以上なら合計 3 回繰り返し，最も悪い状態を評価する．3 以下のとき，誤嚥が疑われる．

（3）　食物テスト（Food Test; FT）

　茶さじ 1 杯のプリンを舌背前部に置き，食べさせる．嚥下後，反復嚥下を 2 回行わせる．評価は改訂水飲みテストに準じて行う．

（4）　嚥下造影検査（Videofluorography; VF）

　造影剤や造影剤を含んだ模擬食品（ゼリー，クッキーなど）を嚥下させ，その通過状態を X 線透視で見ながらビデオに記録し，解析する．食塊の咽頭への送り込み，咽頭通過，誤嚥の有無などを評価する（▶図 4）．

（5）　嚥下内視鏡検査（Videoendoscopy; VE）

　鼻咽腔内視鏡を用いて，咽頭，喉頭，唾液や食物の残留，嚥下の状態を観察する．

（6）　その他

　頸部聴診による嚥下音や，嚥下前後の呼吸音の聴取，経皮的動脈血酸素モニター（パルスオキシメータ）による酸素飽和度の測定は，嚥下の状態を観察する補助手段として有用である．

2　治療とリハビリテーション

　薬物療法として，延髄のサブスタンス P を増すアマンタジン，ACE 阻害薬などが用いられる．

a　嚥下訓練

　嚥下の訓練として，間接訓練と直接訓練とがある．

　間接訓練は食物を利用しないアイスマッサージや構音訓練などを指す．直接訓練は食物を利用した訓練で，体位，食物形態などの代償的手段を利用した摂食訓練である．

■　間接訓練

（1）　構音訓練，発声訓練，嚥下体操（▶図 5）

　発声の持続，口唇，舌の体操，音読などの訓練を行うことが，嚥下障害に対してもよい影響を与える．また，嚥下体操で食事前に全身，頸部の筋群，舌の筋肉をリラックスさせる．腹式呼吸，肩の運動，頬をふくらます，発声などの体操をする．

（2）　アイスマッサージ（寒冷刺激法）

● 皮膚のマッサージ：下顎，耳の下，咽頭部の皮

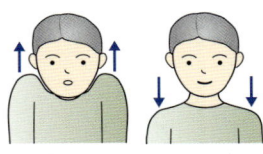

① 肩を上げて力をぬく.

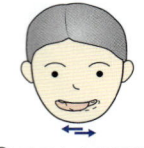

② 顔をふくらませたりゆるめたりする.

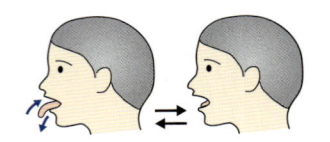

③ 舌を出したりひっこめたりする.

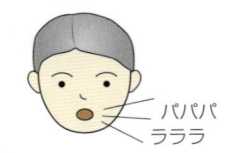

④ 舌で左右の口角を さわる.

⑤ パパパ, ラララを ゆっくり発音する.

▶図 5　嚥下体操

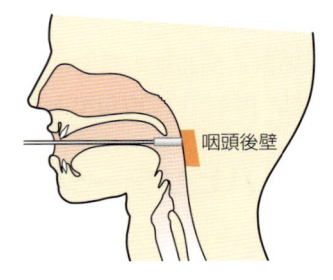

咽頭後壁

▶図 6　咽頭のアイスマッサージ

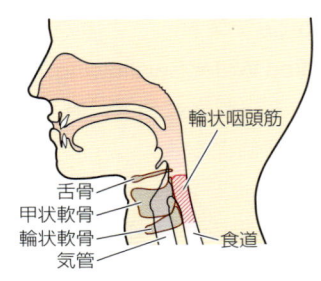

輪状咽頭筋

舌骨
甲状軟骨
輪状軟骨
気管

食道

▶図 7　輪状咽頭筋

膚を寒冷刺激器（アイスクリッカー）や冷やした缶ジュースでマッサージする. 流涎の減少, 嚥下の改善の効果がある.

- 咽頭のアイスマッサージ（▶図 6）：凍った綿棒に少量の水をつけて, 軟口蓋, 舌根部, 咽頭後壁を軽く刺激する. 嚥下反射が誘発されやすくなる.

（3）呼吸訓練

- 口すぼめ呼吸：口をすぼめてゆっくり呼気を行う. 鼻咽腔の閉鎖機能, 肺機能の強化に役立つ.
- 咳の練習：十分な吸気のあとに, 介助者が胸部を圧迫して速い呼気をさせる. 咽頭に残留した食物を咳で排出させる.

（4）頭部挙上訓練（シャキア・エクササイズ；Shaker exercise）

舌骨上筋群など喉頭挙上にかかわる筋の筋力強化を行う. 仰臥位で頭だけをつま先が見えるまで高く上げる, 上げ下げを繰り返すなどの運動を行う.

（5）Mendelsohn（メンデルゾーン）手技（輪状咽頭筋弛緩法）

喉頭を挙上した位置で保つと輪状咽頭筋（▶図 7）が弛緩した状態になる. 徒手的に喉頭の最大挙上位で保持することで, 輪状咽頭筋を開き, 食塊を通過しやすくする.

■直接訓練

嚥下は随意的運動と反射的運動が合わさった複雑な運動であるため, 繰り返し嚥下運動を行うことで, 嚥下運動の再獲得を目指す.

（1）嚥下の意識化

嚥下をする前に, これから嚥下をするのだと意

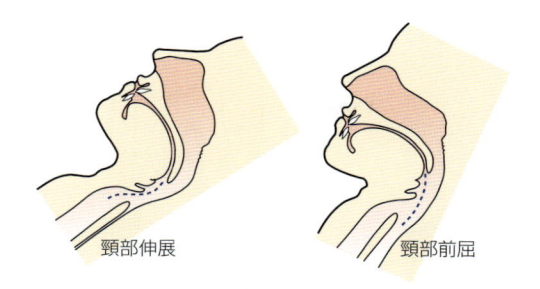

▶図 8　頸部前屈
頸部前屈では咽頭→気管の通路が通りにくい.

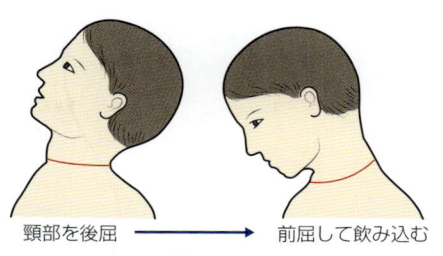

頸部を後屈　━━━━▶　前屈して飲み込む
▶図 9　うなずき嚥下

識すると誤嚥しにくくなる. 逆に意識がほかにそ
れると, 誤嚥しやすくなる.

（2）食物形態

嚥下しやすい食事は適当なとろみと柔らかさを
必要とする. 粘性を高めるためゼラチンや増粘剤
がよく使われる. もちや粒のブドウなど, 窒息の
危険性のあるものは与えない.

（3）体位

個々の患者で最も適した体位を選ぶ. 30 度仰臥
位で, 頸部前屈の体位は前頸筋群や全身の筋肉が
リラックスし, 食塊の口腔内保持, 送り込みをし
やすい. また, 頸部前屈位では, 咽頭から気管へ
の通路が通りにくくなり, 誤嚥しにくい（▶図 8）.

（4）嚥下の工夫

- 空嚥下：嚥下運動が弱いと, 食物が口腔や咽頭
  に残留するため, 一口食べるごとに空嚥下をし
  て, 食物を食道へ通過させる.
- 交互嚥下：空嚥下がうまくできないときに, 少
  量の冷水を一口ごとに飲んでもらう.
- 横向き嚥下（頸部回旋）：一側の梨状窩に食物が
  たまりやすいとき, 食物の残留を少なくするた
  め頸部を回旋する. 伸展した側の咽頭通過がよ
  くなる.
- うなずき嚥下（▶図 9）：喉頭蓋谷に残留した食
  物を押し出す. 頸部を後屈すると喉頭蓋谷が狭
  くなり, 残留した食塊が押し出されてくる. 次
  に頸部を前屈して空嚥下すると食塊が食道へ流
  れる.
- 息こらえ嚥下（supraglottic swallow）：飲み込

む前に大きく息を吸い込んで, 飲み込んだ直後
に息を大きく吐き出す. 嚥下直後に息を吸い込
むことがないため, 誤嚥しにくくなる.

ⓑ 経管栄養，手術など

十分な訓練を行っても誤嚥性肺炎（➡ Advanced
Studies-1）の危険がある場合は, 鼻腔から胃まで
チューブを挿入する経管栄養を行う（➡ Advanced
Studies-2）. 最近では積極的に経皮内視鏡的胃瘻造
設術が行われている.

（1）経鼻的経管栄養（nasogastric tube feeding; NG 法）（▶図 10）

鼻から胃へ管を入れる方法で手軽なために頻用
されている. しかし, 口腔や咽頭の分泌が増加し
たり, 嚥下運動の妨げとなるため, 誤嚥が増加し
やすい. また, 時に下痢が問題となる.

（2）胃瘻（gastrostomy）

嚥下障害が高度で恒久的に経管栄養が必要な
人に胃瘻造設が行われる. 近年, 内視鏡下での胃

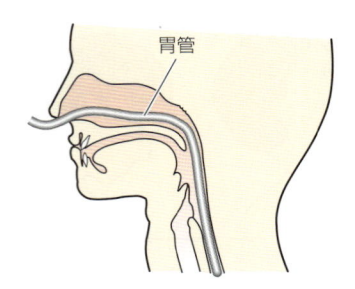

▶図 10　経鼻的経管栄養

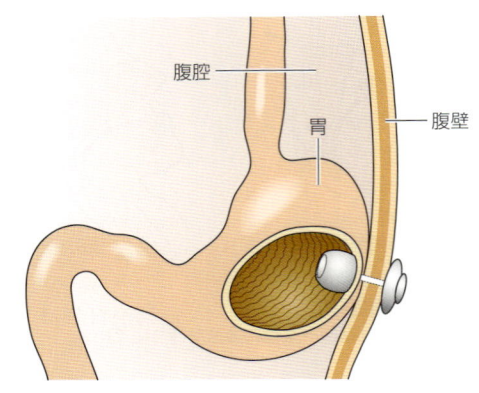

▶図 11　胃瘻

瘻造設がよく行われている（percutaneous endoscopic gastrostomy; PEG）．経鼻的な方法と違い，上気道の分泌物が増加しないので，嚥下障害で誤嚥のある患者に利点がある（▶図 11）．

（3）　間欠的口腔−食道経管栄養（intermittent oro-esophageal tube feeding; OE 法）

食事の時間ごとに口から管を食道まで入れて注入する方法である．

（4）　輪状咽頭筋間欠的バルーン拡張法

輪状咽頭筋の伸展が少ない場合には，その部位をバルーンにより拡張する．

（5）　手術

誤嚥が高度なときは気道への流入を防止するために喉頭挙上術，喉頭摘出術や喉頭閉鎖術が，食道入口部が細い場合は輪状咽頭筋切断術が施行される．

- ●喉頭挙上術

喉頭挙上障害，舌根部の運動障害による嚥下障害に用いられる．

- ●輪状咽頭筋切断術

輪状咽頭筋の伸展が少ない場合に有効．一定の緊張を保ち，食道入口部を閉鎖している輪状咽頭筋を切断することで，食道入口部を弛緩させ，食道への流入の抵抗を減少させる．

③　疾患と嚥下障害

ⓐ脳卒中

脳卒中患者が嚥下障害をおこす原因として，以下の 3 つがある．

（1）　急性期に意識障害を伴うような大きな病巣

延髄の嚥下中枢は意識を保つ網様体と密接に神経連絡があるので，大脳半球の大きな病巣により網様体が圧迫されると，嚥下障害が出現する．

（2）　両側性病変による仮性球麻痺

嚥下筋は両側支配のため，一側脳卒中発作では仮性球麻痺はおこらない．高齢者の場合は，もともと無症候性の脳血管障害（silent cerebrovascular disorder）があることが多いため，初回発作でも仮性球麻痺を呈することがある．

（3）　延髄の障害による球麻痺

延髄から出ている脳神経の障害による嚥下筋の運動麻痺がある．嚥下筋の萎縮が著明で，重症例では嚥下反射がみられない．代表的な球麻痺は Wallenberg（ワレンベルグ）症候群（延髄外側症候群）である．

ⓑParkinson 病

Parkinson（パーキンソン）病では，特に舌を動かし，物を飲み込むといった随意運動が障害されるため，食物の口腔内通過時間が延長し，嚥下障害を引き起こす．

ⓒ小児における嚥下障害

小児では，脳性麻痺による嚥下障害が多い．摂食，嚥下障害を伴う児はしばしば重篤な基礎疾患

をもつため，全身状態，呼吸，栄養状態の観察を
十分に行う．

C 理学・作業療法との関連事項

1. 嚥下訓練の方法は，本人，家族が自分でできる
   ように指導する．
2. 直接訓練では誤嚥に気をつける．誤嚥の可能
   性が高いときは，吸引器を準備しておく．

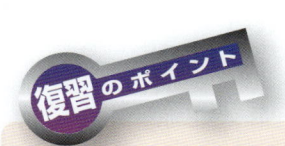

復習のポイント

- 嚥下は，先行期（認知期），準備期，口腔期，咽頭期，食道期に分けられる．
- むせ，咳，痰の症状や，反復唾液嚥下テスト，水飲みテスト，嚥下造影などで，嚥下障害の客観的な評価
  が可能である．
- 嚥下訓練には，構音訓練やアイスマッサージなどの間接訓練と，食物を用いる直接訓練とがある．
- 不顕性誤嚥もあるので，発熱，炎症所見（白血球増多，CRP 高値）に注意する．

脳神経外科領域疾患の代表的症候

　ここでは，脳神経外科領域の疾患に伴って出現する頭蓋内圧亢進，脳浮腫，脳ヘルニア，髄膜刺激症状についてそれぞれ解説する．

A　頭蓋内圧亢進

1　原因と症状

　頭蓋骨(skull)の中は脳実質，髄液(liquor)，血液(blood)で満たされている．頭蓋骨は伸縮できないので，頭蓋内の容積が増加すると頭蓋内圧(intracranial pressure)が亢進する．

a 臨床症状

　頭蓋内圧亢進(increased intracranial pressure または intracranial hypertension)の症状として，頭痛，嘔吐，傾眠がみられる．眼底所見ではうっ血乳頭(▶図1)を認める．

b 原因疾患

　頭蓋内圧を亢進させる機序を説明し，原因疾患を表1に示す．

(1) 脳実質の容積増加

　脳浮腫による脳自体の容積の増加である．脳浮腫についての詳細は，本章内で後述する．

(2) 髄液の容積増加

　髄液は脳室内の脈絡叢で産生・分泌され，第2章の図16(➡22ページ)のような経路を通り，傍矢状洞のくも膜顆粒で吸収され，静脈洞にそそいでいる．この間の髄液の過剰分泌，吸収障害，循環路の狭窄・閉塞によって髄液の容積が増加する．このように脳室や髄液腔に過剰に髄液が貯留した状態を水頭症(hydrocephalus)と呼び，頭部CTやMRI検査では主に脳室が拡大しているのが確認できる．

　髄液の過剰分泌は脳室内腫瘍(脈絡叢乳頭腫)によって，吸収障害はくも膜下出血，炎症，先天性くも膜顆粒欠損などによって生じる．また，循環

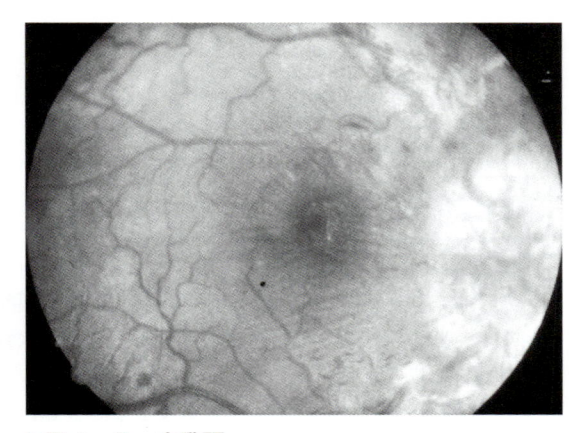

▶図1　うっ血乳頭
頭蓋内圧亢進の症候として，眼底でうっ血乳頭が認められる．

▶表1　頭蓋内圧亢進の主な原因疾患

頭蓋内腫瘤	局所性脳浮腫	びまん性脳浮腫	水頭症
●脳腫瘍 ●脳膿瘍 ●硬膜下血腫 ●硬膜外血腫 ●脳出血	●脳梗塞 ●静脈洞血栓症 ●脳挫傷	●高血圧性脳症 ●ビタミンA過剰症 ●鉛脳症 ●髄膜炎，脳炎 ●特発性頭蓋内圧亢進症 　（偽脳腫瘍） ●副甲状腺機能低下症 ●水中毒	●Arnold-Chiari(アーノルド・キアリ)奇形 ●Dandy-Walker(ダンディー・ウォーカー)症候群 ●中脳水道狭窄症

路閉塞は腫瘍や脳出血などで生じる．二分脊椎では，Chiari(キアリ)奇形による髄液通過障害で生じることが多い．

（3）頭蓋内血液の容積増加

静脈血うっ滞などによるが，血液中の CO_2 分圧(PCO_2)上昇も血管を拡張させ，血液の増加をもたらす．

（4）頭蓋内占拠病変

脳出血の血腫，脳腫瘍などがあり，多くの場合，占拠病変とともに脳浮腫も生じる．

2 診断

a 頭蓋内圧亢進の主徴候

慢性に経過した頭蓋内圧亢進では，頭痛，悪心・嘔吐，うっ血乳頭が3徴候である．

（1）頭痛

頭蓋内の血管と硬膜に伸展などの刺激が加わるために生じる．脳腫瘍では起床時の頭痛(morning headache)をしばしば認める．

（2）悪心・嘔吐

第四脳室底の後方にある延髄深部の嘔吐中枢(孤束核)が遠隔的に圧迫刺激されるために生じる．脳腫瘍では悪心を伴わない噴出性嘔吐(projectile vomiting)が特徴であるが，悪心を伴うことも多い．

（3）うっ血乳頭

眼底乳頭部のうっ血による炎症所見のない浮腫である．視神経はくも膜下腔で包まれているので，頭蓋内圧亢進→視神経周囲の髄液圧亢進→網膜中心静脈圧上昇→乳頭浮腫という機序で生じる．普通は両側同程度である．うっ血乳頭は初期には視力低下がないのが視神経炎との鑑別点であるが，進行すると視力低下，視神経萎縮による失明もある．

（4）その他の徴候

意識障害(傾眠)，外転神経麻痺，複視などがみられる．急性頭蓋内圧亢進では Cushing(クッシング)現象といわれる高血圧，徐脈がみられることがある．

乳幼児では頭蓋骨が未成熟で縫合も完成していないため，泉門隆起，縫合離開，頭囲拡大などで，ある程度の頭蓋内圧亢進は代償される．落陽徴候(眼球の下方偏位)もみられる．

b 検査

頭部CTが有用である．腰椎穿刺は脳ヘルニアを誘発する危険があり，原則として行わない．

3 頭蓋内圧亢進の治療

脳圧降下薬(グリセリン，マンニトール)などの点滴を行い，脳腫瘍などでは必要に応じて副腎皮質ホルモン製剤を使用する．原因に対する治療は，脳出血，硬膜下血腫，硬膜外血腫などでは緊急開頭血腫除去術を，脳梗塞でも開頭し外減圧術を，また，水頭症では髄液の外ドレナージ術や短絡術(脳室−腹腔，脳室−心房，腰椎−腹腔シャント術)を必要に応じて行う．

B 脳浮腫

脳浮腫（brain edema）とは，脳内病変により脳組織の水分量が増加し，脳容積が増加した状態である．血液脳関門（➡ NOTE-1）の破綻により，脳毛細血管の透過性が亢進し，血漿中の水分，ナトリウム，血漿蛋白などが脳実質細胞間質に流出しておこる血管性脳浮腫と，細胞代謝障害によりイオンポンプが障害され，脳実質細胞内に水分，ナトリウムが貯留しておこる細胞毒性脳浮腫の頻度が高い．さらに細胞間質におこる浮腫としては，脳室に貯留した髄液が間質に漏出することで発生する間質性脳浮腫がある．

1 原因と症候

a 原因疾患

それぞれの脳浮腫の原因疾患については，以下のとおりである．

- 血管性脳浮腫：脳腫瘍，虚血性脳疾患（脳梗塞，一過性脳虚血発作），脳内出血，脳挫傷
- 細胞毒性脳浮腫：虚血性脳疾患の早期（脳梗塞，一過性脳虚血発作など），低酸素血症，一酸化炭素中毒，重金属中毒（鉛，ヒ素），肝性昏睡，尿毒症など
- 間質性脳浮腫：水頭症

b 症候

頭蓋内圧亢進症状，脳ヘルニアの症状，浮腫の部位に合わせた脳局所症状などがあげられる．CT 検査では低吸収域や脳溝の不明瞭化を呈し，広範囲の浮腫では正中偏位（midline shift）を伴うこともある．

2 脳浮腫の治療

内科的治療としては，グリセリンやマンニトールなどの浸透圧利尿薬や副腎皮質ステロイドの投与，外科的治療としては，頭蓋骨の一部をいったん除去することで上昇した頭蓋内圧を逃がす外減圧術などがあげられる．その他，低体温療法やバルビツレート療法などもある．

C 脳ヘルニア

1 原因となる病態

脳ヘルニア（cerebral herniation）とは，高度の頭蓋内圧亢進，脳浮腫，頭蓋内占拠病変の巨大化などで，脳組織が圧抵抗の低い方向へ偏位，移動して，その一部が脳組織を区画している大脳鎌テントなどの間隙から押し出される現象で，脳神経外科領域の死因の多くを占める．

高度の頭蓋内圧亢進，髄液貯留，脳浮腫，巨大な頭蓋内占拠物を生じるような病態が原因となる．

2 分類と症候

脳ヘルニアの生じる部位は，図 2，表 2 に示す．

a テント切痕ヘルニア

テント切痕ヘルニア（transtentorial herniation）は，鉤ヘルニア（uncal herniation），海馬ヘルニア（hippocampal herniation）とも呼ばれる．

テント切痕とは，小脳テント遊離縁でとり囲まれる中脳，橋が貫通する空間で，このテント切痕

NOTE

1 血液脳関門（blood-brain barrier; BBB）

脳組織への有害物質などの侵入を阻止するべく，血液中からの物質移動を厳しく制限する "血液脳関門" という特殊な構造が脳や脊髄の毛細血管には存在している．主に血管内皮細胞が強固に結合すること（タイトジャンクション）で，このバリア機構を実現している．

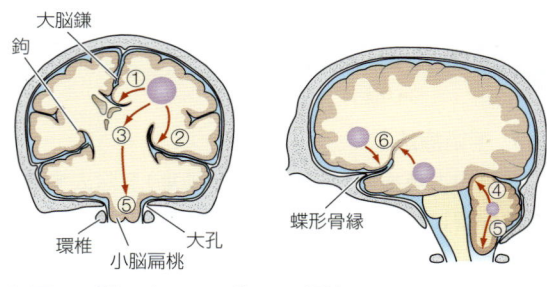

▶図2 脳ヘルニアの生じる部位
①大脳鎌下(帯状回)ヘルニア，②テント切痕ヘルニア，③正中(中心性)ヘルニア，④上行性ヘルニア，⑤大孔ヘルニア，⑥蝶形骨縁ヘルニア

▶表2 脳ヘルニアの種類

	名称	発生部位	嵌入する組織
1	大脳鎌下ヘルニア(帯状回ヘルニア)	大脳鎌下	帯状回，脳梁，前頭葉正中部下面
2	テント切痕ヘルニア(鉤ヘルニア，海馬ヘルニア)	テント切痕	側頭葉内側(海馬回，鉤回)
3	正中ヘルニア		上部脳幹
4	上行性ヘルニア		小脳虫部
5	大孔ヘルニア(小脳扁桃ヘルニア)	大後頭孔	小脳扁桃
6	蝶形骨縁ヘルニア	蝶形骨縁	前頭葉後下部，側頭葉前部

から内下方に側頭葉内側部(鉤，海馬)がこの空間にはまり込むヘルニアである.

圧迫組織と症候は次のようなものがある.

- 脳幹(中脳)圧迫→意識障害
- 動眼神経圧迫→動眼神経麻痺：瞳孔不同(患側の瞳孔散大と対光反射消失)
- 大脳脚圧迫→片麻痺
- 後大脳動脈閉塞→同名半盲
- 四丘体の上丘圧迫→上方注視麻痺〔Parinaud(パリノー)徴候〕，複視
- 上丘・下丘の断絶→除脳硬直(decerebrate rigidity)(▶図3)
- 延髄の圧迫→血圧上昇，徐脈，緩徐呼吸，さらに進行すると Cheyne-Stokes(チェーン・ストークス)呼吸，呼吸停止が生じる.

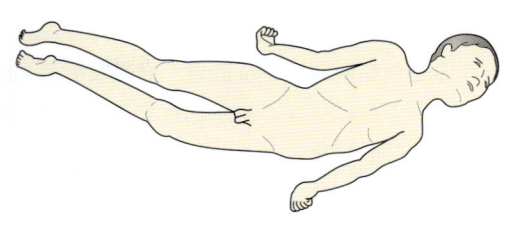

▶図3 除脳硬直

■b 大孔ヘルニア

大(後頭)孔ヘルニア(foraminal herniation)は，小脳扁桃ヘルニア(cerebellar tonsillar herniation)とも呼ばれる.

後頭蓋窩に占拠病変が生じると後頭蓋窩内圧が著明に高まり，小脳下部(小脳扁桃)が大後頭孔内に嵌入し，大孔ヘルニアが生じる. 大槽を閉塞し，髄液の循環障害による急性水頭症を併発することもある.

後頭蓋窩が狭いため頭蓋内圧亢進の症状発現が急速である.

症候としては，延髄の第四脳室底にある呼吸中枢の圧迫による呼吸障害が特徴である. Cheyne-Stokes 呼吸，呼吸停止，Cushing 現象〔血圧上昇と徐脈(圧脈)〕が出現する.

大孔部周辺の硬膜が刺激されると，項部硬直(nuchal rigidity または stiff neck)が出現する. 脳幹上部まで圧迫の影響が及べば，意識障害も生じる.

三叉神経(Ⅴ)，迷走神経(Ⅹ)，聴神経(Ⅷ)などの圧迫症状では顔面の感覚異常，嘔吐・嚥下障害，前庭系の障害による歩行時の頭部傾斜などがみられる.

■c 正中ヘルニア

正中ヘルニア(central herniation)は，テント切痕部に左右から同じような圧力が加わったとき，上部脳幹が後頭蓋窩に落ち込んで生じる. 脳幹の循環障害を生じ，意識障害，四肢麻痺，除脳硬直，

Cheyne-Stokes 呼吸を生じる.

　動眼神経の麻痺を生じ，初期には両側の縮瞳，進行すると両側眼球正中位固定，対光反射消失がみられる．さらにヘルニアが進行すると延髄の障害により，呼吸停止に至る.

d 大脳鎌下ヘルニア

　大脳鎌下ヘルニア（subfalcial herniation）は，帯状回ヘルニア（cingular herniation）とも呼ばれる.

　片側の前頭蓋窩周囲，および大脳半球（前頭葉，側頭葉，頭頂葉）に占拠病変が生ずると，帯状回の一部が左右の大脳半球を隔てている大脳鎌の下をくぐり，反対側に偏位する.

　また，大脳鎌近傍を走行する前大脳動脈が圧迫され虚血がおこると，対側下肢の麻痺や感覚障害が出現しうる.

e 蝶形骨縁ヘルニア

　蝶形骨縁は，前頭葉をおさめる前頭蓋窩と側頭葉をおさめる中頭蓋窩を境している骨縁である．前頭葉の占拠病変で前頭葉が中頭蓋窩に，また，側頭葉の占拠病変で側頭葉が前頭蓋窩に入り込む状態を蝶形骨縁ヘルニア（sphenoidal herniation）という．脳はほとんど損傷されないので臨床的意義は少ない.

3 診断

　脳ヘルニアの原因である頭蓋内圧亢進を見逃さない．臨床症状および頭部 CT，MRI が診断に役立つ.

　初期に迅速，適切な治療を行わないと脳損傷は不可逆的となり救命も困難となる．頭蓋内圧亢進時に腰椎穿刺で髄液を排出すると脳ヘルニアをおこす危険がある.

4 脳ヘルニアの治療

（1）手術療法

　頭蓋内占拠病変（血腫，腫瘍，膿瘍）を除去する．髄液貯留には脳室穿刺などの外誘導（ドレナージ）術または短絡（シャント）術を行う．著明な脳浮腫には骨弁除去（頭蓋骨の一部を除去）による外減圧術を行う.

（2）高張溶液療法

　浸透圧の差による脱水作用を用いて脳組織内水分を血中に吸い出し，尿として排出する．グリセリン，マンニトール，イソソルビドなどが使用される.

（3）副腎皮質ホルモン製剤療法

　主に脳腫瘍周囲の血管性脳浮腫に対する治療に用いられる.

D 髄膜刺激症状

1 原因と症候

　髄膜炎やくも膜下出血などが原因としてあげられる.

　臨床症状は，髄膜炎やくも膜下出血では頭痛，悪心・嘔吐，意識障害，痙攣，項部硬直（▶図 4），Kernig（ケルニッヒ）徴候（▶図 5），Brudzinski（ブルジンスキー）徴候がある.

2 診断

　髄膜炎，くも膜下出血とも精査，入院加療が必要である．髄膜刺激症状がある場合は，突発する激しい頭痛はなかったか，発熱があれば，いつごろからあったかなど問診する.

　次に，頭部 CT，血液検査，髄液検査などで，くも膜下出血か，髄膜炎かの診断を行う.

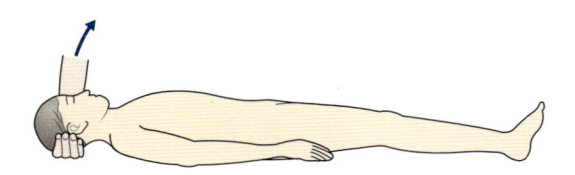

▶図4　項部硬直
仰臥位にした被検者の頭の下に検者の手を入れ，頭をゆっくり持ち上げて頸部を前屈させる．前屈のみに抵抗があったり痛みを訴える場合が陽性である．左右に回しても抵抗があるときは Parkinson 病や頸椎疾患を考える．

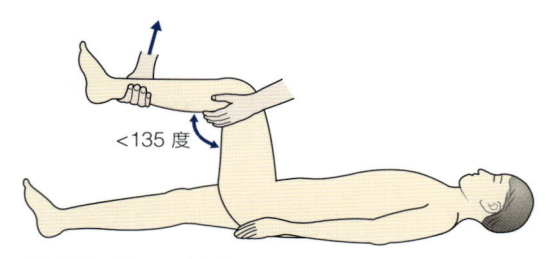

<135 度

▶図5　Kernig 徴候
仰臥位で被検者の膝関節を 90 度に屈曲させ，検者が膝関節を屈曲位から素早く伸展すると，項部に痛みが生じたり，頸がのけぞる場合を陽性とする．

3　髄膜刺激症状の治療

くも膜下出血では，脳血管造影 CT 検査やカテーテルを用いた脳血管撮影検査で，出血源である動脈瘤や脳動静脈奇形などを確認し，手術治療（開頭術や血管内治療）を行う．無菌性（ウイルス性）髄膜炎では安静，補液を行い，必要に応じて解熱薬，抗痙攣薬，酸素吸入などを行う．細菌性髄膜炎では抗菌薬を，結核性髄膜炎では抗結核薬を，単純ヘルペス脳炎には抗ウイルス薬のアシクロビルを投与する．

E　理学・作業療法との関連事項

訓練開始時には，頭蓋内圧亢進症状，髄膜刺激症状が残っている場合もあるので頭頸部の操作には十分気をつける必要がある．

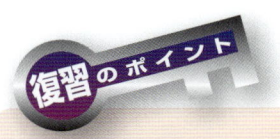

復習 の ポイント

- 髄液の循環経路について説明する．
- 頭蓋内圧亢進の原因，症状，治療について説明する．
- 脳ヘルニアの生じる部位を説明する．

神経疾患各論

第20章

脳血管障害

学習目標

- 脳血管障害の分類を理解し，それぞれの病因，特徴的症状，治療法を学ぶ.
- 脳血管障害の急性期，回復期のリハビリテーションを学ぶ.
- 片麻痺の回復過程を理解し，評価法を学ぶ.
- 脳の可塑性と促通法の考え方を理解する.

A 脳血管障害とは

1 脳血管障害の発症頻度とリハビリテーションの重要性

「国民衛生の動向 2018/2019 年版」によると，現在，脳血管障害は，悪性新生物，心疾患に次いで日本人の死因の第 3 位である（▶図 1）[1]. 1951

（昭和 26）年から 1980（昭和 55）年まで日本人の死因第 1 位を占めていたが，1950 年代から経年的に脳出血の死亡率が低下し，2017（平成 29）年の脳血管障害による死亡数は 10 万 9,844 人，死亡総数の 8.2% を占めている. 総患者数は 2016 年時点で 117 万 9 千人である.「脳卒中データバンク 2015」によると，脳血管障害全体の内訳では，脳梗塞が 75.9%，脳出血が 18.5%，くも膜下出血が 5.6% である（▶図 2）.

また，死亡を免れても後遺症として障害が残存する割合が高く，介護が必要となった原因の 18.5% を占め，最大の原因となっている.

リハビリテーションにおける脳血管障害の重要

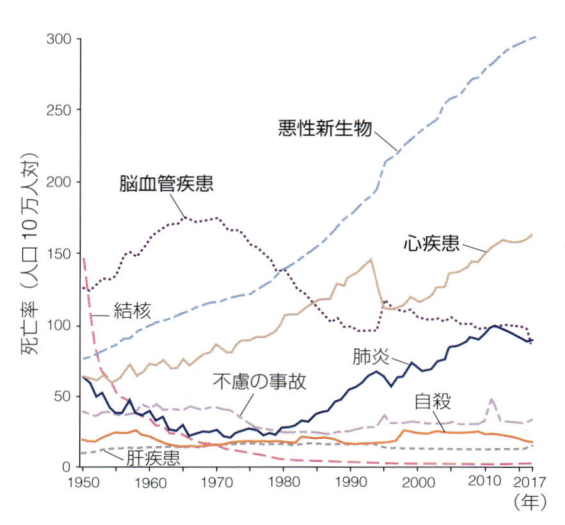

▶ 図 1　主要死因別にみた死亡率（人口 10 万対）の推移

〔厚生労働統計協会：国民衛生の動向 2018/2019. 厚生の指標 65:62, 2018 より〕

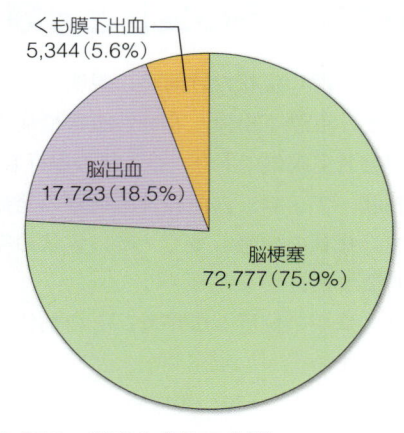

▶ 図 2　脳卒中全体の内訳（$n = 95,844$）

▶表 1　NINDS の脳血管障害の分類 Ⅲ(1990 年)

A. 無症候性
B. 局所性脳障害
1. 一過性脳虚血発作(TIA) 　2. 脳卒中 　病型分類 　　a. 脳出血 　　b. くも膜下出血 　　c. 動静脈奇形からの頭蓋内出血 　　d. 脳梗塞 　　　● 機序による分類 　　　　① 血栓性(thrombotic) 　　　　② 塞栓性(embolic) 　　　　③ 血行力学性(hemodynamic) 　　　● 臨床病型による分類 　　　　① アテローム血栓性脳梗塞(atherothrombotic) 　　　　② 心原性脳塞栓症(cardioembolic) 　　　　③ ラクナ梗塞(lacunar) 　　　　④ その他
C. 血管性認知症
D. 高血圧性脳症

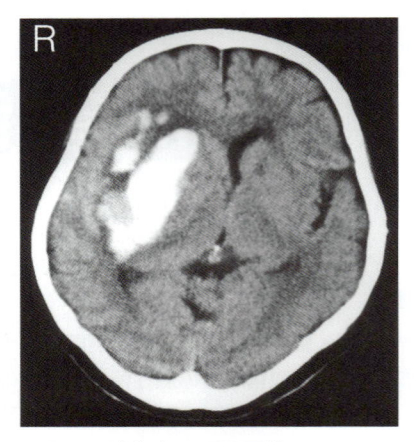

▶図 3　脳出血の CT 画像
右側の被殻から尾状核外側まで高吸収域(血腫)があり，側脳室や第三脳室は対側へ圧排されている．

性は，以下の理由による．
① リハビリテーションの対象疾患としての頻度が高い．
② 寝たきりや認知症，要介護状態を引き起こす最大の原因である．
③ 特に高齢患者では合併症が多い．
④ リハビリテーションについての総合的な知識と技術が求められる．

B 脳血管障害の症状と分類

病態と関連深い症状だけ簡略に説明する．
脳出血とくも膜下出血，心原性脳塞栓症の発症は急激で突発完成型であり，その後の進行も早い．ラクナ梗塞，アテローム血栓性脳梗塞の発症は急性発症で，症状の増悪も多く，時に症状の完成までに数日要する．
症状は，病巣の位置と広がり，その部位の機能によって決まる．
① 意識障害：脳幹，小脳，視床を含む病変で強い．
② 運動麻痺：運動野，放線冠，内包後脚，脳幹の

運動路(錐体路)の損傷の程度による．
③ 感覚障害：感覚野，放線冠，内包後脚，視床，脳幹の感覚路の損傷の程度による．
④ 高次脳機能障害：連合野の損傷で生じ，左半球障害では失語，観念失行，観念運動失行，右半球障害では左半側空間無視が問題となる．
脳血管障害は，症状と病態とその部位によって分けられる．ここでは主に NINDS 分類(National Institute of Neurological Disorders and Stroke)に従って説明する(▶表 1)．

1 頭蓋内出血

a 脳出血(▶図 3)

脳出血(brain hemorrhage)は，頭蓋内出血(intracranial hemorrhage)のうち脳実質内の出血である．

原因　高血圧による微小動脈瘤．アミロイドアンギオパチーによる脳出血は高血圧と関係なく発症し，高齢者に多い．

好発部位　血行力学的な負荷がかかる中大脳動脈から穿通枝(perforator)が分岐する部位(▶図 4)である被殻，視床に多い．

症状　意識障害，片麻痺，頭痛，嘔吐が多い

▶表2　頭蓋内出血の部位と症状

症状	脳出血				くも膜下出血
	被殻出血	視床出血	小脳出血	橋出血	
意識障害	（±）	（＋）	（±）	（＋）	（±）
片麻痺	（＋）	（＋）	（－）	四肢	（－）
瞳孔サイズ	正常	小	小	小	正常
眼球		下方共同偏視	眼振	OB*	
顔面神経麻痺	中枢性	中枢性	末梢性	末梢性	（－）
注視障害	（＋）	稀	（＋）	（＋）	（－）
頭痛	（－〜＋）	（－〜＋）	（＋）	（＋）	（＋＋）
嘔吐	（＋）	（＋）	（＋＋）	（＋）	（＋）
髄膜刺激症状	（－）	（－）	（－）	（－）	（＋＋）
血性髄液**	（－）	（－）	（－）	（－）	（＋）
発症頻度	35〜50%	30〜35%	2〜5%	3〜8%	

＊ OB（ocular bobbing）：眼球が上下に揺れるように動く.
＊＊ 脳出血も脳室穿破すると，髄液の性状は血性髄液になる.

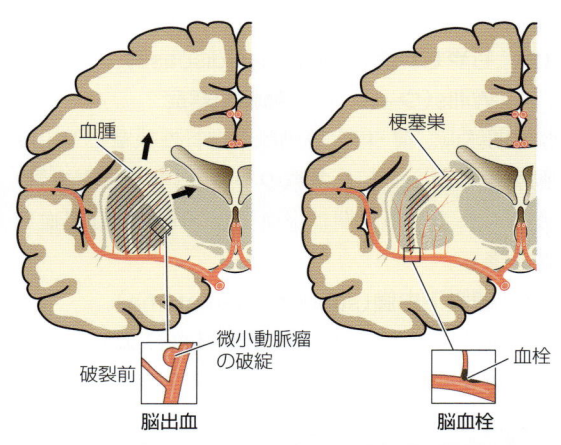

▶図4　穿通枝における脳出血と脳梗塞の病態の比較
矢印は血腫の拡大方向を示す.

血腫
破裂前
脳出血
微小動脈瘤
の破綻
脳血栓
梗塞巣
血栓
血栓

（▶表2）. 意識障害は脳幹部や視床の出血で強く，大脳皮質だけの出血では少ない. 神経症状は出血部位の血腫の拡大の範囲による.

　血腫やその周辺の浮腫が大きいと，脳ヘルニアによる脳幹部圧迫のため死に至る.

治療　保存的治療（➡ NOTE-1）と外科的治療がある. 原則として，外側型（内包より外側）の大きな血腫（30 mL 以上は手術が多くなる）や小脳出血は血腫除去術（開頭血腫除去術，穿頭血腫除去術）の適応，脳室拡大の強いものは，脳室ドレナージの適応，脳浮腫と脳圧亢進による脳ヘルニアのおそれがある例には減圧術の適応がある. 血腫の小さい例，すでに脳ヘルニアをおこしている例は保存的療法で経過をみることが多い.

b くも膜下出血（▶図5）

　くも膜下出血（subarachnoid hemorrhage; SAH）はくも膜下腔への出血で，原則として脳局所症状（巣症状）はきたさないが，脳血管攣縮が生じると脳梗塞による神経症状が残る.

原因　原因の8割は動脈瘤の破裂. 動脈瘤形成は高血圧による中膜壊死あるいは先天的な血管の脆弱性により引き起こされる.

好発部位　前交通動脈分岐部，内頚動脈と後交通

NOTE

1 保存的治療

　手術しないで，血圧管理，脳浮腫管理などで救命と症状の改善を目指す治療を指す.

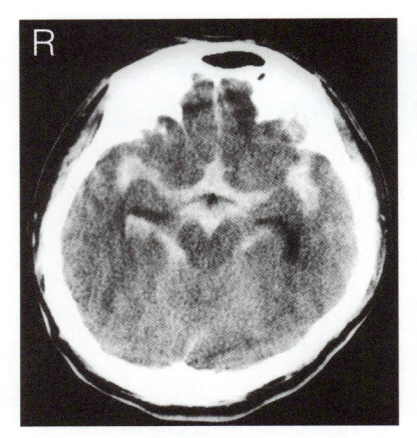

▶図 5　くも膜下出血の CT 画像
シルビウス裂と脳底部のくも膜下腔に高吸収
域（血性髄液）がある.

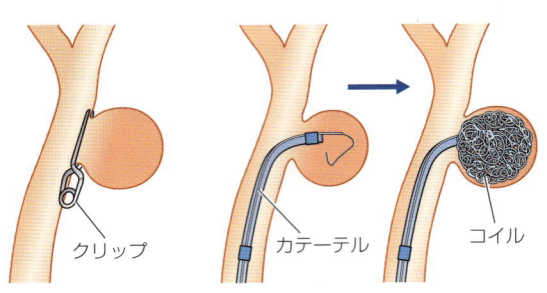

クリッピング術　　　　　　コイル塞栓術
▶図 6　動脈瘤へのクリッピング術とコイル塞栓術

動脈の分岐部が多い.

発症　女性に多い（男：女＝1：2）.

症状　激しい頭痛, 嘔吐, 項部硬直（nuchal rigidity）や Kernig（ケルニッヒ）徴候〔第 19 章の図 5（➡169 ページ）参照〕を認め, 意識障害は一過性であることが多い. 麻痺など巣症状はないが, 脳血管攣縮がおこると巣症状が出る. 慢性期, 正常圧水頭症（normal pressure hydrocephalus; NPH）になると, 認知症, 排尿障害, 歩行障害が生じてシャント術が必要になる.

　出血が激しいと頭蓋内圧亢進による脳幹部圧迫で死亡する.

　予後を悪くする要因は出血による脳の損傷, 再出血, 脳血管攣縮である.

治療　発作後 72 時間以内の早期手術が原則. 再出血の予防のため破裂動脈瘤へのクリッピング術, 血管内治療（コイル塞栓術ほか）, 血腫除去, 脳室ドレナージ, 脳血管攣縮の予防が行われる（▶図 6）.

　手術操作が困難な動脈瘤や, すでに脳ヘルニアをおこしている例は保存的治療で経過をみる.

　リハビリテーションに関しては, くも膜下出血発症後 2 週間に再出血や脳血管攣縮による脳梗塞が生じることがあるため, この間はベッドサイドの関節可動域訓練や座位訓練など慎重な対応が必要である.

⒞ その他の頭蓋内出血

（1）脳動静脈奇形（A-V malformation）

　動脈と静脈をつなぐ短絡路があり, 徐々にそれらが怒張拡大し, 痙攣発作の原因にもなる. 破裂すると, 脳出血あるいはくも膜下出血となる.

（2）もやもや病（moyamoya disease）, Willis（ウィリス）動脈輪閉塞症

　内頸動脈, 前・中大脳動脈の進行性狭窄と Willis 動脈輪を中心とした多数の小血管（もやもや血管）がみられる. 小児期は虚血発症, 成人期は出血発症が多い.

（3）硬膜下血腫（subdural hematoma）

　硬膜とくも膜の間の静脈が外傷によって破れて血腫を形成したもの. 外傷から発症までの期間は, 急性型で数日〜数週, 慢性型で数週〜数か月である. 症状は頭痛, めまい感, 軽い意識障害で始まり, 脳圧亢進が進むと脳ヘルニアをおこす.

　脳血管障害と紛らわしいが, CT などの画像診断で鑑別は容易である. 早期に血腫除去ができれば予後はよい.

❷ 脳梗塞

　脳梗塞（brain infarction）の症状や経過は, 閉塞した動脈（灌流域の大きさとその領域の機能）, 側副血行路の有無により決まる（▶表 3, 4）.

▶表3　閉塞脳血管と主要症状

1. 内頸動脈

中大脳動脈，前大脳動脈領域の症状，眼動脈の虚血による同側の視力障害

2. 中大脳動脈

対側の運動・感覚障害，同名半盲，病側への共同偏視，意識障害，失語（優位半球），半側空間失認（劣位半球）

3. 前大脳動脈

対側の運動（特に下肢）・感覚障害，分離脳（他人の手徴候など），精神機能低下，人格変化，注意障害，自律神経障害

4. 椎骨脳底動脈系

①椎骨動脈
無症候または延髄外側症候群（めまい，嚥下困難，病側の小脳症状・Horner 徴候，病側顔面と対側上下肢・体幹の温痛覚の低下）
②脳底動脈
- 主幹部閉塞：意識障害，瞳孔不同，縮瞳，共同偏視，水平性または垂直性眼振，顔面麻痺，難聴，四肢麻痺，両側深部反射亢進
- 上小脳動脈閉塞：病側の小脳失調・不随意運動・Horner 徴候，対側の顔面を含む半身の感覚障害，聴力障害
- 前下小脳動脈閉塞：病側の小脳失調・顔面の温痛覚障害，難聴，末梢性顔面神経麻痺，Horner 徴候，対側の顔面を除く温痛覚障害
- 傍正中視床動脈：垂直注視麻痺，動眼神経麻痺，無動無言，意識障害，行動異常
③後大脳動脈
同名半盲，1/4 半盲，失読・失算（優位半球），相貌失認，地誌的障害（劣位半球），視床症候群（対側の運動・感覚障害，疼痛，不随意運動），中脳症候群，側頭葉症候群（記憶障害）

ⓐ 脳血栓

　脳血栓は，動脈において血栓（thrombus）が形成され，閉塞部より末梢の脳が壊死に陥る．

（1） アテローム血栓性脳梗塞（▶図7）
　　　（atherothrombotic brain infarction）

原因　動脈硬化による頭蓋内・外の大血管の狭窄・閉塞

好発部位　内頸動脈，中大脳動脈など

発症　一過性脳虚血発作（TIA）（➡ 180 ページ）を前駆するもの．階段状に症状が進行するものが多い．

症状　意識障害は軽度，片麻痺，高次脳機能障害が多い．

治療　頸部動脈エコーや MRA で，責任血管に 50％ 以上の狭窄病変があることを確認できる．心原性でないことを心電図，心エコーで確認する．適応があれば血栓溶解療法を行う．再発予防は抗血小板薬を使用する．

　原則として，リハビリテーションを早期から行う．再発予防の治療が行われていれば，他動運動などのベッドサイドリハビリテーションは，意識障害や麻痺の進行があっても積極的に行う．ただし，責任血管の高度狭窄や閉塞のある症例では，

▶表4　脳梗塞の臨床病型の特徴と治療方針

	アテローム血栓性脳梗塞	心原性脳塞栓症	ラクナ梗塞
頻度	30％	25〜30％	30％
危険因子	高血圧，糖尿病，脂質代謝異常，喫煙	塞栓源となる心疾患（特に心房細動）	高血圧（特に重大な危険因子），糖尿病，脂質代謝異常
TIA の先行	約 30〜40％	10％	時に
発症形式	階段状の進行	突発完成	急速進行または階段状の進行
神経症候	意識障害（±） 大脳皮質症状（＋）	意識障害（＋＋） 大脳皮質症状（＋＋）	意識障害（−） 大脳皮質症状（−）
画像所見	責任血管の支配領域の梗塞	皮質を含む境界明瞭な梗塞，出血性梗塞，脳浮腫	穿通枝領域（径 1.5 cm 以下）
血管撮影所見	主幹動脈に 50％ 以上の狭窄・閉塞	主幹動脈閉塞または再開通所見	主幹動脈病変なし
急性期抗血栓療法	抗凝固療法，抗血小板療法	抗凝固療法	抗血小板療法
再発予防	抗血小板療法と危険因子の管理	抗凝固療法と危険因子の管理	抗血小板療法と危険因子の管理（血圧管理が特に重要）

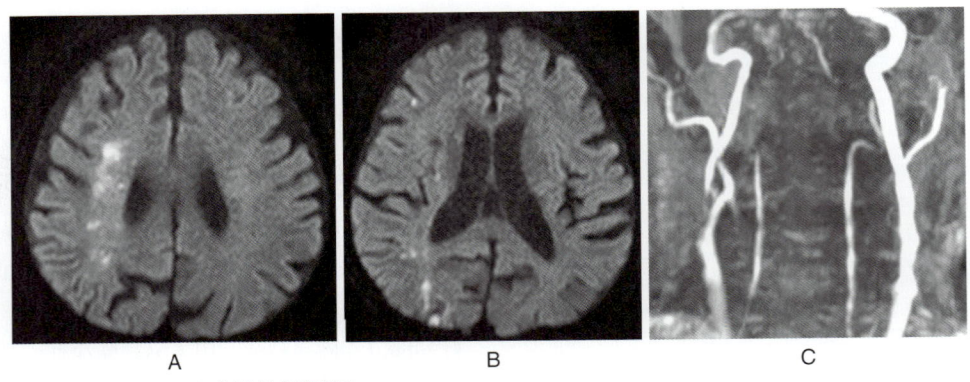

A   B   C

▶**図 7　アテローム血栓性脳梗塞**
MRI の拡散強調画像で，右大脳半球に散在する高信号域を認め（**A，B**），MRA では右内頸動脈起始部に狭窄を認めている（**C**）．

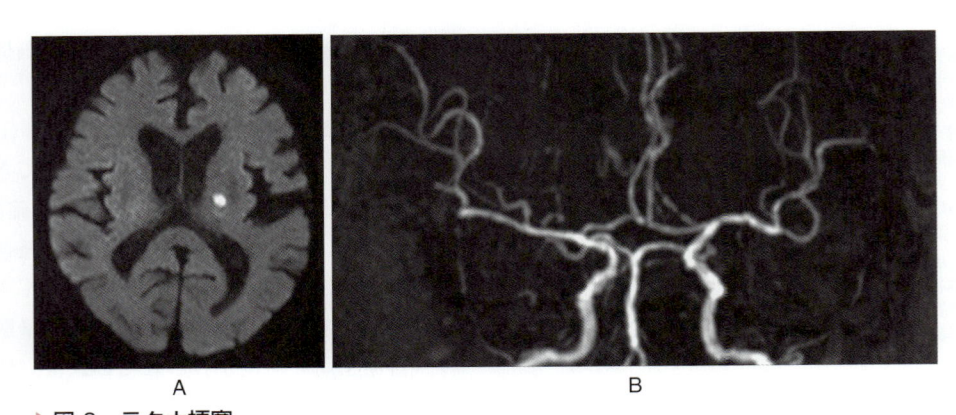

A   B

▶**図 8　ラクナ梗塞**
MRI の拡散強調画像で，穿通枝領域（左内包から放線冠）に高信号域を認める（**A**）．MRA では頭蓋内の主幹動脈に有意な狭窄は認めない（**B**）．

血行力学的な脳梗塞拡大，症状の増悪のリスクがあるため，ヘッドアップ，座位，立位へ進める際は主治医へ指示を仰ぎ，慎重に行う．

　訓練室におけるリハビリテーションで慎重に行う必要がある患者は，重篤な合併症の存在，進行型脳梗塞，アテローム血栓性脳梗塞で血行力学的機序の可能性の高い症例である．意識レベルの低下など他覚所見の悪化や自覚症状やバイタルサインの悪化例は，座位，起立，歩行などの負荷のかかる訓練は中止する．

(2)　ラクナ梗塞(lacunar infarction)（▶図 8）

原因　動脈硬化や微小粥腫による穿通枝動脈の閉塞

好発部位　穿通枝動脈，特にレンズ殻線条体動脈

発症　進行は急速あるいは階段状に数時間～数日で完成する．1～2 割に急性期の病状進行がある．特に穿通枝起始部の閉塞で進行性の経過をたどるものは BAD（branch atheromatous disease）と呼ばれている．

症状　意識障害はないか軽度で，構音障害や片麻痺，感覚障害が多く，高次脳機能障害は少ない．

診断　CT，MRI で 15 mm 以下の梗塞巣を認める．主幹動脈に病変を伴わない．

治療　保存的治療で経過をみる．適応があれば血栓溶解療法も行われる．再発予防は抗血小板薬を使用し，血圧管理も重要視される．

　原則として，安静の必要はない．入院直後から座位，立位，歩行訓練などのリハビリテーション

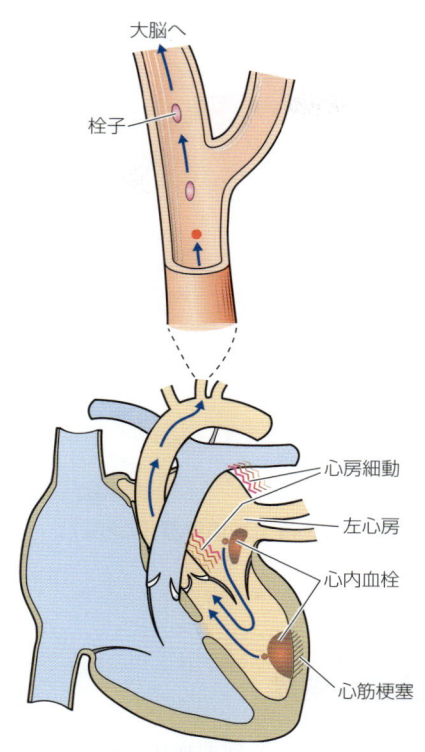

大脳へ

栓子

心房細動
左心房
心内血栓
心筋梗塞

▶図 9　心原性脳塞栓症の発生メカニズム

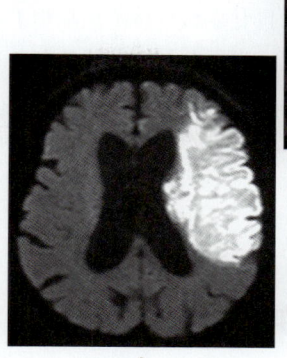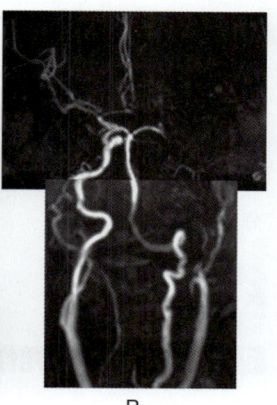

A　　　　　　　　B

▶図 10　心原性脳塞栓症
MRI の拡散強調画像で，左大脳半球の中大脳動脈領域に境界明瞭な高信号域を認め（A），頭部と頸部の MRA では左内頸動脈が起始部から閉塞している（B）.

を行う. 病状進行例があるので，あらかじめ家族によく告知しておくこと. 病状進行がある場合は，数日の安静あるいは負荷量の軽減をはかる.

ⓑ脳塞栓

　脳塞栓（cerebral embolism）は，心臓や頸動脈などで形成された血栓が栓子（embolus）となって動脈を閉塞して発症するが，多くは心原性脳塞栓症である. 出血性梗塞は脳塞栓の再開通により，発症後数日以内あるいは 1〜3 週間後に生じる.

（1）心原性脳塞栓症（cardioembolic brain infarction）（▶図 9，10）

原因　心内血栓形成の原因となる心房細動，僧帽弁狭窄症などの弁膜症，弁置換術後，心不全などの血流うっ滞を引き起こす疾患が塞栓源となる. 基礎疾患の 70％ が非弁膜症性心房細動（nonvalvular atrial fibrillation; NVAF）である.

好発部位　内頸動脈，中大脳動脈などの太い動脈

（主幹動脈）領域

発症　突然発症し症状が突発完成する.

症状　意識障害は重度，重度片麻痺と高次脳機能障害が多い. 基幹部の閉塞では脳浮腫や出血性梗塞により，脳ヘルニアをきたし死に至ることもある.

治療　心エコーや心電図で，塞栓源としての心疾患の診断を確定する. 適応があれば血栓溶解療法やカテーテルによる血栓回収療法を行う. 脳ヘルニアに対する開頭外減圧術は小脳梗塞で脳幹圧迫と重度の意識障害を呈している例，一側大脳半球の浮腫により進行性の意識障害と脳幹圧迫があるものが適応となる. 再発予防には抗凝固薬を使用する.

　原則として安静の必要はないので，リハビリテーションを早期から行う. 他動運動などのベッドサイドリハビリテーションは，意識障害や麻痺の進行があっても積極的に行う. 血圧上昇などバイタルの変化は脳浮腫を助長させる可能性があるので，慎重に座位，起立訓練を行う.

　訓練室におけるリハビリテーションで慎重に行う必要がある患者は，心房細動や心不全でバイタルが不安定な症例，脳浮腫が高度でピークを過ぎていない症例である. 脳浮腫はおおむね，発症か

ら 1 週間以内にピークを過ぎる．意識レベルの低下など他覚所見の悪化や自覚症状やバイタルサインの悪化例は座位，起立，歩行などの負荷のかかる訓練は中止する．

病状進行がある場合は，数日の安静あるいは負荷量の軽減をはかる．

3 その他

a 一過性脳虚血発作

一過性脳虚血発作（transient ischemic attack; TIA）とは，脳虚血症状（麻痺や構音障害など巣症状）が一過性に生じるが，短期間（典型的には 1 時間以内）に完全に回復するものを指す．脳梗塞の前駆症状として注目され，脳梗塞に準じた入院加療と原因精査が必要である．

b 無症候性脳梗塞

無症候性脳梗塞（asymptomatic cerebral infarction）は CT や MRI で検出されるが，神経症状はない．

c 分水界梗塞

分水界梗塞（watershed infarction または borderzone infarction）は，主要な動脈の灌流域の境界部に梗塞を生じたものをいう（▶図 11）．
原因 心筋梗塞，不整脈などの心疾患による一時的な血圧低下
症状 急激に出現する意識障害と両側錐体路障害，運動麻痺は上肢に強く，顔にない．高次脳機能障害も時にある．

d 静脈洞血栓

静脈洞血栓（sinus thrombosis）は，静脈洞の血栓によって頭蓋内圧亢進と出血性梗塞が生じたもので，激しい頭痛と痙攣，運動麻痺などの巣症状が出現する．

原因は副鼻腔炎，髄膜炎などの感染症，その他の凝固能亢進をきたす疾患，経口避妊薬の服用で

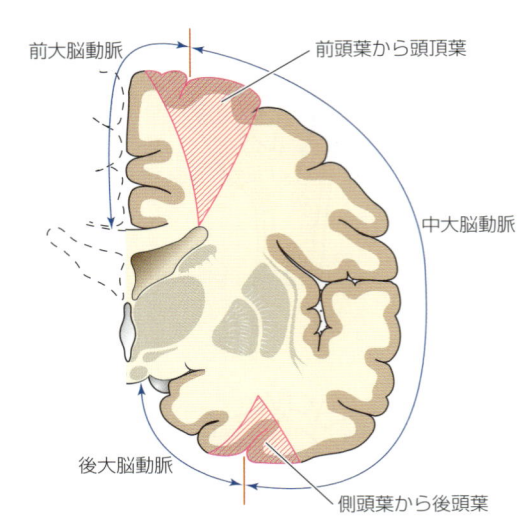

前大脳動脈　前頭葉から頭頂葉　中大脳動脈　後大脳動脈　側頭葉から後頭葉

▶**図 11　大脳の灌流域境界部（冠状断）**

ある．

e 高血圧性脳症

急激な血圧上昇（収縮期血圧 180 mmHg 以上，拡張期血圧 110 mmHg 以上）で頭痛，悪心・嘔吐，視覚症状，意識障害，時に痙攣が生じるものを高血圧性脳症（hypertensive encephalopathy）という．血圧を下げると症状は改善する．

4 特異な臨床像を呈する脳血管障害

椎骨脳底動脈の灌流を受ける脳幹部は脳神経核や感覚路，運動路が密集して存在するため，その損傷は特徴的な症状を呈する．

多くの症状の組み合わせ（症候群）が知られており，代表的なものを示す（▶表 5）[2]．

C 脳血管障害の診断と治療

脳血管障害の診断は，意識障害や麻痺をおこす他の疾患を除外し，出血か梗塞かの病型と病巣部位の確定を行う．

▶表5　特異な臨床像を呈する脳血管障害

	症状	病巣部位		灌流血管
中大脳動脈症候群	興奮・無為・無関心など気分・行動の変化，過眠・昏睡・無動無言など意識レベルの変化	視床背側		後傍正中視床・視床下域動脈
視床性認知症	記銘力障害・見当識障害・注意力障害・作話・保続・Horner 症候群など	一側視床の中心部および近接する視床下域　視床前核および背内側核		前傍正中視床・視床下域動脈　前乳頭体動脈
Parinaud症候群	垂直性注視麻痺・輻輳麻痺・対光反射消失	内側縦束吻側介在核（riMLF）		後傍正中視床・視床下域動脈
上赤核症候群	**対側**　小脳症状（企図時振戦・測定異常・反復拮抗運動不能・断綴性発語）	赤核上外側部		傍正中視床動脈（視床穿通動脈）
中脳水道症候群	垂直性注視麻痺・後退性眼振・輻輳眼振・輻輳攣縮・瞳孔異常・外直筋以外の外眼筋麻痺	中脳水道周囲		傍正中中大脳動脈
Benedikt症候群	**病巣側**　動眼神経麻痺　**対側**　不随意運動（振戦・ヒョレア・アテトーゼなど）　不全片麻痺	動眼神経髄内線維　赤核，上小脳脚，中心被蓋束　大脳脚		上傍正中中大脳動脈
Weber症候群	**病巣側**　動眼神経麻痺　**対側**　片麻痺	動眼神経髄内線維　大脳脚		上・下傍正中中大脳動脈（脚間動脈）
Claude症候群（下赤核症候群）	**病巣側**　動眼神経麻痺　**対側**　小脳症状（協調運動障害・反復拮抗不能・運動失調・平衡障害など）	動眼神経髄内線維　歯状核（赤核路交叉後）		下傍正中中大脳動脈
Wallenberg症候群（延髄外側症候群）	**病巣側**　顔面の知覚障害，小脳症状，角膜反射消失，Horner 症候群　**対側**　半身の温痛覚障害	延髄外側（小脳脚，迷走神経背側核など，脊髄視床路など）		椎骨動脈，後下小脳・上・中・下外側延髄動脈のいずれか

〔荒木信夫ほか：脳卒中ビジュアルテキスト. 4 版, p.130, 医学書院, 2015 より改変〕

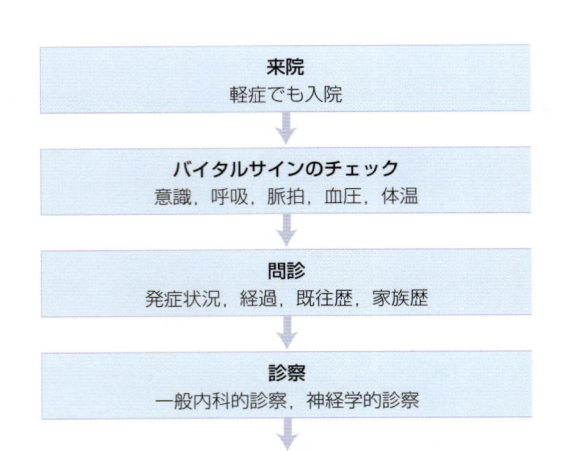

▶図 12　脳血管障害患者の急性期診療手順

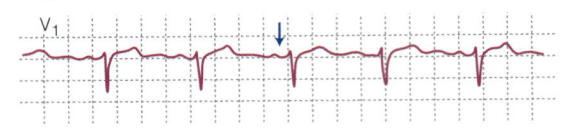

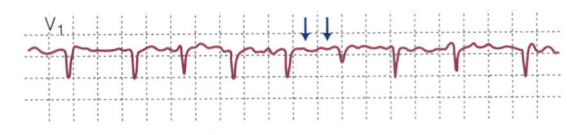

▶図 13　心房細動

上段の正常な心電図では p 波(矢印)，QRS 波，ST，T 波と続く．下段の心房細動は心房の規則的な収縮がなく，p 波の消失と不規則な QRS 波の出現がみられる．

1 脳卒中発作直後の診断(▶図 12)

a 診断

- 脳卒中か？：低血糖などの代謝性疾患，てんかんなどを除外する．
- 病型は？〔詳細は表 1(➡ 174 ページ)参照〕
- 障害部位は？

b 問診

- 発作はいつおきたか？(不明な場合，最後に未発症の状態が確認された時間)
- 自覚症状は？
- 発症後の経過は？
- 危険因子(既往歴)は？

c 診察

(1) 一般所見

- 血圧，脈拍：高血圧，不整脈——心房細動 (▶図 13)
- 呼吸状態：呼吸数，SpO_2(経皮的動脈血酸素飽和度)，呼吸リズム・深さ——呼吸中枢機能
- 頸部〜下肢：頸動脈の血管雑音(bruit)，心音，下肢浮腫，下肢動脈の触知

(2) 神経学的所見

- 意識レベル〔JCS，GCS(➡ 72 ページ)参照〕：脳浮腫やヘルニアの徴候
- 眼球運動と瞳孔：眼球の位置・運動，瞳孔不同，対光反射の変化を詳細に観察する〔第 3 章の図 2 (➡ 40 ページ)参照〕．
- 髄膜刺激症状：項部硬直(nuchal stiffness)，Kernig 徴候
- 四肢の運動麻痺，感覚障害，深部腱反射，病的反射

d 検査の進め方

　病歴，神経学的所見に基づいて病巣を推定し，必要な検査の手順を決める．

　CT(computed tomography)，MRI(magnetic resonance imaging)，MRA(magnetic resonance angiography)など侵襲の少ない検査，必要に応じ

て脳血管造影，3D-CTA などを追加する．

（1）CT，MRI（▶表6，7）

- 脳出血：血腫は CT で高吸収域（high density area）で，約 1 か月で低吸収域（low density area）となる．血腫周辺の脳浮腫は低吸収域で，血腫と浮腫による周辺組織への圧迫症状（mass effect）は側脳室や脳槽の狭小化，正中線の対側への偏位（midline shift）としてみられる．MRI では，発作直後の血腫は灰白質と等強度，周囲に T_2 高信号域，T_1 低信号域があり，10 日ころより徐々に T_2 高信号域となり慢性期には T_2 低信号となる．

- くも膜下出血：発症直後から，CT で高吸収域が脳槽，脳溝，Sylvius（シルビウス）裂に認められる．

- 脳梗塞：CT では，発症後 1 日で低吸収域となり始めるが，初期は不鮮明である．中大脳動脈起始部閉塞など広範な虚血の場合は，低吸収域の出現前に皮髄境界の不鮮明化や脳溝の消失などの早期虚血変化を認めることもある．MRI では超急性期から拡散強調画像で高信号となり，数時間後から T_2 高信号となる．

- 出血性梗塞：CT で低吸収域と高吸収域が混在

（2）血液生化学検査

血糖（低血糖，糖尿病），末梢血（感染症，脱水，貧血），電解質，血清クレアチニン（腎不全），肝機能（肝不全）

（3）心血管系（塞栓源）検査

経胸壁・経食道心エコー（心機能，心内血栓），頸動脈エコー（頸動脈の動脈硬化，狭窄，壁在血栓），24 時間 Holter（ホルター）心電図（心房細動），胸部 X 線（心不全）

（4）眼底検査

乳頭浮腫（脳圧亢進），網膜前出血（くも膜下出血）

（5）脳血管撮影

動脈瘤や動静脈奇形，もやもや病，脳梗塞の責任血管の狭窄および閉塞部位の決定に必要．側副血行路も評価する．手術など詳細な情報が必要な

▶表6　CT，MRI における脳出血巣の経過

発症後の経過	CT	MRI（T_1，T_2）
発作数時間	高吸収域	血腫は灰白質と等強度，周囲に T_2 高信号域，T_1 低信号域
数日～1 週	血腫周辺より低吸収域	全体が T_2 低信号域，一部 T_1 高信号域
10 日		血腫周辺に T_2 高信号域，その後血腫全体に拡大
2 週		周囲に線状の T_2 低信号
2～5 週	血腫周囲に増強効果	
4～5 週以降	低吸収域の縮小，病巣部の消失あるいはスリット化	

発症後数週にみられる CT の高吸収域の縮小・消失は血腫の体積減少ではなく，血腫の血液成分の変化による．血腫全体の体積減少は 1 か月くらいから始まる．

▶表7　CT，MRI における梗塞巣の経過

発症後の経過	CT	MRI（T_1，T_2）
数時間	脳溝の消失，皮髄境界の不明瞭化（early CT signs）	拡散強調画像（diffusion-weighted image; DWI）で高信号
1 週以内	梗塞巣は発症 6～24 時間後より低吸収域として描出．初期の梗塞巣は淡く，境界が不鮮明．発症直後は初期変化に注意．発症 72 時間前後が最も低吸収域が明瞭．脳浮腫（脳腫脹）もこのころがピーク	発症 3～8 時間後より T_2 強調画像，FLAIR 画像で高信号．以後 T_2 強調画像で高信号域が明瞭となる．T_1 強調画像で軽度の低信号域
発症後 2～4 週	fogging effect のため梗塞巣がぼける．出血性梗塞の出血は主に灰白質におこる	T_1 強調画像で低信号域，T_2 強調画像で高信号域．出血性梗塞は T_1 強調画像で高信号域を示す
4 週以降	梗塞巣は境界鮮明な低吸収域として描出．梗塞巣周囲の脳萎縮（脳溝開大と脳室拡大）	T_1 強調画像で強い低信号域，T_2 強調画像で強い高信号域．梗塞巣周囲の脳萎縮（脳溝開大と脳室拡大）

場合に行う.

(6) 腰椎穿刺

　髄膜刺激症状があり，CT で描出されない少量の出血や髄膜炎などが疑われるときに行う．ただし，乳頭浮腫（脳圧亢進）や意識障害の強い例では脳ヘルニアを誘発する可能性があるので禁忌である．現在，くも膜下出血を疑った場合には CT の次に MRI を撮影することがスタンダードとなった.

2 発作直後の治療

　脳卒中の病態に合った適切な治療による救命と早期からのリハビリテーション開始により二次的障害の防止を目指す.

　急性期は再発や急変も多いので，軽症でも入院のうえ治療と観察を行う.

a 救命処置 ABC（昏睡例）

　意識障害に呼吸障害が関与している可能性がある例を含めて，気道確保や人工呼吸管理を行う.

- A̲ir way：エアーウェイ，気管挿管，気管切開．口腔内異物（義歯，吐物，喀痰）の除去．舌根沈下防止には頸部伸展位
- B̲reathing：気道確保後，PaO_2（動脈血酸素分圧）80〜120 mmHg，$PaCO_2$（動脈血二酸化炭素分圧）35〜40 mmHg を目安に呼吸管理
- C̲irculation：薬物投与のため非麻痺側の静脈を確保

b 脳梗塞の急性期治療/rt-PA 静注療法

　脳卒中急性期の治療は，神経症状を残すことなく完治させる可能性をもった rt-PA（recombinant tissue-type plasminogen activator）静注療法の普及によって大きく変わった．この治療法は，脳梗塞の発症後 4.5 時間以内に rt-PA を点滴開始しなければならないので，発症後直ちに救急車で医療機関へ搬送し，診断と治療適応を判定したうえで，原則として患者と家族の同意を得て治療を開始する.

　診断過程は迅速さを求められ，①現病歴，既往歴から禁忌事項がないことを確認，②身体所見や神経所見から病巣部位を推定，③画像検査（CT，MRI，MRA，頸部血管エコー）で確定し，治療開始に至る.

治療への確認事項　rt-PA 静注療法の適応となる事項は，以下のとおりである.

- 発症時間（確認できない場合は最終未発症確認時間）
- 治療開始（予定）時刻（4.5 時間以内）
- 軽症（失調，感覚障害，構音障害，軽度の麻痺のみを呈する）でない.
- 脳出血，動脈解離，消化管出血など禁忌に該当する疾患がない.
- 血圧のコントロール（185/110 mmHg 未満）ができている.
- CT では発症後 3〜6 時間以内にみられる早期虚血変化（early CT signs；皮質と髄質との境界不鮮明化，脳溝の消失など）（▶図 14）があまり大きくない.
- MRI は DWI（diffusion-weighted image）で発症後より早期から病巣を検出できる.
- rt-PA 静注療法の無効例，あるいは無効が予想される太い動脈（主幹動脈）の急性閉塞に対して，カテーテルで血栓を引き出す機械的血栓回収療法が行われる.

　治療適応の判定は CT あるいは MRI による画像検査，エコーを用いた閉塞血管や塞栓源の検索，血液生化学検査など 1 時間を要する．そのため，発症後，可能なかぎり早期に rt-PA 静注療法ができる医療機関に到着する必要があり，患者側の意識を高めるためにも表 8 に示す脳卒中に関する啓蒙活動が行われている.

　この治療を受けた患者の約 3 割はまったく神経症状を残さないが，約 7 割は後遺症が残り，リハビリテーションが必要となる.

　脳卒中発症後，急いで救急搬送された場合でも，脳出血例や早期虚血変化が広範に出現している脳

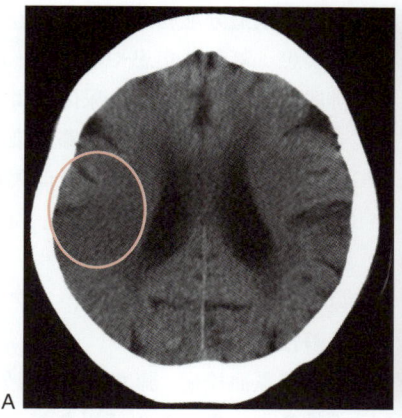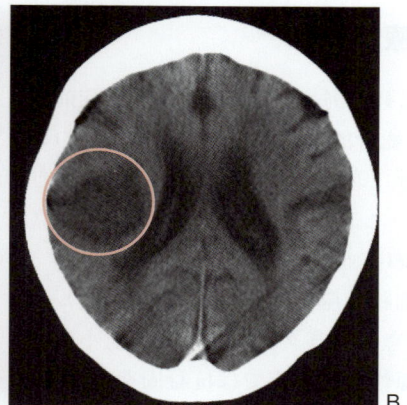

▶図 14　early CT signs（A）

12 時間後（B）には梗塞巣が明瞭になった.

▶表 8　脳卒中のセルフチェック（日本脳卒中協会）

脳卒中では次のような症状が突然おこります
もし, ご自身やまわりの人に突然こんな症状がみられたら, 一刻も早く救急車を呼んでください

- 片方の手足・顔半分の麻痺・しびれがおこる
  （手足のみ, 顔のみの場合もあります）

- ロレツが回らない, 言葉が出ない, 他人の言うことが理解できない

- 力はあるのに, 立てない, 歩けない, フラフラする

- 片方の目が見えない, 物が 2 つに見える, 視野の半分が欠ける

- 経験したことのない激しい頭痛がする

＊重症のときは意識がなくなることもあります

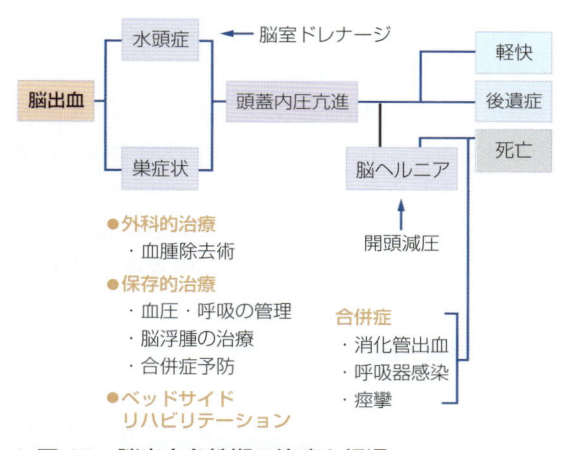

▶図 15　脳出血急性期の治療と経過

梗塞例などは rt-PA 静注療法の適応外となる. 早期から脳出血や脳神経細胞の死を最小限にする治療を行い, 早期からのリハビリテーションを実施することが求められている.

● 外科治療

　脳卒中の手術適応と手術内容を示すが, 脳ヘルニアの進行例は手術適応は少ない（▶図 15）.

①くも膜下出血は再出血予防のため, 小脳出血は救命のため手術適応がある.

②動脈瘤の手術適応は手術侵襲の大きさ, 年齢や合併症などを考慮して判断される.

③定位的血腫吸引術：頭蓋骨に開けた小孔から血腫を吸引除去する.

④脳梗塞

- 開頭による外減圧術：一側大脳半球や小脳の梗塞で脳浮腫によって脳幹部の圧迫所見があるもの

- 脳室ドレナージ：小脳梗塞による水頭症

⑤血行再建術：頸動脈の狭窄部の内膜を剥離・切除する頸動脈内膜剥離術（carotid endarterectomy; CEA）や, 狭窄部をステントによって拡張する頸動脈ステント留置術（carotid artery stenting; CAS）がある.

d 保存的治療

保存的治療は軽症例，重症例や年齢，発症前の ADL などから総合的に判断した外科的適応のない例で行われる．

(1) 内科治療

①血栓への治療（抗血栓療法）

アテローム血栓性脳梗塞では抗凝固薬（アルガトロバン）の点滴，ラクナ梗塞では抗血小板薬の点滴，心原性脳塞栓症では抗凝固薬（ヘパリン）の点滴を行う．

②降圧療法

くも膜下出血は再出血防止のため，安静を保ち，十分な鎮痛・鎮静・降圧をはかる．

脳出血は収縮期血圧 140 mmHg 未満を目標に維持されることが多い．

脳出血の多くは 6 時間ほどで止血する．止血剤を投与することもある．脳梗塞急性期では，血栓溶解療法を行う場合を除いては，220/120 mmHg を超えないかぎり，ある程度の高血圧は許容される．慢性期では，再発予防のため少なくとも 140/90 mmHg 未満を目標とする．

(2) 脳浮腫や脳圧亢進の治療

脳浮腫のピークは脳出血で 1〜2 週目，脳梗塞で 4〜5 日までで，治療として高張グリセロールや，マンニトールが用いられる．

(3) 脳保護療法

脳梗塞に対しては，病型を問わず，脳保護薬であるエダラボンの投与が行われる．

3 急性期合併症

合併症は生命予後の悪化と，リハビリテーション開始の遅れによる二次障害につながる．脳卒中患者の死亡原因は発症後 1〜2 週は脳実質損傷や脳浮腫によるものが多く，それ以降は合併症による死亡が増える．

①消化管出血：吐血や下血，貧血，血圧低下

②呼吸器感染（肺炎）：発熱，原因は唾液・食物の誤嚥と気道分泌物の貯留

③心疾患：冠動脈疾患や不整脈，心不全

④排尿障害，尿路感染：尿閉による逆流，留置カテーテルによる難治性尿路感染

- 留置カテーテルに代えて間欠導尿の導入へ
- 膀胱収縮があれば，尿器，定時排尿の誘導，ポータブルトイレなど

⑤痙攣：気道の確保に留意．ジアゼパムをゆっくり静注

⑥深部静脈血栓症，肺塞栓症：間欠的空気圧迫法，弾性ストッキングの使用など

4 急性期の看護の注意点

リハビリテーション看護（rehabilitation nursing）として行われる．

①体位変換，良肢位の保持，喀痰の吸引

②尿路管理

- 意識障害例──留置導尿，間欠導尿
- 軽症例──残尿測定，尿量測定，排尿日誌の記録，トイレ動作の獲得

③ベッドサイドでの関節可動域訓練（体幹と頸部を除く）：拘縮の予防と下肢深部静脈血栓の予防に不可欠．家族にも指導し，頻回に関節可動域訓練を行う．

④くも膜下出血では摘便

⑤軽症例ではベッド上臥床期間の指示

⑥せん妄状態，失語症，空間失認，病態失認の例ではベッドからの転落，転倒の防止（ベッド柵，低いベッド，床にマット）

5 回復期の内科治療

a 再発予防

ラクナ梗塞とアテローム血栓性脳梗塞に対しては抗血小板薬（アスピリン，クロピドグレル，シロスタゾール），心原性脳塞栓症に対しては抗凝固薬を用いる．抗凝固薬は長年，ワルファリンが用いられてきたが，心原性脳塞栓症の塞栓源の

多くを占める非弁膜症性心房細動の塞栓症予防に対して，近年，直接経口抗凝固薬(direct oral anticoagulants; DOAC)が開発・発売された．用量調整が不要で出血リスクが低いなどのメリットにより，ワルファリンよりも処方される症例が多くなってきている．これらの抗血栓薬の使用のみならず，以下のような動脈硬化の危険因子の管理も非常に重要である．

(1) 高血圧症

高血圧は脳卒中の最大の危険因子であり，脳梗塞再発予防における降圧目標は少なくとも140/90 mmHg 未満である．ラクナ梗塞，抗血栓薬内服中では，可能であればより低い血圧レベルが推奨され，130/80 mmHg 未満を目指すこともある．脳出血再発予防についても，血圧コントロール不良例での再発が多く，140/90 mmHg 未満に，可能であれば 130/80 mmHg 未満にコントロールするようすすめられている．

(2) 糖尿病

脳卒中再発予防における血糖の管理目標について，一定した見解はない．ただし，低血糖は心血管イベントのリスクであることは明確で，低血糖と血糖の変動を抑制することが治療目標である．近年は，特に障害高齢者の血糖管理はゆるやかに行うことがガイドラインなどで推奨されてきている．

(3) 脂質異常症

脳卒中の既往や糖尿病を有する症例は，動脈硬化のハイリスク症例として，スタチン(HMG-CoA 還元酵素阻害薬)の使用が推奨されている．

b 脳循環代謝改善薬

過去には脳梗塞後遺症の軽減を目的として頻用されていたが，再評価の結果，その有効性を証明し得た薬剤は大幅に減少した．「脳卒中治療ガイドライン 2015」においてもグレード C1 と推奨レベルは下がってきている．

障害に対する即時効果は期待できないが，現在，脳梗塞後遺症としてのめまいにはイブジラスト，意欲低下にはニセルゴリン，アマンタジン，精神興奮・せん妄にはチアプリドを用いることもある．

6 治療とリハビリテーション計画

救命と同時にリハビリテーションは始まり，病期によってその重点は変わっていく．

急性期においては，第一に廃用症候群(筋力低下，起立性低血圧，関節拘縮，骨密度減少，心肺機能低下，静脈血栓)を予防し，回復期においては，残存能力の強化(健側肢，体幹の強化)，障害回復の促進，代償手段の獲得(自助具，補装具，利き手交換)，社会資源(介護保険や身体障害者手帳)，環境整備(家屋，職場)など，リハビリテーションの中心的目標は変遷する．

D リハビリテーションの実際

1 急性期(発症〜数日)

意識障害がある期間はリハビリテーション看護の役割が大きい．ベッドサイドでの関節可動域訓練などのリハビリテーションの遅れは高齢者ほど悪影響が大きい．急性期から多くの刺激を与える積極的なリハビリテーションが求められており，良肢位の重要性は減りつつある．

a 体位変換

2 時間ごとの体位変換は褥瘡，沈下性肺炎防止のため不可欠で，発症当日より行う．

褥瘡の好発部位である後頭部，肩甲部，仙骨部，大転子部，踵の発赤に注意し，発赤や水疱に気づいたら，圧迫軽減のため，体位変換の回数増加，側臥位を中心とする肢位を頻用する．

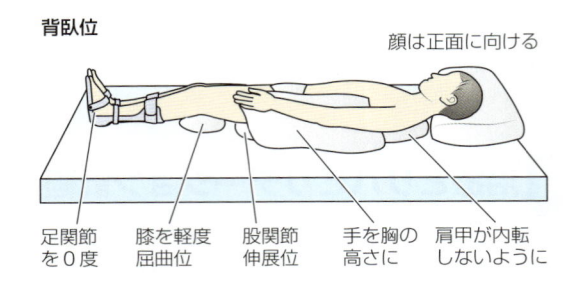

背臥位

顔は正面に向ける

足関節
を 0 度
膝を軽度
屈曲位
股関節
伸展位
手を胸の
高さに
肩甲が内転
しないように

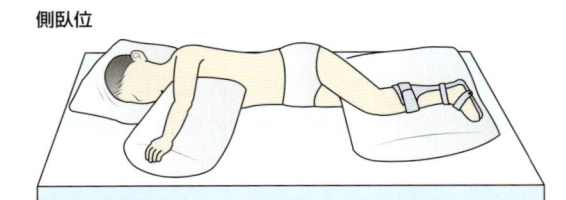

側臥位

両上肢を平行に出し，間に枕をはさむように

▶図 16　良肢位

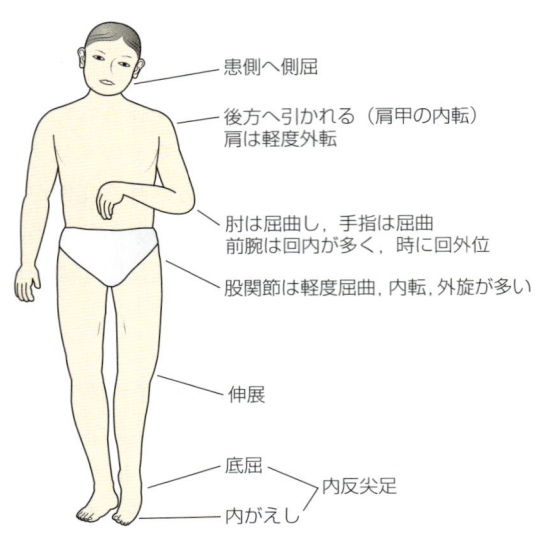

患側へ側屈

後方へ引かれる（肩甲の内転）
肩は軽度外転

肘は屈曲し，手指は屈曲
前腕は回内が多く，時に回外位

股関節は軽度屈曲，内転，外旋が多い

伸展

底屈

内反尖足

内がえし

▶図 17　Wernicke-Mann の肢位

b 良肢位

　痙縮抑制を目的に，体位変換とともに行う．痙縮は上肢は屈筋群，下肢は伸筋群に強まるので，下記の肢位を中心に数種類を組み合わせて用いる（▶図 16）．

- 下肢：股関節伸展位，膝関節軽度屈曲位，足関節 0 度
- 上肢：肩関節外転位，肘関節伸展位，手関節背屈位
- 頸部：軽度屈曲位を原則とするが，気道確保などの治療上の必要があるときは伸展位にする．麻痺側上肢が屈曲位となる場合は顔を麻痺側へ向ける．

　放置すると，Wernicke-Mann（ウェルニッケ・マン）の肢位になる（▶図 17）．

c 関節可動域訓練

　関節可動域訓練は脳卒中直後より開始．各関節につき，20〜50 回は行う（➡ Advanced Studies-1）．他動運動による病状への悪影響はない．ただ，脳圧亢進例では，頸部の関節可動域訓練は脳ヘルニ

アを誘発する可能性があるので，急性期は行わない．

（1）可動域制限を生じやすい関節と運動

- 上肢：肩関節の外転・外旋，手関節背屈（手指屈筋群の短縮），手指の屈曲〔特に MP 関節（中手骨関節）の伸展位拘縮〕（▶図 18）
- 下肢：股関節の伸展・外転，膝関節の伸展，足関節の背屈

（2）注意点

- 指関節：いったん拘縮が生じると可動域の拡大が困難である．浮腫は拘縮を進めるので，浮腫への対策は重要である．
- 肩関節：拘縮と痛みが機能回復や日常生活活動（ADL）を制限する．肩関節の保護には以下の

Advanced Studies

❶関節可動域訓練
〔range of motion（ROM）exercise〕
　関節軟骨は血液灌流がなく，関節屈伸時の圧迫によって滑液から栄養補給を受けている．関節軟骨の栄養障害を予防するためには，頻回の関節可動域訓練が必要である．持続的電気刺激下での促通反復療法がすすめられる．

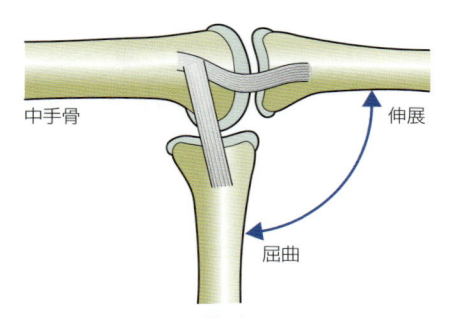

▶図 18　中手骨関節の側副靱帯
中手骨(MP)関節の側副靱帯は伸展位で弛緩する
ため, 放置すると短縮して MP 関節に屈曲制限
が生じる.

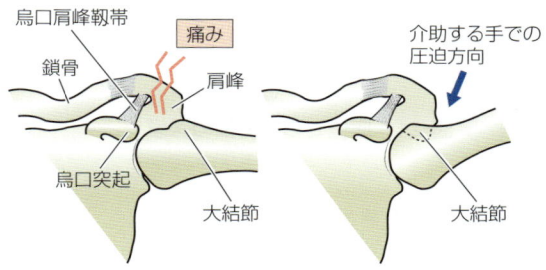

▶図 19　肩関節外転時の痛み
肩関節の運動は大結節, ロテーターカフと烏口肩峰靱帯の衝突
を避けるように, 介助者の手で上腕骨骨頭を内下方に軽く押さ
えながら, 常に肩関節の外旋を伴う形(手を顔に向け, 手が肘よ
り高い位置)で行う.

ことに留意する.
- 座位でアームスリング, アームレストなどで
  肩の免荷
- 寝返り時に麻痺肢を健側上肢で保持
- 肩峰と大結節の接近を避けるため, 肩を外旋
  位にして外転を行う. 肩の損傷をおこしやす
  い外転より屈曲を頻回に(▶図 19).

d 座位, 歩行を含む 早期リハビリテーション

これまでの脳卒中におけるリハビリテーション
では, 急性期の神経症状の進行停止を確認してか
ら, 座位訓練, 歩行訓練を行っていた. しかし最
近では, 病型分類に従って脳卒中発症直後からの

▶表 9　座位訓練の手順と注意

開始基準
1. 意識清明または意識レベルが 1 桁であること
2. 全身状態が安定していること
3. 障害(意識障害, 運動障害, ADL の障害)の進行が止まっていること

施行基準
1. 開始前, 直後, 5 分後, 15 分後, 30 分後に血圧と脈拍を測定する
2. 30 度, 45 度, 60 度, 最高位(80 度)の 4 段階とし, いずれも 30 分以上可能となったら次の段階に進む
3. まず 1 日 2 回, 朝食・昼食時に施行し, 安定したら食事ごととする
4. 最高位で 30 分以上可能となったら車椅子座位訓練を開始する

中止基準
1. 血圧の低下が 10 mmHg 以上のときは 5 分後の回復や自覚症状で判断, 30 mmHg 以上なら中止
2. 脈拍の増加が開始前の 30% 以上, あるいは 120 拍/分以上
3. 起立性低血圧症状(気分不良など)がみられた場合

積極的な治療が普及し, ラクナ梗塞では早期座位
訓練と歩行訓練は病態に配慮すれば脳損傷の拡大
と治療成績の悪化をまねくことはないとされてい
る.

しかし一方では, 虚血性脳血管障害の約 25% の
患者が入院 24～48 時間後に神経症状が悪化して
いることから, 病型診断に基づいた注意深いリハ
ビリテーションが必要である.

e 意識回復後のベッドサイドでの訓練

目標は, ①バックレスト座位と自立座位, ②尿
意の確立, ③経口摂取, ④健側への寝返り, ⑤歩
行である.

(1) 座位訓練

全身状態が安定し, 神経症状(意識レベルと麻
痺)の進行が止まり, 意識レベルが正常に近く
なったら, 座位訓練(バックレストも可)を始める
(▶表 9). 症状の進行停止を確認する時間は脳出
血で 24 時間, 脳梗塞で 48 時間としている. だい
たい, 2～3 日前後が目安となる(▶図 20)[3]. 座位
による脳循環悪化が脳損傷の拡大につながる危険
は脳出血より脳梗塞で大きいため, アテローム血

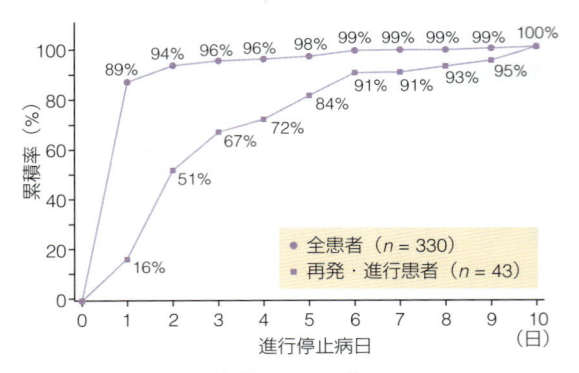

▶図 20　症状の進行停止までの期間

脳卒中後 1 日で症状の進行が止まる例が多い．再発例や進行例でも，多くは 1 週間で症状の進行が止まる．
〔近藤克則ほか：脳卒中患者の発症直後の再発・進行の研究（第一報）—再発・進行頻度と入院時重症度．リハ医学 30:639–646, 1993 より〕

栓性脳梗塞では慎重に対応する．

　座位訓練の手順と注意は以下のとおり．

- ベッドアップ：30 度から開始し，45 度，60 度，80 度と段階的に起こす．30 分間の座位が可能であれば，次の日はステップアップする．軽症例は自力座位でよい．
- 血圧，脈拍，自覚症状のチェック：座位開始前，直後，5 分，15 分，30 分に行う．
- 意識レベルの低下（表情がうつろ，応答が鈍化），血圧低下（30 mmHg）（➡ Advanced Studies-2），脈拍の増加（前の 30% 以上）が生じたときはバックレストを水平に戻す．状態が元に戻って安定したら，再度ベッドアップを行う．

　座位開始と同時に肩関節亜脱臼と肩甲帯の降下を防止するため，台を用いて肘で上肢を支えるか，肩外旋外転位にして手掌で支えるようにする（▶図 21）．

　座位訓練の開始をもって，「リハビリテーションの開始」とされることが多い．

（2）尿意の確立

　尿意を正確に伝え，尿器が準備されるまで，あるいはトイレに着くまで我慢することが目標である．

　失禁や頻尿，排尿困難のあるものは，検尿と残尿測定（可能ならばエコーでの残尿測定）を実施す

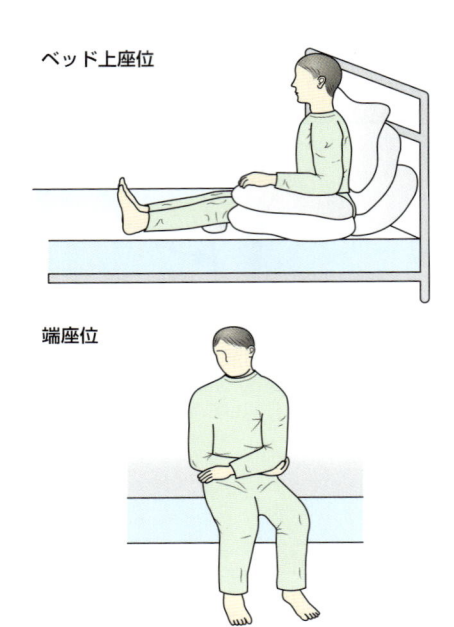

▶図 21　座位での肩関節の保護

る〔第 34 章「排尿障害」（➡ 351 ページ）参照〕．

（3）経口摂取

　誤嚥による嚥下性肺炎を防ぐため，段階を追って経口摂取を進めていく（▶表 10）．

　誤嚥を防ぐため，意識レベルが刺激しなくても覚醒している状態になり，呼吸，血圧，体温などの全身状態が安定しているとき，嚥下の評価を行い経口摂取を開始する．

　嚥下障害の評価手順は以下のとおりである．

① 口腔清拭，嚥下体操，反復唾液嚥下テスト
② 冷水 3 mL を嚥下（改訂水飲みテスト）：水は嚥下は難しいが，誤嚥しても肺炎が少ない．

　改訂水飲みテストの判定と治療

- 嚥下障害なし：普通食
- 軽度嚥下障害：とろみ食など食事形態の工夫

Advanced Studies

❷血圧低下

　血圧低下が始まると，まず圧受容体反射（頸動脈洞圧受容体—舌咽神経—中枢—迷走神経—心臓）で頻脈がおこり，放置すると明らかな血圧低下と症状悪化が出現する．

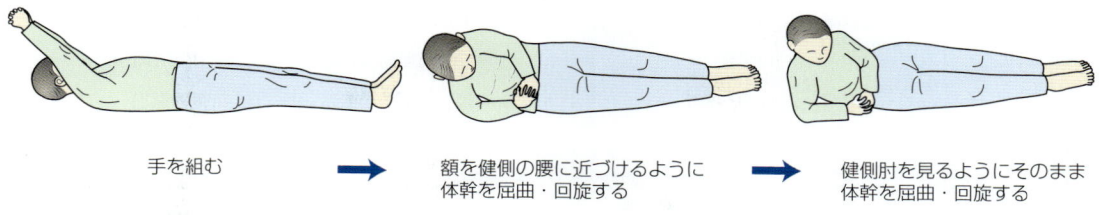

手を組む　　　　　　　額を健側の腰に近づけるように　　　健側肘を見るようにそのまま
　　　　　　　　　　　体幹を屈曲・回旋する　　　　　　　　体幹を屈曲・回旋する

▶ 図 22　起座動作

▶ 表 10　経口摂取の開始基準と嚥下評価の手順

開始基準
1. 意識障害がないか，刺激しなくても覚醒している
2. 呼吸状態，循環動態，体温などが安定していること

評価の手順
1. 口腔清拭，嚥下体操，空嚥下を行う
2. 反復唾液嚥下テスト：30 秒間に空嚥下が 3 回以上が正常
3. 改訂水飲みテスト：3 mL の冷水を口腔内に入れて嚥下を行わせる

判定
1. 嚥下ができるか，むせるか，呼吸切迫，飲水後の湿性嗄声などで判定
2. 嚥下障害が疑われた場合は中止し，数時間後ないし翌日に再検査
3. 2〜3 度同じ手順をしても問題がある場合には段階的摂食，嚥下訓練に進む（必要に応じて嚥下造影を行う）
4. 問題なければ普通に経口摂取させる

（嚥下造影，嚥下訓練，咽頭アイスマッサージなど）

- 重度嚥下障害：経管栄養を行い，嚥下訓練を実施する〔詳細は，第 18 章「嚥下障害」（➡ 157 ページ）参照〕.

なお，嚥下性肺炎では発熱や白血球増多，胸部聴診で湿性ラ音，胸部 X 線写真で陰影がみられるが，高齢者では，誤嚥してもむせない例や，発熱や白血球増多など炎症所見が明らかでない例もある.

（4）健側への寝返りと起座動作

最初から頸部と体幹の屈曲と回旋による無理のない寝返り動作，起座動作を指導する（▶ 図 22）.

肘で突っ張ると連合反応による患側肩甲帯の内転と下肢伸展が生じ寝返りが難しくなる.

患側への寝返りは，肩を痛めやすく，起座動作

につながらない.

（5）歩行

健側下肢での立位バランスを重視し，歩行訓練は下肢装具（訓練室の仮装具），杖，平行棒を用いて行う.

2　回復期（4〜5 日から 2〜3 か月）

病室での座位訓練を経て，訓練室での訓練が行われ，機能障害，能力障害が改善し，社会復帰に至る.

この間，①再発作予防のため危険因子の精査と治療，②リハビリテーションに関する評価，③ゴール設定，④運動療法や作業療法，言語療法などの治療を行う.

a リハビリテーション的評価

リハビリテーション医療遂行上の問題点と対策を明らかにし，ゴール設定に必要なデータを収集する.

（1）神経学的所見

神経所見を定期的にとる. 本格的訓練開始当初は高次脳機能，麻痺，感覚障害の変化が大きい. 下記の評価のほか，感覚障害，痙縮の変化に注意する. 失語で感覚障害の詳細な評価ができないときは痛覚と位置感覚を簡単に調べる.

- 痛覚：患者の見えない身体部を軽くつねる.
- 位置感覚：患側の母指を健側手でつまんでもらうことを開眼した状態で何回か練習したのち，閉眼した状態で行う（親指さがし試験）. 位置感覚の障害が強いほど母指の位置より外れたとこ

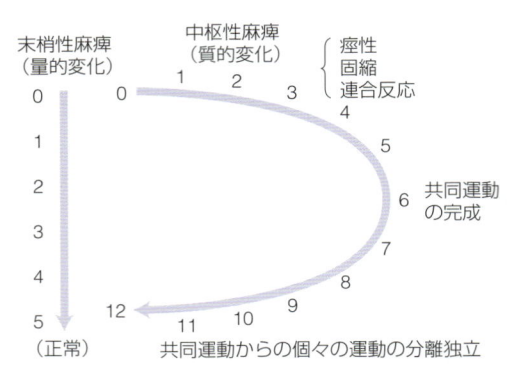

▶**図 23　末梢性麻痺と中枢性麻痺の回復過程**
〔上田 敏：目でみるリハビリテーション医学. 2 版, p.16, 東京大学出版会, 1994 より〕

ろを探る動作がみられる.

(2)　身体機能

起居移動能力, ADL の予後と最も相関するのは機能障害(麻痺の程度など)ではなく, 残存能力(非麻痺側の筋力など)である.

①片麻痺

共同運動の分離度を評価する Brunnstrom(ブルンストローム)ステージ, Fugl-Meyer(フーグル・マイヤー)アセスメント, 12 段階片麻痺グレードで評価する.

　片麻痺の回復過程は弛緩性麻痺, 痙縮出現と共同運動, 共同運動の分離, 麻痺の完全回復となる. 共同運動は脊髄レベルの運動パターンが運動を歪めているもので, 肩・肘・手あるいは股・膝・足が一定の組み合わせの運動しかできない状態である. それを分離して(個々に)動かせるようになって, 完全に回復する(▶図 23)[4]. 中枢性麻痺の特徴は, 末梢性麻痺が個々の筋の筋力低下であるのに対し, 特定の筋の組み合わせでしか筋収縮をおこせなくなり, 運動パターンの多様性が失われることにある(▶表 11)[4].

②健側の筋力：MMT で評価し, 少なくとも立ち上がり動作や健側立脚に関連する股関節外転筋, 大腿四頭筋の筋力と握力だけは調べる.

③起居移動動作：寝返り, 起座動作, 座位・立位バランス・歩行

▶**表 11　共同運動**

上肢	屈筋共同運動	伸筋共同運動
肩甲帯	挙上と後退	前方突出
肩関節	屈曲・外転・外旋	伸展・内転・内旋
肘関節	屈曲	伸展
前腕	回外	回内
手関節*	（掌屈）	（背屈）
手指*	（屈曲）	（伸展）
下肢	屈筋共同運動	伸筋共同運動
股関節	屈曲・外転・外旋	伸展・内転・内旋
膝関節	屈曲	伸展
足関節	背屈・内がえし**	底屈・内がえし
足指	伸展（背屈）	屈曲（底屈, clawing）

＊手関節と手指のパターンは, 個人差が大きい. ここでは比較的多い型を示した.
＊＊内がえしはどちらのパターンでもおこる. 外がえしが共同運動としておこることはない.
〔上田 敏：目でみるリハビリテーション医学. 2 版, p.16, 東京大学出版会, 1994 より〕

④ ADL：食事, 尿意の訴え, 寝返りなどについて評価〔バーセル・インデックス(Barthel Index; BI), 機能的自立度評価法(FIM)〕〔第 1 章の表 2(➡8 ページ)および表 3(➡9 ページ)参照〕(➡ NOTE-2)

(3)　高次脳機能

①認知症：改訂長谷川式簡易知能評価スケール, ミニメンタルステート(Mini-Mental State Ex-

NOTE

2 日常生活機能評価

　2008(平成 20)年度の診療報酬制度で回復期リハビリテーション病棟で用いることになった. 看護必要度をもとにした評価で, 「片手が胸まで挙がるか」などが含まれる. リハビリテーションの基本的考えである障害を階層的にとらえ, 活動の指標として ADL を評価する BI, FIM とは異質の評価で, BI, FIM との相関も低い. リハビリテーション効果の評価のため, BI か FIM を併用する必要がある. 2018(平成 30)年度から実績指数＊の算出に FIM が用いられる.

＊実績指数：「各患者の在棟中の ADL スコアの伸びの総和」を「各患者の(入棟から退院までの日数)/(疾患ごとの回復期リハビリテーション病棟入院料の算定上限日数)の総和」で割ったもの

▶表 12　Fugl-Meyer アセスメント・スコアの評価項目

	評価項目	得点
上肢	A. 肩/肘/前腕	36
	B. 手関節	10
	C. 手指	14
	D. 協調性/スピード	6
下肢	E. 股/膝/足関節	28
	F. 協調性/スピード	6
	G. バランス	14
	H. 感覚	24
	J. 関節可動域/関節痛	88
	合計	226

〈評価〉上下肢機能，感覚，バランスなどの項目からなる総合的評価で，各項目は 3 段階（none：0，partial：1，complete：2）で評価される．一例をあげると，上肢機能の評価には深部反射，共同運動の分離度，手指の随意性，協調性が含まれている．

▶表 13　SIAS の評価項目

評価項目	下肢	上肢	高次脳機能ほか
運動機能			
●近位部	0〜5	0〜5（股） 0〜5（膝）	
●遠位部		0〜5	
緊張			
●深部腱反射	0〜3	0〜3	
●筋緊張	0〜3	0〜3	
感覚			
●触覚	0〜3	0〜3	
●位置感覚	0〜3	0〜3	
可動域	0〜3	0〜3	
疼痛			0〜3
体幹バランス			
●腹筋筋力			0〜3
●座位垂直性			0〜3
視空間障害			0〜3
言語障害			0〜3
健側筋力	0〜3	0〜3	0〜3
総合得点　計 76			

〈評価〉上下肢機能，感覚機能，体幹機能，高次脳機能，健側機能などの 22 項目の評価からなる総合的評価である．

〔出江紳一：脳卒中の評価．米本恭三ほか（編）：リハビリテーションにおける評価（臨床リハ別冊）．pp.134-152，医歯薬出版，1996 より一部改変〕

amination; MMSE）〔資料 1 の評価法 3（➡ 368 ページ）参照〕

②半側空間無視：線分二等分試験，線分抹消試験，絵画の模写，積み木を用いた構成テスト

③構成失行：模写，積木

④観念失行（➡ Advanced Studies-3）：道具使用（ハサミ，くし，歯ブラシ，箸などの単品，お茶汲みのような複数物品の使用）

⑤観念運動失行（➡ Advanced Studies-3）：敬礼，"バイバイ"のジェスチャー

⑥病態失認：客観的にはできそうもないことを，できそうか聞く．左片麻痺で座位保持もできない患者に，「本気になったら歩けますか」「左手で茶碗を持てますか」と聞く．

⑦失語：読み，書き，発話，聞き取りを簡単に評価する．

Advanced Studies

❸観念失行と観念運動失行

この 2 つは定義が統一されていない．そのつど，定義を確認する必要がある．定義の違いについては，第 13 章の「観念運動失行」の項（➡ 129 ページ）を参照のこと．

麻痺性構音障害は構音に関係する筋の麻痺で発語は不明瞭だが，言語中枢には障害はない．作文では文法的な誤りや喚語困難はない．

構音の評価には，口唇（パ行），舌（タ行，ラ行，カ行），連続の発音（パ・タ・カ）の発音を評価する．軟口蓋の挙上が不十分で鼻へ空気が抜けると，「パ」が「マ」になる．

(4) 総合的評価

Fugl-Meyer アセスメント・スコア〔資料 1 の評価法 11（➡ 375 ページ）参照〕は上下肢の麻痺や感覚障害の程度などを，stroke impairment assessment set（SIAS）[5]は健側筋力や高次脳機能までを含めて総合評価している．脳卒中機能回復予測システム（recovery evaluating system; RES）は同様な総合評価でコンピュータ処理により予後予測と従来の治療成績との比較が可能である（▶表 12，13）．

▶表 14　片麻痺の入院時重症度別の回復率
〔図 24 の文献データより算出〕

入院時 Brunnstrom ステージ	6 か月後に Stage VI に回復した例	
	上肢（%）	下肢（%）
Ⅰ・Ⅱ	30	14
Ⅲ	55	46
Ⅳ	94	93
Ⅴ	100	100

Brunnstrom ステージについては，図 31（➡ 200 ページ）を参照のこと

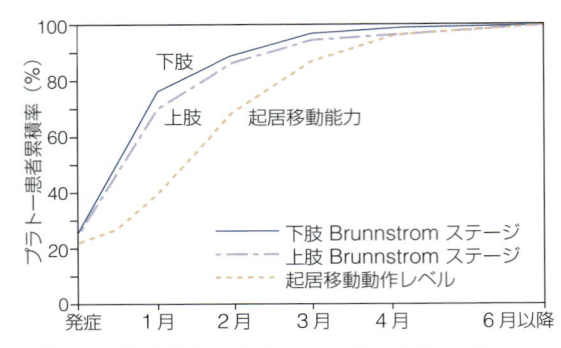

▶図 24　片麻痺と起居移動能力のプラトー率
〔二木 立：脳卒中患者の障害の構造の研究：片麻痺と起居移動動作能力の回復過程の研究. 総合リハ 11:465–476, 1983 より〕

（5）環境要因の把握

①復職や家庭復帰の可否を予測
②仕事の内容や職場の受け入れ条件
③介護人や経済状況
④家屋構造についての情報

b ゴール設定（予測）と最終到達度

　ゴールを設定するには患者の機能障害，能力障害の改善度の予測と家庭や職場の受け入れ条件など環境要因を考える必要がある.

　片麻痺と起居移動能力，ADL の経過と最終到達度について説明する.

（1）片麻痺，起居移動能力の経過

　発作後 7 日以内の入院例を対象にした治療成績を示す.
①入院時と 6 か月後の相関
　片麻痺は発病時の重症度の影響が大きく，入院時共同運動で 6 か月目にそれを分離できたのは半数にすぎない（▶表 14）. 入院時と 6 か月後の相関係数は，上肢 $r = 0.72$，下肢 $r = 0.69$. 起居移動能力は訓練による改善が大きく，$r = 0.51$ と相関が低くなる.
　ADL 能力は起居移動能力と同じ傾向と考えてよい. 機能障害より残存機能で代償できる能力障害が治療効果が上がりやすい.
②回復のプラトー
　回復が頭打ちになった患者の累積百分率は，上下肢の麻痺は 3 か月目には 90％ を超え，6 か

月で 100％，起居動作は 3 か月で 85％，6 か月で 100％ になる（▶図 24）[6].
　つまり，片麻痺は起居移動能力より早く改善が止まる.

（2）ADL の難易度（発症後 3 か月まで）

　ADL 自立の順序は，寝返り，食事，尿意の訴え，起座・座位保持，整容動作，排泄動作，衣服着脱，屋内歩行，屋外歩行である.

（3）これまでの治療成績

　治療成績は対象の重症度，年齢など多くの要因で影響されるが，60 歳くらいまでを対象とした場合，平均的な到達レベルは歩行可能者 8〜9 割，実用手 2 割，補助手 4 割，廃用手 4 割程度である.

　歩行や ADL についての治療成績への影響の大きさは，健側筋力（残存能力），年齢（高齢ほど悪影響），麻痺・高次脳機能障害（特に半側無視）の順である.

　自宅復帰率は独居者が低くなる.

3 リハビリテーションの治療内容

　本格的な運動療法や作業療法，言語療法，補装具の利用，環境整備によって，精神身体能力の向上，ADL の自立ならびに社会参加の拡大を目指す.

　目標は，片麻痺の改善，移動手段の獲得，ADL の自立，高齢者では家庭復帰，就業年齢では社会

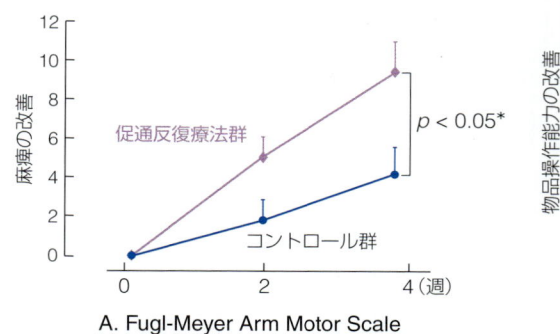
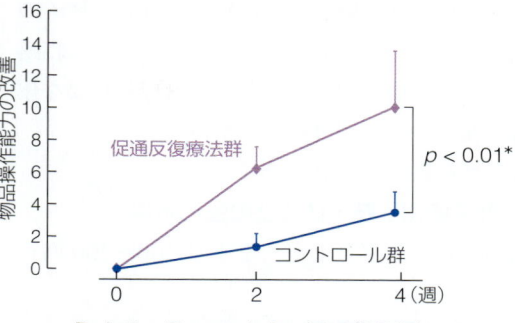

A. Fugl-Meyer Arm Motor Scale

B. Action Research Arm Test（ARAT）

▶図25　促通反復療法による片上肢の麻痺（A）と物品操作能力（B）の改善
回復期病棟の入院患者を通常の作業療法（コントロール群）と促通反復療法群に無作為に割り付けて，片麻痺上肢の運動機能回復を比較した．促通反復療法群の改善がコントロール群より有意に大きかった．
〔Shimodozono M, *et al*: Benefits of a repetitive facilitative exercise program for the upper paretic extremity after subacute stroke: A randomized controlled trial. *Neurorehabil Neural Repair* 27:296–305, 2013 より改変〕

復帰が目標となる（➡ NOTE-3）．

a 運動療法

（1）片麻痺（随意性）を回復する治療

　促通反復療法のほかは，神経筋促通法による麻痺の改善はいまだに実証的根拠はない．促通反復療法は外的操作で目標の運動パターンの実現を援助しながら頻回に反復するため，麻痺の改善が促進されることが証明されている（▶図25）[7]．患者の意図と同期した電気刺激法や経頭蓋磁気刺激法，軽症例では拘束運動療法が成果をあげている．痙縮の抑制には振動刺激痙縮抑制法が有効である．

　重症例には運動の実現を助ける手段として，電気刺激下の促通反復療法を用いる必要がある．

NOTE

3 リハビリテーションの成績

　近年，片麻痺の回復を促進する促通反復療法や電気刺激，磁気刺激，CI療法（constraint-induced movement therapy）など科学的検証で有効性が確認された新たな治療法が復旧しつつあるが，これらの新しい治療法が回復期病棟を中心とする脳卒中患者へのリハビリテーション全般の治療成績をどれほど向上させたかの検討はない．

（2）座位と立位の訓練ならびにマット訓練

　座位訓練では，治療者が麻痺側に付いて端座位の患者に左右への体幹側屈を求め，それに軽い抵抗を与え，数回側屈しては，頭，体幹を垂直に止めることを繰り返し求める．前に置かれた鏡などを手がかりに座位を保つ訓練は，麻痺側体幹筋の収縮を伴わず効果的でない．

　端座位からの起立や立位保持は，マットや手すりなど支持力の強いものに手を置き，非麻痺側下肢で立ち，立位を保つことを求める．両下肢への均等荷重を求めるのは効果的でない．麻痺側下肢への体重負荷は，長下肢装具か，治療者の下肢か手で麻痺肢の膝折れを防ぎながら，少し負荷しては体重を非麻痺側下肢に素早く戻す形で行う．膝への介助なしで麻痺側下肢への体重負荷を求めると転倒につながる．

　マットでの寝返り，起座，四つ這い，膝位，片膝立ち位，立位の運動発達に沿った動作は，共同運動でない筋の組み合わせを含み，体幹筋力やバランスの評価に役立つほか，和室のADL訓練につながる内容を含むが，四つ這い，膝位，片膝立ち位にこだわらず，寝返り，起座から立位（下肢装具）へと急ぐ必要がある．注意点は以下のとおりである．

①膝位，床からの立ち上がり：膝関節痛

②起座動作：麻痺側上肢を健側手で持ち，体幹の屈曲・回旋を伴う形で行う．体を反らして寝返るのは肩を痛めるだけでなく，歩行に必要な体幹の側屈・回旋が習得されない．

③等尺性収縮による血圧上昇

（3）　非麻痺側下肢・体幹筋の強化訓練

端座位からの立ち上がりを 1 日 100～200 回行う．

（4）　平行棒内歩行訓練

麻痺の程度に合わせ下肢装具を処方し，早期から用いる．

①バランス訓練

健側手を軽く平行棒に置いて立ち，健側→患側→健側への重心移動をスムーズに行う．麻痺側下肢に全体重をかけて股関節・膝関節・足関節を固定する，あるいは両下肢の中間に重心を固定する訓練は歩行や立位バランスの向上につながらない．

②患側立脚の訓練

患側下肢を軸にして健側下肢を前後へステップする．健側下肢のプッシュオフによる重心移動，患側膝の軽度屈曲位保持が大切である．

③患側振り出しの訓練

膝 90 度屈曲位に介助し，体を反り返らせないで股関節を屈曲させる．

④平行棒内歩行訓練

健側立脚を重視した二動作歩行（健側下肢に立脚し，健側上肢と麻痺側下肢を降り出す→健側上肢で平行棒を軽く押さえ，麻痺側下肢を柔らかく着床→健側下肢で蹴り出す）を基本とし，歩行中は「健側にしっかり立って」と指示し，「麻痺側に体重をかけて」の指示はしない．健側強化が進まない例や運動失調，注意障害など阻害要因がある例は三動作歩行に戻す．

爪先が正面あるいは内側（正中～内旋）を向くと爪先を床に引っかけやすくなるので，患側下肢の外旋位は矯正しない．平行棒内歩行で注意しても手で棒を引っ張る例は Lofstrand（ロフストランド）杖での歩行訓練を併用する．

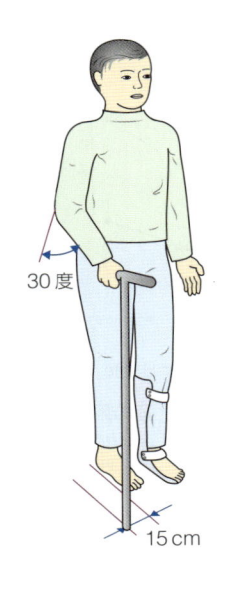
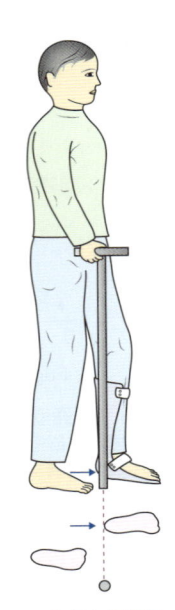

30 度

15 cm

標準的な杖の長さ
杖を健足の前方約 20 cm，外側 15 cm くらいについたとき，肘が 30 度曲がる長さ（大転子まで）が標準である

2 点 1 点歩行
患側下肢と杖の位置を示す．杖を標準的長さより 1～2 cm 短くしたほうがよい

▶**図 26　杖の長さと歩行**

⑤杖歩行

患側立脚時に患側股関節外転筋群の収縮が不十分で健側骨盤が落ちる Trendelenburg（トレンデレンブルグ）歩行や患側着床時に股関節内転がおこるはさみ足歩行は，外反膝や内反膝の原因となる．いずれも下肢伸展時の股関節内転筋の痙縮を抑制する治療が必要である．

健側立脚のバランスがよくて短下肢装具と杖で実用的な歩行が期待できる者は最初から 2 点 1 点歩行（2 動作）を指導する．そして，杖は標準的な杖の長さ（床から大転子まで）より 1～2 cm 短くして，麻痺側の踵とそろう位置に垂直につき，肘を体から離さないように使う（▶図 26）．

下肢装具の厚さで麻痺側下肢は長くなるので，健側の補高で脚長差を解消する．

🅱 物理療法，その他

（1）　低周波電気，経頭蓋磁気刺激

低周波電気刺激は重症度を問わず効果が期待

できる．痙縮の弱く随意性の高い例ほど効果的だが，随意的な筋収縮がおこせない例，痙縮筋が邪魔して目的の筋の収縮が弱い例にもよい適応である．

基本的に使用時間は長いほどよく，随意的な筋収縮を重ねる形で行うとより効果が期待できる．経頭蓋磁気刺激は大脳皮質の興奮水準を調整できるため，麻痺肢の運動療法との併用が効果的である．

(2) 温熱，振動刺激などの皮膚刺激

40℃ ほどの温水は痙縮の抑制，氷やブラシ，手指によるタッピング，バイブレーターなどの局所的刺激は運動路，感覚路の興奮水準を高める．感覚障害のある側は治療前にバイブレーターを麻痺側に数分間当てる．

(3) 筋弛緩薬

痙縮筋とその拮抗筋の両方に作用するが，痙縮筋への作用が大きいため，痙縮の抑制，拮抗筋の随意性向上が得られる．

(4) ボツリヌス療法，神経ブロック，バクロフェン髄注療法，振動刺激痙縮抑制法ほか

痙縮を抑制する治療として，痙縮筋にボツリヌス毒素を注射する方法（BTX），痙縮筋を支配する神経にフェノールを注射する方法，脊髄の髄腔内にバクロフェンを持続注入する方法（ITB 療法），振動刺激痙縮抑制法がある．振動刺激痙縮抑制法（アメリカ脳卒中学会のガイドラインで推奨）は，非侵襲的で運動療法や作業療法との併用が容易で効果を高める．

麻痺の改善のためには，痙縮抑制と促通反復療法や機能的電気刺激法などを併用する必要がある．

(5) 起立台，補装具

痙縮筋を持続的に伸張し，痙縮を減少させる．

c 作業療法

作業療法は獲得した機能を実際の能力につなげることを主な目的にしているが，ADL 訓練，利き手交換，料理の訓練，家屋改造などのほか，高

次脳機能障害の治療として，また生きがいとしての趣味の開発に重要である．

(1) 麻痺の改善

サンディング，セルプラストなどで上肢の随意性の向上をはかる．

(2) ADL 訓練

身体能力に比し，自立度が低いときには，失認（麻痺側への不注意）や失行（道具使用の手順が悪い），保続の存在を疑う．

- 利き手交換：塗り絵，書字，箸の使用，手工芸，自助具使用の習得
- 更衣動作：患側から着て健側から脱ぐ．ただ，着るときは患側の袖を肘まで上げて，脱ぐときは患側の肩を脱いでおく．
- 整容動作：歯みがきやひげそりなど道具の使用法や麻痺側半身への注意を促す．
- 家事動作：片手動作，自助具の利用，家屋改造で可能となる．買い物や自宅での熱傷などの事故対策に工夫が必要である．
- 入浴動作：重症例にはシャワー浴が無難である．事故防止のため介助者が必要である．

(3) 失認，失行の治療

視空間失認，ことに左半側無視には，物の形や空間的位置関係の正確な把握を求める作業療法と，左方への注意を促す代償的手段の指導が必要である〔詳細は，第 12 章「高次脳機能障害：失認」（➡ 120 ページ）参照〕．

d 言語療法

言語療法では，軽症例には障害された側面の訓練，重症例には意思疎通の助けとなるよう残された側面の強化とジェスチャーなど代償手段の訓練を行う〔詳細は，第 11 章「高次脳機能障害：総論／失語症」（➡ 107 ページ）参照〕．

e 補装具

(1) 下肢

下肢装具と杖は痙縮の抑制と歩行能力向上に大変有用である．処方は，麻痺や痙縮，立位バラン

スなどに基づいて，歩行訓練開始時までには行う．

麻痺が改善しつつある例は，まず，訓練室備え
つけの下肢装具を用い，数週後に処方を行う．

①補装具処方時の説明

　下記のことをよく説明する．

- 適切な補装具は機能回復を促進する．
- 補装具によって，歩行の安定，歩容の向上，関節の変形防止が得られる．「歯が抜ければ義歯を，目が悪くなれば眼鏡を使うように，麻痺（痙縮）には装具が必要です」．

②下肢装具と杖を用いる効果

- 痙縮の抑制：患側着床直前から立脚中期に高まる下肢伸筋痙縮を抑制，反張膝の抑制が可能になる．
- 歩行速度と安定性向上：下肢装具によって着床時に膝を前に押す力が加わるためと，足関節底屈が制限されるため，着床以降の重心移動が円滑になる．
- 膝，足関節の変形予防：Trendelenburg 歩行，外転歩行による膝関節の変形（内反膝，外反膝），着床から立脚中期の伸筋痙縮による反張膝，内反尖足が予防できる．
- 歩行訓練の効率化：体を傾けるなどの過剰な代償運動のない，合理的な歩行パターンの実現と反復が可能になり，習得も早まる．

(2) 上肢

　上肢の補装具では，肩甲帯，肩関節保護のため，アームスリング，三角布を用いる．一部で母指対立位を保持するスプリントが用いられる．

4 脳卒中片麻痺への神経筋促通法

　脳卒中患者の片麻痺に対する従来の運動療法や作業療法の基本的考え方は，残存機能の強化によって障害を軽減することだった．しかし，1940年代から機能障害自体をも改善することを目的にした促通法が，Brunnstrom[8]，Kabat & Knott[9]，Bobath[10] らから提唱され，多くの研究が行われたが，これらの促通法は通常の運動療法より優れ

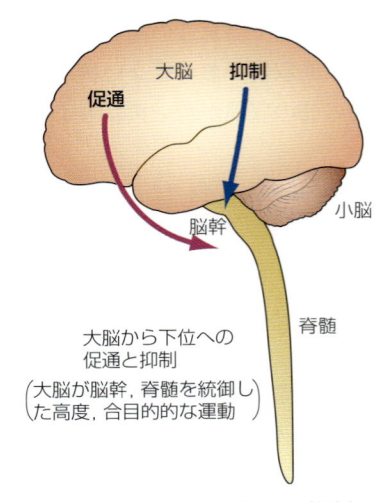

▶図 27　高位中枢の促通と抑制

た効果はなかった．これらのなかで，日本でよく用いられている 3 つの主義について説明する．

a 神経筋促通法の共通点

①中枢神経活動の促通・抑制のために感覚入力に操作を加える．

②個々の筋，関節の運動よりも全体の協調性のある運動の治療に重点をおく．

③神経発達的概念を応用する．

　ただし，Brunnstrom（ブルンストローム）法は神経発達的概念は含まない．

④学習理論を応用する．

b 随意運動の反射説

　中枢神経系は，それぞれの機能（反射）をもった低位から高位までの反射中枢によって階層的に構成されている．高位中枢は低位中枢がもつ反射を組み合わせて（促通と抑制），合目的的な随意運動を行っている（▶図 27，28）[11]．

　中枢神経系の損傷は，

①大脳からの促通低下：陰性徴候（筋力低下，巧緻性低下など）

②大脳からの抑制低下：陽性徴候（病的反射，痙縮，共同運動，姿勢反射など）につながる（▶図 29）．

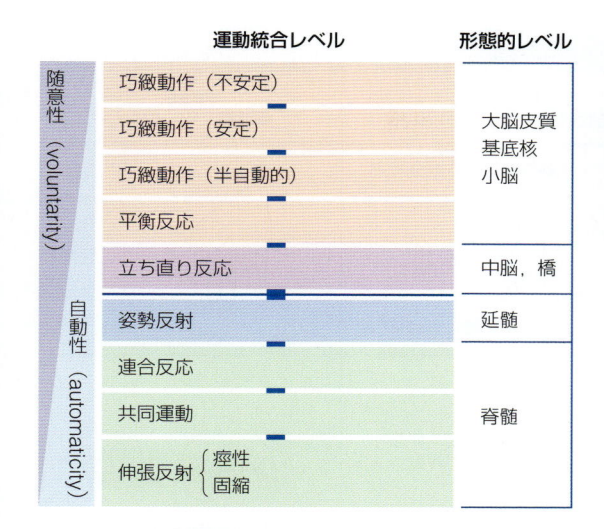

▶図 28　運動統合のレベル
〔上田 敏：目でみる脳卒中リハビリテーション. p.10, 東京大学
出版会, 1981 より〕

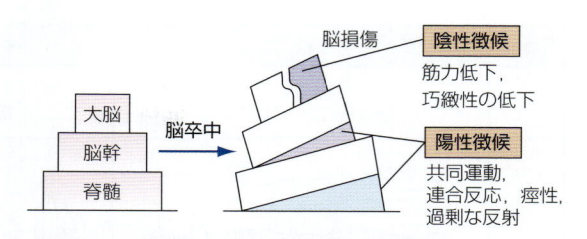

▶図 29　脳損傷による陰性徴候と陽性徴候

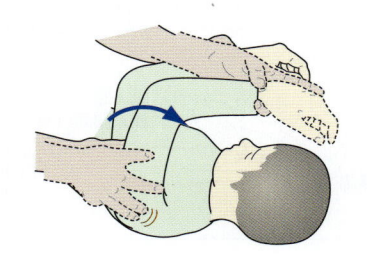

上肢の屈曲・内転・外旋 ⇄ 伸展・外転・内旋

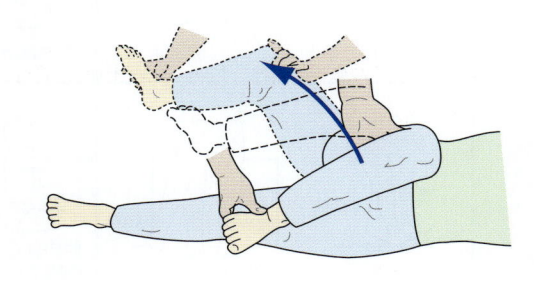

下肢の伸展・外転・外旋 ⇄ 屈曲・内転・外旋

▶図 30　片麻痺にすすめられる PNF の変法
　　　　パターン
注：片麻痺上・下肢に応用できるように変更した促通反復療法
　　で用いている PNF パターンを示している.

C 神経筋促通法の基本的理論と手技

(1) 固有受容性神経筋促通法(proprioceptive neuromuscular facilitation; PNF)[9]

- 運動は屈曲・伸展と回旋の組み合わせ(対角・らせん運動)で行うとき, すべての筋が最大伸張の状態から最大短縮までの活動を行う.
- 筋力低下の筋も対角・らせん運動では筋収縮がおこりやすい.
- 最大抵抗を用いると筋活動は高まり強化される. このときの最大抵抗は麻痺などでは随意的に運動できる範囲の抵抗と考えてよい.
- 習熟した運動は四肢の末梢から近位部に及ぶ形で行われる.
- 神経発達的概念を含む.

注意点　多くのパターンがあるが, 歩行や上肢の使用法に含まれる筋群の組み合わせに近い実用的な運動パターンを用いることが大切である (▶図 30). 原法にこだわると有効でない.

(2) Brunnstrom 法(▶図 31)

- 脳卒中片麻痺の回復はまず脊髄レベルの運動パターンである共同運動が出現し, それを分離する形で進む.

- 麻痺は, 共同運動から分離した形の随意的運動 (筋収縮)を各種の肢位やタッピングなどの手技を用いて実現することで回復する.
- 神経発達的視点はない.

注意点　個々の運動の誘発手段に優れ, 症状の理解も的確である. ただ, 歩行や上肢使用に必要な実用的運動パターンの形成・習得への方法が少ない.

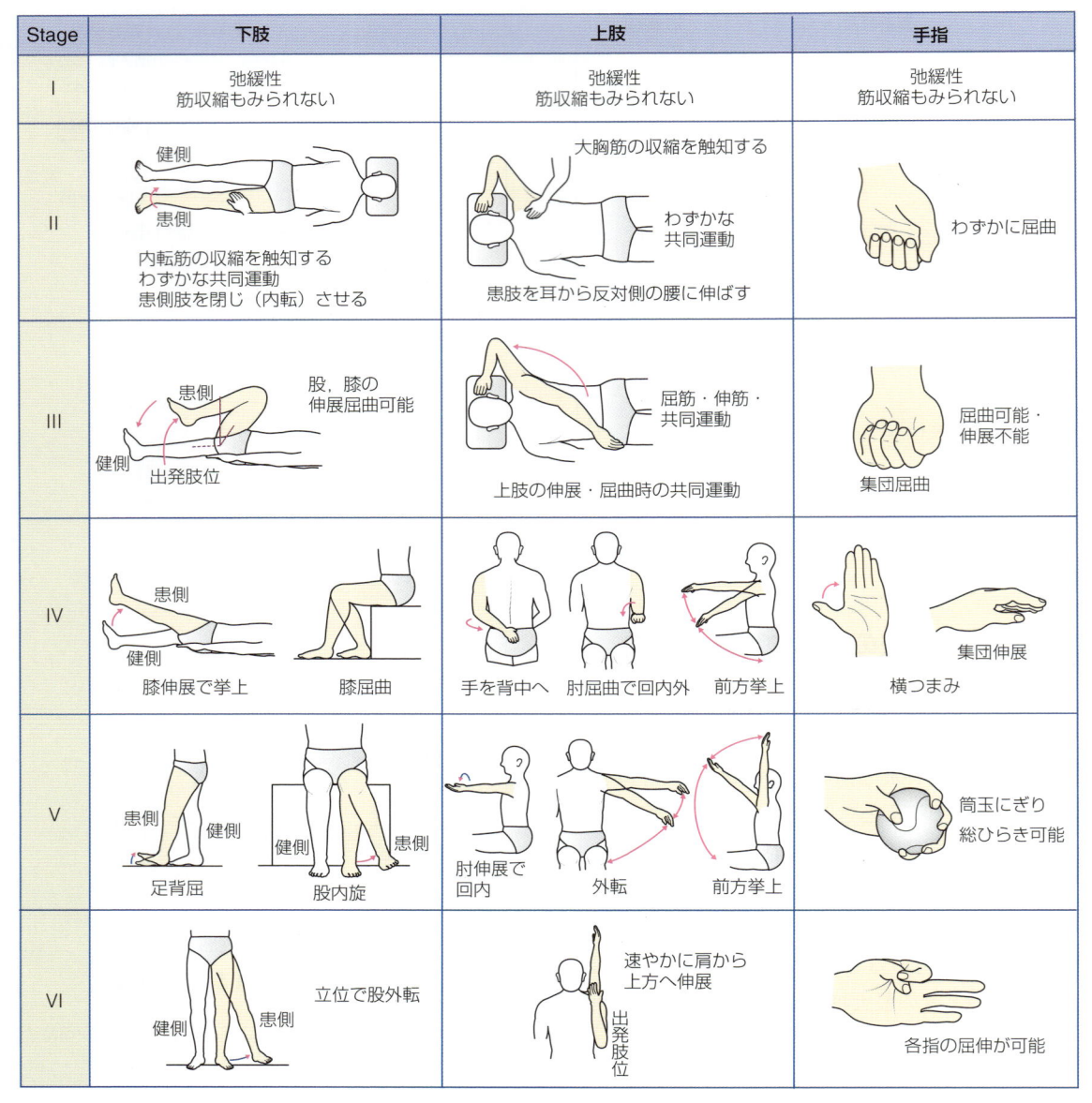

Stage	下肢	上肢	手指
Ⅰ	弛緩性 筋収縮もみられない	弛緩性 筋収縮もみられない	弛緩性 筋収縮もみられない
Ⅱ	健側 患側 内転筋の収縮を触知する わずかな共同運動 患側肢を閉じ（内転）させる	大胸筋の収縮を触知する わずかな共同運動 患肢を耳から反対側の腰に伸ばす	わずかに屈曲
Ⅲ	患側 股, 膝の伸展屈曲可能 健側 出発肢位	屈筋・伸筋・共同運動 上肢の伸展・屈曲時の共同運動	屈曲可能・伸展不能 集団屈曲
Ⅳ	患側 健側 膝伸展で挙上 膝屈曲	手を背中へ 肘屈曲で回内外 前方挙上	集団伸展 横つまみ
Ⅴ	患側 健側 健側 患側 足背屈 股内旋	肘伸展で回内 外転 前方挙上	筒玉にぎり 総ひらき可能
Ⅵ	立位で股外転 健側 患側	速やかに肩から上方へ伸展 出発肢位	各指の屈伸が可能

▶図 31　Brunnstrom ステージ

（3）Bobath（ボバース）法
（neurodevelopmental approach）

- 片麻痺や痙縮は下位中枢の解放による姿勢反射の異常であり，それを抑制すれば機能は回復する．
- 姿勢や動作を左右対称的にすることで，患側と健側への均等な負荷を行えば麻痺や痙縮は改善する．
- 随意的運動の回復手段として，共同運動などを利用することを避け，最初から正常な運動を求める．麻痺肢に注意を向けることは，かえって随意的な運動発現を妨げる．
- 神経発達的概念を重視する．

注意点　神経発達的視点は，運動能力の評価に役

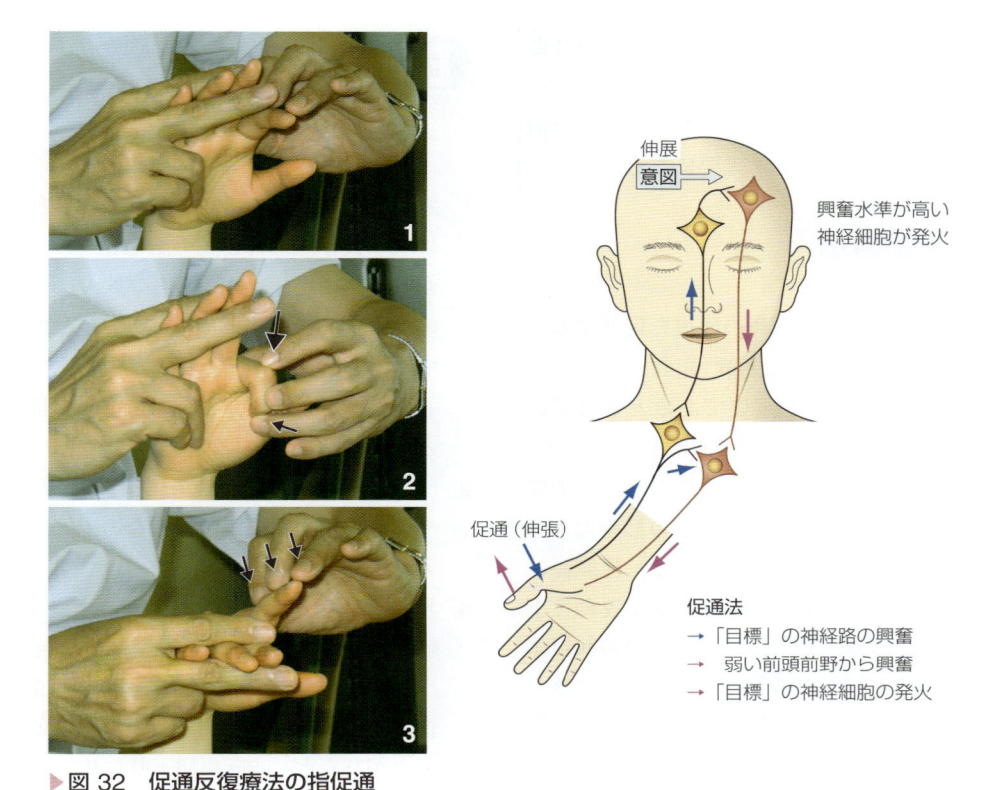

▶図 32　促通反復療法の指促通

立っている．片麻痺への治療成績は悪い．その理由として下記のことがあげられる．

（a）麻痺肢の自動運動を誘発する手法に乏しい．

（b）抑制中心の考え方で，目標の運動の実現と反復による神経路の強化がないため，実用的な運動パターン習得が難しい．

（c）対称性の追求は，補装具の使用と非麻痺側の強化をしないため，患側肢の随意性の向上につながらない．

（4）促通反復療法

　脳卒中後の片麻痺を回復させるためには，損傷された大脳皮質から脊髄前角細胞に至るまでの運動性下行路に代わる新たな神経路を再建強化する必要がある．神経路の再建強化はシナプス前細胞の興奮がシナプス後細胞に伝わることによって，シナプスの伝達効率の向上と神経栄養因子の放出，シナプスの組織的結合強化の形で進行する（▶図 32）．

　新たな促通法を用いて患者が意図した運動を実現させ，それを反復することによって目標とする運動性下行路の再建・強化を目指す促通反復法は，麻痺の効率的な回復を促進する．無作為対照試験を含め，有効性が証明されている．

　「脳卒中ガイドライン 2015」では，"推奨" となっている．振動刺激痙縮抑制法と持続的電気刺激下の促通反復療法の併用はさらに効果的である．

d　神経筋促通法の課題

①現在の神経科学の観点からは理論，方法論とも課題が残されている．

- 随意運動を中枢プログラム説に基づいて理解し，麻痺の回復に必要な治療内容を考える．
- 麻痺の回復，新たな運動パターン習得には，まず目標の運動パターンをあらゆる促通法や電気刺激などを用いて随意的に実現すること，その反復による神経路の強化を考える．

②普通の治療法に比べて，より効果的であること
を客観的，科学的な方法で実証する.
③徹底した残存機能強化と機能障害への有効な治
療法の併用が今後ますます重要になる.

5 認知運動療法

認知運動療法では，片麻痺の回復を促進するた
めには運動に関連した認知過程（知覚，注意，記
憶，判断，言語）の強化が重要であるとされてい
る. 代表的な治療は，治療者が麻痺肢を持って，
いろいろな形や大きさのものをなぞらせ，その間
の筋緊張度の正常化と，なぞった物の形や大きさ
を言葉で表現させることを行っている. 片麻痺は
運動野や運動野と脊髄前角細胞をつなぐ運動性下
行路の損傷によって生じているので，その回復に
不可欠な運動性下行路の再建強化が少ない治療内
容では，理論的に麻痺の回復を促進することは期
待しがたい.

6 拘束運動療法（CI 療法）

拘束運動療法（constraint-induced movement
therapy; CI 療法）は，非麻痺側上肢をミトンや
アームスリングなどで拘束して，麻痺手での対
象物の操作を増やすことで，片麻痺上肢の麻痺の
改善を目指している. Bobath 法や Brunnstrom
法，PNF，認知運動療法が麻痺の改善を証明でき
ないのに比べて，麻痺や物品操作の改善の効果を
証明している.

問題点は，治療対象が軽度片麻痺例で長時間の
片麻痺上肢を用いる課題を行える精神力を有する
例に限られること，麻痺肢を意図どおりに動かす
ことを習得するために患者に多くの試行錯誤を求
めることである.

E 理学・作業療法との関連事項

1. 急性期の座位開始は，脳出血より脳血栓を慎重
に取り扱う. 主幹動脈の脳血栓では，血圧低下
が脳灌流の悪化，神経損傷の拡大につながる可
能性がある. 座位開始時は血圧低下に先行し
て頻拍が生じるので，心拍数の変化に注意する
必要がある. ただ，心房細動など不整脈がある
と，心拍数は目安にならない.
2. リハビリテーション治療開始時は患者は疲れ
やすく，注意の持続は困難なので，休息を多く
入れる.
3. 起立台や斜面台にベルトで固定しての立位訓
練は，下半身に静脈血がうっ滞し，起立性低血
圧と下肢静脈での静脈血栓を引き起こす可能
性があるため好ましくない. 端座位からの立
ち上がりなど，非麻痺側下肢や体幹の筋収縮を
伴う運動を介助しながら行う.
4. 転倒事故防止につながる不注意な行為は病態
失認（多くは左半側無視を伴う），麻痺に比べ
て ADL 能力が低い場合は高次脳機能障害を疑
う.
5. 移乗や歩行の獲得には非麻痺側立脚の安定性
の向上が急務であり，体幹と非麻痺側下肢の筋
力強化，ならびに平行棒で重心を非麻痺側下肢
に置いた安定した立位の状態から麻痺下肢に
少し移しては，ただちに非麻痺側下肢へ完全に
移動させるトレーニングを行う. 両脚均等荷
動は求めない.
6. 予後の判定（ゴール設定）は，非麻痺側の能力
（非麻痺側下肢での立脚でのバランス），年齢，
麻痺の程度，感覚障害の程度，高次脳機能障害
（ことに左視空間失認），運動失調を重視して判
定する. 起居移動能力については，非麻痺側下
肢での立位バランスがよい例は予後良好であ
る.
7. 片麻痺上肢の予後については，箸を使うなどの

手指機能がある実用手のレベルまで回復する例は少ないので，急性期から利き手交換や片手動作のトレーニングを行う．麻痺側上肢の治療を十分に行わないと，患者には「治療もしないで，よくならないと言われても納得できない」「もっと治療してもらえたら，よくなったかもしれない」との気持ちが残るため，利き手交換や片手動作を拒否されてしまうこともある．麻痺が重度であっても，片手動作や利き手交換（自立訓練）と合わせて麻痺肢の改善目的の治療をある期間は行う必要がある．

● 引用文献

1) 厚生労働統計協会：国民衛生の動向 2018/2019. 厚生の指標 65:62, 2018.
2) 荒木信夫ほか：脳卒中ビジュアルテキスト. 4 版, p.130, 医学書院, 2015.
3) 近藤克則ほか：脳卒中患者の発症直後の再発・進行の研究（第一報）—再発・進行頻度と入院時重症度. リハ医学 30:639–646, 1993.
4) 上田 敏：目でみるリハビリテーション医学. 2 版, p.16, 東京大学出版会, 1994.
5) 出江紳一：脳卒中の評価. 米本恭三ほか（編）：リハビリテーションにおける評価 Ver.2（臨床リハ別冊）. pp.160–174, 医歯薬出版, 2000.
6) 二木 立：脳卒中患者の障害の構造の研究：片麻痺と起居移動動作能力の回復過程の研究. 総合リハ 11:465–476, 1983.

7) Shimodozono M, et al: Benefits of a repetitive facilitative exercise program for the upper paretic extremity after subacute stroke: A randomized controlled trial. Neurorehabil Neural Repair 27:296–305, 2013.
8) Brunnstrom S（著）, 佐久間穣爾, 村松 秩（訳）：片麻痺の運動療法. 医歯薬出版, 1974.
9) Voss DE, et al（著）, 福屋靖子（監訳）：神経筋促通手技—パターンとテクニック. 3 版, 協同医書出版社, 1989.
10) Bobath B（著）, 紀伊克昌（訳）：片麻痺の評価と治療. 原著 3 版/新訂, 医歯薬出版, 1980.
11) 上田 敏：目でみる脳卒中リハビリテーション. 東京大学出版会, 1981.

● 参考文献

1) 川平和美：片麻痺回復のための運動療法. 3 版, 医学書院, 2017.
2) 三谷俊史ほか：回復期脳卒中片麻痺に対する促通反復療法の効果. 総合リハ 38:165–170, 2010.
3) 木佐俊郎ほか：回復期脳卒中片麻痺患者のリハビリテーションに促通反復療法を取り入れた場合の片麻痺と日常生活活動への効果—無作為化比較対照試験による検討. Jpn J Rehabil Med 48:709–716, 2011.
4) Kawahira K, et al: Effects of Intensive Repetition of a New Facilitation Technique on Motor Functional Recovery of the Hemiplegic Upper Limb and Hand. Brain Injury 24:1202–1213, 2010.
5) Perfetti C, et al（著）, 小池美納（訳）：認知運動療法, 協同医書出版社, 1998.
6) 道免和久：CI 療法 脳卒中リハビリテーションの新たなアプローチ. 中山書店, 2008.

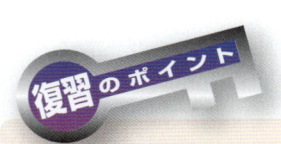

・脳血管障害を分類し，病因，症状，治療法を説明する．
・脳血管障害の急性期にベッドサイドで行うべきことを説明する．
・回復期のリハビリテーションプログラムと，座位開始の基準，経口摂取の開始基準を説明する．
・片麻痺の回復過程（共同運動の分離する過程）を Brunnstrom ステージに従って説明し，その運動を模倣する．
・脳の可塑性と発現のメカニズムを説明する．

第21章

認知症

学習目標
- 認知症の定義と分類を理解し，原因となる疾患を学ぶ．
- 血管性認知症とAlzheimer型認知症，Lewy小体型認知症，前頭側頭葉変性症の症状と経過，検査法を学ぶ．
- "治療可能な認知症"の原因となる疾患の症状，検査法，治療法を学ぶ．

A 認知症とは

1 症状と病因

認知症（dementia, major neurocognitive disorder）とは，認知領域（複雑性注意，遂行機能，学習および記憶，言語，知覚—運動，社会的認知）の機能低下によって日常活動が遂行できなくなった状態で，意識障害がないときにみられる（→ NOTE-1）.

以前はなかった記憶や判断の誤りによる職業，社会活動，人間関係の破綻，次いで，日常生活や家事における失敗，道具の操作の困難，作業能力の低下など，認知領域の障害（高次脳機能障害）が明らかになる．性格変化やせん妄の出現時期は原因疾患によって異なる．軽い意識障害は認知症と同じ症状を呈するため注意を要する．

加齢に伴う生理的健忘は認知症の病的健忘と違って，体験に対する部分的なもの忘れであり，進行しないこと，病識が保たれ，日常生活への支障をきたすことが少ない（▶表1）.

認知症をきたす原因を大別すると，大脳の変性や損傷，内科疾患，薬物，うつ気分で，それぞれに特徴がある（▶表2）.

わが国の有病率は，65歳以上の場合約15％で，2012年時点で約462万人の認知症高齢者がいる．

認知症は病因によって次のように分けられ，症状や経過が異なる（▶表3）.

①Alzheimer（アルツハイマー）型認知症：67.6％

NOTE

1 認知症と知的障害（精神遅滞）

成人してからの異常な知能の低下を"認知症"，成長期に知能が正常に発育しないものを"知的障害（精神遅滞）"（mental retardation）と呼ぶ．

▶表1 生理的健忘と病的健忘（Alzheimer型認知症）の鑑別の要点

	生理的健忘	病的健忘（Alzheimer型認知症）
もの忘れの内容	一般的な知識など	自分の経験した出来事
もの忘れの範囲	体験の一部	体験した全体
進行	進行・悪化しない	進行していく
日常生活	支障なし	支障あり
自覚	あり	なし（病識低下）
学習能力	維持されている	新しいことを覚えられない
日時の見当識	保たれている	障害されている
感情・意欲	保たれている	易怒性，意欲低下

〔日本神経学会（監）：認知症疾患診療ガイドライン2017. p.9, 医学書院，2017より〕

▶表2 認知症や認知症様症状をきたす主な疾患・病態

1. 中枢神経変性疾患	9. 内分泌機能異常症および関連疾患
●Alzheimer 型認知症 ●前頭側頭葉変性症 ●Lewy 小体型認知症/Parkinson 病 ●進行性核上性麻痺 ●大脳皮質基底核変性症 ●Huntington 病 ●嗜銀顆粒性認知症 ●神経原線維変化型老年期認知症 ●その他	●甲状腺機能低下症 ●下垂体機能低下症 ●副腎皮質機能低下症 ●副甲状腺機能亢進または低下症 ●Cushing 症候群 ●反復性低血糖 ●その他
2. 血管性認知症(VaD)	**10. 欠乏性疾患，中毒性疾患，代謝性疾患**
●多発梗塞性認知症 ●戦略的な部位の単一病変による VaD ●小血管病変性認知症 ●低灌流性 VaD ●脳出血性 VaD ●慢性硬膜下血腫 ●その他	●アルコール依存症 ●Marchiafava-Bignami 病 ●一酸化炭素中毒 ●ビタミン B₁ 欠乏症(Wernicke-Korsakoff 症候群) ●ビタミン B₁₂ 欠乏症，ビタミン D 欠乏症，葉酸欠乏症 ●ナイアシン欠乏症(ペラグラ) ●薬物中毒 　A)抗癌薬(5-FU，メトトレキサート，シタラビンなど) 　B)向精神薬(ベンゾジアゼピン系抗うつ薬，抗精神病薬など) 　C)抗菌薬 　D)抗痙攣薬 ●金属中毒(水銀，マンガン，鉛など) ●Wilson 病 ●遅発性尿素サイクル酵素欠損症 ●その他
3. 脳腫瘍	
●原発性脳腫瘍 ●転移性脳腫瘍 ●癌性髄膜症	
4. 正常圧水頭症	
5. 頭部外傷	
6. 無酸素性あるいは低酸素性脳症	**11. 脱髄疾患などの自己免疫性疾患**
7. 神経感染症	●多発性硬化症 ●急性散在性脳脊髄炎 ●Behçet 病 ●Sjögren 症候群 ●その他
●急性ウイルス性脳炎(単純ヘルペス脳炎，日本脳炎など) ●HIV 感染症(AIDS) ●Creutzfeldt-Jakob 病 ●亜急性硬化性全脳炎・亜急性風疹全脳炎 ●進行麻痺(神経梅毒) ●急性化膿性髄膜炎 ●亜急性・慢性髄膜炎(結核，真菌性) ●脳腫瘍 ●脳寄生虫 ●その他	**12. 蓄積病**
	●遅発性スフィンゴリピド症 ●副腎白質ジストロフィー ●脳腱黄色腫症 ●神経細胞内セロイドリポフスチン[沈着]症 ●糖尿病 ●その他
8. 臓器不全および関連疾患	**13. その他**
●腎不全，透析脳症 ●肝不全，門脈肝静脈シャント ●慢性心不全 ●慢性呼吸不全 ●その他	●ミトコンドリア脳筋症 ●進行性筋ジストロフィー ●Fahr 病 ●その他

〔日本神経学会(監)：認知症疾患診療ガイドライン 2017. p.7, 医学書院, 2017 より〕

②血管性認知症：19.5%

③Lewy 小体型認知症：4.3%

④前頭側頭葉変性症(FTLD)

⑤その他の認知症

　治療可能な認知症(treatable dementia)として，

正常圧水頭症，慢性硬膜下血腫，甲状腺機能低下症，肝性脳症などがある．

　また，認知症の前駆状態として，認知障害はあるが社会生活に支障がない軽度認知障害(mild cognitive impairment; MCI)が考えられている

▶表 3　血管性認知症，Alzheimer 型認知症，Lewy 小体型認知症，前頭側頭葉変性症の比較

		血管性認知症	Alzheimer 型認知症	Lewy 小体型認知症	前頭側頭葉変性症
発症		急性発症，脳卒中発作と関連して	徐々に発症	徐々に発症	徐々に発症
脳卒中		既往（＋） 危険因子（＋）	既往（−） 危険因子（−）	既往（−）	既往（−） 危険因子（−）
経過		階段状悪化	進行性悪化	進行性悪化	進行性悪化
症状	認知症	まだら認知症	全般性認知症	進行性悪化	全般性認知症
	病識	末期まである	早期に失う	早期に失う	早期に失う
	人格	保たれる	早期に崩壊 （認知症，次に人格崩壊）	早期に崩壊	早期に崩壊 （人格崩壊，次に認知症）
	巣症状	（＋） 感情失禁 仮性球麻痺	（−）	（−）	（−）
	行動		徘徊	レム期睡眠行動異常症	逸脱行為
その他		歩行障害，Parkinson 症候群	近時記憶障害で発症，見当識障害，取り繕い反応	パーキンソン症状，幻視，妄想	失語症，遂行機能障害
CT，MRI		複数の梗塞巣，出血巣	側頭葉，頭頂葉の萎縮	側頭葉内側面は比較的に保たれる．SPECT，PET で後頭葉の活性低下，MIGB 心筋シンチで取り込み低下	前頭葉の萎縮

▶表 4　軽度認知障害（MCI）の診断基準

1	認知症または正常のいずれでもないこと
2	客観的な認知障害があり，同時に客観的な認知機能の経時的低下，または主観的な低下の自己報告あるいは情報提供者による報告があること
3	日常生活能力は維持されており，かつ，複雑な手段的機能は正常か，障害があっても最小であること

（▶表 4）．5 年間の観察で 65 歳以上の軽度認知障害者の 42％ が Alzheimer 型認知症となった．

2 診断

　問診は患者本人から記憶や言語などの認知機能，病識の程度を聞き，家族から症状の経過と日常生活での問題点を聞く．患者本人は日常生活の支障を自己の認知障害が原因でないかのように述べる（取り繕い反応）ので注意する．

　認知症の診断は，米国精神医学会による DSM（diagnostic and statistical manual of mental disorders)-5，世界保健機関による国際疾病分類第 10 版（ICD-10）によって行われる（▶表 5，6）．認知症の診断基準は，知能や社会生活，性格の変化を含め，総合的に判断される．

a 心理テストならびに行動の評価

- ミニメンタルステート（Mini-Mental State Examination; MMSE）〔資料 1 の評価法 3（➡ 368 ページ）参照〕
- 改訂長谷川式簡易知能評価スケール（HDS-R）
- PSMS（Physical Self-Maintenance Scale）（▶表 7）．

　MMSE と HDS-R は，時間や場所の見当識，計算を含み，スクリーニングとして用いられることが多い．

b 画像診断

　大脳皮質の萎縮や血流減少と症状との関連では，海馬など側頭葉内側面と健忘，前頭葉，側頭葉，頭頂葉の連合野と失行，失認，失語などの高

▶表5　DSM-5 による認知症の診断基準（2013 年）

A	1つ以上の認知領域（複雑性注意，遂行機能，学習および記憶，言語，知覚−運動，社会的認知）において，以前の行為水準から有意な認知の低下があるという証拠が以下に基づいている 1）本人，本人をよく知る情報提供者，または臨床家による，有意な認知機能の低下があったという懸念，および 2）標準化された神経心理学的検査によって，それがなければ他の定量化された臨床的評価によって記録された，実質的な認知行為の障害
B	毎日の活動において，認知欠損が自立を阻害する（すなわち，最低限，請求書を支払う，内服薬を管理するなどの，複雑な手段的日常生活動作に援助を必要とする）
C	その認知欠損は，せん妄の状況でのみおこるものではない
D	その認知欠損は，他の精神疾患によってうまく説明されない（例：うつ病，統合失調症）

〔日本精神神経学会（監修），髙橋三郎，大野 裕（監訳）：DSM-5 精神疾患の診断・統計マニュアル. p.594, 医学書院，2014 より〕

▶表6　ICD-10 による認知症の診断基準の要約（1993 年）

G1	以下の各項目を示す証拠が存在する 1）記憶力の低下 　新しい事象に関する著しい記憶力の減退，重症の例では過去に学習した情報の想起も障害され，記憶力の低下は客観的に確認されるべきである 2）認知能力の低下 　判断と思考に関する能力の低下や情報処理全般の悪化であり，従来の実行能力水準からの低下を確認する 1），2）により，日常生活動作や遂行機能に支障をきたす
G2	周囲に対する認識（すなわち，意識混濁がないこと）が，基準 G1 の症例をはっきりと証明するのに十分な期間，保たれていること．せん妄のエピソードが重なっている場合には認知症の診断は保留
G3	次の 1 項目以上を認める． 1）情緒易変性 2）易刺激性 3）無感情 4）社会的行動の粗雑化
G4	基準 G1 の症状が明らかに 6 か月以上存在していて確定診断される

〔融 道男ほか（監訳）：ICD-10 精神および行動の障害：臨床記述と診断ガイドライン. 医学書院，1993 より〕

次脳機能障害，前頭葉と性格変化が知られる．

3 周辺症状

　認知症の症状は中核症状（記憶障害をはじめとする認知症状）と周辺症状に分けられる（▶図 1）．

　幻覚，妄想，不安，うつ状態などの精神症状や，徘徊，せん妄，睡眠障害，性的逸脱行動，常同行動，不潔行為など，必ずしも認知障害によるものとはいえない行動的な障害をいう．これらは，“認知症における行動と心理学的症状（behavioral and psychological symptoms of dementia; BPSD）”と呼ばれる．

　せん妄と認知症の鑑別の要点は表 8 に示すが，せん妄は幻覚，妄想，興奮で始まり，夜間や夕方に著しい．

4 薬物療法とリハビリテーション

a 治療可能な認知症の診断と薬物療法

　まず“治療可能な認知症”の診断に努める．正常圧水頭症，慢性硬膜下血腫，うつ病，甲状腺機能低下症などによるものでないことを確認する．

　陳述記憶に関与する脳内の神経伝達物質であるアセチルコリンを増すドネペジルのほか，脳代謝賦活薬，脳循環改善薬などを用いる（▶図 1）．

▶表7　PSMS（Physical Self-Maintenance Scale）

	項目	得点
A. 排泄	1. 排泄ではまったく介助を要さない	1
	2. 誘導あるいは後始末に介助が必要，時に（多くても週に1度）失敗がある	0
	3. 週に1度以上，寝ている間に失禁がある	0
	4. 週に1度以上，日中に失禁がある	0
	5. 常に失禁がある	0
B. 食事	1. 介助なしで摂取できる	1
	2. 食事のときに多少の介助が必要，特別な調理法が必要あるいは食事のときに汚したものを片付けてもらう	0
	3. 食事に介助が必要であり，食べるときにも散らかってしまう	0
	4. 常に介助が必要	0
	5. 自力ではまったく摂取できない	0
C. 着替え	1. タンスから適切な服を選んで自分で着替えられる	1
	2. 多少の服介助で脱ぎ着できる	0
	3. 服を選んだり，脱ぎ着に手助けが必要	0
	4. 着替えに介助を要するが，本人も協力する	0
	5. 常に介助が必要であり，着替えに拒否的	0
D. 身繕い（身だしなみ，髪や爪の手入れ，洗面など）	1. いつも身だしなみがきちんとしている	1
	2. 1人で身繕いできるが，ひげなどはそってもらう	0
	3. いつも多少は手伝ってもらう	0
	4. 常に介助を要するが，そのあとはきちんとしていられる	0
	5. 介助に抵抗する	0
E. 移動能力	1. 1人で出かけることができる	1
	2. 家の中か家の周囲まで出かけることができる	0
	3. 杖，歩行器，車椅子の助けが必要	0
	4. 椅子や車椅子に座っていられるが，自分では動かせない	0
	5. 終日半分以上は寝たきり	0
F. 入浴	1. 介助なしで入浴できる	1
	2. 浴槽の出入りには介助が必要	0
	3. 手や顔は洗えるが他の部分を洗えない	0
	4. 自分では洗えないが協力的	0
	5. 介助に抵抗する	0

各項目の得点の合計で示す．

▶表8　せん妄と認知症の鑑別の要点

	せん妄	認知症
発症	急激	緩徐
症状	錯覚，幻覚，妄想，興奮	記憶力低下
日内変動	夜間や夕方に悪化	永続的
身体疾患	合併が多い	時にあり
薬剤の関与	しばしばあり	なし
環境の関与	多い	なし

▶表9　認知症の障害と治療

障害	内容	治療と対策
機能障害	健忘	治療可能な認知症の診断と治療，繰り返し情報提供，薬物
	失行，失認，失語	作業療法，言語療法
	せん妄，人格荒廃	薬物療法，病気への理解
活動制限	社会生活の困難	課題の単純化，環境調整
	身辺動作の困難	課題の単純化，環境調整
参加制約	失職，離婚	病気への理解，環境調整
	施設収容	社会資源利用

　記憶障害だけでなく，社会生活全般を評価して，それぞれの障害に対する治療を行う（▶表9）．

b リハビリテーション

（1）現実見当識療法（reality orientation; RO）
　元来は長期入院患者に現実の情報を提供し，適応行動を促進・強化することを目的としている．

（2）回想法
　思い出話をグループで行い，自分の人生を肯定的に再評価する．支持的な対人交流が得られる．

（3）身体運動
　体操やゲーム形式のレクリエーション

（4）音楽療法
　音楽の心理情緒的効果，昔の歌の合唱による回想，演奏による身体活動が期待できる．

（5）グループ療法
　支持的対人交流の増加を目的として行う．
●人数は7〜8人に：観察の容易さ，集団のまと

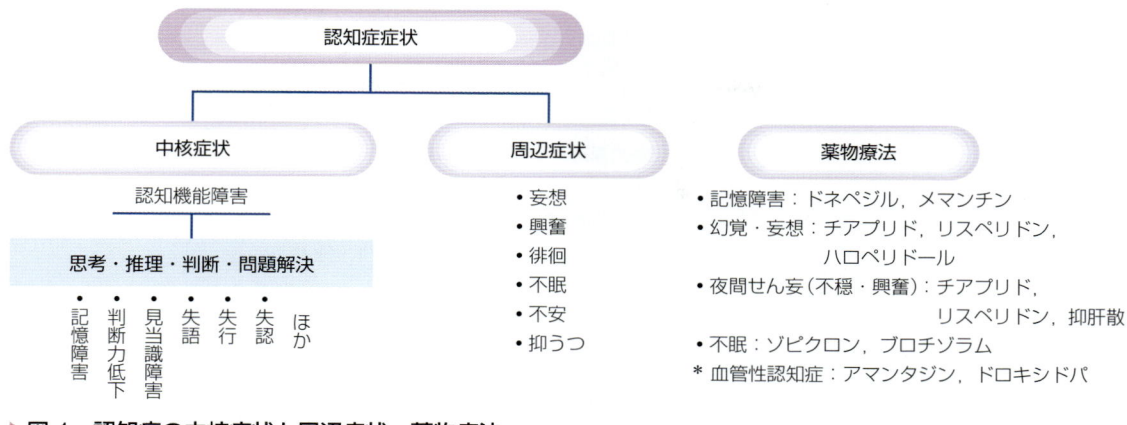

▶図1　認知症の中核症状と周辺症状，薬物療法

まりやすさ

- メンバーを固定：お互いを覚えるように
- 内容を表や図を利用して，ていねいに説明：理解・記憶の低下を補う.
- 能力に応じた課題：難しすぎると手が出せない，幼稚な内容は自尊心を傷つける.

（6）せん妄，性格変化，徘徊などの問題行動

　家族，スタッフの認知症への理解を深めて，冷静な対応を可能にする.

　問題行動の背景に，せん妄，見当識障害，妄想がある．行動の理解に努め，強い制止は行わない．危険な問題行動が多いときは，薬物療法，施設入所が必要となる.

B　認知症の鑑別診断

1　Alzheimer 型認知症

　Alzheimer 型認知症は初老期に発病する原因不明の変性疾患で，側頭葉と頭頂葉の萎縮を示す．病状や経過の違いから，65 歳未満での発病を Alzheimer 型認知症（Alzheimer disease; AD または dementia of the Alzheimer's type, with early onset），65 歳以降の発病を Alzheimer 型

▶表 10　Alzheimer 型認知症

	Alzheimer 型認知症	Alzheimer 型老年認知症
発病年齢	65 歳未満	65 歳以上
経過	比較的急性	緩徐
人格変化	障害される	初期から障害される
病識	初期にはみられる	みられない
錐体外路症状	しばしば出現する	稀に出現する
失行・失認・失語	多い	少ない
ミオクローヌス，痙攣	しばしば出現する	稀に出現する
皮質萎縮	高度	中〜高度
脳室拡大	高度	軽度
老人斑，原線維変化	高度	中等度
グルコース代謝率低下（PET）	大きい	小さい

老年認知症（senile dementia of Alzheimer type; SDAT または dementia of the Alzheimer's type, with late onset）と分けるときもある（▶表 10）.まず，治療可能な認知症を除外する必要がある．その他，加齢に伴う正常な認知機能低下，せん妄，うつ病，学習障害や精神遅滞を鑑別する.

a　症状と病期

　平均生存期間は 10 年である.

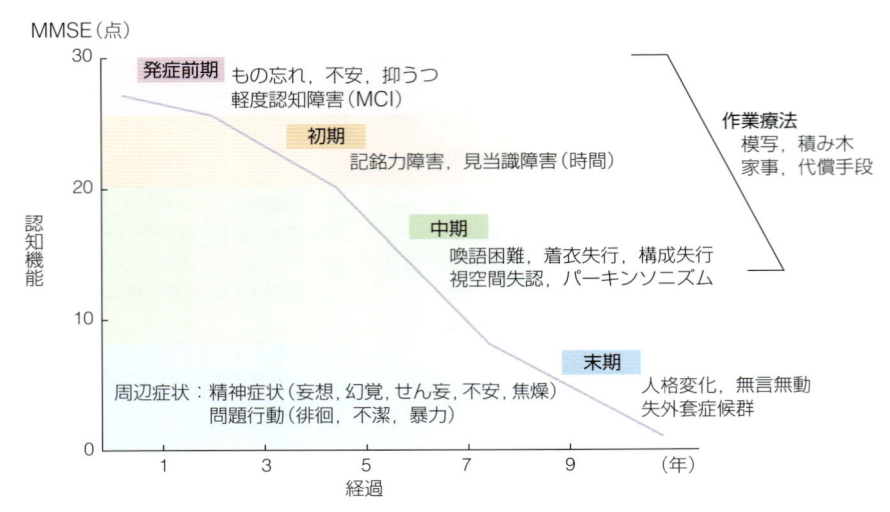

▶図2　Alzheimer 型認知症の症状と経過

初老期（65 歳未満）あるいは老年期（65 歳以上）に認知症を呈し，症状の進行で 3 つの病期に分けられる（▶図 2）．

（1）初期

記憶障害（もの忘れ），語健忘（物品名が出てこない），うつ状態

（2）中期

記憶障害（短期記憶，長期記憶の障害），見当識障害，流暢性失語，視空間失認，構成障害，観念失行，観念運動失行，取り繕い反応

（3）後期

高度の認知機能の障害と著しい失行，発動性の低下と運動障害（四肢の筋強剛），失禁

D 病因と特徴

病理学的に神経原線維変化（tauopathy）とアミロイド（Aβ amyloidosis）の変化を特徴とする．

タウ蛋白から構成される neurofibrillary tangle（NFT），β 蛋白から構成される老人斑が関与した神経細胞脱落が病因とされる．

この神経細胞の脱落と老人斑，NFT の多発が第一の特徴で，大脳の萎縮は頭頂葉，側頭葉，前頭葉の連合野に目立つ．後頭葉，運動野，感覚野の萎縮は少ない．

多くは孤発例だが，家族発症は遺伝性（遺伝子マーカー：Presenilin-1，Presenilin-2，β APP の陽性例は 100% 発症）である．耐糖能低下（高インスリン血症）の関与も明らかにされつつある．

C 検査

脳アミロイド蓄積量を示すアミロイド PET が陽性である．

初期，側頭葉と頭頂葉は，SPECT で血流減少，PET でブドウ糖代謝の低下を示す．中後期になると，CT や MRI でも全般的大脳萎縮（▶図 3，4），脳波で徐波化がみられる．

治療可能な認知症を除外し，認知症の進行性を確認するように，診断と検査を進める．

知能テストでは，初期は WAIS の動作性知能や「かなひろいテスト」の低下，進行すると改訂長谷川式簡易知能評価スケール，MMSE〔資料 1 の評価法 3（➡ 368 ページ）参照〕などのテストでも障害が明らかになる．

ADL 能力の評価に加えて，看護や介護の負担となる異常行動（攻撃性，興奮，徘徊，大声，不潔行為）や随伴症状（失禁，不眠，せん妄，幻覚，妄想）の評価が必要である〔表 7（➡ 208 ページ）参照〕．

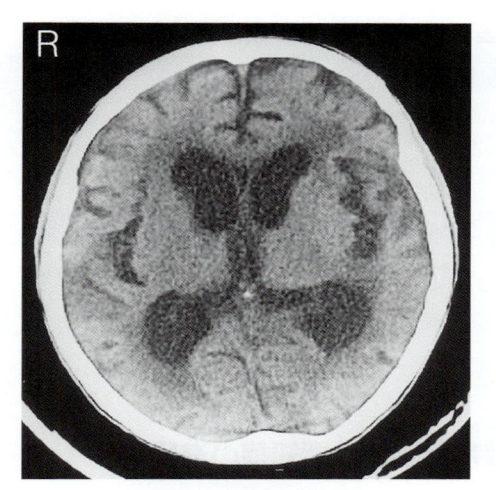

▶**図3 Alzheimer 型認知症の CT**
進行した時期の Alzheimer 型認知症の CT である.
前頭葉と側頭葉の萎縮，それに伴う側脳室の拡大があ
る.

前頭側頭葉変性症

Alzheimer 型認知症

▶**図4 Alzheimer 型認知症と前頭側頭葉変性症
の病変部位**
Alzheimer 型認知症では側頭葉，頭頂葉の萎縮が強く，前頭
側頭葉変性症では前頭葉の萎縮が強い.

d 治療

　進行性で神経細胞死を止める治療はない．コリ
ンエステラーゼ阻害薬（ドネペジル，ガランタミ
ン，リバスチグミン），NMDA 受容体拮抗薬（メ
マンチン）が使用される．また，ワクチン療法（➡
Advanced Studies-1）の研究が進められている.

（1）薬物療法

　精神症状（うつ，不安，焦燥，妄想，幻覚）に向
精神薬，知能改善の目的で中枢神経のコリン作動
性神経の働きを高めるドネペジルが用いられる.

（2）リハビリテーション

　廃用症候群防止（残存機能の維持），日常生活へ
の適応（楽しい時間を共有し，心理情緒面の安定
が重要），その人らしい暮らしを支援していける
QOL 向上を目的として行われる.

- 基本的 ADL：パターン化して反復指導
- 介護：排尿障害と嚥下障害への対応〔第34章「排尿
  障害」（➡ 351 ページ），第18章「嚥下障害」（➡ 157 ペー
  ジ）参照〕
- 家族の負担軽減：ショートステイや在宅介護支
  援

Advanced Studies

❶ワクチン（vaccine）療法

　感染症を予防するため，無毒化あるいは弱毒化した病原性
細菌やウイルスをあらかじめ接種して抗体をつくるのが，こ
れまでのワクチン療法である．現在，難治性疾患の病因物質
を除去したり，癌などへの免疫力を高めるワクチン療法が開
発されつつある.

　変性疾患では，Alzheimer 型認知症や ALS などが研究段
階にある．感染性疾患では破傷風は実用化され，AIDS など
が研究段階にある.

　Alzheimer 型認知症の神経細胞死は，神経細胞内に形成
される β アミロイド蛋白が凝集した老人斑によって引き起
こされる．通常，β アミロイド蛋白は免疫機序により排除さ
れているが，Aβ アミロイドワクチンを接種して，この機能
を高めることで神経細胞死を防ぐのがワクチン療法の目的で
ある．経口ワクチンは小腸粘膜上皮細胞に β 蛋白をつくら
せ，β アミロイド抗体が増加すると老人斑が除去され，神経
細胞死を防ぐことができるとされている.

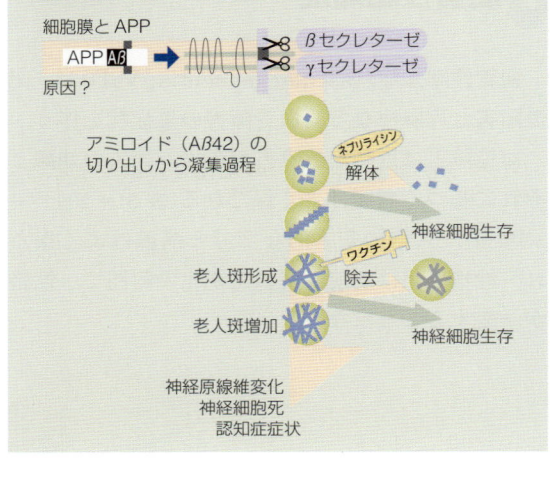

妄想，せん妄による異常行動が激しいときは専門病院への入院も必要になる.

e 認知症患者に接するときの注意点（▶表 11）

認知症高齢者に接するときは，患者のペースに合わせてゆっくり働きかける. 時間はかかってもできることは本人にしてもらうこと. 間違った言動，作話は，まず受け入れることが大切である.

f 血管性認知症とAlzheimer 型認知症の鑑別

経過，臨床症状，画像診断など詳細な検討を行えば，鑑別は比較的容易である.

（1） 血管性認知症

階段状進行の経過（脳血管障害の再発のたびに進行），人格の維持，"まだら認知症"，片麻痺など巣症状，動脈硬化の危険因子（高血圧，糖尿病，脂質異常症など）の存在，CT，MRI での多発梗塞巣や Binswanger（ビンスワンガー）型脳症が特徴である〔表 3（➡ 206 ページ）参照〕.

（2） Alzheimer 型認知症

緩徐な発症，記憶障害，うつ状態から人格の崩壊，見当識障害，失語，失行，少ない脳卒中や危険因子，CT，MRI での頭頂葉，側頭葉の萎縮が特徴である.

2 血管性認知症

血管性認知症（vascular dementia; VaD）は，記憶障害と片麻痺など脳血管障害の巣症状を伴う.

記憶障害は近時記憶障害が多く，過去の知識とそれに基づく判断はよく保たれる〔表 3（➡ 206 ページ）参照〕. 人格の基本的な部分と病識はよく保たれ，性格変化は病前性格の先鋭化の範囲で，性格が一変することはない.

▶ 表 11　認知症高齢者に対するケアの原則

A. 情緒面での安定化
①なじみの人間関係（安心感） ②高齢者のペースに合わせる（ゆっくり） ③心や言動を理解し，信頼関係を築く ④説得より納得を（楽しい雰囲気）
B. 生活面での活性化
①絶えずよい刺激を与える（情意の活性化と生きがい） ②孤独にさせない，寝込ませない ③重要なことを，パターン化して繰り返し教える

a 病変部位と認知症の進行

（1） 広範な虚血による病変

- 広範な灰白質，白質の病変：明らかな発作，片麻痺などの神経症状，認知症症状
- 白質に選択的な病変（Binswanger 型）：亜急性，慢性経過で神経症状と認知症の進行

（2） 多発性脳梗塞〔多発梗塞性認知症（multi-infarct dementia）〕

発作を繰り返し，神経徴候の悪化と認知症化が進む. 意欲の低下，情動失禁，抑うつ症状，夜間せん妄などは比較的頻度が高いが，比較的病識が保たれる点が Alzheimer 型認知症と異なる.

（3） 限局病変

健忘はあるが，認知症といえない例が多い. 健忘症候群（amnestic syndrome）とは，前向性健忘と逆向性健忘を伴い，全般的な知的機能低下のないものを指す. 人格が保たれ，病識があり，全般的知的機能低下はないので，認知症とは区別される（▶表 12）.

b 脳血管障害による巣症状

片麻痺，嚥下障害，構音障害，パーキンソニズム，高次脳機能障害（失語，失行，失認，記憶障害）

c 検査

CT，MRI での病巣の確認と，動脈硬化危険因子（高血圧，脂質異常症，糖尿病など）の検査が必

▶表12　限局性脳梗塞による健忘症候群の責任病巣

梗塞部位	健忘の責任病巣
後大脳動脈領域梗塞	海馬（側頭葉内側）
中大脳動脈−後大脳動脈境界域梗塞	temporal stem，中・下側頭回
Heubner 動脈領域梗塞	視床下部，basal forebrain，扁桃体，前視床脚
前内側視床梗塞	視床前核，乳頭視床束，視床背内側核，下視床脚
前脈絡叢動脈領域梗塞	temporal stem，collateral isthmus
傍正中視床中脳梗塞	中脳被蓋，視床髄板内核群，乳頭体視床束
内包膝梗塞	前視床脚

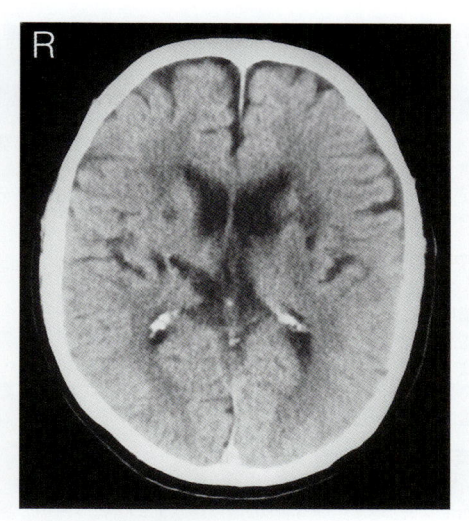

▶図5　多発梗塞
右の内包，視床，被殻，左の尾状核，内包，前障に低吸収域がある．

要である．

　CT，MRI では，広範な病巣から多発する小さな病巣まで調べる（▶図5）．

　記憶障害の責任病巣（▶表12）は，海馬，前内側視床，中脳傍正中部，前脳基底部，側頭葉（中・下側頭回，深部白質）などであるが，一側病変での記憶障害の回復は一般に良好である．

d 治療

　まず，認知症の改善と血圧や血糖のコントロールなど，脳卒中再発作予防の治療を行う．

（1）薬物療法

　認知症症状にドネペジル，ガランタミンが有効である．アマンタジンはパーキンソニズム，発動性低下に効果を期待できる．

（2）リハビリテーション

　精神身体面の賦活のためと歩行障害や日常生活活動（ADL）障害に対する治療として，運動療法，作業療法を行う〔第14章の「記憶障害へのリハビリテーション」の項（➡142ページ），第20章の「リハビリテーションの治療内容」の項（➡194ページ）参照〕．

　治療の説明は，患者と家族に対して行う．

①患者に対しては複雑な言葉より，なじみのある具体的な言葉で簡潔に話す．

②障害への自覚を促す：健忘（メモなど代償手段

の必要性を感じていない），構音障害（不明瞭な発音は自分では気づきにくい），整容動作の不完全（ひげのそり残し，ボタンの掛け違いなど），危なっかしい起居移動動作

③家族に対して認知症への理解を促す．

- 患者の障害への理解：多くの家族は，絶望あるいは苛立ちのために，具体的解決策への思考ができない．患者は同時に多くのことはできないが，限られた課題を一定の手順で行うことはできる．
- 現実的目標の設定：病状に合わせて，何がどうしたらできるかを整理して，能力維持の目標を定める．

3 Lewy 小体型認知症

　Lewy（レビー）小体型認知症（dementia with Lewy bodies; DLB）は，大脳皮質の Lewy 小体出現を特徴とし，Alzheimer 型認知症に次いで多い変性性認知症である．1980 年代に疾患概念が提唱され，病態が年々明らかとなった．遺伝性はなく孤発性である．DLB の臨床診断では，国際

▶表 13　Lewy 小体型認知症の改訂臨床診断基準
　　　　（2017 年）

必須項目

DLB は進行する認知症で，正常の社会活動や仕事，通常の日常生活が阻害される．初期には記憶障害はあまり出現しないが，徐々に進行する．注意や遂行機能，視空間認知のテストで早期から異常がみられる

1. 中核的特徴（最初の 3 つは早期から出現しやすい）
● 注意や覚醒の著明な変化を伴う認知の変動
● 繰り返し出現する具体的な幻視
● 認知機能の低下に先行することもあるレム期睡眠行動異常症
● 特発性のパーキンソニズムの症状のうちの 1 つ以上：動作緩慢，静止時振戦，固縮

2. 支持的特徴

抗精神病薬に対する重篤な過敏性；姿勢の不安定性；繰り返す転倒；失神または一過性の無反応状態のエピソード；重度の自律神経機能障害（便秘，起立性低血圧，尿失禁）；過眠症；嗅覚低下；幻覚；体系化された妄想；アパシー，不安，抑うつ

3. 指標的バイオマーカー
● SPECT や PET で示される基底核におけるドパミントランスポーターの取り込み低下
● ^{123}I-MIBG 心筋シンチグラフィーでの取り込み低下
● 睡眠ポリグラフ検査による筋緊張低下を伴わないレム睡眠（REM sleep without atonia）

4. 支持的バイオマーカー
● CT や MRI で側頭葉内側部が比較的保たれる
● SPECT，PET による後頭葉の活性低下を伴う全般性の取り込み低下（FDG-PET での cingulate island sign）
● 脳波上における pre-alpha/theta 間の周期性波を伴う，後頭葉の著明な徐波活動

● Probable DLB は，以下により診断される

a. 2 つ以上の中核的特徴が存在し，指標的バイオマーカーはあってもなくてもよい
または
b. 1 つの中核的特徴が存在し，1 つ以上の指標的バイオマーカーが存在する

● Possible DLB は，以下により診断される

a. 1 つの中核的特徴が存在するが，指標的バイオマーカーのない
または
b. 1 つ以上の指標的バイオマーカーが存在するが，中核的特徴が存在しない

● DLB の診断の可能性が低い

a. 臨床像の一部または全体を説明しうる，他の身体疾患や脳血管疾患を含む脳障害の存在
b. 重篤な認知症の時期になって初めてパーキンソニズムが出現した場合

〔McKeith IG, et al: Diagnosis and management of dementia with Lewy bodies: Fourth consensus report of the DLB Consortium. *Neurology* 89:1–13, 2017 より〕

ワークショップ診断基準改訂版が使用され，2017年 6 月に 12 年ぶりに新たな DLB 診断基準が発表された．

a 病状

DLB は進行する認知症で，正常の社会活動や仕事，通常の日常生活が阻害される．初期には記憶障害はあまり出現しないが，徐々に進行する．注意や遂行機能，視空間認知のテストで早期から異常がみられるのが特徴である．

表 13 に 2017 年版の診断基準を示した．中核的特徴は，①認知機能の変動，②繰り返し出現する具体的な幻視，③特発性のパーキンソニズム，④レム期睡眠行動異常症（REM sleep behavior disorder; RBD）である．幻視は人や小動物など具体的で鮮明なものが繰り返して出現する．RBD は夢に伴う精神活動が行動化して寝言を発したり，手足を動かしたりすることで，正常ではレム睡眠期に抗重力筋の筋活動抑制が生じるが，DLB ではそれが欠如する（REM sleep without atonia）．

その他の特徴としては，抗精神病薬に対する重篤な過敏性があり，副作用が出やすい．また，姿勢の不安定性，繰り返す転倒，失神，自律神経機能障害（便秘，起立性低血圧，尿失禁），過眠症，嗅覚低下，幻覚，妄想，アパシー，不安，抑うつなどを生じる．

b 病因

α–シヌクレインを主要構成成分とする Lewy 小体が脳の神経細胞内や自律神経領域に多発する．脳では大脳皮質，Meynert（マイネルト）基底核，脳幹などで Lewy 小体がみられ，神経細胞の変性，脱落が強い．

Lewy 小体病（Lewy body disease; LBD）とは，Lewy 小体の存在を特徴とする病態のすべてを含む疾患概念で，Parkinson（パーキンソン）病（Parkinson disease; PD），認知症を伴う Parkinson 病（Parkinson disease with dementia; PDD），DLB も含まれる．

c 検査

臨床診断基準では指標的バイオマーカーとして,

①大脳基底核でのドパミントランスポーター取り込み低下

②^{123}I-meta-iodobenzylguanidine(^{123}I-MIBG)心筋シンチグラフィーでの取り込み低下

③睡眠ポリグラフ検査で筋活動を伴わないレム睡眠

があげられる. 大脳基底核でのドパミントランスポーターの取り込み低下や ^{123}I-MIBG シンチグラフィーでの取り込み低下は Alzheimer 型認知症との鑑別に役立つが, Parkinson 病でもみられる. ^{123}I-MIBG 心筋シンチグラフィーは心臓交感神経の障害を判定できる.

その他, CT/MRI では内側側頭葉が比較的保たれる. SPECT/PET では後頭葉の活動低下を認め, FDG-PET では cingulate island sign という, 中・後部帯状回から楔前部・楔部の循環・代謝が比較的保たれている状態を呈する. 脳波では後頭部徐波化がみられる.

d 治療

根本的な治療法はないが, コリンエステラーゼ阻害薬が認知機能改善, 精神障害改善に有用とされ, 日本ではドネペジルが 2014 年に保険適用となった. その他, リバスチグミンや NMDA 受容体拮抗薬のメマンチンも試みられている. さまざまな臨床症状に対しては, 対症的に薬物治療や非薬物治療を行う.

幻視, 幻覚や妄想など behavioral and psychological symptoms of dementia(BPSD)には, 抑肝散や非定型抗精神病薬が用いられるが, 薬物に過敏に反応して問題が生じることも多いので, 十分な注意が必要である. パーキンソニズムには L-DOPA が推奨されるが副作用にも注意を要する. 適切なケアや環境整備は重要であるがエビデンスとしては乏しい.

4 前頭側頭葉変性症

前頭側頭葉変性症(frontotemporal lobar degeneration; FTLD)は, Pick(ピック)病を原型とし, 初老期に発病する原因不明の変性疾患で, 大脳, とりわけ前頭葉に限局性の萎縮を示す.

a 症状と病期分類

人格変化, 抑制欠如, 自発性低下, 常同的行為(時刻表的行動), 語健忘や非流暢性失語などが目立ち特徴的である.

視空間認知が比較的よく保たれるため, 構成行為, 地誌的記憶は保たれる. これらが障害されやすい Alzheimer 型認知症と病像が異なる.

3 つの病期でみられる症状を以下に示す.

(1) 初期

集中困難, 行動異常, 常同的行為, 多幸症, 記憶と視空間認知の軽度障害

- 常同的行為:膝を擦るなど単純な運動を繰り返す, 食事や散歩などの日課をスケジュール表に従って行っているかのように行う.
- 意欲の低下, 自発性の低下:1 日中何もしない.
- 無関心:身だしなみに無頓着
- 脱抑制:場所柄をわきまえない食事, 放尿, 窃盗など
- 非流暢性失語, 語義失語:言語症状が認知症発現より先行, 緩徐進行性失語である.
- 滞続言語:同じ内容の単語, 語句, 文章を繰り返し話す. 何を尋ねても自分の名前や生年月日などを答える.

(2) 中期

人格変化, 思考障害, 失語症, 錐体外路障害, 記憶と視空間認知の軽中度障害

(3) 後期

無言, 精神荒廃, 原始反射, 記憶と認知の高度障害

b 病因

病因は不明である．萎縮部位に膨化した神経細胞（Pick 細胞），タウ蛋白からなる Pick 嗜銀球がみられる．

多くは孤発性であるが，常染色体優性遺伝もある．

c 検査

CT，MRI で，側脳室前角の拡大，前頭葉に限局した萎縮がみられる〔図4（➡ 211 ページ）参照〕．脳波は末期まで異常ない．

d 治療

進行を止める有効な治療法はない．リハビリテーションは Alzheimer 型認知症に準じる．

5 緩徐進行性失語，原発性進行性失語

緩徐進行性失語（slowly progressive aphasia without generalized dementia; SPA），原発性進行性失語（primary progressive aphasia）では，失語症（健忘失語，流暢失語，非流暢失語，語義失語など）のみが緩徐に進行し，長期にわたり認知症症状をきたさない．全経過 10 年で寝たきりとなって死亡する．

a 診断基準

①失語症のみが 2 年以上続く．
②知能検査で言語以外の高次脳機能は比較的保たれる．
③日常生活は自立している．

b 検査

CT，MRI で，左 Sylvius（シルビウス）裂と側脳室前角の開大がみられる．PET，SPECT では，左側頭葉の限局的な代謝と血流の低下がみられる．

c 治療

進行を止める有効な治療法はないが，初期から失語症への言語療法を行うことで進行を遅らすことができる．代償的コミュニケーション手段の獲得は大切である．進行すると，日常生活や歩行の維持，さらに介護への支援が必要になる．

6 その他の認知症を呈する変性疾患

大脳皮質基底核変性症（corticobasal degeneration; CBD），Creutzfeldt-Jakob（クロイツフェルト・ヤコブ）病のほかに，進行性核上性麻痺などがある．

a 大脳皮質基底核変性症

症状　初老期，老年期に発症，片側性に始まる運動障害が特徴である．

運動障害はパーキンソニズム（振戦，筋強剛，寡動など），肢節運動失行，不随意運動（舞踏運動，ジストニーなど），運動の拙劣さがある．

構成障害，観念失行，観念運動失行，"他人の手徴候" などが，しばしばみられる．

病因　不明だが，タウ蛋白の異常による神経細胞の変性，頭頂葉を中心とした大脳萎縮と基底核の神経細胞の脱落，皮質には膨化神経細胞

検査　臨床症状の強い側と反対側の大脳半球，特に頭頂葉の萎縮（CT，MRI），代謝低下（PET）や血流減少（SPECT）．脳波は全般的な徐波傾向

治療　進行を止める有効な薬物療法はない．

進行すると日常生活や歩行を維持するために，手指巧緻性を維持するための積極的リハビリテーション，さらには介護への支援が必要になる．

b Creutzfeldt-Jakob 病

Creutzfeldt-Jakob 病はプリオン病の 1 つで，プリオンの集積で神経細胞の脱落が生じる．

症状　はじめ不定愁訴から始まり，認知症，錐体

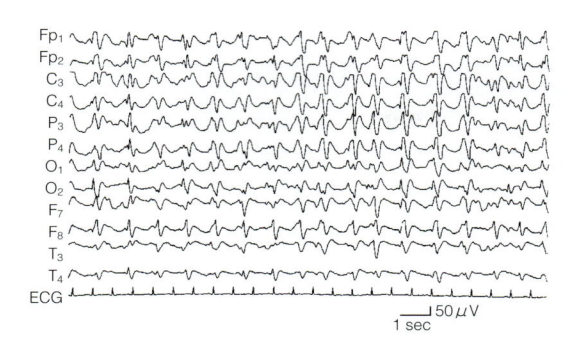

▶図6　Creutzfeldt-Jakob 病の PSD
Creutzfeldt-Jakob 病の脳波でみられる PSD（周期性同期性放電）は広範に同期した高振幅徐波で，大脳の全般的な障害によって生じる．

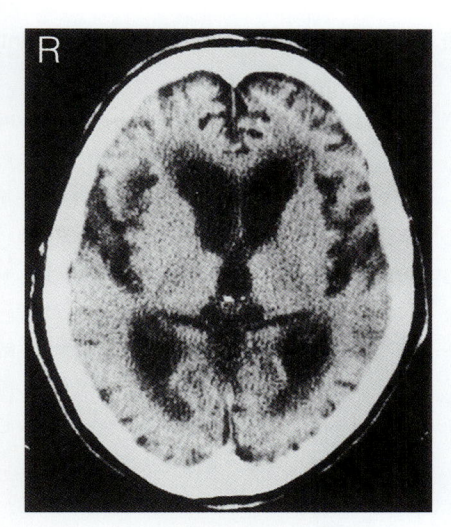

▶図7　Creutzfeldt-Jakob 病の CT
著しい萎縮のため大脳全体の脳溝と脳室の拡大が目立つ．大脳の萎縮は急速に進行する．

路徴候（歩行障害，巧緻運動障害），錐体外路徴候（舞踏運動，筋強剛，ミオクローヌス）が出現し，半年～1年の早い経過で無言無動状態になって死亡する．

病因　プリオン（蛋白性感染粒子）による感染（➡NOTE-2）と，遺伝性，孤発例があり，急速に大脳全体の萎縮が進む．

検査　遺伝性では遺伝子診断
- 脳波：周期性同期性放電（periodic synchronous discharge; PSD）が出現する（▶図6）．
- CT，MRI，SPECT：初期から脳循環低下があり，進行につれて大脳が急速に萎縮する（▶図7）．

治療　有効な治療法はない．症状の進行に合わせた介護が中心となる．

感染の経路としては，乾燥硬膜，角膜の移植，汚染された手術器具が知られ，脳脊髄とリンパ組織の感染力が高い．

医療従事者の感染防御には特別な防護は必要と

しないが，血液や体液に触れる可能性があるときは手袋を着用する．

C　治療可能な認知症

認知症のなかには，Alzheimer 型認知症のように神経細胞の脱落を伴う治療に反応しにくいものと，正常圧水頭症のように治療に反応し改善するものとがある（treatable dementia）（▶表14）．

ここでは，主な治療可能な認知症の病因と治療について述べる．

1　頭蓋内病変による疾患

a　正常圧水頭症

正常圧水頭症（normal pressure hydrocephalus; NPH）は，認知症，歩行障害（小刻み歩行），失禁を3大徴候とし，徐々に進行する．早期にシャント術が行われれば，症状は改善する．

原因　くも膜顆粒での脳脊髄液の吸収が悪く，髄液圧自体は正常範囲にあるが髄液量が増して，脳

NOTE

2　プリオンによる感染

プリオンには自己再生能力はなく，生物ではない．細胞膜にあるプリオン蛋白単量体が，立体配座異性単量体に置き換わる形で増えていき，細胞の内外に蓄積する．

▶表 14　治療可能な認知症（treatable dementia）

	疾患	治療	診断（画像診断，生化学など）
1. 頭蓋内に病変	a. 正常圧水頭症	シャント術	脳室拡大像，PVL，脳槽造影で脳脊髄液の停滞
	b. 慢性硬膜下血腫	血腫除去術	硬膜下血腫像，うっ血乳頭
	c. 脳腫瘍	摘除術や減圧療法	腫瘍像，うっ血乳頭
	d. 脳血管性認知症	薬物療法	多発梗塞巣像
2. 内科疾患 （代謝，炎症）	a. 甲状腺機能低下症	甲状腺ホルモン補充療法	甲状腺ホルモン低値，TSH 高値
	b. うつ病	抗うつ薬，心理的支持	うつ気分，心理テスト
	c. 薬物	薬物の中断	疑わしい薬物の中断で軽快（再投与で再発）
	d. 電解質異常	電解質の補正	血清電解質測定
	e. Wernicke 脳症	ビタミン B₁ の補充療法	トランスケトラーゼ活性低下
	f. 脳炎，髄膜炎	抗菌薬	病原体の検出，抗体価の上昇
	g. 進行性麻痺	駆梅療法	梅毒反応陽性
	h. Behçet 病	免疫抑制剤	髄液の細胞数と蛋白の増加
	i. SLE	免疫抑制剤	自己抗体陽性
	j. 肺性脳症	レスピレーターで酸素吸入	血液ガス分析，肺機能検査
	k. 肝性脳症	腸内でのアンモニア産生抑制	高アンモニア血症
	l. 低血糖発作	糖質の補充	低血糖

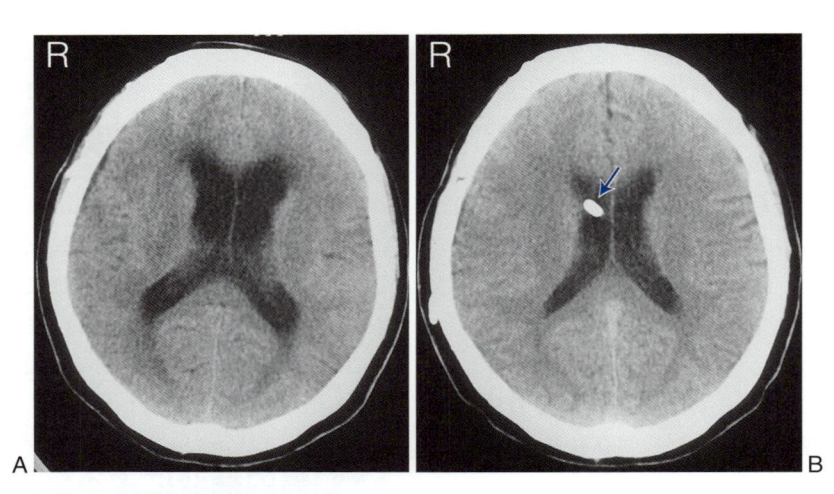

▶図 8　正常圧水頭症の CT 像
A：シャント術前．側脳室が丸みを帯びて拡大し，その周囲には軽い PVL がある．
B：シャント術後．側脳室の縮小がみられ，PVL も減少している．右側脳室にみられる細
　長い高吸収域（矢印）はシャントチューブである．

室拡大と脳実質の菲薄化が生じる．

　くも膜下出血後に多い．

診断　CT，MRI で脳室拡大，脳室周辺白質の浮腫がみられる（▶図 8）．浮腫は，CT の脳室周囲低吸収域（periventricular lucency; PVL），MRI の T₂ 強調，脳室周囲高信号域（periventricular hyperintensity; PVH）で確認する．脳脊髄液の脳室への逆流と停滞は脳槽造影（cisternography）

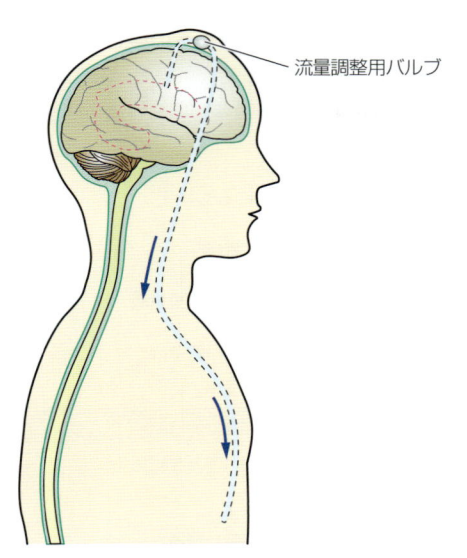

流量調整用バルブ

▶図9　正常圧水頭症のシャント術
細い管を側脳室から腹腔まで皮下を通して脳脊髄液を流す.

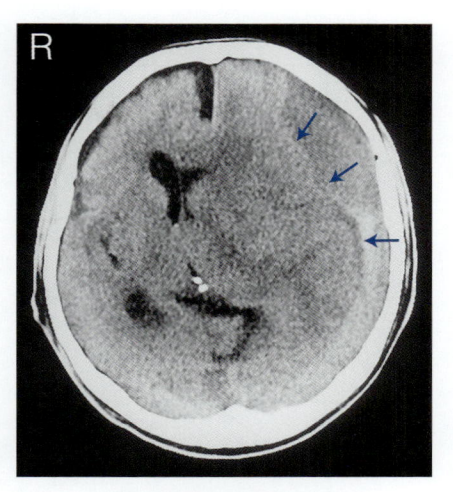

R

▶図10　慢性硬膜下血腫のCT像
左半球の硬膜下に三日月形の高吸収域(血腫)があり, 圧迫による左脳室の変形, 右へのミッドラインシフトがある. 矢印は大脳表面と硬膜下血腫との境界を示す.

で確認する. シャント術の適応はタップテスト(腰椎穿刺で髄液30 mLほどを抜いて症状の改善の有無を診る)で決められる.

治療　脳脊髄液の吸収を補うため, 脳室と腹腔との間のシャント術(ventriculo-peritoneal shunt; V-P shunt)を行う(▶図9).

シャント術は発病後早期ほど効果的だが, 時に合併症(硬膜下血腫, 髄膜炎, 低髄圧による頭痛, シャントチューブの閉塞など)がある.

排尿障害やパーキンソニズムへの薬物療法, 運動療法, 補装具処方(杖, 歩行器, 運動開始困難の対策など)が必要になる.

b 慢性硬膜下血腫

慢性硬膜下血腫(chronic subdural hematoma)では, 健忘, 失見当識, 自発性低下, 感情鈍麻, 頭痛, 軽度の片麻痺が多い. 進行すると傾眠, 昏睡へ移行する.

原因　頭部打撲時, 硬膜(頭蓋)とくも膜(大脳)の間にずれが生じて血管が切れ, 血腫が形成される. 血腫拡大につれて頭蓋内圧亢進や大脳半球の圧迫が生じ, 進行すると脳ヘルニアで死亡する.

診断　CT, MRIで, 硬膜下血腫とミッドラインシフト(midline shift)(▶図10), 脳溝の消失など, 脳の圧排所見を確認する. 眼底検査でうっ血乳頭, 頭部打撲の既往(数日～6か月くらい前まで)を確認する.

治療　穿頭血腫除去術

c その他

脳腫瘍(brain tumor), 頭部外傷(head trauma)でも, 認知症様症状を呈し, 治療で改善する例もある. また脳血管性認知症にも治療で改善する例がある.

2 内科的疾患

a 甲状腺機能低下症

甲状腺機能低下症(hypothyroidism)では, 精神身体活動の緩慢, 周囲への無関心, 思考, 記憶力, 判断力の低下がある. 進行すると抑うつ状態, 易興奮状態を示し, 末期には粘液水腫昏睡になる.

身体面では表情に乏しい白く腫れぼったい顔, 女性患者では男性的な太い声, アキレス腱反射の

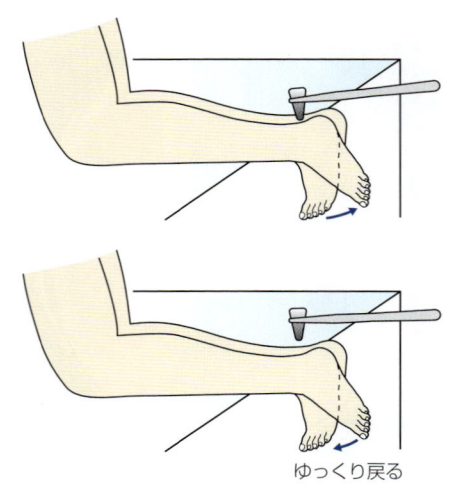

▶図 11　甲状腺機能低下症のアキレス腱
反射の戻りの遅れ

ゆっくり戻る

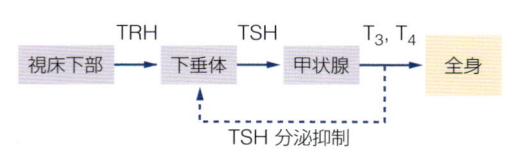

▶図 12　甲状腺ホルモンの主な分泌調整
正常では甲状腺からの T_3，T_4 の分泌は TSH により調整
されているが，甲状腺の腫瘍や炎症による病的な T_3，T_4
の分泌亢進では TSH の低値が，T_3，T_4 の分泌減少では
TSH の高値がみられる.

戻りの遅れがある（▶図 11）.

原因　甲状腺ホルモンの不足が原因である. 慢性甲状腺炎（末期），甲状腺機能亢進症（hyperthyroidism）の治療（➡ Advanced Studies-2），甲状腺機能低下へのホルモン補充療法の中断が原因となる.

診断　甲状腺ホルモン（T_3，T_4）低値，甲状腺刺激ホルモン（thyroid stimulating hormone；TSH）の高値（▶図 12）

治療　甲状腺ホルモン補充療法

🄑 うつ病など情緒障害

　周囲への無関心，乏しい表情，決断困難のため，認知症と誤られやすい. うつ病（depression）ではうつ気分（➡ NOTE-3）の日内変動（朝が悪く，夕方がよい）もある.

診断　臨床症状（▶表 15）と SDS（Self-rating Depression Scale；自己評価式抑うつ性尺度）などのうつに関する心理テストが参考になる.

　うつ状態の原因となる薬物（アルコール，副腎皮質ホルモン製剤など），出来事（肉親の死や失望の体験など）の有無を調査する.

治療　抗うつ薬，心理的支持（▶表 15）

▶表 15　うつ病の診断と患者への接し方

うつ病の診断基準 （American Psychiatric Association の診断基準の概略）
①抑うつ気分 ②興味や喜びの著しい減少 ③体重減少や増加（1 か月間に 5% 以上） ④不眠または過眠 ⑤意欲や行動の低下あるいは焦燥 ⑥疲労感，エネルギーの消失感 ⑦自分を無価値と感じ，不適切な罪業意識 ⑧思考の集中困難，決断困難 ⑨死や自殺を繰り返し考える，自殺企図 〈判定〉5 項目以上をうつ病とする
うつ病患者への接し方
①病気であって，怠けではないことを認める 　＊叱咤激励は逆効果 ②心身の休息ができる状況にする ③絶対に自殺をしないことを誓わせる ④回復するまで，人生の重大決定は延期させる 　＊自殺，転職など社会的不利の予防

Advanced Studies

❷甲状腺機能亢進症の治療

　甲状腺の部分切除や ^{131}I アイソトープ療法は，治療後に甲状腺機能低下をまねくことがある.

NOTE

❸うつ気分

　何を見ても聞いても楽しめない，塞ぎ込んだ気分のことを指す.

▶表16 認知症をおこしうる薬物

向精神薬	フェノチアジン系，ブチロフェノン系，三環系抗うつ薬
抗痙攣薬	フェニトイン，バルビツールなど
抗コリン薬	トリヘキシフェニジル，ビペリデン，ピロヘプチン
降圧薬	プロプラノロール，クロニジン，メチルドパ
抗腫瘍薬	メトトレキサート，5-FU

c 薬物

薬物服用開始後，認知症，せん妄，自発性低下が生じるが，症状発現までの期間は一定していない．

原因 神経伝導物質に影響を与える向精神薬や抗Parkinson薬，降圧薬が原因となる(▶表16)．

診断と治療 薬物の服用後に発症し，服用の中断で，症状の消失があれば疑わしい．

d 電解質異常

健忘，失見当識，せん妄，軽い意識障害が認知症と誤られる．強い意識障害は頭蓋内病変との鑑別が必要になる．

原因 血清電解質の維持に関与するホルモンの異常や利尿薬，経口摂取の不足による血清電解質の異常のため，中枢神経系全体の機能が低下する．

診断 血清電解質(Na，Ca，Mg，P)の測定

治療 電解質異常の補正と原因の除去

e Wernicke脳症

健忘，錯乱状態，せん妄，眼症状(外眼筋麻痺，眼振，注視麻痺)がある．

原因 ビタミンB$_1$(サイアミン)の欠乏

アルコールの多飲と偏食(炭水化物)，中心静脈栄養時のビタミンB$_1$補充の不足が原因となる．

症状 水平眼振，外眼筋麻痺，小脳失調があり，さらに失見当識，作話が加わると，Wernicke-Korsakoff(ウェルニッケ・コルサコフ)症候群と呼ばれる．

組織病変 乳頭体，視床，視床下部，中脳水道周辺，小脳虫部などに壊死性病変

診断 血中ビタミンB$_1$の低値，赤血球トランスケトラーゼ活性低下(➡ NOTE-4)があり，後者が決め手となる．画像診断で扁桃体の萎縮が多い．

治療 ビタミンB$_1$補充療法と，同時に欠乏しやすいビタミンB$_{12}$，ニコチン酸も補充する．

早期治療で改善するが，記憶障害は残りやすい．

参考

- 同一例にWernicke(ウェルニッケ)脳症と脚気(beriberi)がみられることは少ない．
- Korsakoff(コルサコフ)症候群は著しいエピソード記憶障害を示し，しばしば作話を伴う．
- ビタミンB$_{12}$の欠乏による亜急性脊髄連合変性症でも認知症様の症状を呈するときがある．

f 脳炎，髄膜炎

脳炎(encephalitis)，髄膜炎(meningitis)では，見当識障害，せん妄，易興奮性など認知症様の症状のほか，発熱，頭痛や項部硬直(髄膜刺激症状)などがある〔第30章の「脳炎，脳症」の項(➡ 304ページ)参照〕．

g 進行性麻痺(神経梅毒)

進行性麻痺(progressive paralysis)の精神症状では，健忘，見当識障害，妄想，構音障害がみられる〔第30章の「神経梅毒」の項(➡ 306ページ)参照〕．

h Behçet病

Behçet(ベーチェット)病では，主症状(再発性口腔アフタ，外陰部潰瘍，ぶどう膜炎，結節性紅斑様皮疹)のほかに，見当識障害，傾眠，痙攣，その他，多彩な神経症状を呈する．

NOTE

4 トランスケトラーゼ活性低下

トランスケトラーゼはビタミンB$_1$を補酵素としているため，ビタミンB$_1$欠乏になると酵素活性が低下する．

原因 免疫学的異常による脳の血管炎

診断 髄液の細胞数と蛋白の増加，CT，MRI で大脳萎縮

⬛ 全身性エリテマトーデス(SLE)

全身性エリテマトーデス(systemic lupus erythematosus; SLE)では，見当識障害，認知障害，うつなどの精神症状に，紅斑や関節炎など膠原病の症状がみられる．

診断 血清学的検査で自己抗体陽性，CT，MRIでは特異的な所見はない．

治療 副腎皮質ホルモン，免疫抑制剤

⬛ 肝性脳症

肝性脳症(hepatic encephalopathy)では，見当識障害，せん妄，睡眠一覚醒リズムの乱れ，肝性口臭，羽ばたき振戦がある．

原因 重度肝機能障害による高アンモニア血症，芳香族アミノ酸と分枝アミノ酸のバランス異常

診断 血中アンモニア高値，脳波で 3 相波

治療 低蛋白食，アンモニアの腸管内産生と吸収の抑制(吸収されない抗菌薬，ラクツロース)

⬛ 肺性脳症

肺性脳症(pulmonary encephalopathy)では，頭痛に加えて，注意力欠如，せん妄，軽い意識障害があり，進行すると昏睡になる．

原因 肺機能低下による高二酸化炭素血症(hypercapnia)，あるいは低酸素血症(hypoxemia)．$PaCO_2$(動脈血二酸化炭素分圧)が 60〜80 mmHg を超えると傾眠，120 mmHg 以上で昏睡になる．慢性呼吸器疾患への高濃度酸素吸入や睡眠薬，鎮静薬の投与が誘因となる．

診断 動脈血ガス分圧測定，肺機能検査

治療 レスピレーター使用で酸素吸入し，PaO_2(動脈血酸素分圧)50 mmHg 以上，$PaCO_2$ 50 mmHg 以下にする．

⬛ 低血糖

低血糖(hypoglycemia)発作時のせん妄や軽い意識障害が認知症と間違われる．

原因 経口糖尿病薬やインスリン注射，運動と食事との不均衡で生じる．稀にインスリン産生腫瘍が原因の場合がある〔第 33 章の「糖尿病」の項(➡ 348 ページ)参照〕．

⬛ 腎性脳症

腎性脳症(renal encephalopathy)では，腎不全状態で，間欠的に注意力低下，せん妄，幻覚などが出現する．

原因 有機酸の蓄積などによる神経細胞機能低下

治療 透析，腎移植

Ⓓ 理学・作業療法との関連事項

1. 認知症患者の症状は本人からの聞き取りだけでは把握しにくい．本人の言葉(日常生活での支障を取り繕う)を鵜呑みにせず，介護者から日ごろの状態(健忘，作話，異常行動)を確認する．健忘については，服薬を忘れる，電話での伝言を忘れる，鍋を火にかけたまま忘れる，買い物に行って目的の物を忘れる，重複して買い物するなど，具体的に聞き取る．

2. 行為の障害では調理や入浴のような複数の物品を用いて複数の作業過程を手順よく行うことができなくなる．作業や ADL において，作業開始，行為の切り替えにどれくらいの指示が必要かは症状の重症度を考える際の参考になる．肢節運動失行が障害を強めるので，指折り数えなど複数の運動をスムーズに切り替えられるかを確認する．

3. 知能評価だけでなく，日常生活における具体的な問題点の把握を定期的に行い，そのつど解決法を見つける努力を行う．代償的手段が多く

なるが，治療者の努力は患者家族を勇気づける．

4. 認知症症状の変化は，病気自体の進行だけでなく，全身状態や薬物，ストレスなどによって生じるので，主治医に報告する．風邪や脱水による一過性の認知症症状の悪化を契機に，おむつの着用や向精神薬の追加など，障害を強める可能性のある治療が継続されることがある．異常行動を短期間で抑制しようとする努力（薬物，拘束）が，眠気やバランス不良，筋力低下など，逆効果になることが少なくない．主治医，リハビリテーションスタッフとも気長に対応する必要がある．

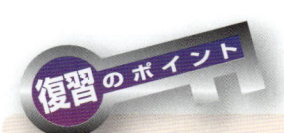

- 認知症の定義を説明する．
- 血管性認知症と Alzheimer 型認知症，Lewy 小体型認知症，前頭側頭葉変性症との症状と経過の違いを説明する．
- "治療可能な認知症" の原因となる疾患をあげ，それぞれの特徴的な症状，検査所見，治療法を説明する．

第22章

脳腫瘍

学習目標
- 脳腫瘍の分類と頭蓋内腫瘍の症状発現メカニズムを理解し，診断法，治療法を学ぶ．
- 脳腫瘍の種類ごとに好発部位，症状，治療法，予後を学ぶ．

A 脳腫瘍とは

脳腫瘍（brain tumor）とは頭蓋内新生物の総称で，原発性腫瘍（脳実質のみならず，髄膜，下垂体，脳神経および胎生期の遺残組織など，頭蓋内のあらゆる組織に由来）と転移性腫瘍（他臓器の悪性新生物に由来）に大別される．

症状や経過は，腫瘍の種類や発生部位によりさまざまであるが，容積が固定された頭蓋内で腫瘍が増殖，拡大することによる頭蓋内圧亢進やてんかん発作など，共通してみられるものもある．

全般的な症状と治療について説明し（▶表1），次に，比較的頻度の高い腫瘍についてふれる．

1 症状と分類

a 症状と発現メカニズム（▶図1）

脳腫瘍の症状は，巣症状と頭蓋内圧亢進症状に大別される．

（1）巣症状

腫瘍や浮腫による局所的な中枢神経系の傷害や

▶表1 脳腫瘍の診断から治療までの要点

脳腫瘍は原発性か転移性か？
- 原発性脳腫瘍：髄膜腫，神経膠腫，下垂体腺腫，神経鞘腫が多い（この4種で約8割を占める）
- 転移性脳腫瘍：原発巣として肺癌，乳癌が多い

症状は？
- 巣症状，てんかん発作（症状性てんかん）：腫瘍による脳組織破壊や浮腫 ⇒ 麻痺，高次脳機能障害など
- 頭蓋内圧亢進症状：占拠病変や浮腫，水頭症 ⇒ 頭痛，嘔吐，意識障害，うっ血乳頭など

画像診断は？
- CT：脳溝消失や脳室変形所見．腫瘍内出血や石灰化の描出に優れる
- MRI：T_1，T_2強調，造影などの各種撮像法を利用
- 核医学検査（PET，SPECTなど）：原発巣の検索，悪性度の判定
- 血管造影：腫瘍の栄養血管や周囲の血管走行の確認

治療内容は？
- 腫瘍摘出術：可能なかぎり全摘出を目指すが，悪性度や発生部位などを考慮し，あえて部分摘出にとどめることもある
- 放射線療法：X線照射，γ線照射（ガンマナイフ）など
- 薬物療法
  a)腫瘍の退縮，増殖抑制（化学療法）：抗癌剤
  b)脳圧亢進（脳浮腫）：グリセロール，副腎皮質ホルモンなど
  c)てんかん発作：ジアゼパム静注ほか，抗てんかん薬
- リハビリテーション：QOL重視のリハビリテーション

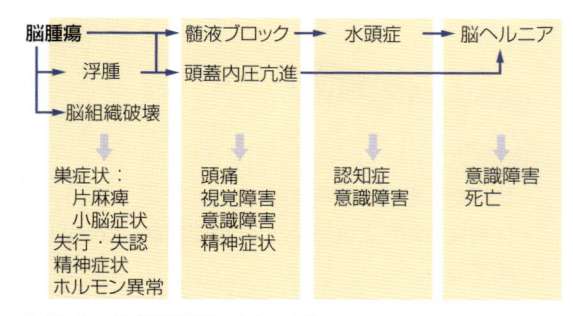

▶図1 症状発現のメカニズム

機能低下による症状である．脳浮腫は腫瘍による脳圧迫で血液脳関門（blood-brain barrier; BBB）が破綻することによって生じ，悪性腫瘍の浮腫は著しい．

臨床症状　麻痺，感覚障害，視力や視野の障害，高次脳機能障害，精神症状など．

(2) 頭蓋内圧亢進症状

頭蓋内圧亢進は，占拠病変（space-occupying lesion）（➡ Advanced Studies-1），脳浮腫，水頭症，癌性髄膜炎による．

臨床症状　頭痛，嘔吐，意識障害，視力低下（うっ血乳頭）

b 腫瘍の分類法

腫瘍は発生母地に基づいて，脳実質内腫瘍（神経膠細胞，神経細胞などに由来）と脳実質外腫瘍〔髄膜細胞，下垂体前葉細胞，Schwann（シュワン）細胞などに由来〕に分けられ，さらに浸潤性，成長の速さ，異型性に基づいて悪性度が決まる（▶表2）．

(1) 脳腫瘍の特殊性

良性腫瘍でも放置すれば致命的になることがある．

①頭蓋の容積は一定：良性腫瘍も脳圧亢進や脳圧迫を引き起こす．

②脳は深部に重要機能：手術困難な部位もある．

③転移：脳にはリンパ組織がなく，リンパ行性の転移はない．

(2) 発生率と発生部位

- 発生率：人口10万人につき10人
- 原発腫瘍：髄膜腫，神経膠腫，下垂体腺腫，神経鞘腫が多い．
- 好発年齢：腫瘍によって好発部位や年齢が異な

▶**表2　主な原発性脳腫瘍の発生母地による分類**

脳実質内腫瘍	神経膠腫（星細胞腫，膠芽腫，乏突起膠腫，上衣腫など），髄芽腫，胚細胞腫瘍，悪性リンパ腫など
脳実質外腫瘍	髄膜腫，下垂体腺腫，神経鞘腫，頭蓋咽頭腫など

る（▶図2）．

- ○膠芽腫：50〜60歳
- ○髄膜腫：40〜50歳
- ○下垂体腺腫：25〜30歳
- ○神経鞘腫：40〜50歳
- 部位別：テント上74%，テント下23%，テント上下にわたるもの3%である．
- 小児の脳腫瘍はテント下腫瘍，正中線上の腫瘍，（小脳の星細胞腫や髄芽腫，松果体とトルコ鞍上部の胚細胞腫，頭蓋咽頭腫）が多い．

2 診断

a 頭部のCT，MRI

腫瘍像や腫瘍に伴う変化を認める．

(1) CT（▶図3）

髄膜腫，転移性腫瘍，髄芽腫，頭蓋咽頭腫などは脳実質と比べて高吸収域を呈し，星細胞腫，膠芽腫，神経鞘腫などでは低吸収域を呈することが多い．

等吸収域の場合は脳溝の消失，脳室の変形などから腫瘍の存在を知ることができる．ヨード造影剤を用いた造影CT検査では，血液脳関門が存在しない髄膜腫，下垂体腺腫（前葉由来），神経鞘腫などの脳実質外腫瘍および血液脳関門が破壊された悪性腫瘍では，造影効果を示すことが多い．

(2) MRI

脳実質内腫瘍である膠芽腫，髄芽腫，転移性脳腫瘍などではT_1強調画像で低信号，T_2強調画像で高信号を呈することが多い．脳実質外腫瘍である髄膜腫，下垂体腺腫では，T_1強調画像で等信号を呈することが多い．ガドリニウム剤による造

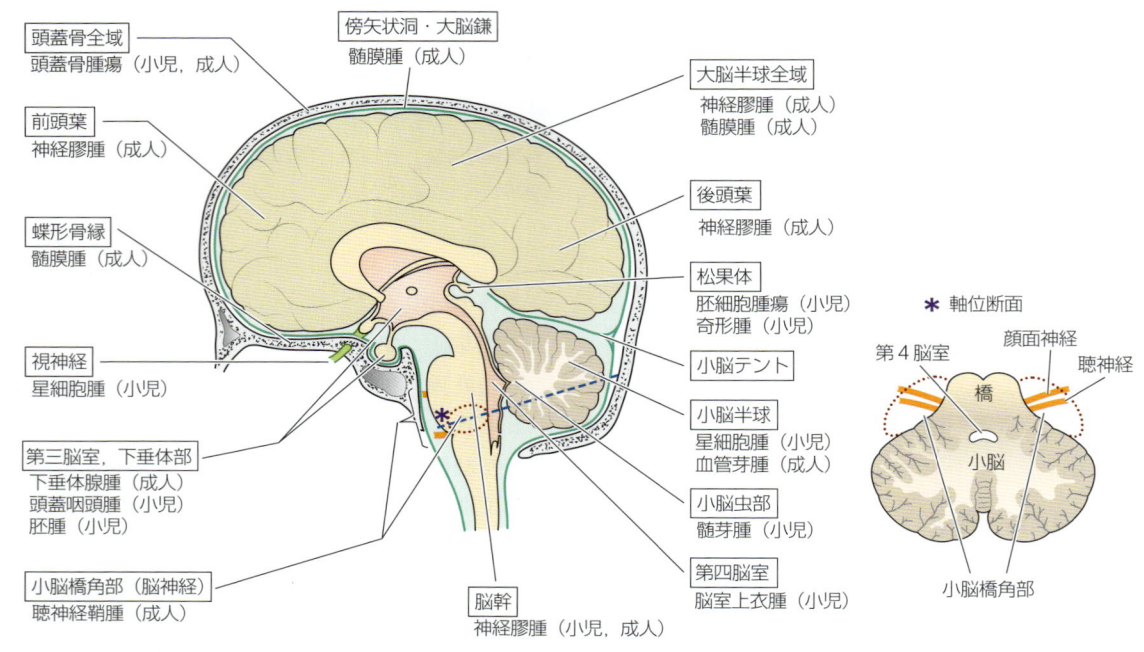

▶図 2　脳腫瘍の好発部位と高頻度年齢

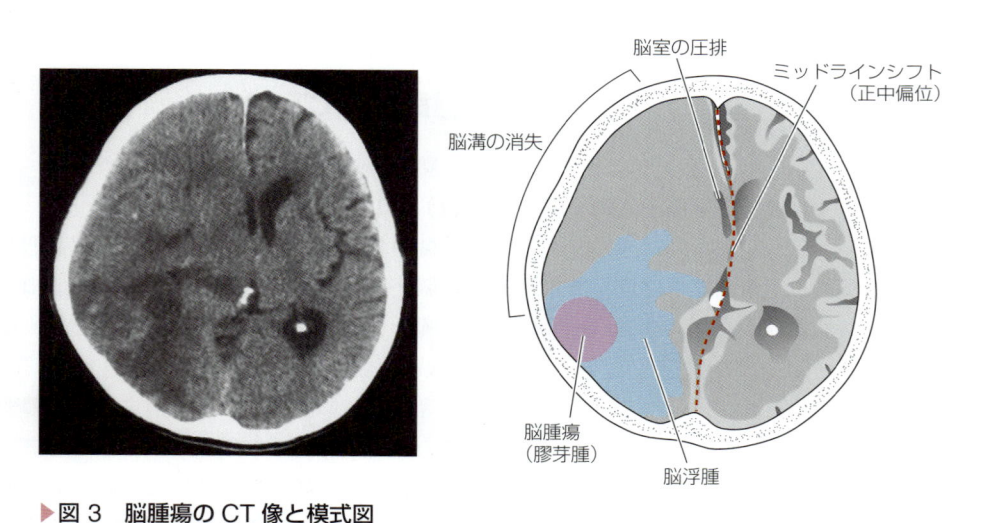

▶図 3　脳腫瘍の CT 像と模式図
脳腫瘍の周囲に低吸収域として示される強い浮腫があり，脳溝の消失，脳室の圧排，ミッドラインシフトがある．

影 MRI も，診断上有用である．

ⓑ 核医学検査

　転移性脳腫瘍における原発巣の検索や他の疾患との鑑別（多発性硬化症，変性疾患，炎症，放射線壊死など）に，PET や SPECT 検査が用いられる

ことがある．

ⓒ 血管撮影，血管造影検査

　腫瘍の栄養血管や周囲の血管走行の確認などを行うことができる．腫瘍の診断および手術計画や開頭摘出術の前に，血管内治療による栄養血管塞

栓術を行うかどうかの判断などに用いられる.

d 髄液検査

髄液内への腫瘍細胞の播種が疑われるときに行うこともあるが,脳腫瘍による頭蓋内圧亢進例では脳ヘルニアを誘発する危険があるため,禁忌である.

3 治療

腫瘍の放射線や薬物への感受性と進行度に応じて,摘出術,放射線療法,化学療法を併用する.障害があればリハビリテーションを行う.

a 脳腫瘍の治療

(1) 腫瘍摘出術

髄膜腫や神経鞘腫などの脳実質外良性腫瘍では,基本的に全摘出を目指す.脳幹や脳神経,血管との癒着などで全摘出が困難な場合や,悪性腫瘍で周囲脳の機能温存が問題となる場合は,部分摘出にとどめることも多い.

(2) 放射線療法

全摘出ができない腫瘍の治療を可能にする.近年では,正常組織への傷害を避けるためにガンマナイフ(γ 線照射)やサイバーナイフ(X 線)の利用が拡大している.

(3) 化学療法

悪性度の高い腫瘍が適応となり,ほとんどの場合,放射線治療と併用して行う.

(4) 免疫療法

神経膠腫に対する治療を中心に多数の臨床試験が行われている.

(5) その他

脳圧亢進症状の軽減には,副腎皮質ホルモン製剤,グリセリンなどを用いる.

b リハビリテーション

根治術の適応がない例も能力維持と QOL 向上のため,リハビリテーション治療を積極的に行

う.機能訓練のみならず,QOL を重視した対応(外泊,家庭環境の整備,在宅医療など)の工夫も重要である.

リハビリテーション実施上の問題点は以下のとおりである.

(1) 症候性てんかん

脳腫瘍患者の 30〜40% におこり,転倒事故や患者,家族の不安の原因になる.

抗てんかん薬の開始時は眠気,ふらつきなどによる転倒事故に注意する.抗てんかん薬の突然の中断はてんかん重積発作を誘発しやすいので,中止する場合は漸減する.

(2) 水頭症

第三脳室腫瘍,松果体腫瘍,後頭蓋窩腫瘍では閉塞性水頭症を併発することがある.

第三脳室底開窓術やシャント術を行う.

(3) 頭蓋欠損

外減圧術(頭蓋骨を一部除去して脳圧亢進症状を軽減)後は頭蓋骨が一部欠損した状態でリハビリテーションが始まる.転倒などによる頭部打撲が危惧される例では,頭蓋形成術まで,ヘッドギアなどによる頭部保護が必要である.

c 治療後の問題

(1) 脳腫瘍の再発

腫瘍の種類によっては再発も多いので,機能低下に注意し,適宜 CT や MRI による画像診断を行う.

(2) 放射線治療の副作用

放射線療法後,数か月以上経過して,脳壊死や白質脳症,萎縮などがおこることがある.

(3) 社会的不利

脳腫瘍は若年者が多いため,社会保障上の不利益が生じやすい.

4 予後

脳腫瘍全国集計調査によると,良性腫瘍の 5 年生存率は約 90% となっている.一方,神経膠腫

の 5 年生存率は悪性度が高いほど下がる傾向を示している．良性腫瘍でも視床下部との癒着が強い頭蓋咽頭腫の 5 年生存率は 70% であるのに対して，悪性腫瘍でも放射線治療や化学療法の有効なジャーミノーマ(胚腫)では 98% であるなど，悪性度のみならず，腫瘍の発生部位や化学・放射線療法への感受性などによっても予後は異なる．

B 脳腫瘍各論

発生学的に，脳実質は神経管の神経上皮細胞が神経細胞と神経膠細胞(グリア細胞)に分化することでつくられる．原発性脳腫瘍は，由来する組織により脳実質内腫瘍と脳実質外腫瘍に分類され，脳実質内腫瘍には神経細胞由来，神経膠細胞由来，未熟な神経上皮細胞由来の腫瘍がある．

神経膠細胞由来である神経膠腫(25%)と未熟な神経上皮細胞由来である髄芽腫など(1%)の 2 種類が多くを占め，神経細胞由来は稀(1% 以下)である．

1 神経膠腫

神経膠腫(glioma；グリオーマ)には，星細胞腫(astrocytoma)，乏突起膠腫，上衣腫がある．

a 星細胞腫

(1) 毛様細胞性星細胞腫

20 歳未満，特に小児期〜思春期に，小脳や視神経・視交叉に好発する．限局性に発育するため，全摘出できれば治癒可能である．視神経発生例では化学療法が行われる．予後は良好である．

(2) びまん性星細胞腫

30〜40 歳代の成人の大脳半球に好発する．てんかん発作で初発することが多い．緩徐にびまん性に浸潤するため全摘出は困難である．術後 4〜5 年で再発や悪性転化をきたすことが多い．

(3) 退形成性星細胞腫
　　　(anaplastic astrocytoma)

成人の大脳半球に好発する．びまん性星細胞腫と膠芽腫の中間的な性質を示す．再発や膠芽腫への悪性転化をしばしば認める．予後不良である．

(4) 膠芽腫(glioblastoma)

原発性脳腫瘍の 11%，神経膠腫の 44% を占める．男性にやや多く，45〜65 歳ころに好発する．神経膠腫のなかで最も悪性で浸潤も速い．全摘出は不可能であり，予後はきわめて悪く，化学・放射線療法を行っても平均生存期間は 1〜2 年ほどで，5 年生存率は約 10% である．

b 乏突起膠腫

乏突起膠腫(oligodendroglioma)は，40〜50 歳の成人の大脳半球，特に前頭葉に好発する．5 年生存率は約 90% である．

摘出術後に放射線治療を追加する．近年，診断に遺伝子診断が用いられるようになった．

c 上衣腫

上衣腫(ependymoma)は全年齢層で生じうるが，小児に多く，第四脳室，側脳室(成人では脊髄)に好発する．

脳室近傍に発生することから，非交通性水頭症に伴う頭蓋内圧亢進症状(頭痛，嘔吐など)で発症することが多い．摘出術後に必要に応じて放射線治療を追加する．5 年生存率は約 85% である．

2 髄芽腫

髄芽腫(medulloblastoma)は，5〜10 歳の小児の小脳虫部に好発する．男児に多い．非交通性水頭症に伴う頭蓋内圧亢進症状(頭痛，嘔吐など)や小脳症状(眼振や体幹運動失調など)で発症する．摘出術および化学・放射線療法を行うが，髄液播種や再発も多く，5 年生存率は 50〜70% である．

3 髄膜腫

髄膜腫（meningioma）は髄膜より発生する良性腫瘍で，脳を組織外から圧迫する脳実質外腫瘍である．原発性脳腫瘍の約 30% を占め，中年以降の女性に多く，頭蓋円蓋部，大脳鎌，傍矢状洞などに好発する．

発育が緩徐なため，片麻痺やてんかん発作，頭蓋内圧亢進症状などの症状は，腫瘍が大きくなるまで出現しないことも多い．手術で全摘出を行う．全摘出できない場合は放射線治療を追加する．

4 下垂体腺腫

下垂体腺腫（pituitary adenoma）は下垂体前葉細胞から発生する良性腫瘍で，40〜50 歳の成人に好発する．原発性脳腫瘍の 18% を占める．ホルモン産生能の有無により機能性腺腫（60%）と非機能性腺腫（40%）に分けられる．

機能性腺腫の頻度は，プロラクチン産生腺腫，成長ホルモン産生腺腫，ACTH 産生腺腫の順である．腫瘍が視交叉を下方より圧迫して生じる両耳側半盲や視力低下，さらに正常下垂体への圧迫による前葉機能低下，およびホルモン分泌過剰による以下のような症状を呈しうる．

- プロラクチン過剰：女性では無月経，乳汁分泌
- 成長ホルモン過剰：巨人症，末端肥大症，糖尿病
- ACTH 過剰：Cushing（クッシング）病

プロラクチン産生腫瘍は薬物療法が第一選択である．その他は摘出術（経蝶形骨洞手術；近年では神経内視鏡を用いて，経鼻的に蝶形骨洞へアプローチし，摘出術を行うことも多い）を行う．

5 神経鞘腫（聴神経鞘腫）

神経鞘腫（neurinoma）は原発性脳腫瘍の約 10% を占め，大部分（約 90%）が内耳神経（聴神経）から

発生する聴神経鞘腫（acoustic neurinoma）である（内耳神経は前庭神経と蝸牛神経からなり，聴神経鞘腫の多くは前庭神経から発生するため，最近では前庭神経鞘腫と呼ばれることも多い）．頻度は低いが，三叉神経や顔面神経などの脳神経にも発生しうる．

小脳橋角部に発生する腫瘍の多く（約 75%）が，聴神経鞘腫である．

40〜60 歳代の成人女性（男性の 1.3 倍）に多く，初発症状は聴力障害（特に高音域），耳鳴，めまいなどで，他覚的には眼振を認めることもある．

年齢，症状，腫瘍の大きさなどにより，手術や定位放射線治療（ガンマナイフなど），経過観察などを選択する．治療においては聴力や顔面神経の温存などの機能的予後を考慮することが重要である．

聴神経鞘腫は通常片側性に発生するが，神経線維腫症 2 型（NF2）では 90% 以上に両側性の聴神経鞘腫が発生する．また，神経線維腫症 1 型の von Recklinghausen（フォン レックリングハウゼン）病では，皮膚に色素斑（ミルクコーヒーに似た褐色でカフェオレ斑と呼ばれる）や神経線維腫（neurofibroma）がみられ，時に視神経膠腫を合併することがある．1 型，2 型のいずれも常染色体優性遺伝である．

6 頭蓋咽頭腫

頭蓋咽頭腫（craniopharyngioma）は原発性脳腫瘍の約 3% を占め，年齢分布は 10 歳前後と 40〜60 歳の二峰性のピークを認める．胎生期の頭蓋咽頭管の遺残から発生する良性腫瘍で，トルコ鞍上部に好発する．

腫瘍の増大に伴い，視交叉や視床下部，下垂体，第三脳室などが圧排され，視力・視野障害（両耳側半盲），視床下部障害（尿崩症，体温低下など），下垂体機能低下症，水頭症による頭蓋内圧亢進症状などを呈する．

画像検査上は，トルコ鞍の平皿状変形，鞍上の

石灰化や嚢胞を認める.

腫瘍の全摘出を目指すが, 石灰化や周囲組織との癒着により, 残存させざるをえないこともある. 残存, 再発腫瘍に対しては定位放射線照射が行われる. また, 下垂体機能低下があれば, ホルモン補充療法も行う.

7 胚細胞腫瘍

胚細胞腫瘍(germinoma)は生殖細胞に由来する腫瘍で, 病理学的に 6 種類ほどに分類されるが, 胚腫(germinoma), 奇形腫(teratoma)が代表的である. 原発性脳腫瘍の約 3% を占め, 10 歳代の小児に多い.

胚腫はトルコ鞍上部に多く, 奇形腫などは松果体に好発する.

鞍上部の腫瘍では, 視力・視野障害, 下垂体機能低下, 尿崩症などを認める. 松果体部腫瘍では, 中脳水道圧迫, 閉塞による頭蓋内圧亢進症状や水頭症, 視蓋前野や上丘圧迫により, 上方注視麻痺〔Parinaud(パリノー)徴候〕や Argyll Robertson(アーガイル・ロバートソン)瞳孔〔対光反射は消失するが, 輻輳(寄り目)や調節反射(寄り目のときに縮瞳する)は正常〕などの特徴的な所見を認める.

胚腫は化学・放射線療法(感受性が高い), 奇形腫は手術による摘出を行う.

8 転移性脳腫瘍

転移性脳腫瘍は他の臓器に原発巣をもつため, 治療に際しては生命予後と QOL に配慮する必要

がある. 全脳腫瘍の 17.5% を占め, 原発巣は肺癌が最も多く, 次いで, 乳癌, 大腸癌の順である. 数は少ないものの, 脳転移を起こしやすいものとしては, 悪性黒色腫, 絨毛癌などがある.

摘出術は腫瘍が単発で, 摘出による機能障害の合併が少ない部位にあり, なおかつ原発巣が安定している場合に行う. 小さな腫瘍(3 cm 以下)に対しては定位放射線照射(ガンマナイフなど)を行う.

C 理学・作業療法との関連事項

1. 脳腫瘍であることや予後に関する告知が行われていない場合もあるので, 主治医に確認し, 関係するスタッフ間で情報を共有しておく. 病状や予後に関する説明は安易に行うべきではなく, 可能なかぎり主治医からの説明に統一する.
2. 予後不良な場合でも, QOL の維持向上ならびに廃用症候群や合併症予防のため, 状態に合わせて可能な訓練を継続して行う.
3. 頭蓋内圧亢進症例では頭痛, 嘔吐や神経学的症状の増悪に注意し, 怒責を伴うような高負荷の筋力増強運動や等尺性運動は避ける. また, 急な姿勢および体位の変換にも注意する.

●参考文献
1) 児玉南海雄ほか(監)：標準脳神経外科学. 14 版, 医学書院, 2017.
2) 太田富雄(編)：脳神経外科学. 改訂 12 版, 金芳堂, 2016.

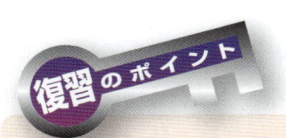

復習のポイント

- 脳腫瘍を原発性と転移性に分け, 説明する.
- 脳腫瘍は良性, 悪性にかかわらず致死的となることと, その経過でみられる症状を説明する.
- 神経膠腫, 髄膜腫, 下垂体腺腫, 神経鞘腫について, 症状, 治療法, 予後を説明する.

外傷性脳損傷
（軸索障害を含む）

学習目標
- 外傷性脳損傷の分類と，脳挫傷とびまん性軸索損傷の発生のメカニズムを理解し，損傷の好発部位，症状を学ぶ．
- 外傷性脳損傷のリハビリテーション阻害要因を学ぶ．

A 外傷性脳損傷の概要

　頭部外傷によっておこる脳損傷は，直接の衝撃による一次性損傷と，一次性損傷によりおこった出血や浮腫が周囲の脳組織へ影響し，間接的におこる二次性損傷に分けられる．外傷性脳損傷の治療は二次性損傷を防ぐことが重要で，予後を大きく左右しうる．

　外傷性脳損傷の原因は，若年者では交通事故，高齢者では転倒，転落が多い．一方，脳損傷のリハビリテーション実施上の主な問題点は，身体障害と高次脳機能障害である．

B 外傷性脳損傷の症状と治療

1 発生機序

　脳実質の損傷は，外力との関係で3種類に分けられる（▶図1）．
①直接外力が加わる部分の直撃損傷（coup injury）
②直接外力が加わる部分の対側の振動や陰圧による対側損傷（contrecoup injury）
③回転加速が生む剪断力（shear stress）による損

傷（回転損傷）

　剪断力による損傷は，前頭葉下面や側頭葉下面に脳挫傷（脳組織の挫滅が限局性ないしはびまん性に生じた状態）（▶図2），大脳鎌に接する脳梁やテントに接する上位脳幹背側にびまん性軸索損傷が多い（▶図3）．

2 分類法

　外傷性脳損傷については多くの分類法があるが，代表的なものをいくつか説明する．

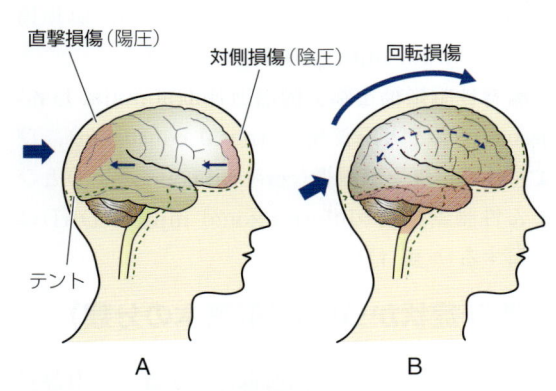

▶図1　外力による脳損傷のメカニズム
A：直撃損傷と対側損傷による局所性脳損傷
B：回転損傷によるびまん性脳損傷

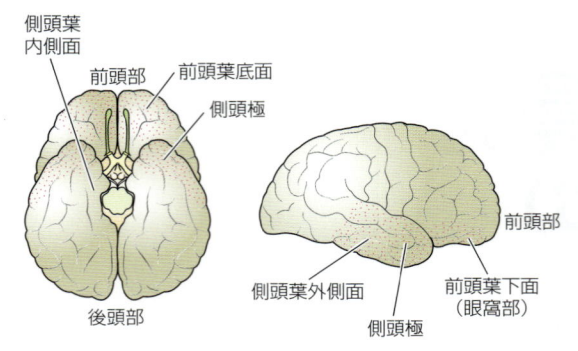

▶図 2　脳挫傷の好発部位

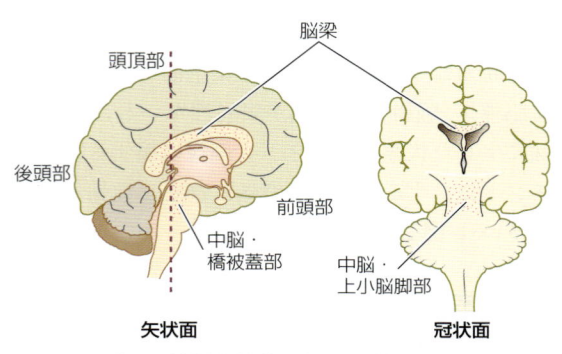

▶図 3　びまん性軸索損傷の好発部位

▶表 1　外傷性脳損傷の Gennarelli の分類

1. 骨傷（頭蓋損傷）

1）円蓋部骨折
　　線状骨折
　　陥没骨折
2）頭蓋底骨折

2. 局所性脳損傷

1）硬膜外血腫
2）硬膜下血腫
3）脳挫傷
4）脳内血腫

3. びまん性脳損傷

a. 軽症脳振盪
　意識障害を伴わない一時的な神経症状
b. 古典的脳振盪
　6 時間以内の意識障害を伴う，一時的，可逆的神経症状
c. びまん性軸索損傷
　6 時間以上の持続的意識障害
　1）軽症びまん性軸索損傷：受傷後昏睡が 6〜24 時間．
　　　死亡は稀だが，永続する記憶障害，心理障害，神経障
　　　害を残す
　2）中等度びまん性軸索損傷：脳幹症状（除脳，除皮質肢
　　　位）を伴わない，受傷後 24 時間以上持続する昏睡
　3）重症びまん性軸索損傷：脳幹症状を伴い，24 時間以上
　　　持続する昏睡

〔Gennarelli TA: Cerebral concussion and diffuse brain injuries. Cooper PR (Ed): Head Injury. pp.137–158, Williams & Wilkins, Baltimore, 1993 より〕

a 損傷部位や病理変化による分類（Gennarelli の分類）

　外傷性脳損傷を大きく，①頭蓋損傷，②局所性脳損傷（focal brain injury），③びまん性脳損傷（diffuse brain injury）の 3 つに分ける．

　局所性脳損傷を頭蓋内出血（intracranial hemorrhage）などと脳挫傷（cerebral contusion），びまん性脳損傷を脳振盪（cerebral concussion）とびまん性軸索損傷（diffuse axonal injury; DAI）に分類する（▶表 1）[1]．

b 臨床症状からの分類（荒木の分類）

　意識障害の程度や持続時間，局所症状の有無に基づく分類は簡便である．症状の乏しい硬膜外血腫や脳挫傷の分類に問題がある（▶表 2）．

▶表 2　荒木の分類

第 I 型：単純型または無症状型

脳からの症状がまったく欠如しているもの

第 II 型：脳振盪型

意識障害は受傷後 6 時間以内に消失し，その他の脳の局所症状を示さないもの

第 III 型：脳挫傷型

1）受傷直後より意識障害が 6 時間以上続くか，
2）意識障害の有無にかかわらず，脳からの局所症状のあるもの

第 IV 型：頭蓋内出血型

受傷直後の意識障害および局所症状が軽微であるか，または欠如していたものが，時間がたつにつれて意識障害および局所症状が出てくるとか，それらの程度が増悪してくるもの

c CTによる分類

CTにおける正中構造の偏位や占拠病変などの有無で分類するTCDB（Traumatic Coma Data Bank）分類がある（▶表3）[2].

▶ **表3 頭部CTスキャン所見による外傷性脳損傷診断分類**

診断分類	所見
びまん性損傷 I	CT上異常所見なし
びまん性損傷 II	脳槽が確認でき正中構造偏位 0〜5 mm，25 cm³以上の占拠病変を認めない
びまん性損傷 III（脳浮腫）	脳槽が圧迫または確認できず，正中構造偏位は 0〜5 mm，25 cm³以上の占拠病変を認めない
びまん性損傷 IV（正中構造偏位）	正中構造偏位が 5 mm以上，25 cm³以上の占拠病変を認めない
摘出された占拠病変	外科的に摘出された占拠病変
摘出されていない占拠病変	25 cm³以上の摘出されていない占拠病変
脳死	脳幹反射欠如，弛緩性麻痺，対光反射欠如，自発呼吸なし

〔Chesnut RM, *et al*: Medical management of intracranial pressure. Cooper PR (Ed): Head Injury. pp.228–246, Williams & Wilkins, Baltimore, 1993 より〕

d 機能障害と活動制限を含めた評価

Disability Rating Scaleは意識レベルに加えて，日常生活活動（ADL）の自立度，就労の可能性まで含めた評価で，慢性期にも適応できる（▶表4）[3].

3 診断

急性期に大切なことは，①外傷性脳損傷の重症度を知ること，②二次的脳損傷を最小限にするために，他の身体部位の損傷や血圧，呼吸の状態を正確に知ることである.

急性期は頭蓋内出血や浮腫，頭蓋内圧亢進，ヘルニアにより病状が変化する．意識障害の程度，特に昏睡の持続時間が脳損傷の重症度を示す.

脳損傷部位の診断は神経所見と画像診断とに基づいてなされる．頭蓋内血腫（硬膜外，硬膜下，あるいは脳内血腫）はCTで容易に診断される.

外傷性脳損傷の特徴的臨床像を病型別に示す.

▶ **表4 Disability Rating Scale**

開眼反応		運動反応		言語反応	
自発的に開眼	0	指示に従う	0	見当識あり	0
声かけで開眼	1	刺激を払いのける	1	やや混乱した話	1
痛みで開眼	2	逃避的屈曲	2	意味の通じない言葉	2
なし	3	異常屈曲反応	3	意味のない発声	3
		異常伸展反応	4	なし	4
		なし	5		

Total DR Score	Level of Disability
0	障害なし
1	障害軽度
2, 3	障害はあるが部分的
4, 6	障害は目立つ
7〜11	障害はやや重い
12〜16	障害はかなり重い
17〜21	障害はきわめて重い
22〜24	植物状態
25〜29	重度の植物状態
30	死亡

食事，排泄，食事動作に関する認知能力		一般的機能状態		就労の可能性	
完全	0	完全に自立	0	制限なし	0
部分的	1	特別の環境内では自立	1	選ばれた職場	1
少ない	2	少し依存的	2	保護職場	2
なし	3	かなり依存的	3	就労不能	3
		きわめて依存的	4		
		まったく依存的	5		

〔Rappaport M, *et al*: Disability Rating Scale for severe head trauma: Coma to community. *Arch Phys Med Rehabil* 63:118–123, 1982 より〕

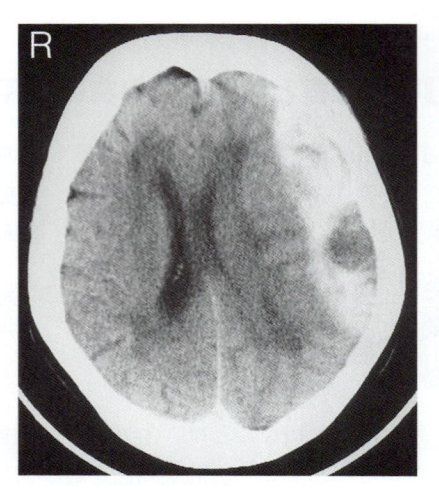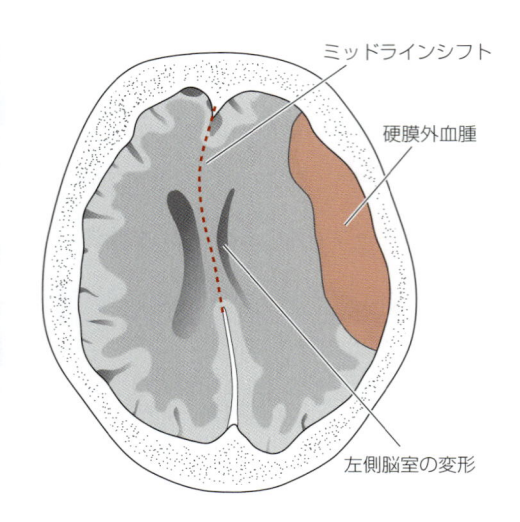

ミッドラインシフト

硬膜外血腫

左側脳室の変形

▶図 4　急性硬膜外血腫

左半球の前頭葉から側頭葉にかけて凸レンズ状の高吸収域（硬膜外血腫）があり，右方への大脳の圧排によって左側脳室の変形，ミッドラインシフトがある.

a 頭蓋内血腫

（1）急性硬膜外血腫
　　（acute epidural hematoma）

　頭蓋骨骨折により，主に硬膜上を走行する中硬膜動脈が破綻し，頭蓋骨と硬膜の間（硬膜外腔）に形成された血腫である．脳を硬膜の外側から圧迫する．初期から意識障害が続く場合と意識清明期（lucid interval）を認める場合がある.

CT 診断　頭蓋骨直下と脳表の間に凸レンズ状の血腫がみられる（▶図 4）．頭蓋骨と硬膜は比較的密に結合しているため，凸レンズ状となる.

予後　早期に手術すれば予後はよい.

（2）急性硬膜下血腫
　　（acute subdural hematoma）

　脳表動脈や架橋静脈の損傷により，硬膜下腔に形成された血腫である．打撲部位対側の前頭部や側頭部に発生（対側損傷）することが多い．脳実質に重篤な損傷を伴う場合もしばしばあり，受傷直後から意識障害が強い.

CT 診断　頭蓋骨直下と脳表との間に三日月状の血腫，大脳半球の広範な浮腫，正中構造の偏位などがみられる.

予後　脳実質損傷の程度によるが，生命予後不良

で，脳損傷による後遺症が多い.

（3）外傷性脳内血腫
　　（traumatic intracerebral hematoma）

　後述する脳挫傷による出血の融合や増大によって脳実質内にできる血腫である．外傷によるものか脳出血の合併か，判断が難しい例もある.

CT 診断　血腫周囲に脳挫傷や浮腫を認め，血腫の程度により周辺構造物の圧排所見を認める.

予後　大きな血腫では予後不良である.

b 脳挫傷

　脳挫傷（cerebral contusion）には，直線加速や回転加速による前頭葉下面や側頭葉外側面の脳組織の挫滅が多い．急性期は頭蓋内圧亢進による意識障害のため，巣症状が明確でないこともある．損傷部位によっては，長期に意識障害が続く例もある.

CT 診断　低吸収域の中に高吸収域が点在（salt and pepper appearance）する特徴的な所見を示す．時間経過とともに血腫は融合，増大することも多い（前述の外傷性脳内血腫）.

予後　生命予後は比較的良好だが，高次脳機能障害や外傷後てんかんの出現が問題となることも多い.

c びまん性軸索損傷

　頭部に加えられた加速度による"剪断力"が働くことで，脳幹部背側や脳梁，脳室周囲，大脳半球皮質白質境界領域などを中心に，軸索が広範に損傷される病態である．受傷直後から意識障害が強く，受傷後の昏睡時間により重症度が分類されている〔**表 1**（➡ 232 ページ）参照〕．

　急性期は意識障害，運動麻痺，眼球症状（対光反射消失，眼球運動障害），慢性期には運動麻痺，不随意運動，小脳失調，高次脳機能障害〔注意障害，記憶障害（➡ Advanced Studies-1），遂行機能障害，社会的行動障害，失語症，失行症，失認症〕などを認める．

画像診断　CT 検査は，脳挫傷や血腫などの所見に乏しいことが特徴である．慢性期には広範な脳萎縮所見がみられる．MRI 検査は，脳損傷や微小出血などの検出に優れる（▶**図 5**）．

予後　重症ほど予後不良である（▶**表 5**）．

d 慢性外傷性脳症

　以前より脳振盪などの軽度頭部外傷の反復によって，遅発性緩徐進行性に精神神経症状が出現しうることは，頭部外傷症候群やボクサー脳症（punch-drunk syndrome）として知られている．これらの概念に対して近年，慢性外傷性脳症（chronic traumatic encephalopathy; CTE）という名称が使われるようになり注目されている．

　ボクシングのみならず，サッカーやアイスホッケー，アメリカンフットボールなどでも軽度頭部外傷を繰り返すと，一定期間を経て認知機能低下やパーキンソニズムなどが出現する．頭部外傷を

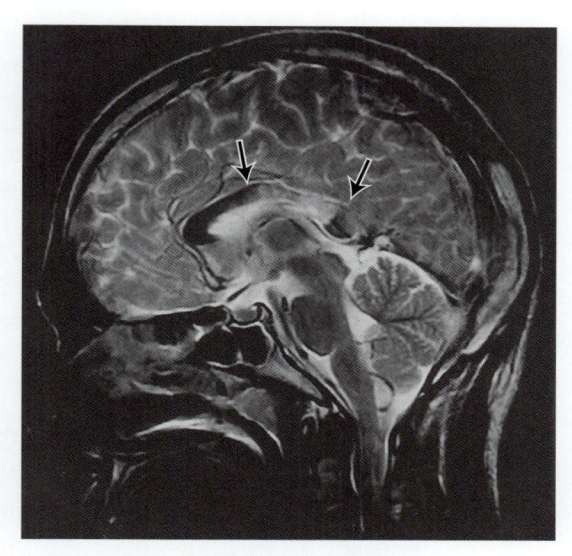

▶**図 5　びまん性軸索損傷の MRI 像**
T_2 強調画像で脳梁体部に強い高信号域（2 つの矢印の間），脳幹全体に淡い高信号域が広がる．多くの例では明らかな所見はない．

契機に，なんらかの神経変性過程が脳内で進行し，症状の出現に関与しているとも考えられており，頭部への打撃回数が多いほど発症が早まり，重症化するとされる．

　病理学的にはタウ病変（タウという蛋白がリン酸化され，細胞内に異常に沈着）によって特徴づけられる．PET などの画像検査によるタウ病変検出の研究がなされており，早期発見や進行予防に役立つことが期待される．

4 急性期治療

　急性期は神経細胞の保護を行いながら，二次的脳損傷（出血や虚血，浮腫）の進展防止に努める．脳循環悪化や脳圧亢進，脳浮腫，血腫，ヘルニアなどについて監視を行い，神経細胞保護には薬物療法や低体温療法，脳浮腫や頭蓋内圧亢進には高浸透圧利尿薬，低体温療法，減圧術，血腫には血腫除去術，呼吸不全には呼吸管理を行う．

Advanced Studies

❶記憶障害

　記憶障害が外傷性脳損傷で多いのは，前頭葉底面や側頭葉底面の損傷で記憶に関係する神経路〔Papez（パペッツ）の回路や Yakovlev（ヤコブレフ）の回路〕が障害されるためと考えられている．

▶表 5　びまん性脳損傷の予後

	軽症脳振盪	脳振盪	びまん性軸索損傷		
			軽症	中等症	重症
意識消失（昏睡）	なし	受傷直後	受傷直後	受傷直後	受傷直後
意識消失（昏睡）の時間	なし	＜6 時間	6～24 時間	＞24 時間	＞24 時間
除脳肢位	なし	なし	稀	時に	常に
自律神経障害（高血圧，発汗過多，過高熱）	なし	なし	なし	なし	あり
外傷後健忘	数分	数分～数時間	数時間	数日	数週
記憶障害	なし	軽度	軽度～中等度	軽度～中等度	重度
運動障害	なし	なし	なし	軽度	重度
3 か月後の予後（%）					
回復良好	100	100	63	38	15
中等度障害	0	0	15	21	13
重度障害	0	0	2	12	14
植物状態	0	0	1	5	7
死亡	0	0	15	24	57

5 リハビリテーション治療

急性期から廃用症候群の防止に努め，全身状態が安定すれば，早急に積極的な運動療法と作業療法を行う．リハビリテーション実施上の問題点が多く，注意深い評価と積極的な治療が必要である．

a 急性期

関節可動域訓練や良肢位保持，体位変換はできるだけ早期から開始，継続し，離床訓練へと進めていく．しかし，高度の頭蓋内圧亢進や意識障害，せん妄，てんかんの合併，さらには多発骨折や胸腹部の臓器損傷，播種性血管内凝固症候群，その他全身合併症により呼吸循環動態が不安定な場合などは，離床訓練開始にあたり慎重な判断が必要である．

b 慢性期

リハビリテーションの遂行や社会復帰を妨げる要因は，以下のものがある．

①遷延性意識障害
②麻痺，眼球運動障害，小脳失調や振戦，不随意運動，視覚や味覚，聴覚の障害
③高次脳機能障害：記憶障害，注意障害，遂行機能障害，社会的行動障害（意欲・発動性の低下，情動コントロールの障害，対人関係の障害，依存的行動，固執，抑うつ），知能障害，失語，失認，失行など

特に，復学や復職を目指す若年者の高次脳機能障害患者では，各種神経心理学的検査を用いた評価と作業療法に加えて，対人関係の維持困難への治療（➡ Advanced Studies-2）や周囲の理解協力を得るために家族，学校，雇用者へのアプローチが重要である（▶表 6）.

Advanced Studies

❷対人関係の維持困難への治療

対人関係の障害は病識の欠如や行動異常を背景にしている．病識の欠如に対しては，問題が生じたその場で，認識のずれを指摘し，行動の修正を指示あるいは示唆するリアルフィードバック（real feedback）が用いられる．

▶表 6　認知・行動異常に対するアプローチ

1	障害特性の把握
2	認知的混乱を軽減させるように患者を援助
	環境調整（要素の単純化，行動の様式化）
3	残された能力に目を向けさせる
4	補償的行動の必要性を認識させる
	リアルフィードバック，現実オリエンテーション治療
5	対人コミュニケーション技術の獲得
	就業現場や家庭でのトレーニング
6	長期的支援体制の確立

C　理学・作業療法との関連事項

1. 急性期の重症度からの予後予測は難しい．急性期に意識障害が続いても，関節拘縮など意識回復後のリハビリテーション遂行を困難にする要因をつくらないようにする．

2. 社会的行動障害により，時に，治療者との良好な関係構築に難渋する場合がある．他スタッフならびに医師，看護師などの他職種とも連携し，治療継続できるよう対応する．

3. 復職に際しては，障害者就業・生活支援センターや公共職業安定所（ハローワーク），患者の職場適応と定着をはかるため，地域障害者職業センターによるジョブコーチ（職場適応援助者）制度などを必要に応じて活用する．

●引用文献
1) Gennarelli TA: Cerebral concussion and diffuse brain injuries. Cooper PR (Ed): Head Injury. pp.137–158, Williams & Wilkins, Baltimore, 1993.
2) Chesnut RM, *et al*: Medical management of intracranial pressure. Cooper PR (Ed): Head Injury. pp.228–246, Williams & Wilkins, Baltimore, 1993.
3) Rappaport M, *et al*: Disability Rating Scale for severe head trauma: Coma to community. *Arch Phys Med Rehabil* 63:118–123, 1982.

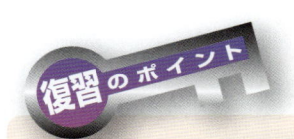

復習のポイント

- 脳挫傷とびまん性軸索損傷の発生メカニズムと，損傷の好発部位，症状を説明する．
- 外傷性脳損傷のリハビリテーションにおける問題点をあげ，説明する．

脊髄疾患

A 脊髄損傷

　脊髄が損傷を受けると，損傷脊髄神経節以下の四肢，体幹の運動麻痺，感覚障害，自律神経障害を生じる．胸腰髄損傷では対麻痺（paraplegia），頸髄損傷では四肢麻痺（tetraplegia）を生じる．

　脊髄損傷（spinal cord injury）においては，損傷レベルと麻痺の重症度により，日常生活活動（ADL）の自立度，リハビリテーションのゴールをだいたい予測することができる．

　二次的障害の合併が，リハビリテーションを行ううえでの大きな阻害要因になるので，その予防，対策が重要である．特に褥瘡，尿路感染は生命にも影響するため，管理法について知っておくことが重要である．

1 脊髄の断面

a 血管支配

　1本の前脊髄動脈，2本の後脊髄動脈がある．後脊髄動脈は後索に血液を供給する．脊髄の後索を除く他の部分は前脊髄動脈から血液の供給を受ける．

　これらの脊髄動脈は，椎骨動脈および肋間動脈，腰動脈，仙骨動脈に由来する6〜8本の根動脈を通じて血液供給を受ける．特に T_{7-8} レベルにある Adamkiewicz（アダムキーヴィッツ）動脈が重要である（▶図1）．

b 脊髄の伝導路

　脊髄の横断面では，中央部の H 型の灰白質と，それをとり囲む白質が認められる．灰白質は神経細胞に富み，白質は神経線維に富む．

　感覚路として，脊髄後索が深部覚，触覚を伝え，外側脊髄視床路が温度覚，痛覚を伝える．運動路

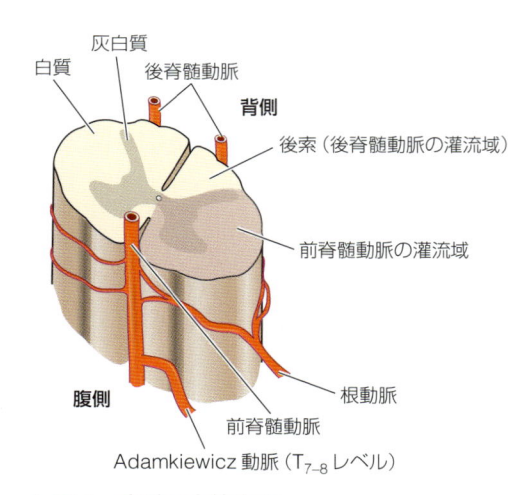

灰白質
白質
後脊髄動脈
背側
後索（後脊髄動脈の灌流域）
前脊髄動脈の灌流域
根動脈
前脊髄動脈
腹側
Adamkiewicz 動脈（T_{7-8} レベル）

▶図1　脊髄の血管支配

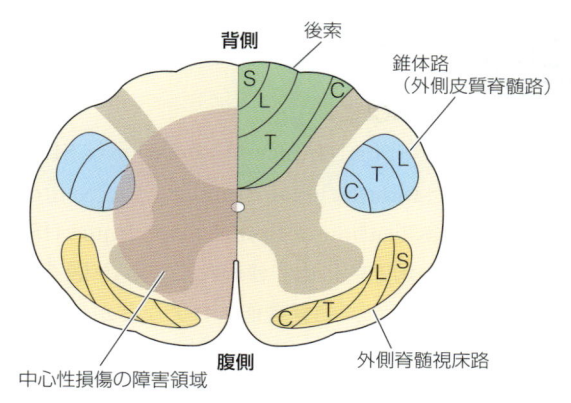

▶図2　頸髄の横断面
C：cervical，T：thoracic，L：lumbar，S：sacral

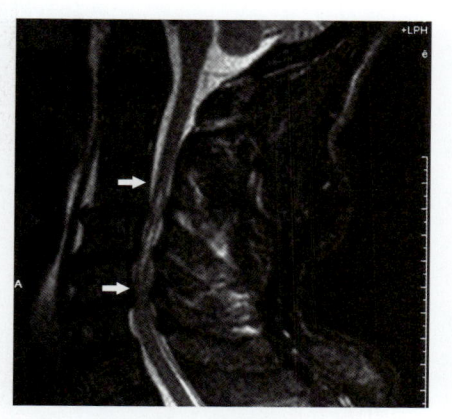

▶図3　頸髄の中心性損傷のMRI
頸椎3-5の頸髄の中心部（2つの矢印の間）に線状の高信号域がある.

として外側皮質脊髄路（錐体路）があり，中心寄りに上肢を支配する線維，外側に体幹・下肢を支配する線維が配列する．中心性損傷では，図2のように錐体路の頸髄レベルの神経を損傷するため，体幹・下肢の麻痺に比べ上肢の麻痺が強くなる．多くは頸部の過伸展によって生じる（▶図3）.

2　脊髄損傷以外の脊髄疾患

a　発生原因

　脊髄疾患の発生原因は，先天性のものと後天性のものに分かれる．先天性のものには，脊髄や脊椎の奇形によるものがある．後天性のものとしては，脊髄の血流障害，脊髄の神経自身の変化や腫瘍によるものがある.

　脊髄疾患のリハビリテーションのうえでの問題点は，脊髄損傷と同じである．以下に脊髄疾患を原因別にあげる.

（1）先天性

　二分脊椎，脊椎奇形，頭蓋底陥入など

（2）後天性

①炎症：脊髄炎，髄膜炎，化膿性脊椎炎，脊髄硬膜外膿瘍，関節リウマチ

②脊髄の血管異常，血行異常：動静脈奇形，脊髄出血，前脊髄動脈症候群，栓塞

③腫瘍：脊髄腫瘍，髄膜腫，脊椎腫瘍，脊椎癌転移

④脊髄変性疾患：脊髄小脳変性症，脊髄空洞症，筋萎縮性側索硬化症，多発性硬化症

⑤中毒性：キノホルム

⑥その他：変形性脊椎症，脊椎靱帯肥厚，骨化症（後縦靱帯骨化症，黄色靱帯骨化症），脊椎椎間板ヘルニア，HAM（HTLV-I関連ミエロパチー）

b　代表的な脊髄疾患

　上記の疾患のうち，特徴的な3疾患について簡単に説明する.

（1）脊椎後縦靱帯骨化症
　　（ossification of posterior longitudinal ligament；OPLL）

　壮年期以降に頸椎に多く発生し，胸椎，腰椎にもみられる．後縦靱帯は椎体および椎間板の後縁に付着しており，これが骨化をおこし，脊髄を圧迫する．骨化が高度となり，脊柱管狭窄が著明になると，重篤な脊髄横断麻痺が出現し，治療が困難となる．発症は一般に徐々に生じるものが多い.

（2）前脊髄動脈症候群

　前脊髄動脈の灌流域である脊髄前2/3の梗塞を生じる．好発部位は上部胸髄，下部胸髄である．若年の場合は外傷や大動脈瘤による

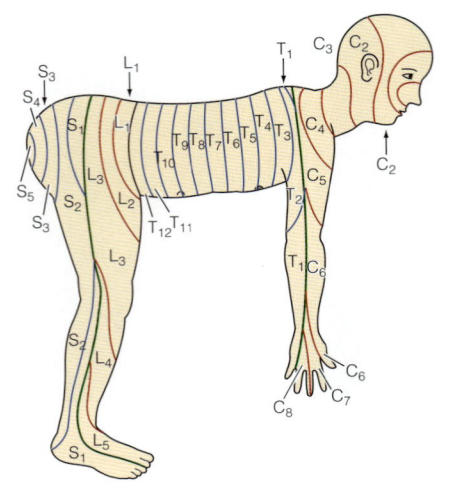

▶図 4　皮膚分節
だいたい乳頭が T_4，臍が T_{10} の高さである.

Adamkiewicz 動脈などの閉塞が原因である．高年では解離のほか，糖尿病などによる動脈硬化が原因となる.

(3) HTLV-I 関連ミエロパチー
(human T-cell lymphotropic virus type1 associated myelopathy; HAM)

　ウイルス感染によっておこる脊髄疾患である．多くは，胸髄中下部で対称性に，外側皮質脊髄路を中心に障害される．主な症状は歩行障害（痙性歩行），排尿障害，感覚障害である．血清，髄液の抗 HTLV-I 抗体が陽性である．対症療法と経口副腎皮質ホルモン製剤，インターフェロン療法が行われる.

3 機能障害の評価法
a 診察

　運動麻痺，感覚障害について，徒手筋力テスト（manual muscle testing; MMT），表在覚（肛門を含む），深部覚，筋緊張，反射を調べる．残存機能髄節を判断するために，運動は主動作筋の支配髄節，感覚は皮膚分節（dermatome）を参考にする（▶図 4）.

b 分類

(1)　ASIA ISNCSCI

　American Spinal Injury Association（ASIA）が発表した International Standard for Neurological Classification of Spinal Cord Injury（ISNCSCI）が，国際的に広く使われている（▶図 5）.

　運動機能スコア，知覚機能スコアなどからなっており，評価チャートが統一されているので，データベースの構築や比較検討に有用である.

　ここに記載されている key muscle は以下のとおりである.

- C_5：肘屈筋
- C_6：手背屈筋
- C_7：肘伸筋
- C_8：指屈筋（中指の深指屈筋）
- T_1：指外転筋（小指外転筋）
- L_2：股屈筋
- L_3：膝伸筋
- L_4：足背屈筋
- L_5：長母趾伸筋
- S_1：足底屈筋

損傷の神経学的レベル（neurological level of injury）　連続する頭側の運動知覚が正常の場合，筋力が徒手筋力テストで 3 以上の，最尾側の髄節を，損傷の神経学的レベルとする.

完全麻痺と不全麻痺　完全麻痺は，最下位髄節（S_{4-5}）の運動と感覚機能が完全に喪失しているものである．つまり肛門括約筋の随意収縮がなく，肛門皮膚粘膜移行部の触覚，痛覚，圧覚がないものである．仙髄部からの神経線維は解剖学的に脊髄の最も外側部を走行しており，不全麻痺の場合に最も温存されやすい．この仙髄部の機能が温存されている（sacral sparing）かどうかを診察する.

Asia Impairment Scale（AIS）　麻痺の質的評価として使用される（▶表 1）.

(2)　Zancolli（ザンコリ）の分類（▶表 2）

　頸髄損傷四肢麻痺患者の手指機能再建のための腱移行術において，手術適応患者の選択と術式決

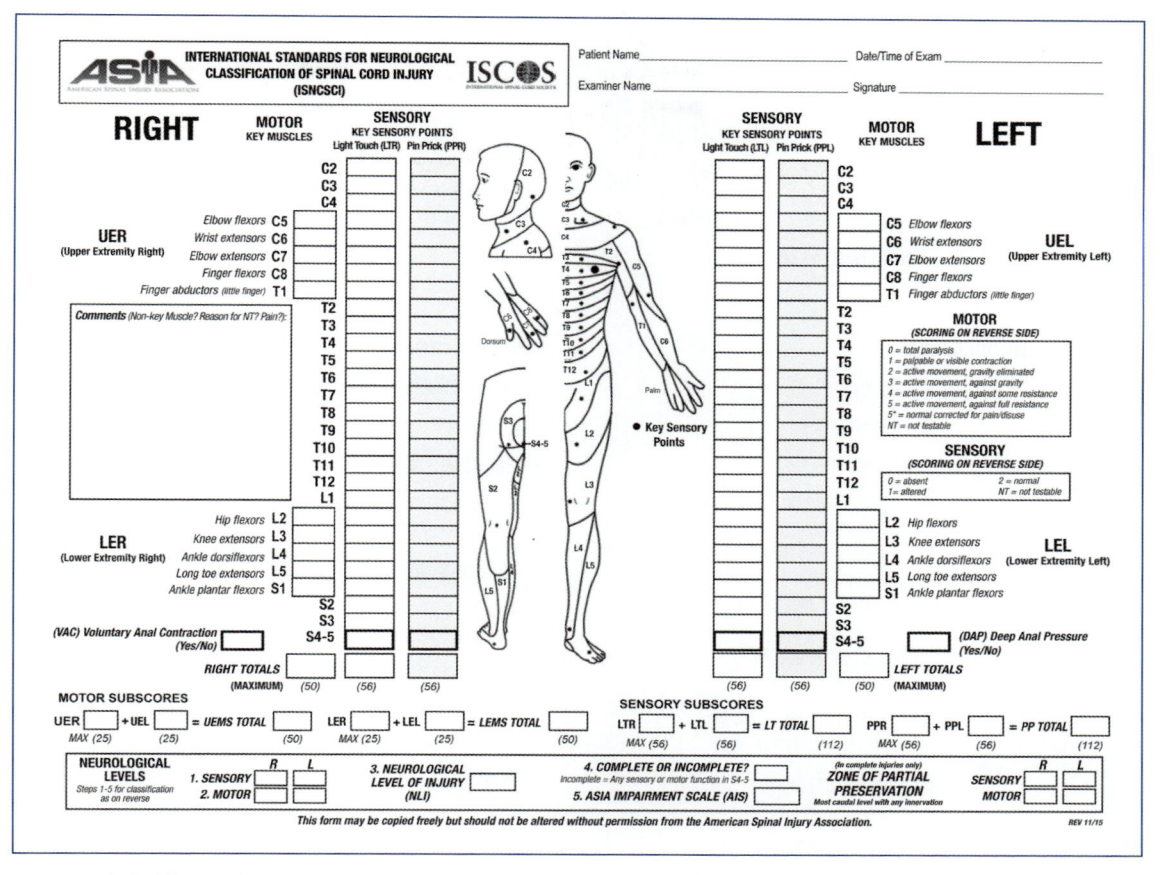

▶図5 機能障害尺度（ASIA ISNCSCI）
〔American Spinal Injury Association: http://asia-spinalinjury.org/より〕

▶表1 ASIA Impairment Scale（AIS）

A	complete	仙髄節 S_{4-5} 領域に運動知覚機能がないもの
B	sensory incomplete	損傷レベル以下に運動機能消失．知覚は仙髄節 S_{4-5} 領域を含めて残存．運動機能は運動レベル以下両側に3髄節以上残存しない
C	motor incomplete	運動機能が損傷レベル以下に残存．神経学的損傷レベル（NLI）以下の key muscle の半数以上が筋力3未満
D	motor incomplete	運動機能が損傷レベル以下に残存．神経学的損傷レベル（NLI）以下の key muscle の半数・半数以上が筋力3以上
E	normal	脊髄損傷の所見があったものを評価しすべてが正常であるもの

〔American Spinal Injury Association: http://asia-spinalinjury.org/より〕

定のために作成された．上肢運動機能によって四肢麻痺患者を細かく分類できる．

（3） Frankel（フランケル）の分類（▶表3）

神経学的所見を大まかに5段階に分けている．

（4） その他

活動制限の評価法としては，脳卒中など他の疾患にも用いられる機能的自立度評価法（Functional Independence Measure; FIM），バーセル・インデックス（Barthel Index）などがある．

4 不全麻痺の分類（▶図6）

a 中心部損傷型

脊髄中心部の灰白質が損傷され白質の伝導機

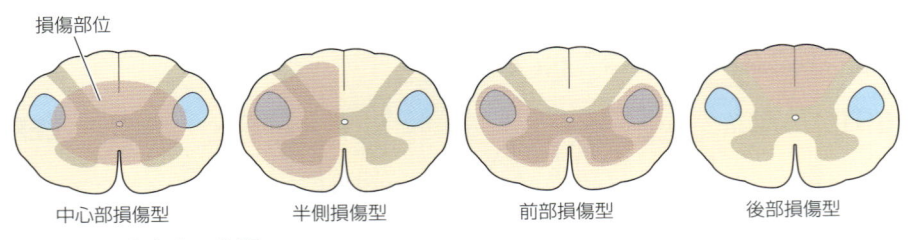

損傷部位

| 中心部損傷型 | 半側損傷型 | 前部損傷型 | 後部損傷型 |

▶図 6　不全麻痺の分類

▶表 2　Zancolli の分類

C₅	上腕二頭筋 上腕筋	A	腕橈骨筋（−）
		B	腕橈骨筋（＋）
C₆	長橈側手根伸筋 短橈側手根伸筋	A	手関節背屈弱い
		B	手関節背屈強い Ⅰ　回内筋（−） 　　橈側手根屈筋（−） Ⅱ　回内筋（＋） 　　橈側手根屈筋（＋） Ⅲ　回内筋（＋） 　　橈側手根屈筋（＋） 　　上腕三頭筋（＋）
C₇	総指伸筋 小指伸筋 尺側手根伸筋	A	尺側の指の完全な伸展 母指と橈側の指の麻痺
		B	指の完全な伸展 ただし母指の伸展は弱い
C₈	長母指伸筋 尺側手根屈筋 深指屈筋	A	尺側の指の完全な屈曲 橈側の指と母指の屈曲の麻痺 完全な母指の伸展
		B	すべての指の完全な屈曲 母指の屈曲は弱い 手の手内筋の麻痺 浅指屈筋はあるかないか

▶表 3　Frankel の分類

A. 運動・知覚喪失
損傷部以下の運動・知覚が失われているもの
B. 運動喪失・知覚残存
損傷部以下の運動機能は完全に失われているが，仙髄域などに知覚が残存するもの
C. 運動残存（非実用的）
損傷部以下に，わずかな随意運動機能が残存しているが，実用的運動は不能なもの
D. 運動残存（実用的）
損傷部以下に，かなりの随意運動機能が残されており，下肢を動かしたり，あるいは歩行などもできるもの
E. 回復
神経学的症状，すなわち運動・知覚麻痺や膀胱・直腸障害を認めないもの．ただし，深部反射の亢進のみが残存しているものはこれに含める

能が残存する型である．錐体路は上肢の伝導路が内側，下肢の伝導路が外側を走行しており，上肢の麻痺が下肢より強い．手指機能低下が大きな ADL 障害につながるので，手指機能回復を重視する必要がある．頸部の過伸展損傷で発生し，頸椎に加齢変性所見のある高齢者に多くみられ，明らかな骨傷はない．

b 半側損傷型

損傷された側の運動と深部覚，触覚が障害され，反対側の温度覚と痛覚が障害される．

c 前部損傷型

深部感覚，触覚は保たれるが，運動麻痺があり，温度覚と痛覚が障害される．

d 後部損傷型

後索の機能が障害され，深部感覚が障害される．

B 脊髄損傷の随伴症状と合併症

1 脊髄ショック

重度の脊髄損傷となった場合，受傷直後には脊

髄ショック(spinal shock)という状態になり，脊髄は伝導機能を失って，損傷部以下の脊髄反射もすべて消失する．脊髄ショックは24〜48時間ほど持続するといわれており，脊髄を介したなんらかの反射が出現すれば，ショックを離脱したと考える．ショックの離脱徴候の検査として，反射が早期に出現する球海綿体反射(➡ NOTE-1)や肛門反射(➡ NOTE-2)が広く用いられている．

2 骨傷

脊椎に脱臼骨折，高度の損傷がある場合は，脊椎の除圧，固定術を行うことが多い．不安定な脊椎を安定した状態にして，二次的損傷を防止することで，早期にリハビリテーションを始められる．

X線写真上，明らかな骨傷がなく，著明な不安定性がない場合には，牽引，装具固定などの保存的療法を行うことが多い．

3 呼吸障害

a 呼吸のメカニズムとその障害

吸気では外肋間筋と横隔膜が収縮し，胸郭の容積が広がり，空気が吸い込まれる．呼気では内肋間筋が収縮し，胸郭が縮み，空気が吐き出される(▶表4)．

C_4 以下の麻痺では，横隔膜の麻痺はないので吸気はできるが，呼吸補助筋である外・内肋間筋，腹筋が麻痺のため，呼気は大きく障害され，咳，

▶表4 呼吸筋の神経支配と働き

呼吸筋	神経	作用
横隔膜	C_2〜C_4	円蓋を引き下げ，吸息筋として働く
外肋間筋	T_1〜T_{11}	胸郭を拡大して吸息筋として働く
内肋間筋	T_1〜T_{11}	胸郭を縮小して呼息筋として働く

排痰が困難になり，肺活量も減少する．胸郭の運動が悪いままで放っておくと，胸郭自体が硬くなり，呼吸器感染症にかかりやすくなる．

頸髄損傷の急性期においては，呼息筋群の麻痺があるため咳ができず，痰の喀出が困難になる．呼吸合併症が最も危険なのは受傷後3〜5日で，痰の貯留が，無気肺や肺炎の原因となる．

b 肺理学療法

(1) 排痰法，咳嗽介助

- 体位排痰(重力を利用して痰を太い気管支へと誘導する)
- 胸郭叩打，振動(肺胞壁から分泌物を遊離させる)
- 咳嗽介助(咳に合わせて胸郭をしぼる)

(2) 肺拡張，胸郭可動性の維持

- springing(呼息に合わせて上胸部を両手で圧迫し，吸息に合わせて急に圧迫を解除する)

(3) 呼吸筋力維持，強化

仰臥位になっている患者の腹部に500g程度の砂嚢をのせて深呼吸をさせる．

(4) 呼吸方法の指導

深くゆっくりした呼吸へ誘導する．

4 排尿障害

基本的な事項に関しては，第34章「排尿障害」(➡ 351ページ)を参照のこと．

脊髄損傷の排尿障害は，同一患者でも発症後の時間経過により異なる．尿路管理の目的は，バランス膀胱(balanced bladder)，すなわち十分な膀胱容量を有し，残尿量が少なく，膀胱尿管逆流

NOTE

1 球海綿体反射(bulbocavernosus reflex)

いずれも手指を肛門に挿入した状態で刺激して確認する．男性は亀頭，女性は陰核の刺激によって，肛門括約筋が収縮する反射．

2 肛門反射(anal reflex)

肛門周囲の皮膚の刺激によって肛門括約筋が収縮する反射．

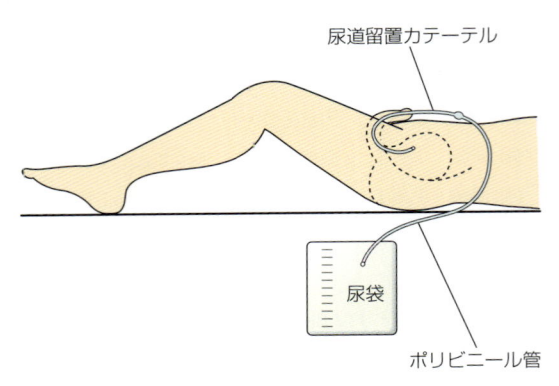

▶図 7　尿道留置カテーテル法
尿道瘻をつくらないよう，勃起位にしてカテーテルを止める.

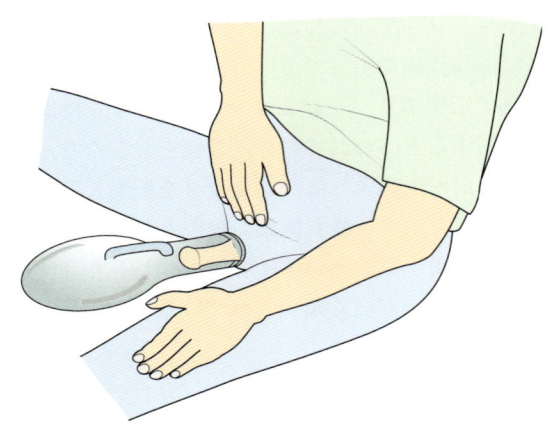

▶図 8　自動型膀胱での排尿
下腹部，会陰部などの trigger point を刺激し，排尿反射を誘発して排尿する.

（vesicoureteral reflux; VUR）が認められない状態にすることである.

　時期による一般的な注意点を述べる.

ⓐ 急性期の注意点

　脊髄の損傷直後は，脊髄ショックの状態になり，排尿反射は消失し，尿閉の状態となる. 放置すると膀胱は充満し，過伸展膀胱となり，膀胱壁が破壊され線維化をおこす. このような膀胱は細菌の侵襲に対して弱く，難治性尿路感染の原因となる.

　急性期の尿路管理法には，以下の 2 つがある.

（1）間欠導尿法

　導尿を 1 日数回行う. ただし，膀胱を過伸展させないため，1 回尿量を 500〜600 mL 以下になるよう導尿回数を調整する.

（2）尿道留置カテーテル法（▶図 7）

　尿路感染はほぼ必発である. 使用期間はできるだけ短期間にする.

ⓑ 回復期の注意点

　受傷後 1〜3 か月の時期で，膀胱の収縮が徐々に出てくることが多い. カテーテル抜去を検討する. 尿道括約筋部の圧を低下させるために α 受容体遮断薬を用いることもある. 脊髄の損傷部位により，以下のタイプの膀胱となる.

（1）自動型膀胱（automatic bladder）

　脊髄の上位損傷にみられ，仙髄の排尿中枢は損傷していないため，排尿反射が存在する. 皮膚−内臓反射を利用できるので，下腹部，大腿内側，陰茎体部，会陰部などの trigger point を探し，皮膚を軽くこすり，排尿を促すことがある（▶図 8）.

（2）自律型膀胱（autonomous bladder）

　脊髄の下位損傷にみられ，仙髄排尿中枢以下が損傷を受け，排尿反射が消失している.

ⓒ 慢性期の注意点

　受傷後 3〜4 か月を過ぎてくると膀胱の状態はほぼ固定してくる. 不全損傷の場合は，慢性期に，正常に近い排尿が可能となることも多い. 残尿は 50 mL 以下を目指す. バランス膀胱にならない場合は，以下の方法を考慮する.

（1）間欠導尿

　残尿をなくすことで，尿路感染成立を阻止する. 1 日 5〜6 回程度行う. 対麻痺など上肢機能のよい患者では自己導尿を指導する（▶図 9）. 四肢麻痺患者では介助者が行う場合もある.

（2）膀胱瘻

　膀胱に直接孔をあけ，瘻孔をつくる. 尿道損傷などのために導尿操作のできない患者，高位損傷患者で上肢機能の改善が望めない患者などが適応となる.

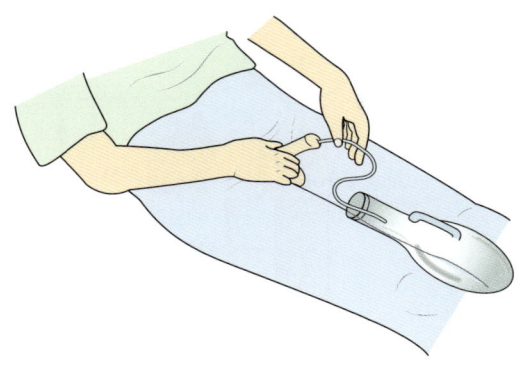

▶図9 自己導尿
脊髄損傷の尿路管理の基本的手技である.

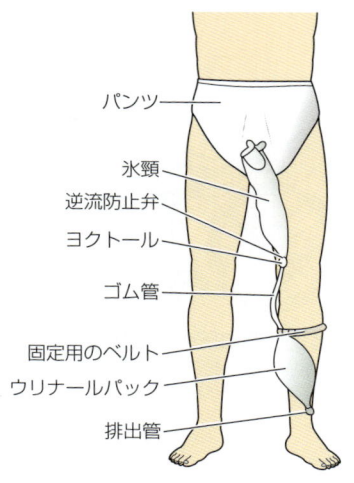

パンツ
氷頸
逆流防止弁
ヨクトール
ゴム管
固定用のベルト
ウリナールパック
排出管

▶図10 集尿器
ウリナールパックにたまった尿を一定
時間ごとに排出管より捨てる.

d 尿路合併症

　以下の合併症の防止のため，半年〜1年に1回は静脈性腎盂造影などの検査を行い，結石の有無，膀胱の形，水腎症の有無をみておく.

(1) 痙性萎縮膀胱

　慢性期になっても尿道カテーテル留置のまま放置されると，膀胱が萎縮する.

(2) 膀胱尿管逆流

　尿が膀胱から尿管へ逆流する．この状態では感染尿が簡単に腎まで達し，腎盂腎炎をおこす.

(3) 尿路感染

　残尿の多い場合は尿路感染をおこしやすい．発熱する場合は，急性腎盂腎炎を疑う.

(4) 尿路結石

　症状がない場合が多い．繰り返す尿路感染，血尿があれば疑う.

(5) 尿道憩室

　会陰部や陰茎尿道移行部が腫れてきたら疑う.

e 尿失禁

　失禁は社会生活をするうえで問題となる．間欠導尿，薬物でうまくコントロールできない場合は集尿器を用いるが，女性では密着性に難点がある（▶図10）.

5 自律神経障害

a 体温調節障害

　脊髄損傷者では，感覚障害部の発汗機能が低下，または消失している．頸髄損傷，上部胸髄損傷では麻痺域が広く，発汗による体温調節がうまくいかないため，しばしば夏期に，うつ熱による高体温を呈することがある．体温上昇時には，環境室温を下げ，身体を冷却する.

b 起立性低血圧

　脊髄損傷者は一般に，低血圧傾向が認められる．特に T_5 以上の損傷者は起立性低血圧をおこす頻度が高く，意識を喪失することもある．内臓神経（交感神経）が機能を失い，下肢や腹部内臓の血管収縮が障害され，静脈に血液が停滞し，低血圧がおこる.

　ただちに仰臥位にするか，車椅子を倒し，頭部を低くする（▶図11）．腹部，下肢の血液貯留を防ぐ目的で，圧迫帯を用いたり，起立台（tilt table）で起立訓練を行う.

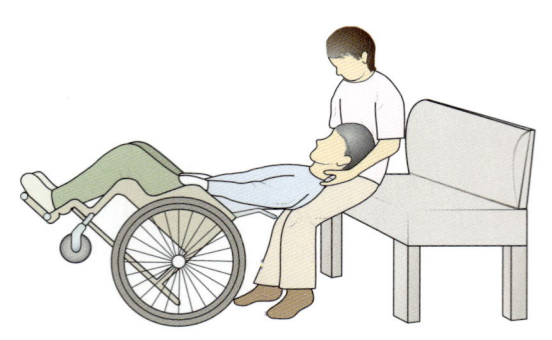

▶図 11　起立性低血圧への対処法
車椅子上で低血圧症状をおこしたら，患者の体が水平になるように介助者が前輪を上げる．

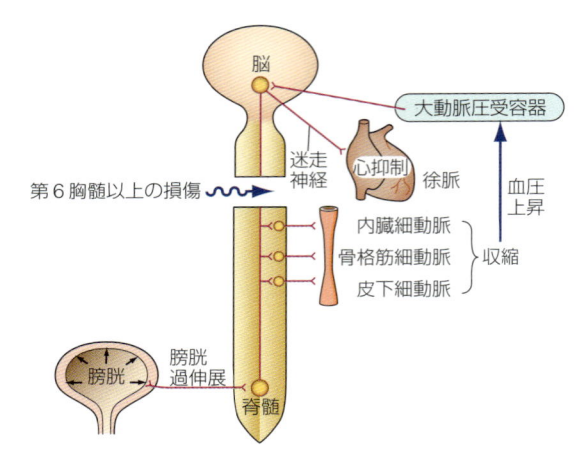

▶図 12　自律神経過反射の発生機序
膀胱過伸展刺激が，脊髄交感神経節前ニューロンを興奮させ，細動脈が収縮し，血圧上昇をまねく．健常者では血圧上昇は大動脈弓の圧受容器を刺激して，血管系に抑制的に働くが，T_6 以上の脊髄損傷では星状神経節との神経路が離断されているために交感神経への抑制がきかず，著しい昇圧が生じる．

C 自律神経過反射

　自律神経過反射（autonomic hyperreflexia）は，第 6 胸髄より上位の脊髄損傷の際にみられる．発作性の高血圧，発汗，立毛，頭痛，徐脈を主徴とする自律神経系の異常な反射である（▶図 12）．

　膀胱の尿貯留による拡張，直腸内の便充満が刺激となって，反射性に血管が収縮して血圧が上昇する．血圧上昇は大動脈弓の圧受容体を刺激して，迷走神経を介して血圧低下と徐脈をきたすが，脊髄損傷のため，血圧の下降は不十分である．この反射は排尿反射の回復期以降にみられ，高血圧により脳出血をきたす危険性もある．発作時は導尿，α 受容体遮断薬を使用する．軽度の頭痛，立毛，発汗は代償尿意として利用される．

6 性機能障害

　詳細については，第 35 章「性機能障害」（➡ 356 ページ）を参照のこと．

7 排便障害

　脊髄損傷の急性期では麻痺性イレウスのため，一時的に腹部膨満の状態になる．この時期を過ぎると脊髄反射が回復するが，はじめから十分な自然排便は期待できない．

　健常者では，食事をとると，胃大腸反射が誘発されて腸蠕動が亢進し，糞便が直腸内に移動する．すると直腸内圧が上昇し，便意を感じる．また，直腸内圧の上昇は直腸肛門反射を促し，意識的に腹圧をかけることで便の排出が行われる．脊髄損傷者では，便意が大脳に伝えられず，意識的に腹圧をかけることもできないため，排便しにくい．しかし，温存されている胃大腸反射，直腸肛門反射を利用できる．

　排便は毎日一定の時間に試みる．前夜に緩下剤を服用したり，坐薬，浣腸を使用して自分にあった排便方法を見つける．

8 褥瘡

　褥瘡（pressure sore）とは，一定期間血液循環が途絶えて発生した，皮膚と皮下組織の阻血性壊死である．

　人は寝ていても，無意識に体を動かして，体の特定の部分に長い時間圧力がかかるのを防いでいる．痛覚がなかったり，自由に体を動かすことができない場合には，体の特定の部分だけに長い時

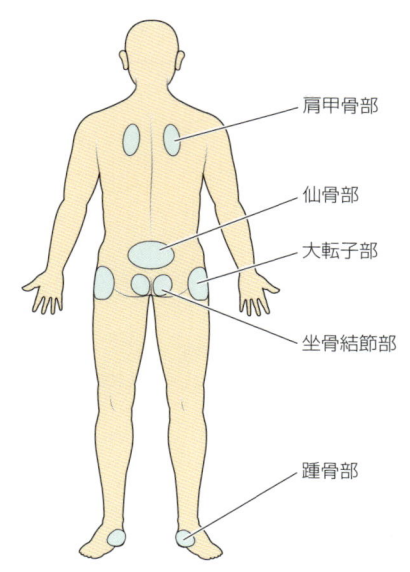

肩甲骨部

仙骨部

大転子部

坐骨結節部

踵骨部

▶図 13 褥瘡の好発部位

間圧力が加わり，血流が途絶えて皮膚を含めた組織が壊死をおこす．皮下に骨の隆起がある部分では，皮膚が骨とマットの間に挟まれて，血液循環が停止し，褥瘡ができやすい．好発部位は仙骨部，大転子部，踵骨部などである（▶図 13）．

また，脱水，栄養不良，貧血，浮腫などで，全身状態が不良になると褥瘡が発生しやすく，また治癒しにくい．

褥瘡は短時間でできるが，治癒させるためには，かなりの期間が必要である．まずは，褥瘡の予防に努めることが基本である．

2 時間おきの体位変換と，好発部位の皮膚のチェックを励行する．車椅子でのプッシュアップも指導する．車椅子のクッションを選ぶことも重要である．

9 その他の留意すべき症状・合併症

a 痙縮

脊髄損傷患者で脊髄の錐体路が傷害されると，傷害部以下の運動髄節に痙縮（spasticity）が出現する．痙性麻痺は不全麻痺者では，立位動作時に

痙縮を利用して支持性を得られるといった利点もある．しかし，痙縮が強いと，拘縮がおきたり，ADL を妨げることがある．

対策としては，筋弛緩薬，神経ブロックなどがある．

b 異所性骨化

異所性骨化（ectopic ossification）とは，解剖学的に骨が存在してはならない部分に新生骨形成をみることである．受傷後 4～10 週に関節部周辺に発赤，腫脹，熱感が出現し，その軟部組織に骨化が出現する．股関節，膝，肘，肩関節が多い．その結果，関節可動域の制限が生じる．発生機序は不明だが，暴力的な他動的関節運動による関節周囲組織の外傷が関与している．

治療としては，外科的切除，内服薬がある．

c 外傷後脊髄空洞症

慢性期に原因不明の疼痛，感覚障害や麻痺の上行を認めた場合はこれを疑う．成因は不明である．

d 骨粗鬆症

運動麻痺がある部位では，廃用性の骨萎縮がおこる．骨萎縮がおきた長管骨は，わずかな外力で骨折をおこしやすい．

C 脊髄損傷の心理的問題，訓練，日常生活

1 心理的問題

障害を受けてから障害受容に至るまでの過程は個人により異なり，一定の経過をたどるわけではない（▶図 14）．

急性期に，治療者側が少しでも早い患者の再適応を目指すあまり，患者との間にずれを生じる危

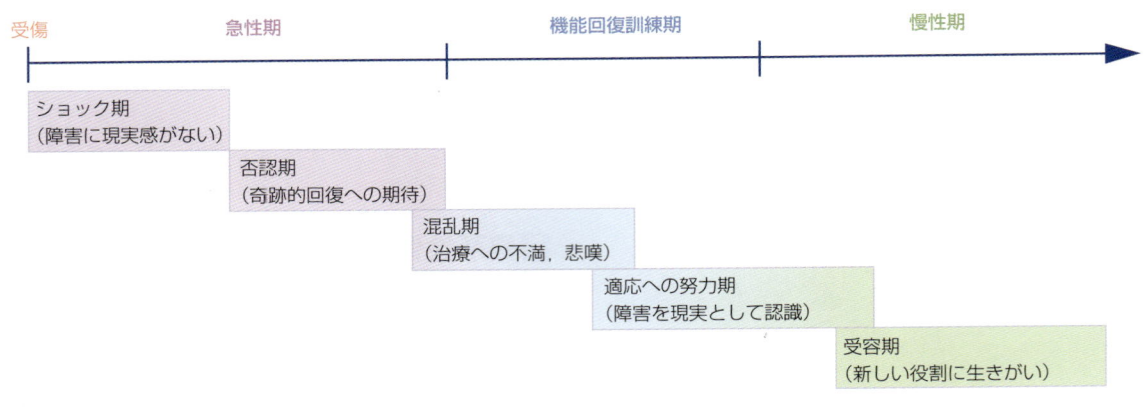

▶図 14　障害受容の過程

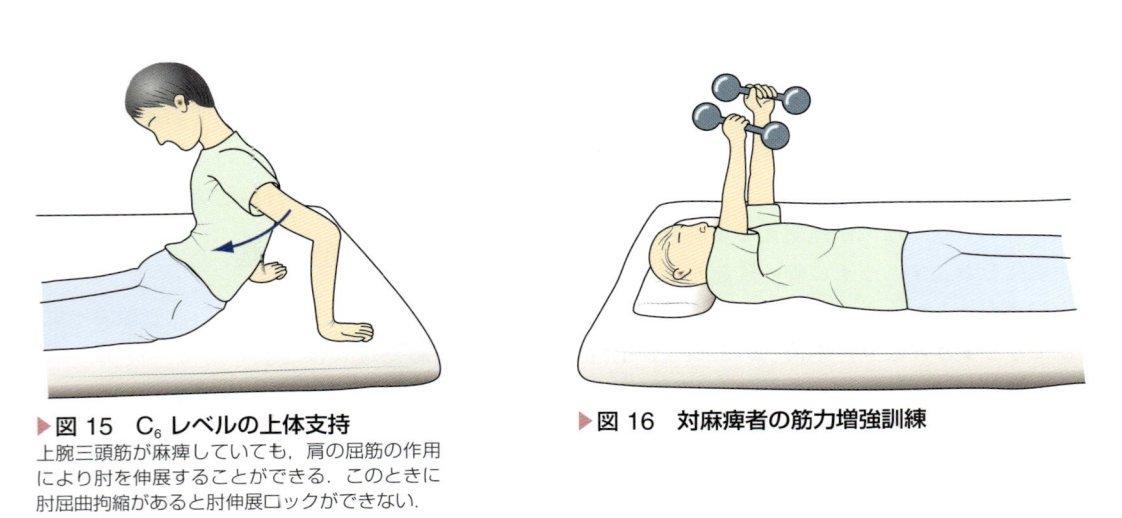

▶図 15　C₆ レベルの上体支持
上腕三頭筋が麻痺していても，肩の屈筋の作用
により肘を伸展することができる．このときに
肘屈曲拘縮があると肘伸展ロックができない．

▶図 16　対麻痺者の筋力増強訓練

険がある．まだ自分自身を障害者として認めてい
ない時期に，障害者としての再生への努力を促す
ような動機づけをされると，患者の心的負担は大
きく，さまざまな心身反応を呈することがある．

2 機能訓練

a 関節可動域訓練

　関節拘縮とは，関節を構成する軟部組織，すな
わち皮膚，筋肉，靱帯，神経などの短縮を原因と
する関節可動域の制限である．

　C₆ レベルでは，肘屈曲拘縮がおこると上体支持
に必要な肘伸展ロックが不可能となる（▶図 15）.

　また，膝伸展位での股関節屈曲可動域の制限も
座位，移動動作に著しく影響する．

　ただし，無理な伸展や暴力的な関節可動域訓練
は異所性骨化の誘因になる．

b 筋力増強訓練

　上肢で体重を支えなければならないため，十分
な筋力で肩関節や肘関節の固定性を得ることが必
要である．筋力増強訓練を積極的に行う必要があ
る．

　胸腰髄損傷では鉄アレイを用い，頸髄損傷では
重り滑車，ゴムバンド，徒手抵抗を用いる．また，
座位訓練，プッシュアップ，車椅子での重り引き
など，各種の動作に必要な筋の筋力は，その動作
を行うことで獲得する（▶図 16）.

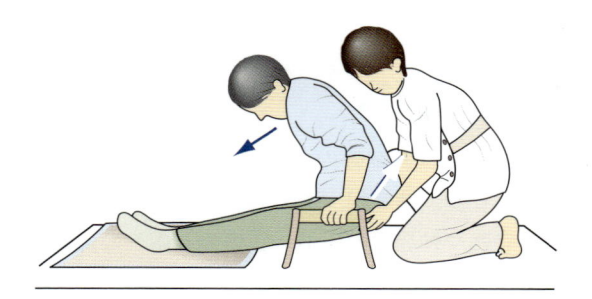

▶図 17　対麻痺者のプッシュアップ
はじめはスライディングボードとプッシュアップ台を使用する．セラピストは体幹の前傾を利用して殿部を引き上げる．

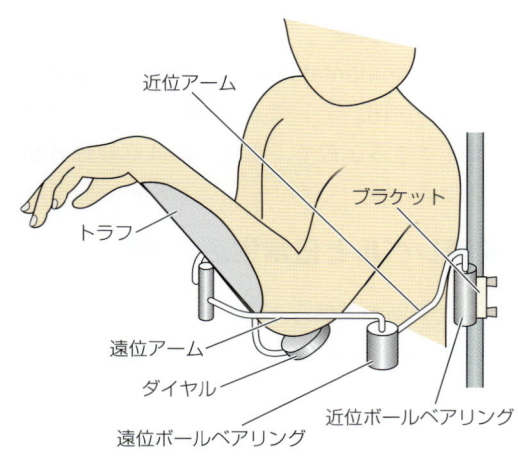

▶図 18　BFO
複数のボールベアリングと支柱を用いて上肢の重さを免荷している．

c プッシュアップ

　四肢麻痺，対麻痺の起居，移動，移乗動作にとって，最も基本的かつ重要なトレーニングである．

　C_7 四肢麻痺以下のレベルでは，上腕三頭筋の筋力が保たれるため，肘を伸ばして殿部を挙上するプッシュアップが可能になる（▶図 17）．座位バランスがよくなれば，ベッドから車椅子への移乗もできるようになり，車椅子による日常生活は自立する．

　C_6 レベルでは上腕三頭筋がほとんど機能していないため，肘関節を伸展位にロックした位置から押し上げ動作を行う．

d 歩行訓練

　両下肢完全麻痺の場合は，上肢，体幹の十分な筋力があって初めて可能となる．T_{12} レベルでは，長下肢装具とクラッチで歩行可能だが，実用性には乏しい．L_3 レベルでは，短下肢装具と杖で実用的歩行が可能である．

　重度麻痺では，実用的歩行につながらなくても，抗重力位での活動を増加させる目的で，免荷トレッドミル，ロボットを用いた歩行訓練が行われる．

e 手指機能訓練

　中心性損傷では手指の拘縮防止と随意性を向上させる訓練が必要である．

3 日常生活に関する事項

a 車の運転

　自動車運転の自立には，座席への乗り降り，車椅子の積み下ろしができなければならない．

b スポーツ

　障害者スポーツの競技では，障害の種類，損傷程度によってクラス分けが行われる．わが国ではバスケットボール，アーチェリー，陸上競技，水泳などのほかにも多くの種目がある．

c 四肢麻痺患者の装具，装置

（1）　BFO（balanced forearm orthosis）
　肩関節のわずかな動きを動力源として，上腕，前腕の動きをコントロールする（▶図 18）．

（2）　RIC（Rehabilitation Institute of Chicago）型
　　　把持装具
　手関節背屈を実用的に行え，手関節，手指に可動域制限のない C_6 レベルの患者が適応．手関節のテノデーシス（➡ NOTE-3）アクションによる把持動作をより効果的に行う．

(3) 環境制御装置
（environmental control system; ECS）

住居内の照明，テレビ，エアコンなどを自由に遠隔操作できる装置で，重度の四肢麻痺患者が主な適応である．

d 麻痺レベルと日常生活の予後

- C_4：全介助の状態．下顎，舌，口唇などを用いて電動車椅子を動かす．環境制御装置を使用する．
- C_5：大部分介助の状態．歯磨き，食事動作，書字，ワープロ操作が自助具の装着で介助〜自立．BFO，自助具を使って食事ができる．ハンドリムの工夫で，平地での普通型車椅子駆動ができる．電動車椅子，ワープロ，パソコンの使用ができる．
- C_6：中等度〜一部介助の状態．手関節背屈ができ，装具でピンチも可能．更衣，自己導尿，一部移乗動作可能．特殊便座による排便，書字，自動車運転が可能．普通型車椅子の使用ができる．
- C_7：一部介助〜ほぼ自立の状態．身辺動作はほぼすべて自立可能．プッシュアップ，移乗動作可能，通常の洋式トイレでの排便，入浴，段差や坂道での車椅子操作が可能になる．
- $C_8 \sim T_1$：普通型車椅子で ADL が自立する．
- T_{12}：長下肢装具をつけて松葉杖で大振り歩行が可能であるが，実用性には乏しい．普通型車椅子を使用する．
- L_3：短下肢装具，杖で実用的歩行が可能である．

NOTE

❸ テノデーシス（tenodesis）

手指を屈曲するときには手関節を背屈し，手指を伸展するときには手関節を屈曲すること．手関節を動かすことで，手指の屈曲，伸展が行いやすくなる．

D 脊髄腫瘍

脊髄腫瘍は脊髄管内に発生する腫瘍の総称で，腫瘍は脊髄，神経根，あるいは硬膜や脊椎に発生し，脊髄や神経根の圧迫，腫瘍の脊髄への侵襲による症状が生じる．腫瘍の症状と経過は，発生部位と良性か悪性かにより異なる．

脊髄腫瘍は発生部位により，硬膜外腫瘍（硬膜の外から脊髄を圧迫），硬膜内髄外腫瘍（硬膜と脊髄の間に発生した腫瘍が脊髄を圧迫），髄内腫瘍（脊髄の中から発生し，脊髄を浸潤）の 3 つに分類される（▶図 19）．

硬膜外腫瘍のなかで転移性腫瘍が最も頻度が高く，肺癌と乳癌，前立腺癌などが脊椎に転移しやすい．強い腰痛を契機に，転移巣が硬膜外腫瘍として発見されることもある．

硬膜内髄外腫瘍は神経鞘腫と髄膜腫が多い．腫瘍の発生源は，神経鞘腫が神経根，髄膜腫が硬膜である．いずれも良性腫瘍で，徐々に増大して脊髄を圧迫するが，脊髄への浸潤はない．

髄内腫瘍は上衣腫と星細胞腫が多く，いずれも脊髄の神経膠細胞から発生することから，神経膠腫と総称される．多くは良性だが，脊髄の中から周囲の脊髄組織を圧迫する．

a 症状

症状の進行は，良性腫瘍では数か月〜数年とゆっくりであるが，悪性腫瘍では速い．症状は腫瘍の部位で異なるが，多くは手足の感覚障害や局所の痛みに始まり，腫瘍増大による脊髄への圧迫の拡大につれて，手足の麻痺や排尿障害が出現する．

b 診断

造影剤を用いた MRI で，ほとんどの脊髄腫瘍は診断できる．腫瘍による骨破壊を伴う場合は CT スキャンや脊椎の X 線撮影を，腫瘍か血管腫かの診断には血管撮影を行う．

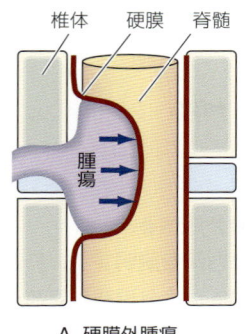 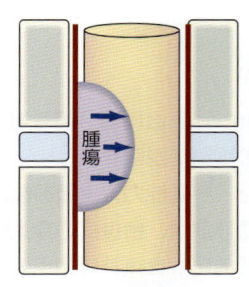 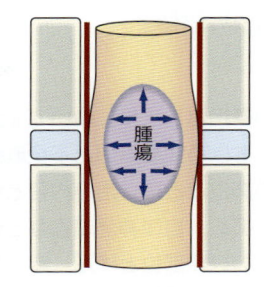

椎体　硬膜　脊髄

A. 硬膜外腫瘍　　B. 硬膜内髄外腫瘍　　C. 髄内腫瘍

▶ 図 19　脊髄腫瘍の分類

🄲 治療

　転移性腫瘍には，状態がよければ，腫瘍摘出術と原発巣への治療を行う．硬膜内髄外腫瘍，髄内腫瘍は顕微鏡下で摘出する．残った腫瘍には放射線照射や化学療法を行う．リハビリテーションは，腫瘍切除術や腫瘍による神経症状に対して脊髄損傷に準じて行う．

🄴 理学・作業療法との関連事項

1. 自律神経過反射は訓練中にもおこるので，症状，対処法をよく理解しておく必要がある．顔がほてる，頭重感などの訴えは自律神経過反射を疑って血圧測定を行い，血圧が高い場合は，まず導尿を依頼する．
2. 起立性低血圧は座位訓練や立位訓練の開始当初に多いが，血管拡張薬（降圧薬や排尿障害の治療薬として）でも生じる．脳貧血に対しては車椅子を傾けて体を水平にするか，マットに寝かすかを行うが，弾性ストッキング，腹帯を用いて，訓練が中断しないように工夫する．

3. 急性期の関節可動域訓練は力を入れないで愛護的に行い，異所性骨化をまねくことがないようにする．手指などは治療スタッフだけでは訓練量が不十分になりやすいので，家族にも関節可動域訓練が行えるように愛護的な操作を指導する．
4. 麻痺の状態に合わせた下肢装具や上肢装具，自助具を用いて，治療の進行を早める工夫をする．不全麻痺では筋力自体は弱くても個々の筋の随意性が残っている場合は，麻痺自体の回復を目指した治療を十分行う必要がある．
5. 尿路感染，褥瘡などの合併症の予防は，本人・家族へ繰り返し指導し，本人と家族に治療に参加するとの意識をもってもらうことが重要である．
6. 機能的電気刺激法を用いた起立や歩行，身体を吊してのトレッドミル歩行など，歩行回復の新しい治療が試みられ，動物実験では細胞移植や神経栄養因子投与によって脊髄切断後の神経路形成が可能になりつつあり，近い将来の臨床応用も夢ではない．若年者は完全麻痺でも関節拘縮など，将来の医療技術の発展の恩恵を受けられなくするような合併症をつくらないように努力する必要がある．

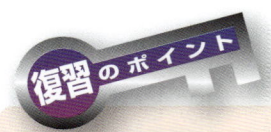

- 脊髄損傷の各損傷レベルについて key muscle と皮膚分節を述べる.
- 脊髄損傷における完全麻痺と不全麻痺の区別を説明する.
- 脊髄損傷の高位ごとに，治療内容と歩行・移動能力，上肢機能の予後を述べる.
- 排尿障害や褥瘡，自律神経障害などの随伴症状，合併症の発生機序と対策を説明する．ことに，間欠自己導尿，褥瘡の好発部位と除圧，起立性低血圧や自律神経過反射については十分理解しておく必要がある.
- 脊髄腫瘍の経過，分類について述べる.

第25章

変性疾患（錐体外路系を除く），脱髄疾患

学習目標
- 変性疾患の定義を理解し，脊髄小脳変性症，筋萎縮性側索硬化症の症状，検査，治療法，予後を学ぶ.
- 脱髄疾患の定義を理解し，多発性硬化症，急性散在性脳脊髄炎の症状，検査，治療法，予後を学ぶ.

A 変性疾患

　変性疾患は系統的に神経が脱落していく原因不明の疾患である．錐体外路系の変性疾患については次の章で述べる．

1 脊髄小脳変性症

　脊髄小脳変性症（spinocerebellar degeneration; SCD）は小脳性あるいは脊髄後索性の運動失調を主症状とし，小脳または脊髄の系統変性を主な病変とする疾患の総称である．有病率は 10 万人あたり 18 人ほどである．

　病因から，遺伝性のものと孤発性（非遺伝性）のものがある．約 3 割が遺伝性，7 割が孤発性である．脊髄小脳失調症（spinocerebellar ataxia; SCA）は遺伝子異常の内容によって分類される（▶表 1）.

　運動失調以外の症候として，錐体路徴候，錐体外路徴候，企図振戦，自律神経症状，末梢神経症状を伴うことがある．診断には，二次性の運動失調（脳血管障害，炎症，腫瘍，多発性硬化症，内分泌異常，薬物中毒）を除く.

　治療は効果が確実なものはないが，薬物療法〔小脳症状：TRH（thyrotropin releasing hormone），

タルチレリン，クロナゼパムなど，パーキンソニズム：抗 Parkinson（パーキンソン）病薬〕，経頭蓋磁気刺激とリハビリテーション（歩行訓練や失調症状あるいは痙縮への補装具：重りバンド，緊縛

▶表 1　脊髄小脳変性症の診断基準と分類

診断基準

1) 小脳性ないしは後索性の運動失調を主要症候とする.
2) 徐々に発病し，緩徐進行性である.
3) 病型によっては遺伝性を示す．その場合は優性遺伝のことが多いが，劣性遺伝もある.
4) その他の症候として，時に錐体路徴候，錐体外路徴候，自律神経症状，末梢神経症状，高次脳機能障害などを示す.
5) 頭部 CT・MRI で，多くは小脳や脳幹の萎縮を，時に大脳基底核病変を認める.
6) 脳血管障害，炎症，腫瘍，多発性硬化症，薬物中毒など二次性の運動失調症を否定できる.

分類

1. **非遺伝性**（全体のなかの 67%）
   - 皮質性小脳萎縮症（非遺伝性の 36%）
   - 多系統萎縮症（非遺伝性の 64%）
2. **遺伝性**（全体のなかの 33%）
   - 脊髄小脳失調症（spinocerebellar ataxia）
     - 1 型：SCA1
     - 2 型：SCA2
   - Machado-Joseph 病（MJD）：SCA3
   - 歯状核赤核・淡蒼球ルイ体萎縮症（dentato-rubro-pallido-luysian atrophy; DRPLA）
     - 6 型：SCA6
     - 7 型：SCA7
   - ビタミン E 単独欠乏性失調症
   - アプラタキシン欠損症
   - 遺伝性痙性対麻痺

帯，下肢装具，杖)を行う．

以下，主要な疾患について説明するが，治療は特異的なものにだけふれる．

I. 非遺伝性脊髄小脳変性症

a 皮質性小脳萎縮症

皮質性小脳萎縮症(cortical cerebellar atrophy; CCA)は，歩行失調を主症状とし，それに比べて軽度の上肢の失調と失調性構音障害を伴う．

特徴は，錐体路徴候や錐体外路徴候を伴わないことである．

病因 小脳虫部の萎縮

発症 40 歳代後半に発症．遺伝性はない．小脳性運動失調のみで，パーキンソニズムや自律神経症状はない．

検査 CT，MRI で小脳にのみ萎縮

b 多系統萎縮症

多系統萎縮症(multiple system atrophy; MSA)の変性は，小脳系，大脳基底核系，自律神経系と錐体路におこる．従来，橋小脳系を中心に障害されるものをオリーブ橋小脳萎縮症(olivopontocerebellar atrophy; OPCA)，大脳基底核系が障害されるものを線条体黒質変性症(striatonigral degeneration; SND)，自律神経系が障害されるものを Shy-Drager(シャイ・ドレーガー)症候群(Shy-Drager syndrome; SDS)としてきた．現在，これらは MSA と総称され，脊髄小脳変性症の 40% ほどを占める．MSA は小脳性運動失調を主体とする MSA-C と，パーキンソニズムを主体とする MSA-P に分けられる．わが国では，MSA-C が 7〜8 割，MSA-P が 2〜3 割である．

MSA-C は 40〜60 歳に，小脳性運動失調(四肢の運動失調，失調性構音障害)で発症し，自律神経症状(尿失禁，排尿困難，起立性低血圧，失神，陰萎)や錐体外路症状(パーキンソニズムなど)，錐体路症状〔深部反射の亢進，Babinski(バビンスキー)反射陽性〕を伴う．頭部 MRI で小脳，橋底

部の萎縮を認める．

MSA-P はパーキンソン症状から発症し，自律神経症状を伴う．Parkinson 病と比べて進行が速く，L-DOPA の補充療法への反応が乏しく，症状の左右差や安静時振戦が少なく，構音障害が目立つ．死因は誤嚥性肺炎などの感染症が多く，夜間の突然死もある．

II. 遺伝性脊髄小脳変性症

a 常染色体優性

(1) Machado-Joseph 病(MJD)

SCA3(spinocerebellar ataxia type 3)とも呼ばれる．遺伝性脊髄小脳変性症のなかで，最も頻度が高い．

病因 小脳萎縮，脳幹(特に被蓋部)萎縮．常染色体優性遺伝(➡ NOTE-1)，表現促進現象(➡ NOTE-2)(＋)

発症 若年〜中年，時に老年．眼振や錐体路徴候(痙縮)のほか，アテトーシス，ジストニア，眼球運動障害，筋萎縮などもある．晩期には時に感覚障害，排尿障害も認められる．

検査 頭部 CT・MRI で小脳萎縮，脳幹(特に被蓋部)萎縮

- 遺伝子検査：第 14 染色体長腕の MJD1 遺伝子内 CAG リピート異常

(2) 脊髄小脳失調症 6 型
(spinocerebellar ataxia type 6; SCA6)

病因 小脳の萎縮．常染色体優性遺伝，表現促進現象(−)

NOTE

1 ポリグルタミン病

常染色体優性遺伝の多くは，ポリグルタミン鎖をコードする CAG の 3 塩基繰り返し配列の異常伸長があると称される．

2 表現促進現象

世代を経るごとに発症年齢が若年化する現象で，CAG の 3 塩基繰り返し配列の異常伸長が増大している．

発症 中年〜老年．小脳性運動失調症状のみを呈する．歩行障害，四肢の失調，構音障害，眼振などを認める．進行は緩徐

検査 頭部の CT・MRI で小脳萎縮のみ

- 遺伝子検査：第 19 染色体長腕上の a1A サブユニット遺伝子内 CAG リピート異常

（3） 歯状核赤核淡蒼球ルイ体萎縮症
　　　（dentato-rubro-pallido-luysian atrophy; DRPLA）

病因 小脳と脳幹の萎縮．常染色体優性遺伝，表現促進現象（＋＋）

発症 小児から中年まで，発病年齢によって臨床症状が異なる．小脳性運動失調のほか，眼振や錐体路徴候があるが，外眼筋麻痺，筋萎縮，感覚障害は少ない．てんかん発作を伴う例はこの病型を疑う．

- 若年発症：ミオクローヌス，てんかん，精神遅滞，小脳性運動失調
- 40 歳以上の発症：小脳性運動失調，舞踏アテトーシス，性格変化，認知症

検査 頭部の CT や MRI で小脳萎縮，脳幹萎縮

- 遺伝子検査：第 12 染色体短腕の遺伝子内 CAG リピート異常

（4） 脊髄小脳失調症 1 型
　　　（spinocerebellar ataxia type 1; SCA1）

病因 小脳萎縮，脳幹萎縮．常染色体優性遺伝

発症 若年〜中年．小脳失調で発症し，深部腱反射亢進，眼振，外眼筋麻痺などが出現し，進行期には筋萎縮，外眼筋麻痺，深部腱反射の低下を伴う．

検査 頭部 CT・MRI で小脳萎縮，脳幹萎縮

- 遺伝子検査：第 6 染色体短腕の SCA1 遺伝子内 CAG リピート異常

（5） 脊髄小脳失調症 2 型
　　　（spinocerebellar ataxia type 2; SCA2）

発症 若年〜中年．常染色体優性遺伝．小脳失調で発症し，早期から緩徐眼球運動や深部腱反射の低下がみられるのが本疾患の特徴．病期後半に発動性低下や人格低下，筋トーヌスは経過とともに低下．

検査 頭部 CT・MRI で小脳萎縮，脳幹萎縮

- 遺伝子検査：第 12 染色体長腕の SCA2 遺伝子内 CAG リピート異常

（6） 脊髄小脳失調症 7 型
　　　（spinocerebellar ataxia type 7; SCA7）

発症 若年〜中年．常染色体優性遺伝．小脳失調か視力低下の症状を示し，眼底検査で網膜黄斑部色素変性がある．緩徐眼球運動，外眼筋麻痺，深部腱反射亢進，下肢の痙縮が多い．

検査 頭部 CT・MRI で小脳萎縮，脳幹萎縮

- 遺伝子検査：第 3 染色体短腕の SCA7 遺伝子内 CAG リピート異常

b 常染色体劣性

同胞の発病が多い．多彩な症状を合併することが多い．

（1） Friedreich（フリードライヒ）失調症

発症 多くは 20 歳以下の若年発症．常染色体劣性遺伝：欧米人では第 9 染色体長腕の frataxin 遺伝子変異であるが，アジア系人種では frataxin 遺伝子変異はない．

下肢優位の後索症候が主で，深部腱反射の消失，Babinski 徴候，拡張型心筋症，足変形，脊柱側弯，構音障害，認知症などが多い．

検査 頭部 CT・MRI で脊髄の萎縮，軽度の小脳萎縮

（2） ビタミン E 単独欠乏性失調症

発症 20 歳以下の若年．常染色体劣性遺伝，血中ビタミン E の単独欠損（ビタミン E を輸送する α トコフェロール転移蛋白の欠損）．Friedreich 失調症と同様で，運動失調と深部感覚障害，深部腱反射の消失，Romberg（ロンベルグ）徴候陽性，Babinski 徴候，表在覚障害，四肢の筋力低下，筋萎縮，網膜色素変性，凹足．コレステロールと中性脂肪の高値

検査 頭部の CT・MRI で小脳，脳幹の萎縮はなく，時に脊髄の萎縮

治療 早期からのビタミン E の補充療法

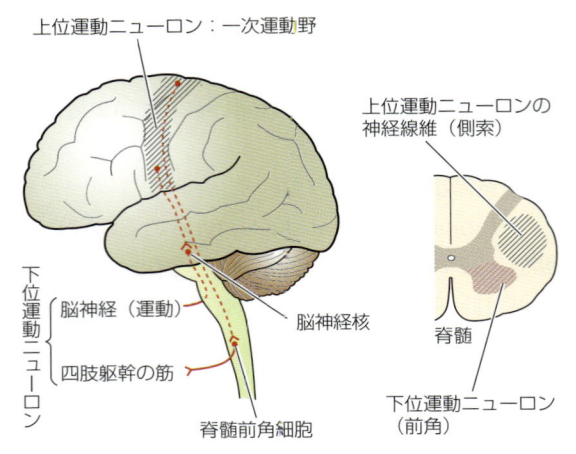

▶図 1　運動ニューロン疾患における病変部位

上位運動ニューロン障害は一次運動野の大型錐体細胞の脱落とその神経線維の萎縮（内包後脚から脳脚），下位運動ニューロンの障害は脳神経の運動核と脊髄前角神経と側索の萎縮

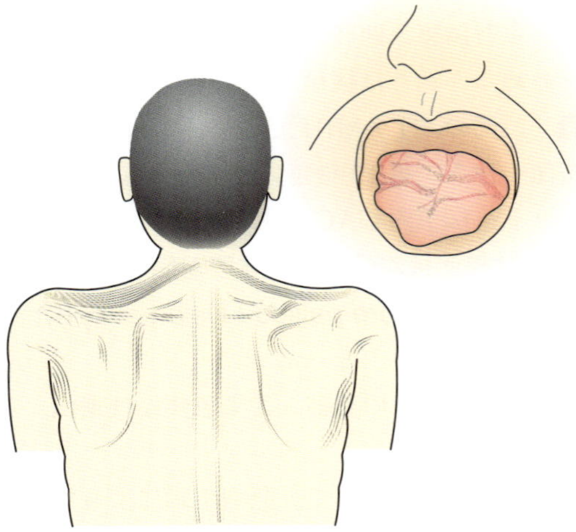

▶図 2　筋萎縮性側索硬化症の肩・舌の筋萎縮

脊柱傍筋，肩甲帯の筋群の萎縮が目立つ．

（3）　アプラタキシン欠損症（EAOH/AOA1）

発症　20 歳以下の若年発症．常染色体劣性遺伝，新規蛋白アプラタキシン（APTX）の欠失．低アルブミン血症，高コレステロール血症のほか，下記の神経症候がみられる．

- 幼年期：失調症状（歩行障害），不随意運動，眼球運動失行（衝動性眼球運動の開始の障害），眼球運動制限
- 10 歳代：深部感覚障害
- 20 歳代以降：深部腱反射の消失，筋萎縮，筋力低下

検査　頭部 CT・MRI で小脳の萎縮

🄫 家族性痙性対麻痺

発症　劣性遺伝あるいは優性遺伝，孤発例（遺伝性なし）．下肢優位の痙性麻痺，時に後索症状，視神経萎縮，眼振，認知症

検査　頭部の CT・MRI は異常所見に乏しい．症候性痙性対麻痺（脊髄腫瘍，多発性硬化症，頸椎症など）を除外する．

- 遺伝子検査：paraplegin, spastin, L1CAM, PLP（proteolipid protein）など遺伝子が見いだされている．

② 運動ニューロン疾患

運動系だけ選択的に変性が生じる疾患で，障害の範囲で 2 つに大別される（▶図 1）（➡ 79 ページ参照）．

①上位運動ニューロン（upper motor neuron; UMN）と下位運動ニューロン（lower motor neuron; LMN）の障害：筋萎縮性側索硬化症

②下位運動ニューロンのみの障害：脊髄性進行性筋萎縮症

🄰 筋萎縮性側索硬化症（ALS）

筋萎縮性側索硬化症（amyotrophic lateral sclerosis; ALS）の多くは，一側上肢の筋力低下と筋萎縮で始まり，対側にも拡大する（▶図 2）．手では母指球筋と骨間筋の萎縮で猿手や鷲手を呈する．

特徴的な線維束性攣縮は四肢の筋の一部がピクピクするが，舌では表面がモジョモジョと小さく波打つように見える．

2〜3 年の経過で急速に筋力低下と筋萎縮が進行し，球麻痺（嚥下障害，構音障害，無声，舌の萎縮），呼吸筋麻痺になる（▶表 2, 3）．

▶**表 2　Awaji 基準**
（Awaji 提言を取り入れた改訂 El Escorial 診断基準）

診断グレード	診断基準
Definite	脳幹と脊髄 2 領域における上位・下位運動ニューロン障害の臨床徴候あるいは電気生理学的異常
	または，脊髄 3 領域における上位・下位運動ニューロン障害の臨床徴候あるいは電気生理学的異常
Probable	2 領域における上位・下位運動ニューロン障害の臨床徴候あるいは電気生理学的異常，かつ下位運動ニューロン徴候より頭側の領域に上位運動ニューロン徴候
Possible	1 領域における上位・下位運動ニューロン障害の臨床徴候あるいは電気生理学的異常
	または，2 領域以上の上位運動ニューロン徴候のみ
	または 1 領域の上位運動ニューロン徴候とそれより頭側の下位運動ニューロン徴候

〔de Carvalho M, *et al*: Electrodiagnostic criteria for diagnosis of ALS. *Clin Neurophysiol* 119:497–503, 2008 より〕

▶**表 3　上位・下位運動ニューロン障害の徴候**

		脳幹	頸髄	胸髄	腰仙髄
下位運動ニューロン徴候	●筋力低下 ●筋萎縮 ●線維束性収縮	●下顎・顔面，口蓋 ●舌 ●喉頭	●頸部 ●上腕・前腕 ●手 ●横隔膜	●背筋 ●腹筋	●背筋 ●腹筋 ●下肢
上位運動ニューロン徴候	●反射の病的拡大 ●クローヌス	●下顎反射亢進 ●口尖らし反射 ●仮性球麻痺 ●強制泣き・笑い ●病的深部腱反射亢進	●深部腱反射亢進 ●Hoffmann 反射 ●痙縮 ●萎縮筋腱反射保持	●腹皮反射消失 ●腹筋反射亢進 ●痙縮	●深部腱反射亢進 ●Babinski 徴候 ●痙縮 ●萎縮筋腱反射保持

〔Brooks BR, *et al*: World Federation of Neurology Research Group on Motor Neuron Diseases. El Escorial revisited: Revised criteria for the diagnosis of amyotrophic lateral sclerosis. *Amyotroph Lateral Scler Other Motor Neuron Disord* 1:293–299, 2000 より〕

　末期まで意識は清明で，感覚，眼瞼や眼球運動と膀胱直腸の筋障害はなく，褥瘡もできにくい．

　進行性球麻痺（progressive bulbar palsy）は球麻痺で発症する ALS の一亜型であるが，蛋白同化ホルモンで増悪する．

病因　家族性のものは遺伝性であるが，大多数を占める孤発性のものは原因不明．中毒説（鉛，水銀など），自己免疫説，栄養要因欠乏説がある．大脳皮質から脊髄を含む運動路の萎縮（運動野の大型錐体細胞の脱落，脳神経運動核の萎縮，脊髄前角の萎縮，側索，前索の萎縮）も議論されている．

発症　60 歳代，70 歳代で最も発症率が高い．男女比は 2：1．多くは孤発例，一部に優性遺伝

検査　筋電図で振幅の大きな神経原性の活動電位，運動神経伝導時間は正常．

治療　有効な治療法はない．興奮性神経伝達物質であるグルタミン酸の拮抗薬（リルゾール）が，生存期間を 2〜3 か月延長する．

　急速に筋萎縮が進行する病初期は基礎代謝が亢進する．進行期は筋肉量が減り，基礎代謝は低下する．体重を一定に保つよう栄養管理を行う．

　リハビリテーションの目的は，廃用性の筋力低

下と関節拘縮の防止，代償手段の獲得である．筋肉への過負荷は筋力低下を早めるので，翌日まで疲労が残らない程度の訓練量とする．

病状の進行に合わせて，リハビリテーションの内容の変更を行う．

- 歩行が可能な時期：健常筋の強化，効率的な起居動作と ADL の指導（住宅改造：洋式トイレで温水洗浄暖房便座，自助具）
- 歩行が困難な時期：補装具の使用，短時間の訓練と休息（過労防止），転倒しない移動動作と介助法の指導，呼吸訓練
- 臥床の時期：頸椎装具使用で車椅子座位による残存機能維持，呼吸と排痰訓練（補助呼吸筋の強化，体幹と胸郭の可動域訓練，呼吸運動，排痰訓練，体位排痰法），胃瘻，非侵襲的陽圧換気療法（non-invasive positive pressure ventilation; NPPV），気管切開下陽圧換気（tracheotomy positive pressure ventilation; TPPV），コミュニケーション手段の習得

ｂ 脊髄性進行性筋萎縮症

脊髄性進行性筋萎縮症（spinal progressive muscular atrophy; SPMA）では，成人期に発症し，線維束性収縮を伴う筋萎縮と筋力低下が緩徐に進行するが，上位運動ニューロン障害の症状を欠く．深部反射亢進，病的反射，感覚障害や自律神経障害はない．

病因　不明

（1）　Werdnig-Hoffmann 病

Werdnig-Hoffmann（ウェルドニッヒ・ホフマン）病は，出生時に floppy infant（筋緊張低下児）で呼吸困難を呈し，全身の筋萎縮著明で，4 歳までに死亡する．常染色体劣性遺伝である．

（2）　Kugelberg-Welander 病

Kugelberg-Welander（クーゲルベルク・ウェランダー）病は，10 歳前後で，腰帯や下肢近位筋の筋力低下と筋萎縮で発症する．進行は遅く長期間歩行可能である．深部反射低下，Babinski 反射陰性がみられ，常染色体劣性遺伝である．

ｃ 球脊髄性筋萎縮症（BSMA），Kennedy-Alter-Sung 病

球脊髄性筋萎縮症（bulbospinal muscular atrophy; BSMA）または Kennedy-Alter-Sung（ケネディ・オルター・ソン）症候群は成人期に発症し，球麻痺と四肢の筋萎縮が緩徐に進行する．女性化乳房，血清 CK 上昇がみられ，伴性劣性遺伝である．

ｄ 若年型一側上肢筋萎縮症（平山病）

青年期男性に発症し，一側上肢に筋萎縮，脱力をきたし，数年間進行したのち，停止する．C_7，C_8 の脊髄前角に限局する循環障害性壊死性病変がいわれているが，原因不明の場合も多い．

Ｂ 脱髄疾患

中枢神経の軸索をとり囲む髄鞘の形成細胞であるオリゴデンドログリアと Schwann（シュワン）細胞（▶ 図 3）が一次的に障害される疾患を脱髄疾患（demyelinating disease）と呼ぶ（▶ 表 4）．

中枢神経組織に多巣性の脱髄病変が次々おこるため，多彩な神経症状が再発と寛解を繰り返すのが特徴である．

1 多発性硬化症

多発性硬化症（multiple sclerosis; MS）は，脱髄巣が多発（空間的多発）し，症状の寛解と増悪を繰り返す（時間的多発）（▶ 図 4）．視力低下，構音障害，嚥下障害，運動麻痺，感覚障害，小脳性運動失調，膀胱直腸障害がある．女性に多く，30 歳ころから 50 歳までに発症する．

特異的な神経症状として，以下のものがある．

（1）　視神経炎（optic neuritis），球後視神経炎（retrobulbar optic neuritis）

視力低下，中心暗点など視野欠損，眼痛，眼底

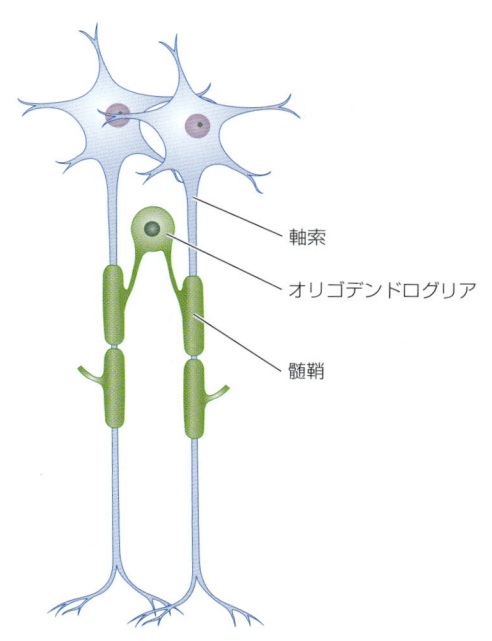

▶図3　神経細胞とオリゴデンドログリア
軸索を被う髄鞘を形成するのは，中枢神経ではオリゴ
デンドログリア，末梢神経では Schwann 細胞である．

▶表4　中枢神経系の脱髄疾患の分類

1. 髄鞘破壊性
a. 多発性硬化症 　慢性再発性 　視神経脊髄炎（Devic 病） 　急性多発性硬化症（稀） 　Balo 病（同心円性硬化症）（稀） b. 急性散在性脳脊髄炎 　感染後性・傍感染性 　ワクチン接種後性 　特発性

2. 髄鞘形成不全性
白質ジストロフィー

検査で乳頭浮腫，視神経萎縮

（2）外眼筋麻痺（external ophthalmoplegia）

　動眼神経麻痺，外転筋麻痺が多い．特徴的な
ものに内側縦束（medial longitudinal fasciculus;
MLF）症候群がある（➡ NOTE-3）．

（3）Lhermitte（レルミット）徴候

　頸部を前屈すると項部から下肢まで電撃痛が放
散する．

（4）有痛性強直性痙攣（painful tonic seizure）

　激痛を伴った上肢や下肢の強直性痙攣

（5）発作性かゆみ（paroxysmal itching）

　感覚刺激や運動で強い瘙痒感

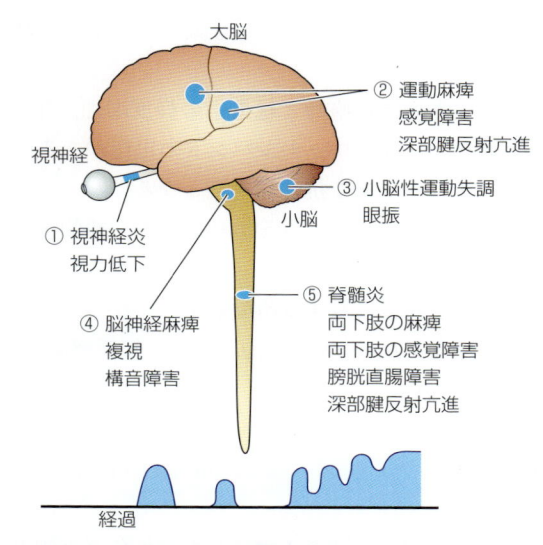

▶図4　多発性硬化症の神経障害と経過

（6）帯状絞扼感（girdle sensation）

　体幹に生じる帯状に締めつけられる異常感覚

（7）急性横断性脊髄炎
**　（acute transverse myelitis; ATM）**

　急性発症の四肢麻痺や対麻痺になる．

（8）視神経脊髄炎（neuromyelitis optica spec-
**　trum disorder; NMOSD）/Devic（デビック）**
**　病**

　視神経炎，急性脊髄炎，次の3項目：①3椎体
以上の長さを有する脊髄 MRI 病巣，②発症時に
脳 MRI 病巣が多発性硬化症の基準を満たさない，

NOTE

3 内側縦束（MLF）症候群

　側方注視の際，病巣眼球の内転障害，反対側外転眼の
水平眼振がみられる．輻輳は正常．

③末梢血で抗アクアポリン 4 抗体が陽性のうち 2 つを満たす場合，に診断される．

(9) useless hand syndrome

位置感覚，振動覚，識別感覚の障害で手が上手に使えない．

(10) Uhthoff(ウートホフ)現象

入浴や運動で体温が上昇すると，視力障害や麻痺症状が一過性に悪化する．近年，積極的に運動療法を行うほうが筋力低下が少ないとの考え方が強くなっている．

検査 画像診断と髄液検査が重要である．

MRI の T_2 強調画像で脳室周囲や皮質下白質，あるいは脊髄の脱髄巣が高信号域として描出される．

髄液検査で，細胞数と総蛋白の軽度増加，IgG の上昇，オリゴクローナルバンドの出現がある．

抗アクアポリン 4 抗体が陽性となる．

病因 T 細胞が介在するミエリン抗原を標的抗原とする自己免疫機序による．

治療 免疫異常に対する治療が中心になる．

①副腎皮質ホルモン製剤療法：大量，短期療法（パルス療法）

②血液浄化療法（plasmapheresis）

③インターフェロン β 製剤（interferon-β；IFN-β）

④免疫抑制剤：アザチオプリンなどの免疫抑制剤

⑤対症療法：痙縮には筋弛緩薬，疼痛には抗てんかん薬，抗うつ薬，神経因性膀胱には薬物療法

リハビリテーション 麻痺，痙縮，感覚障害に対する機能レベルでの治療と視力障害の代償，補装具などの積極的利用で，起居移動能力や ADL を向上させる（▶表 5）．

2 急性散在性脳脊髄炎

急性散在性脳脊髄炎（acute disseminated encephalomyelitis; ADEM）は急性に発症し，脳炎型は高熱，意識障害，髄膜刺激症状，痙攣などを，髄膜炎型はミエロパチー（対麻痺や感覚障害，膀

▶**表 5 多発性硬化症**

1. 特異的な神経症状

①視神経炎，球後視神経炎
②外眼筋麻痺
③Lhermitte 徴候：頸部の前屈で電撃痛
④有痛性強直性痙攣：激痛を伴う強直性痙攣
⑤発作性かゆみ：感覚刺激で強い瘙痒感
⑥帯状絞扼感：体幹の帯状の異常感覚
⑦急性横断性脊髄炎：急性発症の四肢麻痺や対麻痺
⑧useless hand syndrome：感覚障害で手が不器用
⑨Uhthoff 現象：体温上昇による症状の一過性悪化

2. 検査

● MRI の T_2 強調画像：大脳～脊髄の白質に高信号域
● 髄液検査：IgG の上昇，オリゴクローナルバンド
● 電気生理学的検査：障害された神経路の異常
● 抗アクアポリン 4 抗体

3. 病因

ミエリン抗原を標的抗原とする自己免疫

4. 治療

免疫異常に対する治療

5. リハビリテーション

麻痺，痙縮，感覚障害に対する治療，視力障害の代償，補装具

胱直腸障害など）を示す．

病巣の同時多発はあるが，再発はない．再発するのは多発性硬化症である．

病因 ワクチン接種や感染の後，5～14 日して免疫学的機序でおこる．大脳白質や脊髄に脱髄巣がみられる．

検査 白血球増多，CRP 陽性など炎症反応，MRI で大脳や脊髄に脱髄巣がみられる．

治療 副腎皮質ホルモン製剤，リハビリテーションは痙性麻痺に対する機能レベルの治療（痙縮抑制，麻痺の改善），補装具などで起居移動能力の向上をはかる．

3 白質ジストロフィー

白質ジストロフィー（leukodystrophy）では，緩徐進行性に認知障害，性格変化，両側性の視力障害や深部腱反射亢進が現れる．

病因 代謝異常による髄鞘形成不全で両側性の大

脳白質に限定した異常

治療　対症療法，リハビリテーションでは ADL の障害に対する代償手段を工夫する．

C 理学・作業療法との 関連事項

1. 進行性の疾患は告知の有無について主治医に確認し，病気への説明に食い違いがないようにする（➡ NOTE-4）．
2. 進行性であっても，筋力増強や起居移動能力，ADL 訓練や補装具を積極的に用いて，障害の軽減と持続の維持をはかる．多くの例で廃用性の障害を生じているため，積極的治療で改善が得られる．運動失調に痙縮を伴う例への下肢装具は移乗や歩行の安定をもたらす．

NOTE

4 病名と病期の告知

①告知は患者と家族に同時に行う．
②進行性の疾患である．
③今後予想される問題点に対してサービスや情報を提供する医療機関がある．
④将来生ずる呼吸筋障害への治療として，気管切開して人工呼吸器を装着して延命を重視する方法と，人工呼吸器を装着せず寿命を病状の進行にまかせる方法があり，人工呼吸器装着後の療養環境について，入院生活と在宅生活を含めて説明する．
＊一度，人工呼吸器を装着すると，その後は呼吸器管理下の生活になるので，人工呼吸器装着前には十分なインフォームドコンセントが必要である．

3. 多発性硬化症では，症状の寛解・増悪があるので，患者も治療者も一喜一憂しない．確定診断が難しく，ヒステリー疑いの診断がついていることがあるが，特別扱いしない．

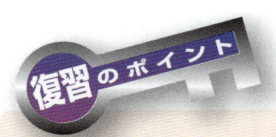
復習 の ポイント

- 変性疾患の定義と，脊髄小脳変性症，筋萎縮性側索硬化症の症状と経過について説明する．
- 脱髄疾患の定義と，多発性硬化症，急性散在性脳脊髄炎の症状と経過について説明する．

第26章

錐体外路の変性疾患

学習目標
- 錐体外路疾患の定義を理解し，Parkinson 病の症状，検査，治療法，予後を学ぶ．
- Parkinson 症候群の原因，症状，検査，治療法を学ぶ．
- 不随意運動を伴う錐体外路疾患を学ぶ．

A 錐体外路の変性疾患の定義

錐体外路疾患は，大脳基底核の障害による筋緊張の異常や不随意運動を主徴とするが，その多くは変性疾患である．変性疾患とは「ある系統の神経群が脱落していく疾患であり，神経の脱落の原因が不明であるもの」と定義される．ここでは Parkinson（パーキンソン）病を中心に，錐体外路の変性疾患について述べる．

B 錐体外路疾患各論

Parkinson 病症状（パーキンソニズム）を呈する変性疾患は多くあり，病歴や神経所見，検査で鑑別し，適切な治療を行う必要がある（▶図 1）．

1 Parkinson 病

a 症状

振戦，四肢の固縮，無動，姿勢反射障害の 4 大徴候と起立性低血圧などの自律神経障害がある（▶表 1）．

（1）安静時振戦（tremor）

5 Hz 前後の運動（屈伸，前腕の回内・回外），母指と中指や示指をすり合わせるような反復運動〔丸薬丸め運動（pill rolling）〕（▶図 2），口唇，下肢にも出現，睡眠中は停止する．

（2）固縮（rigidity）

他動的屈伸で抵抗があって，鉛管様現象（lead-pipe phenomenon），歯車様現象（cog-wheel rigidity または cog-wheel phenomenon）と呼ばれる（➡ 45 ページ参照）．

▶表 1　Parkinson 病の主要な症候と経過

1. 症状（4 大徴候：①〜④）
①安静時振戦：5 Hz 前後の運動，丸薬丸め運動など
②固縮：他動的屈伸で抵抗がある，鉛管様現象，歯車様現象
③無動（寡動・動作緩慢）：運動の乏しさ，動作開始や運動遂行の遅さ，早い変換運動の障害，小刻み歩行，仮面様顔貌
④姿勢反射障害：立ち直りができない，突進現象
⑤自律神経障害：脂漏性顔貌，起立性低血圧，神経因性膀胱，便秘
⑥精神症状：抑うつ，不安焦燥，認知症，幻覚，せん妄
2. 症状の経過
（1）Parkinson 病症状の進行 　　一側の上肢→同側下肢→対側上肢→対側下肢へ
（2）L-DOPA 長期投与での症状変化 　　wearing-off 現象：燃え尽き現象，薬効時間の短縮 　　up and down 現象：服薬での軽快，増悪 　　on-off 現象：服薬時間と無関係な突然の増悪
（3）抗 Parkinson 病薬中断時 　　悪性症候群 　　抗 Parkinson 病薬中断時の発熱や錐体外路症状の悪化
3. 評価
Hoehn-Yahr の重症度分類

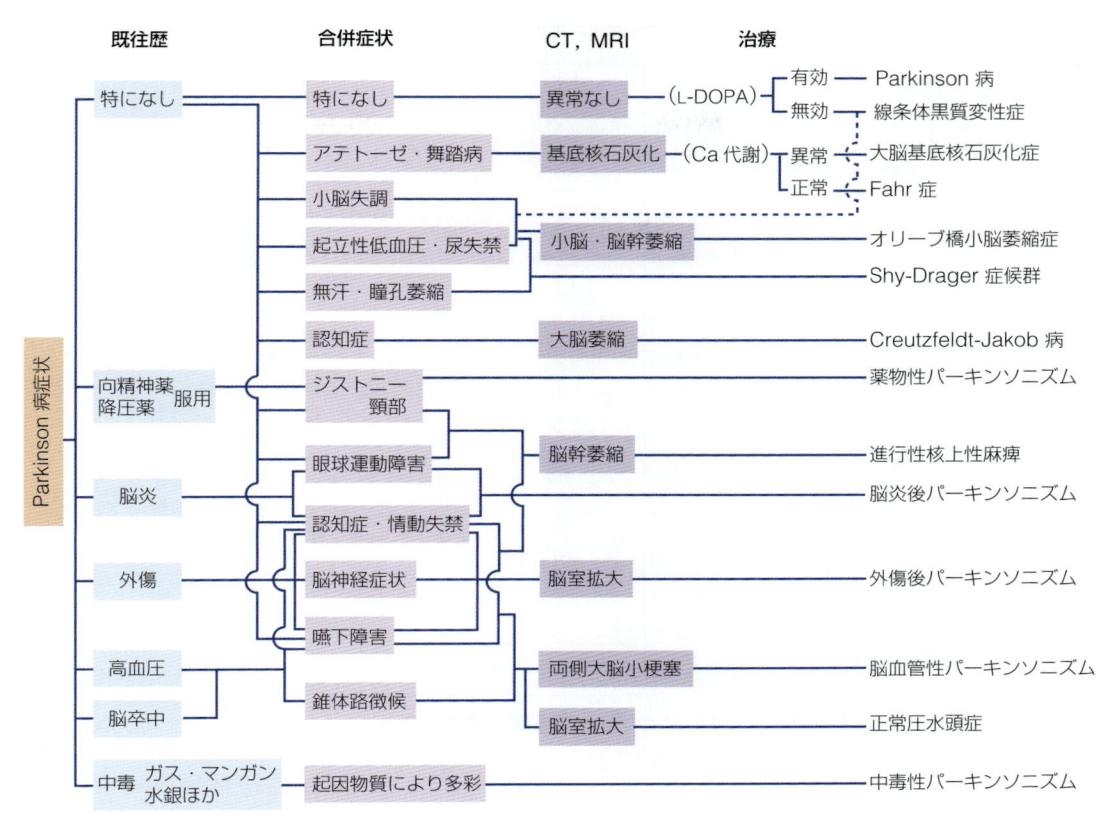

▶図1　Parkinson病症状の原因疾患

（3）　無動（akinesia）

動作緩慢（bradykinesia），運動減少（hypo-kinesia），寡動とも表現する．運動の乏しさ，動作開始の遅さ，運動遂行の遅さ，早い変換運動の障害，小刻み歩行，仮面様顔貌，小声で早口な構音障害が特徴的な臨床症状である．

（4）　歩行障害

歩行開始に逡巡（hesitation）したり，歩行途中で停止して足が動かせないこと〔すくみ現象（freezing phenomenon または frozen gait）〕もあるが，階段や床の線など目印になる刺激で改善することから，運動の発動と抑制の障害としてとらえる必要がある．

（5）　姿勢反射障害

　　（attitudinal reflexes disorders）

座位の患者を押すと立ち直りができず倒れそう

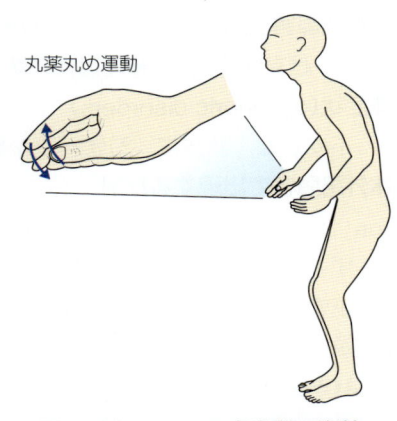

丸薬丸め運動

▶図2　Parkinson病患者の姿勢

になる．立位の姿勢は頸部はやや伸展，上半身はやや前屈，上肢はやや屈曲の屈筋優位の姿勢をとる（▶図2）．

立位の患者を押すと，倒れそうになりながら小

生活機能障害度		Hoehn-Yahr 重症度		
Ⅰ度	日常生活，通院にはほとんど介助を要さない	Stage 1		片側のみの障害で，機能低下はあっても軽微
		Stage 2		両側性または体幹の障害で，平衡障害はない．
Ⅱ度	日常生活，通院に部分介助を要する	Stage 3		姿勢反射障害の初期徴候がみられ，方向転換とか閉脚，閉眼起立時に押された際に不安定となる．身体機能は軽度から中等度に低下するが，仕事によっては労働可能で，ADL は介助を必要としない．
		Stage 4		症候は進行して，重症な機能障害を呈する．歩行と起立保持には介助を必要としないが，ADL の障害は高度である．
Ⅲ度	日常生活に全面的な介助を要し，独力では歩行起立不能	Stage 5		全面的な介助を必要とし，臥床状態

▶ 図 3　生活機能障害度と Hoehn-Yahr 重症度分類の対応

刻みに数歩足を送ったり〔突進現象（pulsion）〕，歩行中に徐々に加速し小走りになる〔前傾突進歩行（festination）〕症状がみられる．

（6）自律神経障害（autonomic dysfunction）

脂漏性顔貌，起立性低血圧，神経因性膀胱，便秘

（7）精神症状（dysphoric disorders）

抑うつ，不安焦燥，認知症，幻覚，せん妄

（8）錐体外路障害で出現する反射

- Myerson（マイヤーソン）徴候：眉間を指で叩打すると，ずっと叩打に合わせて眼輪筋が収縮する現象．正常では慣れが生じ，5〜6 回以降は眼輪筋が収縮しない．
- Westphal（ウェストファル）現象：仰臥位で足関節を受動的に背屈させ，その位置を保つと，前脛骨筋が収縮して腱が隆起して見える現象.

ⓑ 症状の経過と評価

発症は 55〜65 歳が多いが，40 歳未満の若年性 Parkinson 病もある．孤発性が多い．

原因　黒質のドパミン性神経細胞の変性脱落である．これらドパミン性神経細胞からのシナプスを受ける線条体のドパミンが減少し，Parkinson 病となる．

検査　CT，MRI，一般髄液検査に異常はない．

Parkinson 病では，心筋 MIBG（metaiodobenzylguanidine）シンチグラフィーで著明な取り込み低下を認め，他の疾患との鑑別に有効である．

経過　症状の進行は，一側の上肢→同側下肢→対側上肢→対側下肢への順に拡大することが多い．一側の症状にとどまる例は片パーキンソニズム（hemiparkinsonism）と呼ばれる．

症状は各種の治療にもかかわらず徐々に進行して臥床状態になる．平均余命は 9〜10 年といわれていたが，近年の治療法の進歩で改善している．

評価　症状や介助度から重症度を判定する Hoehn-Yahr（ホーエン・ヤール）の重症度分類が用いられる（▶ 図 3）．

鑑別診断　Parkinson 症候群との鑑別，パーキン

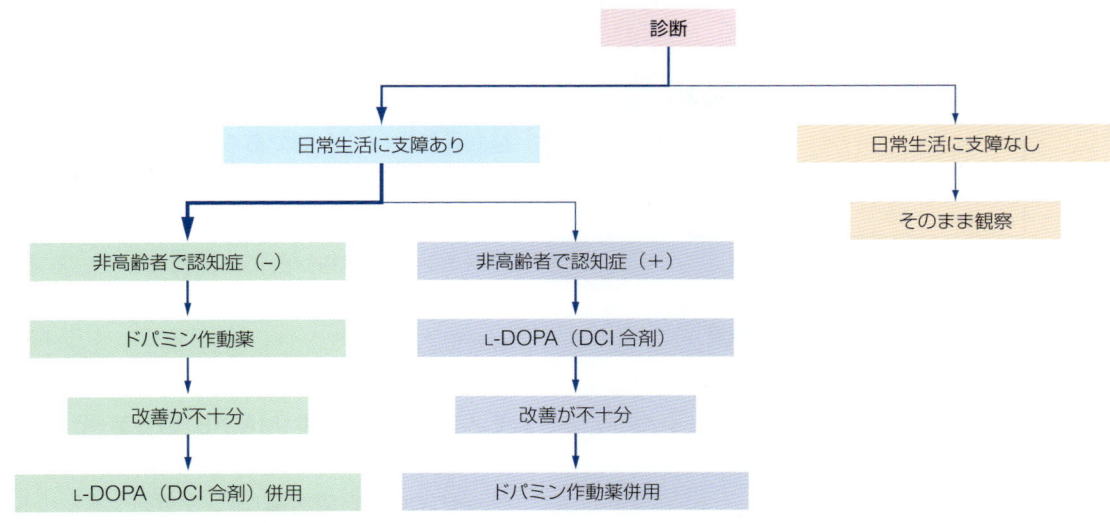

▶図4　Parkinson病の薬物治療過程

ソニズムをおこす薬物（向精神薬，降圧薬など），中毒物質について留意する．

🄲治療

薬物療法とリハビリテーションを，障害の重症度に応じて用いる．そのほかに，経頭蓋磁気刺激法，定位脳手術，線条体への細胞移植があり，遺伝子治療も研究されている（➡ Advanced Studies-1）.

（1）薬物療法

長期的には徐々に進行するので，作用部位の異なる薬物の併用を行い，積極的に症状の改善をはかる．

未治療のParkinson病の場合，L-DOPAを使うと早期から日内変動やジスキネジアが発現するため，L-DOPAの開始時期を遅らせる．若い人ほどL-DOPAの使用開始時期を遅らせ，L-DOPAの代わりにまずドパミン作動薬を用いる．L-DOPAの使用量を少なくするため，単剤ではなくL-DOPAと末梢性ドーパ脱炭酸酵素阻害薬配合薬（DCI）の合剤が推奨されている（▶図4）.

治療開始年齢が70歳以上の場合は日内変動やジスキネジアをおこすことが少ないので，最初からL-DOPA含有合剤を使用する（▶図5）.知的機能低下例ではドパミン作動薬が幻覚や錯乱をおこしやすいので，最初からL-DOPA含有合剤を使用する．

Advanced Studies

❶遺伝子治療

遺伝子治療とは，疾病の治療を目的として遺伝子または遺伝子を導入した細胞を体内に投与することである．細胞の機能を正常化する治療用の遺伝子（酵素生成や免疫，癌化抑制などに関連する遺伝子）を，ベクター（遺伝子を運ぶ役割をする自律的増殖能力をもつDNA分子；運び屋）に組み込んで患部組織に注入するか，患者の血球などを一度取り出し体外でベクターを作用させてから患者に戻す方法などがある．ベクターは，アデノウイルスなどを用いることが多い．現在の遺伝子治療は末梢の細胞への組み込みであり，次世代に引き継がれるものではない．

一方，卵子や胚など生殖系列細胞への遺伝子治療はヒトの生物学的な性質は多くの遺伝子の発現に依存しており，遺伝子改造の影響が予見できないために，現段階では行われていない．

現在の遺伝子治療の対象は致死性の遺伝性疾患（神経筋疾患など），癌，AIDSなどの生命をおびやかす疾患で，他の治療法と比較して遺伝子治療の有用性がある疾患である．Parkinson病ではドパミンをつくるのに必要な酵素をつくる遺伝子を補うこと，Alzheimer（アルツハイマー）型認知症ではアミロイドβペプチドを脳内で分解する酵素ネプリライシン（neprilysin; NEP）をつくる遺伝子の補充が研究されている．

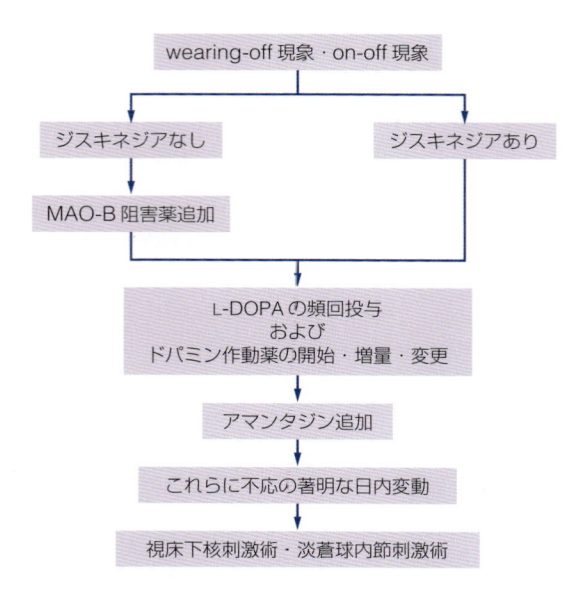

▶図 5　抗 Parkinson 病薬の効果の変動が大きい場合の治療過程

代表的薬物と作用部位を以下に示す(▶図 6).

- **L-DOPA 製剤**

  黒質ドパミンニューロンへのドパミンの補充. Parkinson 病ではチロシン水酸化酵素の低下により DOPA 合成が減少している(▶図 7).

  副作用：悪心・嘔吐, 不随意運動, 精神症状(幻覚, 妄想, 錯乱)

- **デカルボキシラーゼ阻害薬(DCI)**

  ドパミンは血液脳関門(blood-brain barrier; BBB)を通過できないので, 末梢での L-DOPA からドパミンへの変換を阻害して, L-DOPA のままで血液脳関門を通過させる. L-DOPA/DCI 配合薬として使用される.

- **アマンタジン**

  黒質ドパミンニューロンの線条体に結合したシナプスからのドパミン放出を促進する.

  副作用：精神症状(幻覚, 妄想, 錯乱)

- **ドパミン作動薬**(ブロモクリプチン, タリペキソール, プラミペキソール, ペルゴリド, カベルゴリン, ロピニコール)

  線条体のドパミン受容体を直接刺激する.

副作用：吐き気, 精神症状(幻覚, 妄想, 錯乱)

- **ドロキシドパ**(ノルアドレナリン前駆物質)

  青斑核のアドレナリンを補充. 特に, すくみ足, 起立性低血圧に有効である.

- **抗コリン薬**(トリヘキシフェニジル, ビペリデン)

  ドパミン枯渇で相対的に優位になっているアセチルコリン系機構を遮断. 特に, 振戦, 固縮に有効である.

  副作用：高齢者で時に精神症状

- **モノアミン酸化酵素(MAO-B)阻害薬**(セレギリン), **カテコールアミン–O–メチルトランスフェラーゼ(COMT)阻害薬**(エンタカポン)

  ニューロン末端から放出されたドパミン代謝を抑制する.

- **ゾニサミド**

  抗てんかん薬だが, 少量投与でパーキンソン症状に効果がある.

(2)　薬物療法の問題点

① L-DOPA 長期投与での症状変化

- **wearing-off 現象**：燃え尽き現象, 薬効時間が徐々に短縮する.
- **up and down 現象**：症状が服薬のたびに軽快, 増悪を繰り返す.
- **on-off 現象**：服薬時間と無関係に突然増悪する.

②抗 Parkinson 病薬中断時：悪性症候群

L-DOPA を含め抗 Parkinson 病薬を急に中断したとき, 発熱や錐体外路症状の悪化が生じ, 寝たきりの状態になる.

十分な補液, ダントロレンナトリウム水和物の注射・内服を行う. 対応が遅れると, 拘縮, 筋萎縮, 身体能力低下を残す.

③蛋白再配分療法

L-DOPA の脳への移行を妨げる中性アミノ酸は夕方にまとめて摂取し, 昼間の L-DOPA の効果を高める.

(3)　脳深部刺激療法

定位脳手術によって脳の深部にある視床下核や

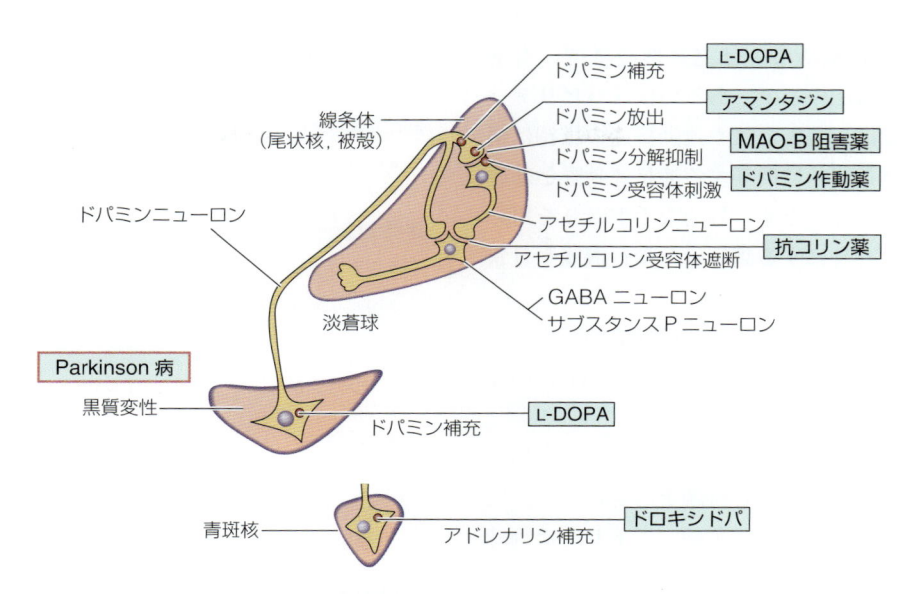

▶図6　抗Parkinson病薬の作用部位
L-DOPAはドパミンの前駆物質で，アマンタジンはドパミンの分泌を促進，ドパミン作動薬は，ドパミン受容体を刺激，抗コリン薬はアセチルコリン受容体をブロックする．ドロキシドパはノルアドレナリンの前駆物質である．

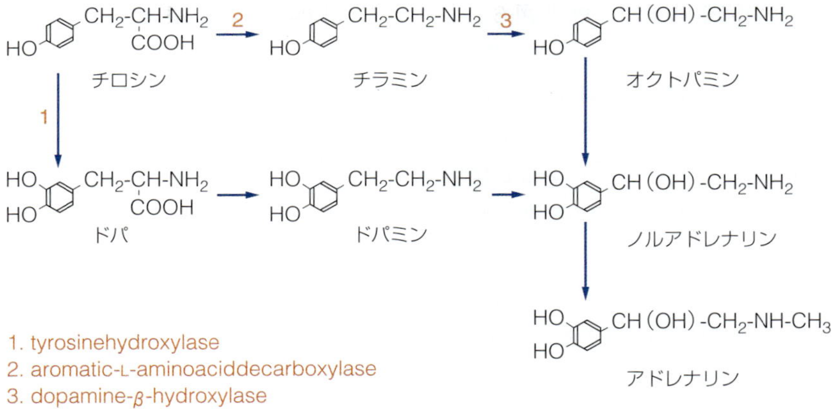

1. tyrosinehydroxylase
2. aromatic-L-aminoaciddecarboxylase
3. dopamine-β-hydroxylase

▶図7　ドパミン合成過程
Parkinson病ではチロシンからL-DOPAへ変換するチロシン水酸化酵素の活性低下がみられる．L-DOPAは血液脳関門を通過できるが，ドパミンは通過できない．ドパミンニューロンのなかではドパミンから先への代謝は進まない．

淡蒼球に電極を刺入し，電気刺激する〔脳深部刺激療法（deep brain stimulation; DBS）〕．近年は，薬物の減量やオフ時間の短縮を目的に，無動，歩行障害，姿勢保持障害に対する治療として行われる．

d リハビリテーション

　障害の程度に応じて内容を変更する．軽症例にも潜在した障害への対策や障害の予防に配慮する必要がある．

　リハビリテーションは，Parkinson病治療薬の

服用例の症状軽減あるいは運動機能維持に有効である．薬物療法のみで，あるいはリハビリテーションのみでは，臨床症状や運動機能の維持は困難である．運動開始に関与する補足運動野と基底核の機能低下を補うため，外的な手がかりを用いて運動開始を容易にする訓練は，歩行機能や日常生活活動（ADL）を改善させる．

- 作業療法：集団での作業療法は機能的動作面の維持に役立ち，家屋改造や自助具は ADL の改善につながる．
- 運動療法：リズム音刺激や床の線，階段を用いた歩行などは運動開始と持続を容易にする．関節可動域訓練，筋力増強訓練，ストレッチ訓練などが有効である．
- 四肢体幹の屈曲拘縮：関節可動域訓練（頸部伸展，体幹の伸展，肩関節の外転，肘伸展，MP関節伸展，股関節伸展，ハムストリングス伸張，膝伸展，足関節伸展）
- 胸郭の運動制限，呼吸筋の低下：呼吸訓練
- 姿勢反射障害：バランス訓練（四つ這い，膝位，立位で）．後方へバランスを崩す例は踵補高
- 応用歩行：方向転換，障害物（階段，床の線など目印は歩行を容易にし，椅子やベッドなどはすくみ足を誘発する），坂道歩行（前傾突進歩行），すくみ足への対応
- ADL 訓練：ファスナーなど小さい物の操作，嚥下障害，排尿障害（多くは過活動膀胱），トイレ，入浴などへの対応・訓練

2 Parkinson 症候群

Parkinson 病症状を呈する状態をパーキンソニズムといい，原因によって 3 つに大別される．
① Parkinson 病：特発性パーキンソニズム
②他の疾患によるもの：症候性パーキンソニズム（▶表 2）
③ Parkinson 病以外の変性疾患（▶表 2）
Parkinson 病と区別するために症候性パーキンソニズムを Parkinson 症候群と呼ぶことが多い．

▶表 2　症候性パーキンソニズムと Parkinson 病以外の変性疾患

脳血管性パーキンソニズム
- Binswanger 型白質脳症
- ラクナ梗塞

薬物性パーキンソニズム
- チアプリド，スルピリド，レセルピンなど

脳炎後パーキンソニズム

その他
- マンガン中毒
- 正常圧水頭症
- 脳腫瘍（大きな前頭葉腫瘍）
- Wilson 病

Parkinson 病以外の変性疾患
- (1) 多系統萎縮症（MSA）
- (2) 進行性核上性麻痺（PSP）
- (3) びまん性 Lewy 小体病
- (4) Fahr 病
- (5) その他

②③への治療効果は Parkinson 病ほどでないことが多いが，基本的な薬物療法やリハビリテーションは Parkinson 病に準じて行う．

a 症候性パーキンソニズム

(1) 脳血管性パーキンソニズム（▶表 3）
原因　大脳基底核および視床の小梗塞
症状　振戦がなく，歩行障害，固縮，無動が優位である．認知症の合併が多い．
治療　L-DOPA 治療への反応が乏しいが，試す必要がある．

(2) 薬物性パーキンソニズム
原因　レセルピン，向精神薬，消化機能調整薬など
症状　錐体外路徴候が両側性に比較的急速に発現する．
治療　原因薬物の中止と抗コリン薬の使用．L-DOPA の有効性は乏しい．

(3) 脳炎後パーキンソニズム
原因　von Economo（エコノモ）型脳炎
症状　強い自律神経症状や眼球上転発作など特徴

▶表3　Parkinson 病と脳血管性パーキンソニズム

	Parkinson 病	脳血管性パーキンソニズム
発病年齢	50〜60 歳	同左，または老年
進行	緩徐	階段状
振戦	安静時振戦	−
筋固縮	歯車様，鉛管様	鉛管様，歯車様
動作緩徐	＋	＋
仮面様顔貌	＋	＋
歩行	突進現象，すくみ足	小歩症，体幹の動揺
"球" 症状	−	嚥下障害，構音障害
情動失禁，強迫泣	−	＋
認知症	目立たない	＋
錐体路徴候	−	時に＋
高血圧の合併	少ない	高頻度
CT，MRI	所見なし	両側半球に病巣，大脳皮質の萎縮

的症状を合併する.

治療　Parkinson 病に準じる.

(4)　その他

コバルト，マンガンなどによる中毒性パーキンソニズム，脳腫瘍（前頭葉），正常圧水頭症，Wilson（ウィルソン）病など

ⓑ Parkinson 病以外の変性疾患

(1)　多系統萎縮症

　　（multiple system atrophy; MSA）

パーキンソニズムを主体とする MSA-P と，小脳性運動失調を主体とする MSA-C に分けられる. MSA-P はパーキンソン症状から発症し，自律神経症状を伴う. Parkinson 病と比べて進行が速く，L-DOPA の補充療法への反応が乏しく，症状の左右差や安静時振戦が少なく，構音障害が目立つ.

詳細は，第 25 章の「多系統萎縮症」の項（➡ 254 ページ）を参照のこと.

(2)　進行性核上性麻痺

　　（progressive supranuclear palsy; PSP）

原因　病理変化は上丘，黒質，歯状核，淡蒼球，ルイ体に強い. 遺伝性なし

症状　上下方向への核上性眼球運動障害，頸部の伸展，仮性（偽性）球麻痺，体幹に強い固縮，動作緩慢，小刻み歩行，進行すると認知症を合併. 50〜60 歳代の発症が多い. 平均経過年数 5〜6 年で，肺炎などの合併症で死亡する.

検査　CT で中脳被蓋部の萎縮，中脳水道や第三脳室の拡大，大脳皮質の萎縮と脳室拡大

治療　抗うつ薬のイミプラミンが有効. Parkinson 病に準じる.

(3)　びまん性 Lewy(レビー)小体病

詳細は，第 21 章の「Lewy 小体型認知症」の項（➡ 213 ページ）を参照のこと.

(4)　Fahr(ファール)病

原因　基底核（被殻，淡蒼球），小脳（歯状核）への石灰沈着. 原則として，Ca や P の代謝には異常はない場合を Fahr 病という.

症状　基底核への石灰化の進行につれて錐体外路症状（振戦，固縮），次に錐体路症状（痙性麻痺，仮性球麻痺），小脳症状，精神症状が出現する.

検査　CT で基底核に石灰沈着. 血清 Ca，P，ビタミン D，副甲状腺ホルモンなど Ca 代謝は正常である.

治療　石灰沈着を抑える方法はない.

❸ 不随意運動を主症状とする疾患

主症状となる不随意運動ごとに疾患を説明する.

ⓐ 姿勢異常を主症状とする疾患（ジストニー症候群）

姿勢反射異常，筋固縮など持続性筋緊張亢進による異常姿勢を主症状とする疾患はジストニー症候群とまとめられる（▶表 4）[1].

▶表 4　ジストニーを生じる主な疾患と診断の要点

疾患	発症年齢	経過	診断
特発性捻転ジストニー	主に 10〜20 歳代	種々，自然寛解あり	● 基本的に除外診断（他の疾患を否定することにより診断） ● 姿勢変化で不随意収縮が著しく変化 ● 安静時の筋緊張は正常〜低下 ● 振戦，長期の経過，認知症なし，感覚障害なし，錐体路徴候なし
著明な日内変動を呈する遺伝性ジストニー	幼児〜小児	緩徐に進行性	● 主に下肢障害，日内変動著明，l-DOPA 著効
脳性麻痺	乳児	運動発達に伴い顕在化，その後は非進行性	● 出産障害，未熟児，重症黄疸などの既往 ● 原始反射，各種の姿勢反射，筋固縮
脳炎後遺症	幼児〜青年	非進行性	● 昏睡を伴う熱性疾患に続発，筋固縮，知的障害
血管障害 （塞栓，血栓，出血，動静脈奇形）	小児〜成人	非進行性または短期間進行後停止	● 発作性発症，一側顔面，上肢に多い ● 同側の感覚障害，痙縮，心弁膜症の合併 ● MRI，CT の異常所見
Wilson 病	小児〜思春期	進行性	● 血清セルロプラスミン低値，Kayser-Fleischer 角膜輪，アテトーゼと移行，振戦，筋固縮
Huntington 舞踏病	10 歳代	進行性	● 固縮型に合併，優性遺伝，家系内に古典的 Huntington 舞踏病患者，線条体萎縮（CT，MRI）
薬物中毒	青年に多い	短期間進行後停止	● 向精神薬，制吐薬，抗 Parkinson 病薬，降圧薬服用に続発 ● 服用中止で軽快
一酸化炭素中毒		非進行性	● 病歴，認知症，痙性麻痺

〔柳澤信夫：不随意運動の分類，病態，鑑別診断. 神経精神薬理 17:453, 1995 より〕

（1）特発性捻転ジストニー
（idiopathic torsion dystonia または dystonia musculorum deformans）

症状　主に姿勢異常と動作性ジストニー．筋緊張の変動や外来刺激での症状改善もある．優性遺伝で，10 歳代に発症する．

① ジストニー姿勢：起立，歩行時の身体の捻転を伴う異常姿勢

　痙性斜頸は頸部の局所性ジストニー（focal dystonia）で頸部は伸展して固定される．このとき，上肢は伸展・回内位，下肢は伸展尖足位（▶図 8）．ジストニー姿勢は安静臥床で消失・軽減するのが特徴であるが，のちには臥位でも異常姿勢が残る．

② 動作性ジストニー：随意運動時に持続性の不随意筋収縮

　随意運動で協調的に活動する筋群に不随意的な強い筋収縮が生じて，運動が奇妙なものになる．

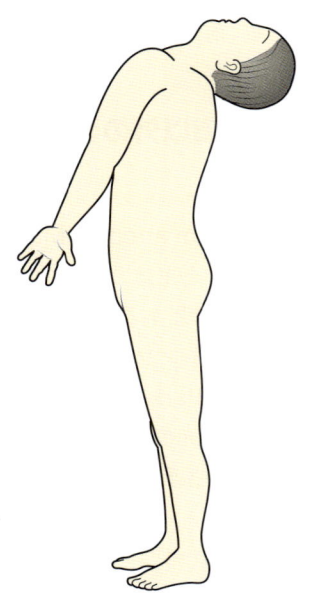

▶図 8　特発性ジストニーの典型姿勢（立位）

書痙，Meige（メージュ）症候群でもみられる．

③筋緊張の変動：筋緊張が姿勢保持や動作時に亢進し，安静時に低下

④トリックの効果：異常筋緊張亢進が皮膚刺激などの外来刺激で消失

経過　進行して一定の状態に達すると定常状態になるのが一般的である．

検査　CT，MRI，髄液検査とも正常である．

臨床検査，遺伝子診断で Huntington（ハンチントン）病，Wilson 病などの変性疾患や代謝疾患を鑑別する．

治療　緊張亢進に対する薬物療法（ジアゼパム，トリヘキシフェニジル，ダントロレンナトリウム），ボツリヌス毒素の局注が中心になるが，リハビリテーションはバイオフィードバックや外来刺激による筋緊張の調整下での運動，補装具による能力向上をはかる．

（2）瀬川病（hereditary progressive dystonia）

原因　黒質線条体ドパミンニューロンのチロシン水酸化酵素の欠損

症状　随意運動で誘発される異常肢位（上肢は肩関節伸展，肘伸展，下肢は伸展，内反尖足など）を特徴とし，著明な日内変動を呈する．優性遺伝で 10 歳以前に発症する．

治療　少量の L-DOPA が著効．リハビリテーションはバイオフィードバックや補装具による能力向上をはかる．

検査　髄液中ホモバニリン酸（HVA）が低値で，午前より午後が高い．CT，MRI は正常

（3）痙性斜頸（spasmodic torticollis）

原因　線条体，淡蒼球などが重視されているが，不詳

症状　頸を回旋，側屈，伸展する不随意運動

治療　トリヘキシフェニジルの大量療法，バイオフィードバック，ボツリヌス毒素の局注

検査　CT，MRI，髄液検査とも正常

（4）Meige 症候群

原因　大脳基底核の機能異常

症状　眼瞼痙攣（blepharospasm）と顔面筋のゆっ

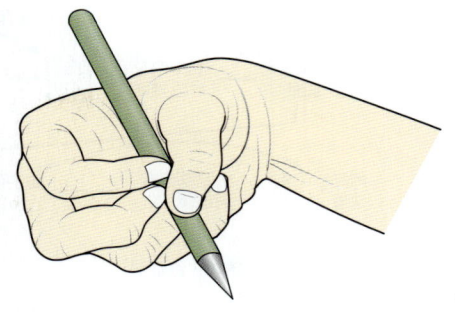

▶図 9　書痙

書痙は，字を書こうとすると手が不自然な形になり，書字が障害されるもので，部分的なジストニアの一種である．

たりとした不随意運動，眼瞼痙攣による "しかめつら顔貌"

治療　トリヘキシフェニジルの大量療法，選択的顔面神経切除，ボツリヌス毒素の局注，バイオフィードバック

検査　CT，MRI，髄液検査とも正常

（5）書痙

原因　基底核，視床，補足運動野の活動亢進が疑われる．

症状　書字を始めると手首が屈曲した肢位をとる（▶図 9）．

治療　トリヘキシフェニジル，ジアゼパム

（6）Wilson（ウィルソン）病（肝レンズ核変性症）

原因　セルロプラスミン合成障害によって，銅が肝臓，大脳基底核，角膜に過剰蓄積する（▶図 10）．

症状

- 若年型では 4～7 歳からジストニーが四肢，そして体幹へ拡大する．構音障害，羽ばたき振戦，知的障害

- 成人型では振戦と構音障害が特徴的である．Kayser-Fleischer（カイザー・フライシャー）角膜輪がある．その他，錐体外路症状，肝硬変がみられる．

検査

①血中セルロプラスミン測定，血清銅測定，尿中銅の測定

②肝機能検査，肝超音波検査

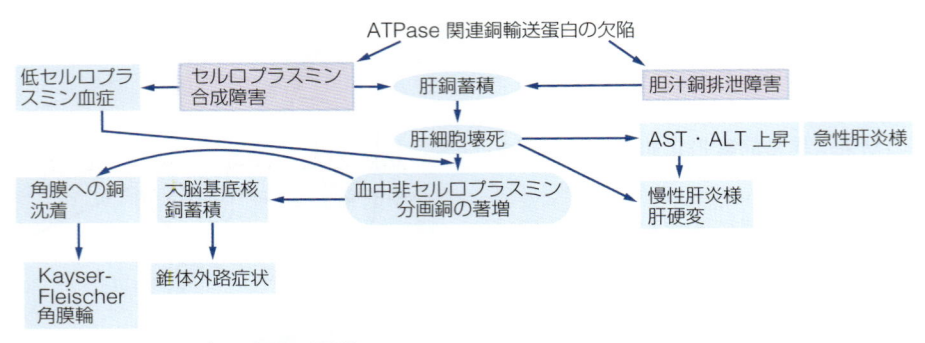

▶図 10　Wilson 病の病因と経過

▶表 5　アテトーゼを生じる主な疾患と診断の要点

疾患	発症年齢	経過	診断
脳性麻痺	乳児	運動発達に伴い顕在化，その後は非進行性	●出産障害，低出生体重児，重症黄疸などの既往 ●全身，半身，一肢など障害範囲は種々 ●安静時の筋緊張は亢進(固縮)または低下，知的障害なし
脳血管障害	中年以降	数週〜数か月進行後停止	●脳卒中発作の数週〜1 年後に発症，一側性 ●同側の痙性麻痺，感覚鈍麻，疼痛，熱感などの異常感覚
脳炎後遺症	幼児〜青年	非進行性	●熱性疾患に続発，全身または半身，筋固縮，知能障害
Wilson 病	小児〜思春期	進行性	●血清セルロプラスミン低値，Kayser-Fleischer 角膜輪，舞踏病・ジストニーと移行，振戦，筋固縮
発作性舞踏アテトーゼ (paroxysmal choreo-athetosis)	幼児〜思春期	非進行性 20 歳代で自然治癒	●優性遺伝，驚愕や運動で誘発，数十秒持続する発作 ●抗痙攣薬有効
大脳基底核石灰化症	幼児〜成人	緩徐に進行性	●血清カルシウム，リン，アルカリホスファターゼ異常値，特発性(Fahr 病)では検査異常なし ●基底核部石灰沈着像(CT)
Hallervorden-Spatz 病	10 歳代前半	進行性	●下肢に目立つ筋固縮，認知症，MRI による淡蒼球異常 ●確診は病理所見による
Lesch-Nyhan 症候群	乳児	進行性	●関節過伸展性，自咬症，首の後屈運動 ●血中尿酸高値，尿中尿酸排泄増加

〔柳澤信夫：不随意運動の分類，病態，鑑別診断. 神経精神薬理 17:453, 1995 より〕

③眼科：Kayser-Fleischer 角膜輪

④画像診断：CT で大脳基底核，視床に低吸収域

治療　銅キレート剤(D−ペニシラミン，トリエンチン塩酸塩)，低銅食，補装具による能力向上

(7)　症候性ジストニー

原因　脳血管障害，脳性麻痺，一酸化炭素中毒などによる基底核障害

症状　ジストニア，筋の固縮，痙縮

　病歴，筋の固縮，痙縮があることで鑑別できる.

治療　トリヘキシフェニジルの大量療法，チアプリド，ハロペリドール，補装具による能力向上

b アテトーゼ

　アテトーゼ(athetosis)は，ゆっくりした頸部，四肢，体幹の目的のない不随意運動で，脳性麻痺，Wilson 病などでみられる(▶表 5)[1].

原因　被殻，尾状核，淡蒼球，視床の障害

治療　薬物療法(ベンゾジアゼピン，トリヘキシフェニジル，ダントロレンナトリウム)，補装具による能力向上

▶表6　舞踏運動をきたす主な疾患

疾患	● Huntington 病 ● Chorea-acanthocytosis 症候群 ● 歯状核赤核淡蒼球ルイ体萎縮症の一部 ● Wilson 病 ● 肝性脳症 ● 視床下核：線条体の血管障害の一部
薬物性	● L-DOPA 製剤 ● 抗精神病薬 ● 経口避妊薬

▶表7　本態性振戦の診断基準

〈診断〉

1. 持続性の上肢の姿勢時振戦で運動時に伴うものもあり，他の部位に振戦を認めるものもある.
2. 振戦は最低 5 年は継続し，程度は変化する.

〈除外診断〉

1. 他の神経徴候がない.
2. 他の明らかな原因がない.
3. 薬物によるものは否定できる.
4. 振戦発症までの 3 か月以内に外傷がない.
5. 心因的要因は否定できる.
6. 突然発症ではない.

〔Bain PG, *et al*: A study of hereditary essential tremor. *Brain* 117:805–824, 1994 より〕

C 舞踏運動

舞踏運動は手足など遠位部優位に発現する滑らかな踊るような手足の運動で，いくつかの疾患でみられる（▶表6）.

（1）Huntington 病

原因　常染色体優性遺伝，尾状核あるいは被殻の小型神経細胞が変性脱落する.

症状　慢性進行性の舞踏病と性格変化，認知症を伴う.

病状からは，古典型，固縮型，若年 Huntington 病に分けられる．いずれも，進行すると認知症を伴う.

① 古典型：全体の 90 % と多い．30〜50 歳で発症，病初期は舞踏運動（手指の背屈運動，しかめ面，口すぼめ，肩ゆすりなど）は速く筋緊張は低下しているが，経過が長くなると舞踏運動の速度は遅くなり，筋緊張度は亢進気味となる．精神障害は性格変化（自発性低下，感情の起伏）で，幻覚，妄想は少ない.

② 固縮型：筋固縮を呈する型の総称で，成人発症の古典型から固縮型になる例もある.

③ 若年 Huntington 病：20 歳以下の発症をいう．半数は古典型，半数が固縮型で発症し，固縮型は進行が速く，予後不良である.

検査　CT，MRI で尾状核の萎縮，側脳室の拡大，大脳皮質の萎縮，遺伝子診断

治療　テトラベナジン，チアプリド，ハロペリドールが有効．舞踏病の発現メカニズムにドパミン系の機能亢進が想定されている．補装具による能力向上をはかる.

（2）有棘赤血球舞踏病（chorea-acanthocytosis）

症状　口周囲あるいは口頬舌顔面のジスキネジアで発症し，口吸い運動などで口唇や舌の損傷（自咬症），構音，嚥下が妨げられる．その後，四肢体幹にも舞踏運動が目立ってくる．20〜35 歳で発症し，男性に多い．常染色体劣性遺伝が多い.

検査　有棘赤血球の出現，血清クレアチンキナーゼ（CK）の高値

CT，MRI で線条体，特に尾状核の萎縮と側脳室の拡大

治療　ハロペリドール，ペルフェナジン，補装具

d 振戦

本態性振戦（essential tremor）について述べる.

原因　不明．常染色体優性遺伝が多い.

症状　姿勢時振戦が主症状で，手指や上肢に 7〜12 Hz の律動的な不随意運動を呈する．時に頸部の屈伸や回旋，舌喉頭筋の振戦（音声振戦）もある（▶表7）.

検査　血液生化学，CT，MRI では異常はない．甲状腺機能亢進症，アルコール依存症，肝性脳症との鑑別を要する.

治療　β ブロッカーが有効

e 本態性ミオクローヌス

原因　不明．常染色体優性遺伝

症状 本態性ミオクローヌス(essential myoclonus)では，四肢，顔，体幹などに舞踏運動より速いピクッピクッとした不随意運動が生じる．ミオクローヌス以外に神経学的異常はない．10～20歳で発症し，男女差はない．緩徐進行の経過をたどり，ほとんど悪化しない．

検査 血液生化学，CT，MRI，脳波には異常はない．

治療 時に β ブロッカーや抗てんかん薬が有効

■ バリズム

バリズム(ballism)は疾患名ではなく，症候名であるが，特徴的な不随意運動を伴うので本項に含めた．

原因 視床下核および入出力系の障害(梗塞，出血，腫瘍，その他の限局病変，薬物)により生ずる．

症状 バリズムの多くは，片側の四肢近位部の投げ出すような粗大で非律動的な不随意運動である．回旋運動を伴うのが特徴である．

治療 梗塞などが原医の場合，自然に軽減する．脳定位術(視床破壊術)

C 理学・作業療法との関連事項

1. Parkinson 病の運動障害には，関節可動域訓練や筋力増強訓練に加えて，運動開始困難に対する外的な手がかりの使用(床の刻み，階段)や姿勢反射障害への対応(後方への転倒する人には靴の踵への補高など)を積極的に試みる．

2. Parkinson 病の症状は服用の薬物と時間で変化するので，症状の時間的変化との関連は記録しておく．症状の変動が大きい場合は，訓練時間の設定と転倒防止に配慮するとともに，主治医に報告する．

3. 不随意運動を伴う疾患では運動不足による廃用症候群を伴うことが多い．不随意運動を抑制する薬物療法に加えて，筋力増強訓練や補装具の処方(下肢装具での不随意運動の抑制や杖)を試みる．

4. 脳血管障害による症候性ジストニア(麻痺肢の運動中に急激な筋緊張の増加や筋収縮)が稀にある．痙縮との鑑別が必要となるので，主治医に報告する．

●引用文献
1) 柳澤信夫：姿勢異常を主とする変性疾患. 井村裕夫ほか(編)：最新内科学大系 68, 神経変性疾患, pp.52, 55, 中山書店, 1997.

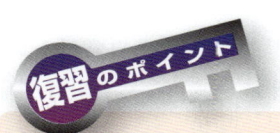

復習のポイント

- 錐体外路疾患の定義と Parkinson 病の症状，薬物治療，経過について説明し，不随意運動，筋緊張度，姿勢反射障害，歩行障害を自分でも真似できる．
- パーキンソニズムを 3 つに分け，代表的疾患をあげ，その症状と経過について説明する．
- 瀬川病，Wilson 病，Huntington 病の症状，経過について説明する．

末梢神経障害

A 末梢神経障害の分類

末梢神経障害は,以下の 2 つに分けられる.
①末梢神経損傷(peripheral nerve injury)
外傷や絞扼によっておこる整形外科的な障害である.
②末梢性ニューロパチー(peripheral neuropathy)
感染や代謝障害などが原因でおこる内科的な障害である.
以下,この分類に基づいて各障害を解説する.

B 末梢神経損傷

外傷による神経損傷,切断や挫滅の場合の基本的な変化は,軸索変性と脱髄である.

1 病理学的所見

末梢神経損傷は病理学的所見から次の 3 つに分けられる(▶図 1).

(1) neurapraxia(一過性神経伝導障害)

神経線維の一過性の機能的断裂状態である.
軸索は切れていないが,髄鞘の障害があり,神経活動電位が正常に伝わらない状態である.障害部位の神経伝導は速やかに回復し,予後も良好である.

(2) axonotmesis(軸索断裂)

軸索のみの断裂で,髄鞘は比較的温存される.
軸索は切れているので,活動電位は伝わらない.傷害部位より遠位の軸索は Waller(ワーラー)変性をおこすが,神経内膜が連続しているので,再生軸索は傷害部位から,もとの道を 1～3 mm/日の速度でたどる.neurapraxia(一過性神経伝導障害)に比べると回復には時間がかかる.

(3) neurotmesis(神経断裂)

軸索,髄鞘とも断裂し,神経内膜も連続性を失うため,再生軸索が標的の筋肉に達する確率は非常に低く,予後はきわめて不良である.神経縫合

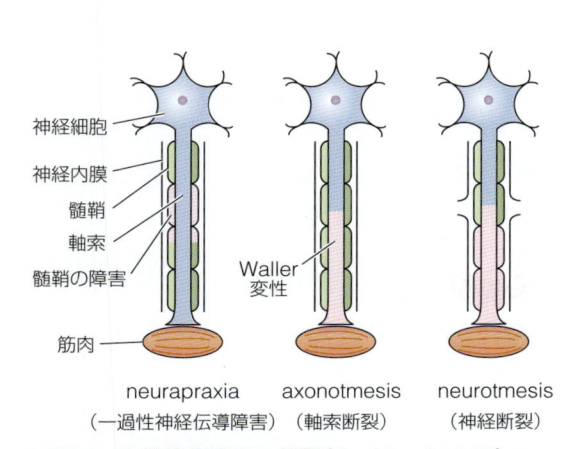

神経細胞
神経内膜
髄鞘
軸索
髄鞘の障害
筋肉
Waller
変性

neurapraxia
(一過性神経伝導障害)
axonotmesis
(軸索断裂)
neurotmesis
(神経断裂)

▶図 1 末梢神経障害の分類(Seddon による)

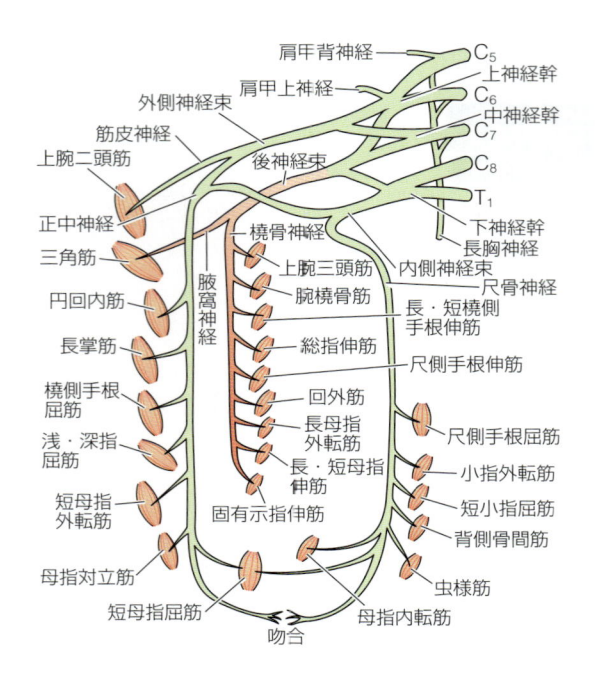

▶**図 2　腕神経叢**
（内側・外側胸筋神経, 肩甲下神経, 胸背神経は省略）

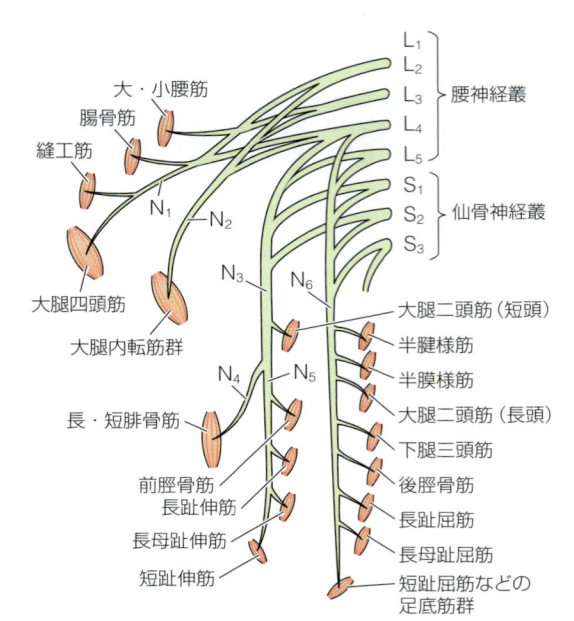

N₁：大腿神経（L₂,₃,₄）　　N₂：閉鎖神経（L₂,₃,₄）
N₃：総腓骨神経（L₄,₅. S₁,₂）　N₄：浅腓骨神経
N₅：深腓骨神経　　　　　　N₆：脛骨神経（L₄,₅. S₁,₂,₃）

▶**図 3　腰・仙骨神経叢**

術の適応がある.

2 絞扼ニューロパチー

絞扼ニューロパチー（entrapment neuropathy）は, 末梢神経の圧迫, 伸展, 屈曲, 摩擦によりおこる末梢神経の障害である. 末梢神経障害がおこりやすい領域として, 腕神経叢を**図 2**に, 腰・仙骨神経叢を**図 3**に示す.

治療可能なものが多いので早期に診断, 治療することが重要である. まず, 絞扼ニューロパチーの基本事項を述べる.

診察　運動障害, 感覚障害について調べる. 特に Tinel 徴候（➡ NOTE-1）をみる.

検査
- 損傷部の X 線検査
- 神経伝導検査
- 体性感覚誘発電位
- 針筋電図

末梢神経の障害においては, 残存する軸索が,

筋線維の再神経支配をするために運動単位は拡大している.
- 安静時の陽性鋭波, 線維自発電位などの脱神経の所見
- 運動単位活動電位で神経再生の所見

NOTE

1 Tinel(ティネル)徴候

Tinel 徴候とは, 末梢神経の損傷部位を軽く叩くと, 痛みがその神経の支配領域に放散する現象である. この徴候が, 経時的に末梢に移動していけば, 神経の再生が順調におこっていると考える.

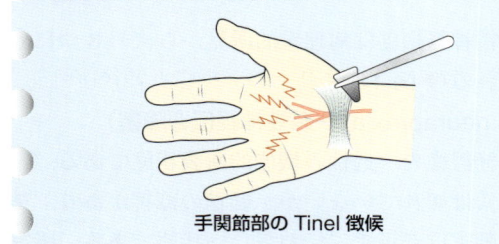

手関節部の Tinel 徴候

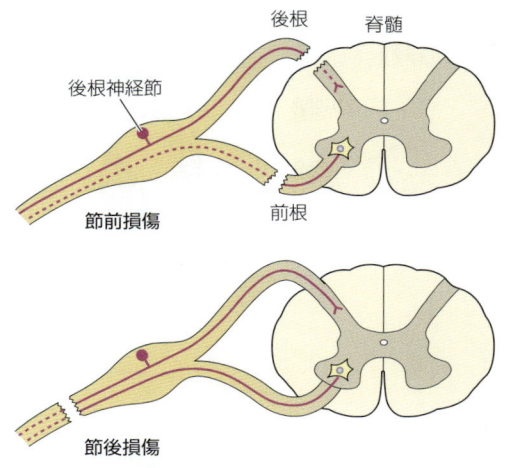

▶図4　節前損傷と節後損傷

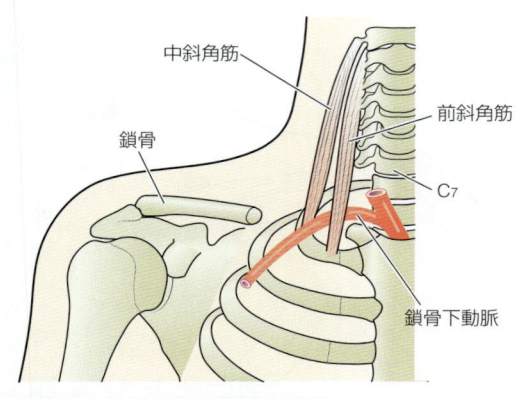

▶図5　前斜角筋と鎖骨下動脈

合併症

- 浮腫による拘縮
- 不良肢位による拘縮
- 感覚障害部位への外傷

治療

- 手術（神経縫合術，神経移行術，筋移行術）
- 関節可動域訓練
- 筋再教育，筋力増強訓練，バイオフィードバック訓練
- 物理療法：マッサージ，温熱，低周波電気刺激
- 関節拘縮防止のための装具

　以下に，絞扼ニューロパチーの具体的な例を示す.

a 腕神経叢麻痺

　腕神経叢麻痺（brachial plexus palsy）の原因としては，オートバイ事故が最も多い．ほかにリュックサックを長時間背負うことによるリュックサック麻痺，新生児の分娩操作による分娩麻痺がある.

分類　傷害部位により，節前損傷と節後損傷がある（▶図4）.

①節前損傷：前根と後根の合わさる脊髄後根神経節の中枢側の，脊椎管内での脊髄前根や後根の傷害で，神経根が脊椎間孔より抜け落ちること

があり，引き抜き損傷（root avulsion）と呼ばれる．回復の見込みはなく，予後は不良である.

②節後損傷：後根神経節の末梢側の，脊椎管外での損傷で，神経断裂の場合は神経縫合が必要である．神経断裂がなければ，保存療法でよい結果が期待できる.

治療

- 腓腹神経移植術
- 肋間神経移行術（肋間神経を筋皮神経の運動点に近いところへ縫合する）
- 筋腱移行術

b 胸郭出口症候群

　胸郭の出口付近で神経，血管が圧迫され，肩から上肢にかけて圧迫症状が出現するものを胸郭出口症候群（thoracic outlet syndrome）と呼ぶ.

　鎖骨下動脈と腕神経叢は前斜角筋と中斜角筋の間を通り，第1肋骨をまたぐ．その後，小胸筋の下をくぐって腋窩から上肢に入っていく（▶図5，6）.

　圧迫部位としては，前斜角筋部，鎖骨と第1肋骨との間，小胸筋部がある．また，頸肋（第7頸椎の異常な肋骨）による圧迫もある．女性で，やせ型，なで肩の人に多い.

症状

- 神経圧迫症状：上肢の痛み，しびれ，だるさ，握力低下を認める.

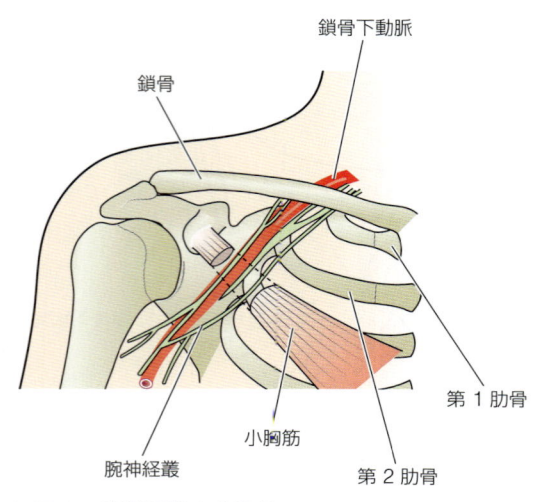

図中：鎖骨下動脈／鎖骨／第 1 肋骨／第 2 肋骨／小胸筋／腕神経叢

▶図 6　腕神経叢と小胸筋

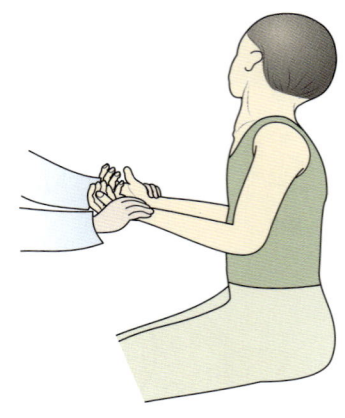

▶図 7　Adson テスト
頸を伸展，回旋させ，深呼吸させ，息を止めたとき，橈骨動脈の拍動が停止する.

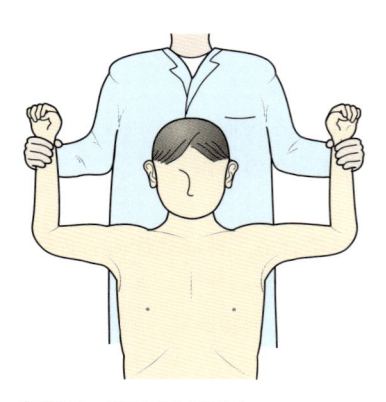

▶図 8　Wright テスト
肩 90 度外転・外旋位で橈骨動脈の拍動が停止する.

- 血管圧迫症状：上肢の皮膚蒼白，冷感，チアノーゼなどを認める.

診断

- Adson（アドソン）テスト：頸を伸展したまま患側，健側へ回旋させた位置で深呼吸をさせ，息を止めたとき，橈骨動脈の拍動が停止すれば陽性である. 前斜角筋の圧迫によりおこる（▶図 7）.
- Wright（ライト）テスト：肩外転，外旋 90 度での橈骨動脈の拍動が停止すれば陽性である. 肋鎖間隙の圧迫によりおこる（▶図 8）.
- Eden（エデン）テスト：胸を張り，肩を後下方に引いた姿勢で橈骨動脈の拍動が停止すれば陽性である. 肋骨と鎖骨の間の圧迫によりおこる.

検査　頸椎，胸郭 X 線撮影で頸肋の有無を確認. 血管造影. 神経生理検査については，第 4 章「神経学的検査法」（➡ 51 ページ）を参照のこと.

治療

- 保存的治療：上肢の挙上位は症状を悪化させるので控える. 肩甲帯の筋力強化. 短縮した筋群のストレッチ
- 手術的療法：頸肋切除術，斜角筋切除術，第 1 肋骨切除術，小胸筋切除術などがある.

❸ 翼状肩甲

　翼状肩甲（scapular winging）とは，肩甲骨の内縁が胸部から離れて後方に突出している状態を指す. 原因としては前鋸筋麻痺が最も多い. 僧帽筋麻痺，菱形筋麻痺，筋ジストロフィー，運動ニューロン疾患などでも認められる.

　前鋸筋は長胸神経（C_{5-7}）に支配されており，この神経の麻痺で翼状肩甲が生じる. 発症原因としては，スポーツによる外傷，感染，術後合併症などがある.

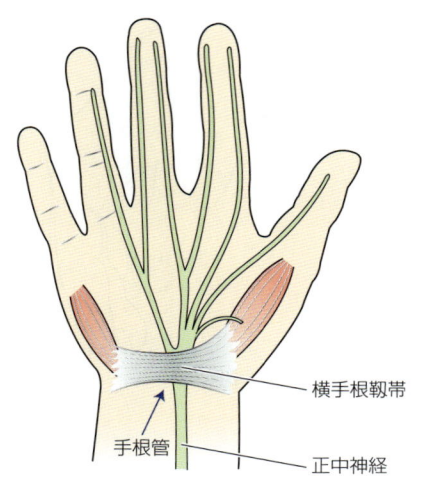

▶図 9　手根管と正中神経

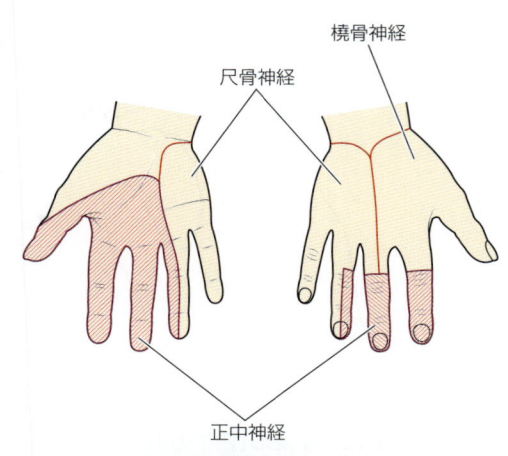

▶図 10　手根管症候群の感覚障害の領域

d 手根管症候群

　手根管症候群（carpal tunnel syndrome）は，正中神経が手根管内で圧迫されて生じる．正中神経は，手関節部で屈筋腱群とともに走行し，横手根靱帯で固定されており，ここで神経が圧迫される（▶図 9）．中年以後の女性に多く，患者の半数は両側性である．関節リウマチ，ガングリオン，糖尿病，妊娠などでおこりやすい．

　図 10 に示す部位の感覚障害と，示指，中指と母指球筋の麻痺があり，対立運動が障害され，猿手（ape hand）と呼ばれる．

診断

- Tinel 徴候〔NOTE-1（➡ 276 ページ）参照〕
- Phalen（ファーレン）テスト（▶図 11）：手関節を 1 分間屈曲位に保持したとき，正中神経の支配領域にしびれ感が出現すれば陽性である．手根管内圧が上昇するためにおこる．

治療　手根管内に副腎皮質ホルモン製剤を注入する．手根管開放術を行う．

e 肘部管症候群

　肘部管症候群（cubital tunnel syndrome）では，変形性関節症，外反肘変形，肘関節部周囲の骨折，その他の原因で，肘関節神経溝で尺骨神経が伸展

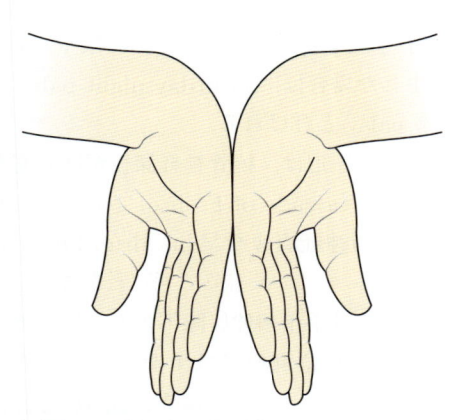

▶図 11　Phalen テスト

され，慢性損傷を受ける．

診断　図 10 の部位の知覚障害，骨間筋，母指内転筋麻痺，尺側の虫様筋麻痺で環・小指は完全に伸ばせない〔鷲手（claw hand）〕（▶図 12）．特に，Froment 徴候（➡ NOTE-2）をみる．

治療　claw hand や母指内転に対する機能再建術や神経除圧術，神経剥離術を行う．

f 橈骨神経麻痺

　橈骨神経麻痺（radial nerve palsy）は，上腕骨骨幹部骨折時の損傷，小児の上腕骨顆上骨折などで上腕骨の橈骨神経溝で橈骨神経が急性に圧迫

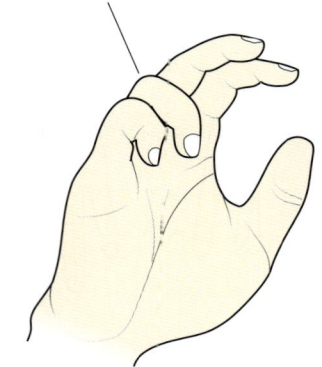

環・小指の PIP 関節屈曲

▶図 12　手変形（鷲手の例）

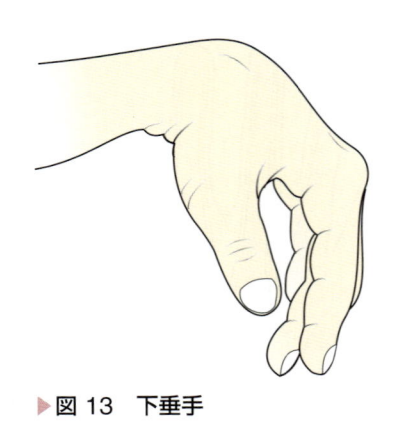

▶図 13　下垂手

され，発症することが多く，下垂手（drop hand）（▶図 13）を呈する．飲酒後の深い睡眠や，全身麻酔時に生じた場合は，Saturday night palsy または sleep palsy と呼ばれる．

また，慢性圧迫は，橈骨神経深枝が回外筋を穿通するところ（arcade of Frohse）で生じることが多く，後骨間神経麻痺を呈し，drop finger となる．

低位麻痺では手指の伸展障害のみ，深浅部分岐部より上位の高位麻痺では手関節背屈不能となり，下垂手を呈する．知覚障害は**図 10** の部位に生じる．

治療　下垂手による拘縮予防の装具をつける〔手関節を背屈，MP を伸展位に保つ（cock up splint）〕．神経回復のみられないものには手関節

屈筋を伸筋に移行する腱移行術が行われる．

⑨ 腓骨神経麻痺

腓骨神経麻痺（peroneal paralysis）は，腓骨頭部での圧迫損傷が最も多く，下垂足（drop foot）を呈する．

安静臥床，腓骨頭部骨折，ギプス固定，装具，包帯による圧迫，ガングリオンなどが原因となる．糖尿病，薬物によるニューロパチーも多い．

症状　下垂足

治療

- 下垂足に対する矯正装具（短下肢装具）を装着する．
- 足関節固定術，後脛骨筋を前方へ移行する腱移行術を行う．

⑩ 足根管症候群

足根管症候群（tarsal tunnel syndrome）は，脛骨神経が足根管（脛骨内果後下方の骨線維性のトンネル）を通るときに圧迫されておこる．足指，足底のしびれ感，疼痛の症状が多い．足根管部に Tinel 徴候を認めることが多い．

治療としては，安静，足根管への副腎皮質ホルモン製剤注入，神経除圧術などがある．

NOTE

②Froment（フロマン）徴候

母指，示指間で紙を挟むとき，長母指屈筋を働かせるため母指遠位指節間関節を屈曲する．

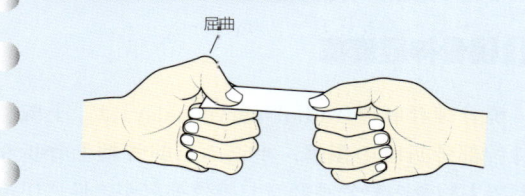

屈曲

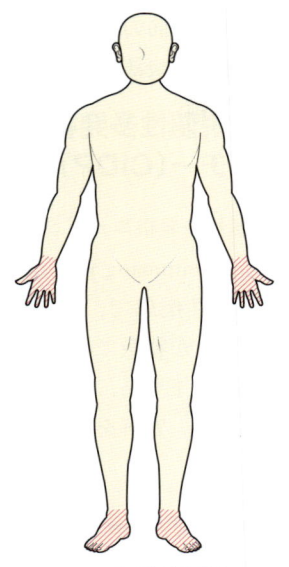

▶図 14　多発神経炎
（靴下，手袋状）

C 末梢性ニューロパチー

1 概要

a 臨床症状

　ニューロパチーの症状としては，以下のものがある．

①運動障害：四肢末梢の脱力，筋萎縮がある．

②感覚障害：多くは手袋，靴下状の感覚低下とジンジン感を呈する（手袋靴下型感覚障害）．

③自律神経障害：立ちくらみ，悪心，下痢，便秘，インポテンス，無汗症を呈する．

④深部反射の減弱，消失

b 部位による分類

　神経障害の部位による分類を示す．

（1）多発神経炎

　障害が多発性（靴下，手袋状）に，末梢に強い障害をきたしている（▶図 14）．

▶表 1　末梢性ニューロパチーの原因

1. 遺伝性
- Charcot-Marie-Tooth 病：
下肢の筋力低下と変形で歩行障害をきたす

2. 薬物，中毒（抗結核薬，重金属，有機溶媒，農薬）
- 水銀中毒：
工場廃液中に含まれる有機水銀により汚染された魚を食することにより生じた中毒
- 鉛中毒（塗料，ガソリン，白粉）
- ヒ素
- タリウム（殺鼠剤，工業薬品）
- 有機溶剤
- SMON（subacute myelo-optico neuropathy）：
キノホルムが原因でわが国で多発した薬物中毒
- ビンカアルカロイド：
最もよく使われる神経毒性の化学療法剤
- シスプラチン

3. 炎症性，または炎症後におこる神経炎
（上気道感染，下痢症）
- Guillain-Barré 症候群
- CIDP（慢性炎症性脱髄性多発根ニューロパチー）：
再発するのが特徴

4. 栄養欠乏性
- ビタミン B_1 欠乏症ポリニューロパチー（脚気）

5. 内分泌代謝性疾患
- 糖尿病：患者数が多い
- 甲状腺機能低下症
- 肝腎疾患

6. 膠原病
- サルコイドーシス
- リウマチ疾患
- PN（結節性多発動脈炎）
- SLE（全身性エリテマトーデス）

7. 癌性
- 肺癌
- 多発性骨髄腫
- リンパ腫

（2）単神経炎

　大きな神経が 1 本だけ障害されている．

（3）多発性単神経炎

　何本かの大きな神経が障害されている．

c 診断のために

　多発神経炎の原因は，さまざまなものがある．主要なものを表 1 に示す．

診察

- 筋力，感覚障害の評価
- 深部腱反射

検査

- 血液，尿検査
- 髄液検査（細胞蛋白解離など）
- 神経伝導検査，針筋電図
- 組織の生化学的検査（爪，頭髪からヒ素，水銀の検出）
- 腓腹神経生検

2 疾患各論

a Guillain-Barré 症候群

　Guillain-Barré（ギラン・バレー）症候群は，急性に四肢の脱力をきたす自己免疫性の多発神経炎であり，予後はおおむね良好である．わが国における発症率は，人口 10 万人に対して 1.15 人と推定される．

症状　多くの場合，上気道感染，下痢などの先行感染があり，1〜4 週間後に両側性弛緩性運動麻痺で発症し，深部腱反射消失と比較的軽い感覚障害がみられる．筋力低下は左右対称に下肢遠位部から始まり上行することが多い．麻痺が進行すると，呼吸筋，嚥下筋，顔面筋に障害が及び，人工呼吸管理が必要になる．

　症状は 4 週以内にピークに達し，改善傾向となる．補助呼吸が必要なければ，発症後 6 か月以上経過した段階で，歩行器または支持があれば 5 m の歩行が可能なレベル以上に回復する．自律神経症状としての頻脈，不整脈をきたすことがある．2〜5% で再発がみられる．

治療　血液浄化療法，免疫吸着法，経静脈的免疫グロブリン療法が行われる．副腎皮質ステロイド治療は単独では行わない．

　リハビリテーションでは，筋力低下時に体位変換，関節可動域訓練，ストレッチを行い，関節拘縮や褥瘡などの二次的合併症を防ぐ．運動麻痺の進行が停止したら，過用性筋力低下に注意しなが

ら，低負荷反復訓練で筋力増強を行う．呼吸筋麻痺に対しては，体位排痰法を指導する．

b 慢性炎症性脱髄性多発根ニューロパチー（CIDP）

　慢性炎症性脱髄性多発根ニューロパチー（chronic inflammatory demyelinating polyradiculoneuropathy; CIDP）は慢性疾患で，四肢の脱力としびれ感が再発することが特徴である．脱髄性で，末梢神経伝導速度は低下する．2 か月以上をかけて緩徐に，または再発，寛解を繰り返しながら進行する．

c シャルコー・マリー・トゥース病（CMT）

　シャルコー・マリー・トゥース病（Charcot-Marie-Tooth disease; CMT）は遺伝性の多発神経炎で，運動，感覚神経が障害される．四肢，特に下肢遠位部の筋力低下，筋萎縮，凹足（pes cavus），槌状足趾（hammer toe）と感覚障害を示す．合併症として，腰痛，便秘，鶏歩，足関節拘縮などが多くみられる．

d Bell 麻痺

　Bell（ベル）麻痺は原因不明の末梢性顔面神経麻痺である．**図 15** に顔面神経の構造を示す．これらの神経・筋の麻痺によって以下の症状をきたす．

症状

- 兎眼（lagophthalmos）：眼輪筋の麻痺により閉眼できない．
- 口輪筋の麻痺による口の閉鎖困難
- 障害部位によっては，舌の前 2/3 の味覚低下，聴覚過敏を伴うことがある．

治療

- 副腎皮質ホルモン製剤や抗ウイルス薬の投与
- 麻痺筋の拘縮予防のマッサージ
- 治療的電気刺激：脱神経筋に対し，筋線維が線維化するのを予防することが目的である．強い筋収縮をおこすことを目指すと，神経の過誤再

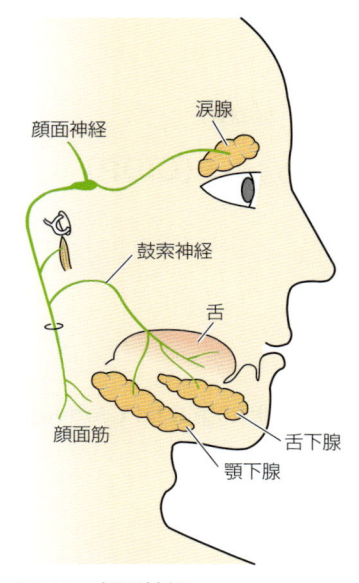

涙腺

顔面神経

鼓索神経

舌

顔面筋

舌下腺

顎下腺

▶図 15　顔面神経

生による連合運動を強める可能性がある.

e 糖尿病性ニューロパチー

　糖尿病性ニューロパチーは糖尿病に起因する末梢神経障害の総称で，各種のニューロパチーのなかで最も頻度の高いものの1つである．原因として，代謝障害，血管障害がいわれている.

症状　最もよくみられるのは下肢の靴下型感覚障害で，時に上肢の手袋型感覚障害を伴う．軽い下肢末梢の感覚障害と，振動覚の低下，アキレス腱反射の消失を認める例が多い．下肢末梢の感覚障害は，軽度の感覚鈍麻のみの例から，きわめて強いびりびり感や異常感，さらには痛みを伴うタイ

プのものがある．自律神経障害型では排尿障害，便秘，下痢，起立性低血圧，性機能の障害を呈する例がみられる.

治療　原則は血糖コントロール

f 癌性ニューロパチー

　悪性腫瘍に伴う末梢神経障害を癌性ニューロパチーという．腫瘍組織の浸潤，圧迫によるものでなく，なんらかの遠隔効果（remote effect）によるものを指す．原発腫瘍の種類としては，気管支，肺の小細胞癌が多い.

D 理学・作業療法との関連事項

1. 末梢神経では，神経断裂の著しい例には機能再建術が考慮されるが，いずれの例にも装具の適応を早期から考慮する．誤用に注意しながら訓練を行う.

2. Guillain-Barré 症候群などの末梢神経障害では，筋力が弱い時期には低周波電気刺激を用い，筋力増強訓練は低負荷での運動反復から始める.

3. Bell 麻痺では顔面筋の動きを大きくしようと，目や口を強く閉じるような動きを繰り返し行うと，神経の過誤再生による連合運動を強めてしまうことがあるので，過剰な努力や強い低周波電気刺激は用いない.

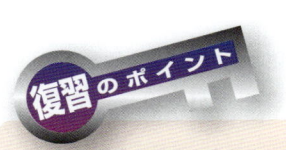

復習のポイント

- 末梢神経障害の分類（neurapraxia，axonotmesis，neurotmesis）と予後を説明する.
- 絞扼ニューロパチーについて，好発部位の解剖学的特徴，臨床症状，検査所見を述べる.
- 末梢性ニューロパチーの症状ならびに多発神経炎と単神経炎の症状の違いを説明する.

第28章

てんかん

学習目標
- てんかん発作の分類を学ぶ.
- てんかんの症状, 診断, 検査, 治療を学ぶ.
- 標準理学療法学・作業療法学 専門基礎分野『精神医学 第4版』の第8章「てんかん」も併せて参照のこと.

A てんかんとは

てんかん(epilepsy)とは, 大脳神経細胞の過剰な興奮による痙攣などの発作症状を反復(2回以上)する, 慢性の脳疾患である. 頻度は人口1,000人につき5～10人(0.5～1.0%)で, どの年齢でも発症しうるが, 乳幼児・小児と高齢者に多く, 特に近年は65歳以上で初発の高齢者てんかんが増加している. 精神面だけでなく社会生活への悪影響を防ぐために, 適切な診断と治療が重要である.

1 分類

てんかんの分類は, 症状である発作の様式や脳波所見により部分(焦点)発作と全般発作に分けられる. また, 原因によって, 特定の原因疾患がない特発性(25歳未満がほとんど)となんらかの脳疾患に起因する症候性に分けられる.

さらに, これらの分類をもとに, 特発性部分てんかん, 特発性全般てんかん, 症候性部分てんかん, 症候性全般てんかんなどの病型分類がなされている(▶表1).

2 症状

発作の症状は, 筋肉の硬直(強直発作)や反復する筋収縮と弛緩(間代発作)といった, いわゆる痙攣発作だけでなく, 突発的な脱力, 意識の減損や消失, 自動症(口をもぐもぐ, 舌なめずり), 異常行動, デジャブ(既視感)や不安感などの精神症状, 腹部不快感や頻脈などの自律神経症状など, 過剰な興奮がおこる部位や広がりによってさまざまである. また, 発作前後に後述するような多彩な症状を認めることがあり, 問診や診察でこれらの症状の有無を確認することも重要である.

てんかん発作は通常数分で軽快することが多いが, 発作が5分以上持続, あるいは短時間の発作が意識障害を伴い反復する場合があり, これを"てんかん重積"という. 重積状態の持続は脳の血流, 代謝障害により不可逆的な脳損傷をきたしうる.

(1) 発作前駆症状

発作の数分前ないし数時間前, 時に数日前から, 頭痛やいらいら, 抑うつなどが出現し, 発作後には消退する.

(2) 精神発作と感情発作

言語や記憶, 認知などの高次脳機能の障害や, 錯覚および幻覚などの精神症状, 感情の障害(恐

▶表1　てんかん，てんかん症候群，関連発作疾患の国際分類(要約)

1. 全般てんかん

1.1 特発性(年齢に関連して発病)
- 小児欠神てんかん
- 若年欠神てんかん
- 若年ミオクロニーてんかん
- 覚醒時大発作てんかん
- 上記以外の全般性特発性てんかん
- 特異な賦活法で誘発される発作をもつてんかん

1.2 症候性(潜因性)
- West 症候群(乳児痙攣，電撃−点頭−礼拝痙攣)，Lennox-Gastaut 症候群など
- 種々の脳疾患に合併するもの

2. 局在関連(焦点性，部分，局在)てんかん

2.1 特発性(年齢に関連して発病)
- 中心・側頭部に棘波をもつ良性小児てんかん
- 後頭部に突発波をもつ小児てんかんなど

2.2 症候性
- 側頭葉てんかん，前頭葉てんかん，頭頂葉てんかん，後頭葉てんかんなど

3. 焦点性か全般性か決定できないてんかん

4. 特殊症候群(状況関連性発作，機会性発作)
- 熱性痙攣
- アルコール，薬物，子癇，非ケトン性高血糖などによる急性代謝障害あるいは中毒でおこる発作

〔国際抗てんかん連盟(ILAE)，1989 より一部改変〕

怖感から漠然とした不安感，抑うつ)がある.

(3) 非痙攣性てんかん重積状態

軽い意識障害が突然出現し，困惑した様子で，反応が緩慢となり，数時間〜数日にわたって持続する. 脳波検査で広汎性棘徐波複合の連続がみられ，ジアゼパム静注によって速やかに意識障害と脳波所見が正常化する.

(4) 発作後もうろう状態

全身性の強直間代発作あるいは側頭葉起始の複雑部分発作に引き続いて，もうろう状態が出現する. 多くは数分間で自然に覚醒するか，睡眠の状態になる.

(5) 発作後精神病状態

発作後の数時間〜数日の意識清明期を経たのち，誇大妄想，気分変調，恐怖，焦燥，衝動行為が生じ，時に自殺行為に及ぶ. 多くは数日で軽快するが，鎮静などの対症的処置が必要な例もある.

B　てんかんの診断と治療

1 診断

突然おこる一過性の意識障害や痙攣と，脳波検査で診断されることが多い. 診察時に発作を観察できることは少なく，さらに患者自身は発作時の状況がわからないことも多いため，家族や目撃者からの問診が大切である. また，発作中の症状の詳細だけでなく，前兆や発作誘因の有無，発作後の症状，発症年齢や既往歴，家族歴などについての情報収集も診断の助けとなる.

2 検査

まず脳波検査があげられるが，てんかん様異常波形がみられるものは 30% 前後である(▶図 1). より確実な診断のために，長時間ビデオ脳波モニタリング検査を行うこともある. また，特に 25 歳以上で発症した場合，器質病変の検索のために，CT や MRI などの画像検査が必要である.

3 治療

孤発発作(1 回のみの発作)では，原則として抗てんかん薬の投与は行わない. ただし，神経学的異常，脳波の異常，あるいはてんかんの家族歴がある場合は治療の開始を考慮する. 高齢者では，初回発作後の再発率が高いため，初回発作後から治療開始となることが多い.

抗てんかん薬には，従来から使用されている，フェニトイン，カルバマゼピン，バルプロ酸，フェノバルビタール，プリミドン，クロバザム，クロナゼパム，ジアゼパムに加え，1990 年以降わが国で保険適用が認められた，いわゆる新規抗てんかん薬である，レベチラセタム，ラモトリギン，トピラマート，ガバペンチン，ゾニサミドなどがあ

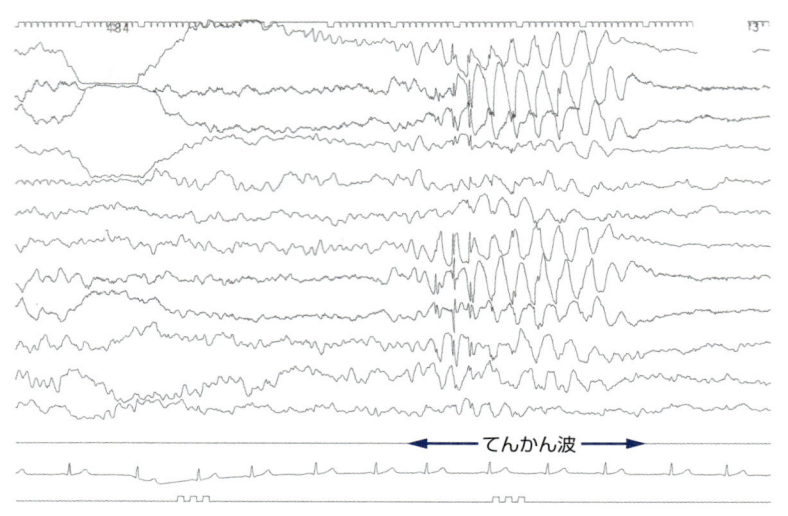

▶図 1　典型的なてんかんの異常脳波

る.「てんかん診療ガイドライン 2018」では，部分てんかんに対してはカルバマゼピン，ラモトリギン，レベチラセタムが，全般てんかんに対してはバルプロ酸が第一選択薬として推奨されている.

　薬物使用にあたっては，めまいや眠気のみならず，皮疹や肝障害，骨髄抑制，汎血球減少などの副作用に注意が必要である. また，バルプロ酸やカルバマゼピンなどの胎児催奇形性，薬物の相互作用などにも配慮する必要がある. 新規抗てんかん薬は，抗てんかん薬どうしの相互作用が少ないとされる.

　血中濃度測定が可能な薬物では，治療域であるかどうか適宜確認を行い，投与量調整を行う.

　痙攣発作が 5 分以上継続したり，短い発作でも意識回復のないまま反復する場合は，てんかん重積状態として，ただちに治療を開始する. 気道確保，酸素投与に加えて，ジアゼパムを静注する. さらに必要に応じてフェニトインやフェノバルビタールも使用し，抗てんかん薬に抵抗性の重積発作の場合には全身麻酔，人工呼吸管理を行うこともある.

　抗てんかん薬中止の可否は再発作の可能性による. 発作消失後，2〜5 年以上の経過により，抗てんかん薬の減量が考慮できるが，症候性てんかんおよび特発性てんかんのうち若年ミオクロニーてんかんでは，再発率が高い.

　抗てんかん薬治療が無効な側頭葉てんかんでは，選択的海馬扁桃体切除術などの外科的治療が行われる.

C　理学・作業療法との関連事項

1. てんかんは自動車運転の可否など，社会生活に大きな影響を与えるので，慎重に対応する. てんかん患者は自動車運転免許取得，更新時に申告する必要がある.
2. 運動療法や作業療法中のてんかん発作は，転倒や手足を物にぶつけることによる二次的な損傷を生じないように，安全な場所へ側臥位で寝かせ，あわてず主治医に連絡する. 衣服をゆるめて気道を確保し，発作の様式や持続時間を確認しておく.
3. 抗てんかん薬の調整中は，眠気，ふらつきなどが生じることがあるので，事故に注意する.

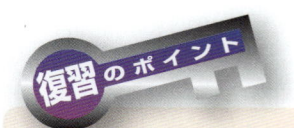

- てんかん発作を分類し，症状を説明する．
- てんかん発作の前駆症状を説明する．

筋疾患

- 進行性筋ジストロフィーの原因，症状，検査，治療法，予後を学ぶ．
- 先天性筋ジストロフィーの原因，症状，検査，治療法，予後を学ぶ．
- 顔面肩甲上腕筋型ジストロフィー，筋強直性ジストロフィーの原因，症状，検査，治療法を学ぶ．
- 多発性筋炎の原因，症状，検査，治療法を学ぶ．

A ミオパチーとは

ミオパチーとは骨格筋を障害する疾患の総称で，神経筋伝達障害をおこす疾患も含まれる．病因はさまざまであるが，筋力低下や筋萎縮を主な症状とする．

ここでは，ミオパチーのなかでも代表的な筋疾患について説明する．

B 進行性筋ジストロフィー

進行性筋ジストロフィー（progressive muscular dystrophy; PMD）は遺伝性で，進行性筋力低下を伴い，筋線維の再生・壊死が繰り返されるミオパチーで，筋にグリコーゲン蓄積などがないものである．

遺伝子解析や分子生物学的レベルでの病因の解明が飛躍的に進み，分類には，遺伝形式による分類（▶表1）や病型分類（▶表2），機能障害度分類（▶表3）が用いられる．

その多くは進行性であるが，治療者は病状の進行の遷延化と能力維持に努め，その経過において常に患者を社会的な存在として認め，人としての尊厳を尊重しなければならない．

1 Duchenne型/Becker型筋ジストロフィー

Duchenne（デュシェンヌ）型筋ジストロフィー（Duchenne muscular dystrophy; DMD）とBecker（ベッカー）型筋ジストロフィー（Becker muscular dystrophy; BMD）は，いずれも遺伝子異常によって筋細胞膜の直下に存在するジストロフィン（dystrophin）の異常が存在する男児に発症する疾患である（▶図1）．ジストロフィンは，筋形質膜の保持・強化，情報伝達システムなどに重要な役割を果たしていると推定される．Duchenne型筋ジストロフィー罹患率は出生男児100万のうち140〜390，有病率1.9〜3.4/10万で，Becker型筋ジストロフィーの罹患率はDuchenne型筋ジストロフィーの1/5〜1/10である．

a Duchenne型筋ジストロフィー

Duchenne型筋ジストロフィーは筋ジストロフィーのなかで最も頻度が高く，2/3は伴性劣性遺伝（▶図2），1/3は突然変異で，男児に発症する．

症状 5歳以下で発症し，初発症状は，走れない，

▶表1 遺伝形式からの筋ジストロフィーの分類

遺伝型式				遺伝子産物・蛋白異常
性染色体劣性	1. Duchenne(デュシェンヌ)型			ジストロフィン
	2. Becker(ベッカー)型			ジストロフィン
	3. Emery-Dreifuss(エメリ・ドレフュス)型			エメリン
常染色体劣性	1. 肢帯型	①重症		サルコグリカン欠損
		②重症		サルコグリカン正常
		③中等・軽症		カルパイン
		④軽症		ジスフェリン
	2. 先天性	①福山型		フクチン
		②非福山型	メロシン陽性型	メロシン欠損
			メロシン陰性型	メロシン部分欠損，メロシン正常
	3. 遠位型	①三好型		
		②空胞型		
常染色体優性	1. 顔面肩甲上腕型			
	2. 遠位型〔Welander(ウェランダー)型〕			
	3. 筋強直性			ミオトニンプロテインキナーゼ

▶表2 筋ジストロフィーの病型別特徴

	Duchenne型	Becker型	肢帯型	顔面肩甲上腕型	先天性		遠位型(三好型)	眼咽頭	筋強直性
					福山型	非福山型			
発症年齢	5 歳以下	5〜25 歳	5〜25 歳	一定しない	1 年以内	生下時	12〜30 歳	40 歳以降	10〜20 代
遺伝型	伴性劣性	伴性劣性	常・劣性	常・優性	常・劣性	常・劣性	常・劣性	常・優性	常・優性
初発症状	走れない 転ぶ	走れない 転ぶ	走れない 転ぶ	ストローが吸えない	低緊張，自発運動欠如	低緊張	走行と爪先立ち困難	眼瞼下垂 嚥下困難	筋強直
障害筋	近位部 →全身	近位部 →全身	近位筋優位	顔面・肩甲・上腕	全身	全身	ヒラメ筋 腓腹筋	外眼筋 舌・咽頭筋	顔面・頸部優位
仮性肥大	(+)	(+)	(−)	(−)	(+)	(−)	(−)	(−)	(−)
知的障害	(+)	(−)	(−)	(−)	(+)	(±)	(−)	(−)	(+)
進行	急速	緩徐	緩徐	緩徐	急速	緩徐	緩徐	緩徐	緩徐
病因	ジストロフィン欠損	異常ジストロフィン				メロシン欠損			ミオトニンプロテインキナーゼの異常
検査	CK 高値	CK 高値	CK 高値	CK 正常	CK 高値	CK 高値	CK 高値	CK 正常	筋強直性放電，CK 高値
治療法	(−) 副腎皮質ホルモン製剤	(−)	(−)	(−)	(−) 副腎皮質ホルモン製剤	(−)	(−)	(−)	(−)

伴性：性染色体に原因となる遺伝子がある.

▶表 3　筋ジストロフィー機能障害度の厚生労働省分類

ステージ	判断基準	評価のサブランク
I	階段昇降可能	a：手の支えなし b：手の膝押さえ
II	階段昇降可能	a：片手手すり b：片手手すり膝手 c：両手手すり
III	椅子から起立可能	
IV	歩行可能	a：独歩で 5 m 以上 b：1 人では歩けないが，物につかまれば歩ける 　（i：歩行器，ii：手すり，iii：手びき）
V	起立歩行は不可能であるが，四つ這いは可能	
VI	四つ這いも不可能であるが，いざり這行は可能	
VII	いざり這行も不可能であるが，座位の保持は可能	
VIII	座位の保持も不能であり，常時臥床状態	

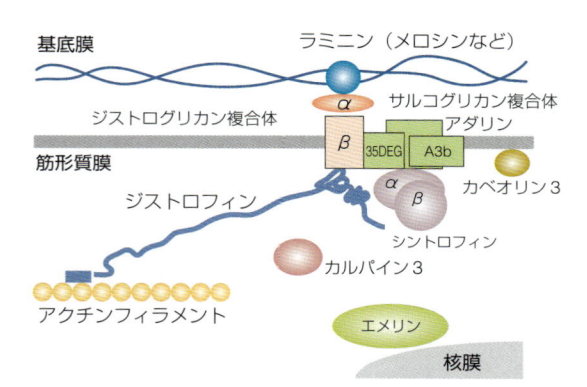

▶図 1　筋ジストロフィーにおける病因
筋ジストロフィーの病因は細胞膜を構成するラミニン（メロシン），サルコグリカン，細胞膜と筋原線維を結ぶジストロフィンの欠損や異常による.

ころびやすい（易転倒），階段の昇降が拙劣である．自然歴では 5 歳ころに運動能力のピークを迎える.

　筋の変性に伴う筋力低下と筋の萎縮は進行性で，筋力低下の順番は，体幹筋，下肢筋，上肢筋，また近位筋から遠位筋の順である（➡ 87 ページ参照）．関節の拘縮は，大腿筋膜張筋，腸腰筋，下腿三頭筋に，9 歳以降の早期にみられ，下肢の拘縮は車椅子になる時期に急激に進行する.

　筋力低下は近位筋で目立ち，ふくらはぎに筋仮性肥大がみられる（▶図 3）．進行につれて，ア

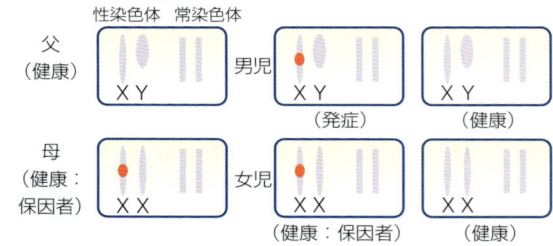

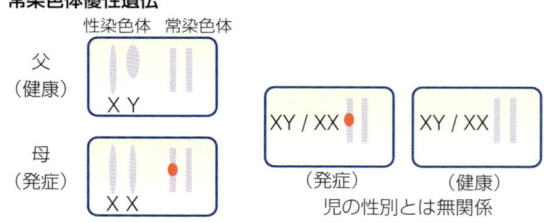

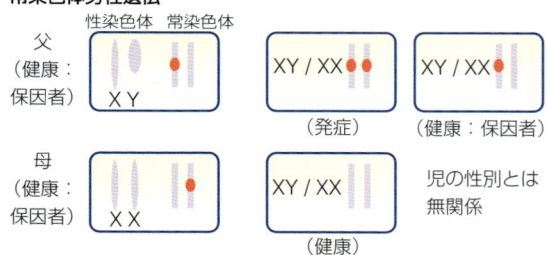

▶図 2　筋ジストロフィーにみられる遺伝形式
筋ジストロフィーでみられる代表的な遺伝形式を示した．赤色丸は疾病の病因と関連した遺伝子を示す．（健康：保因者）はキャリアを示すが，精査すれば異常値を示す病型もある.

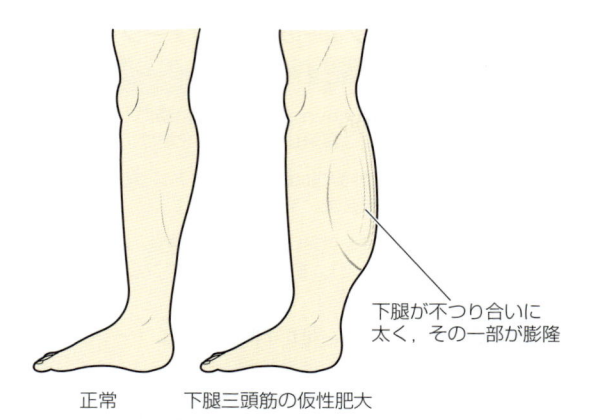

正常　　　　下腿三頭筋の仮性肥大

下腿が不つり合いに太く，その一部が膨隆

▶図3　仮性肥大
仮性肥大は筋肉が正常より肥大しているが，実際の筋力は減弱している．

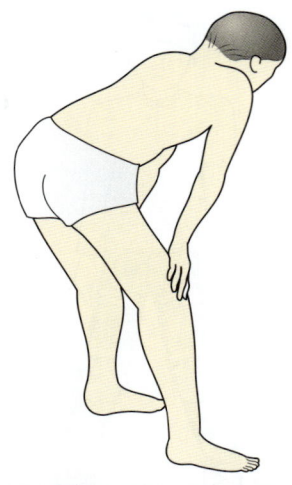

▶図4　登はん性起立（Gowers 徴候）
起立時に大腿四頭筋，大殿筋の筋力低下を補うように上肢で膝あるいは大腿部を押さえて起立する．

ヒルのようにお尻を振って歩く〔動揺歩行（waddling gait）〕，床から立ち上がるとき自分の大腿を手で支えながら，徐々に起立する登はん性起立〔Gowers（ゴワーズ）徴候〕（▶図4），9歳くらいで歩行不能となり，車椅子となる．このころになると脊柱側弯症が多くみられ，さらに，上肢の筋力低下によって日常生活活動（ADL）も困難となる．一般に 10 歳以降に呼吸不全，心筋症を認め，平均 27 歳で死亡する．知的障害も多く，WAIS-R の IQ は平均 80 である．ジストロフィン蛋白は神経細胞にも発現しており，その欠損により脳機能に問題が生じると考えられている．深部腱反射は減弱し，病的反射はみられない．

検査　筋からの逸脱酵素である血清クレアチンキナーゼ（CK），AST，ALT，ヒドロキシ酪酸ゲナーゼ（HBD），LDH の高値，CT 画像で筋の脂肪化，筋電図で筋原性変化（小さい電位で，持続時間が短く，多相性の神経筋単位），筋生検で筋細胞の壊死と再生，免疫組織染色で筋細胞膜のジストロフィン欠損がみられる．

病因　筋細胞膜直下に存在するジストロフィンの欠損

治療　根治的な治療はなく，筋線維の破壊を抑制するための副腎皮質ホルモン製剤の投与や心不全に対する薬物療法が行われる．近年，β ブ

ロッカーによる心筋保護，夜間の非侵襲的陽圧換気法（non-invasive positive pressure ventilation；NPPV）の使用で生命予後が改善されている．強い負荷での筋力増強訓練は筋の破壊を促進するので避ける．

　筋力低下に対する維持的な筋力増強訓練のほか，関節の変形拘縮に対する予防，矯正（関節可動域訓練，ことに腸脛靱帯，アキレス腱，ナイトスプリント，体幹装具，手術），能力低下への補装具（体幹装具・下肢装具，電動車椅子など）（▶図5），呼吸運動訓練（発声，腹式呼吸，体位ドレナージ，末期には人工呼吸器），食事指導（食物形態の工夫，頭部の安定補助）が必要である．歩行可能であるステージ I～IV では，下腿三頭筋など短縮のおこりやすい筋のストレッチを行う．ステージ V～VII では，長下肢装具，アキレス腱延長術，腸脛靱帯解離術が検討される．車椅子処方では，脊椎変形の予防のため，よい座位姿勢を保つことが重要である．

　また，治療を支援するものとして，教育（身体障害のため多くは特別支援学校へ，教師との連携），社会福祉（身体障害者手帳，小児慢性特定疾患），そして遺伝相談（出生前診断は可能だが，倫理面

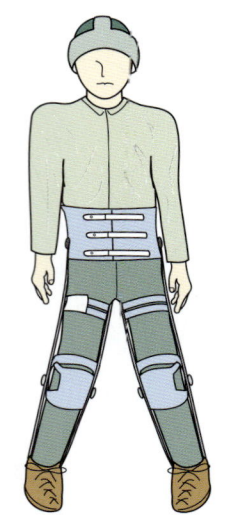

▶図 5　長下肢装具での立位
症状が進み自力での立位が不可能になっても，拘縮筋の予防，筋骨格への体重負荷，呼吸循環器への立位負荷を目的にして，長下肢・体幹装具を用いて，1 日数時間の立位保持が行われる．

▶表 4　筋ジストロフィーのリハビリテーション

目的	内容と注意
1. 筋力の維持	Duchenne 型では強い筋力トレーニングは禁忌（血清 CK 値を指標）
2. 関節の変形拘縮の予防，矯正	関節可動域訓練，ナイトスプリント，体幹装具，手術
3. 能力低下の代償	補装具（体幹装具・下肢装具，電動車椅子など），家屋改造（バリアフリー），介護器材
4. 呼吸機能維持	発声，腹式呼吸，体位ドレナージ，人工呼吸器
5. 摂食嚥下維持	食物形態の工夫（咬合不全，咀しゃくや嚥下の障害），頭部の安定補助
6. 教育	身体，知能の障害度に合わせて学校選択，教師との連携
7. 心理的支持	疾病の進行や死の不安に対する心理的支持（特に Duchenne 型），余暇活動
8. 社会福祉	身体障害者手帳，小児慢性特定疾患
9. 遺伝相談	出生前診断（倫理面に問題）

と技術面に問題がある）がある．

　遺伝子治療，再生医療，分子標的治療などの進展がみられる．

　筋ジストロフィー全般に通じる治療・リハビリテーションの内容を**表 4** に示す．

ⓑ Becker 型筋ジストロフィー

　Becker 型筋ジストロフィーは，伴性劣性遺伝〔**図 2**（➡ 290 ページ）参照〕の異常ジストロフィン合成によるジストロフィーである〔**表 2**（➡ 289 ページ）参照〕．

病因　異常ジストロフィンの合成
症状　発症は早くても 5〜25 歳までが多いが，無症状で経過する例もある．

　筋力低下は近位筋優位で，ふくらはぎに仮性肥大もみられるが，緩徐進行性で 15 歳以下で歩行不能となることはない．Duchenne 型筋ジストロフィーより左心不全での死亡が目立つ．

　深部腱反射は減弱し，病的反射はみられない．
検査　筋からの逸脱酵素（血清 CK，AST，ALT，HBD，LDH）の高値，CT 画像（筋の脂肪化），筋電図で筋原性変化，筋生検で筋細胞の壊死と再生，免疫組織染色で筋細胞膜のジストロフィンが斑状に存在することがみられる．

治療　根治的な治療はなく，心不全に対する薬物療法，リハビリテーション，教育，遺伝相談が必要である．

予後　無症状に過ごす例もあり一定しない．発症した例では左心不全での死亡が多くなる．

2 顔面肩甲上腕筋型ジストロフィー

　顔面肩甲上腕筋型ジストロフィー（facioscapulohumeral muscular dystrophy；FSHD）は，主として顔面，肩甲，上腕部の筋萎縮をきたす常染色体優性遺伝のジストロフィーである〔**図 2**（➡ 290 ページ）参照〕．

症状　10 歳ころ発症し，緩慢な進行で，ミオパチー様顔貌（➡ NOTE-1），翼状肩甲，上肢挙上時の上部僧帽筋の膨隆があるが，完全な臥床状態となることは少ない（**▶図 6**）．不全型も多い．深部腱

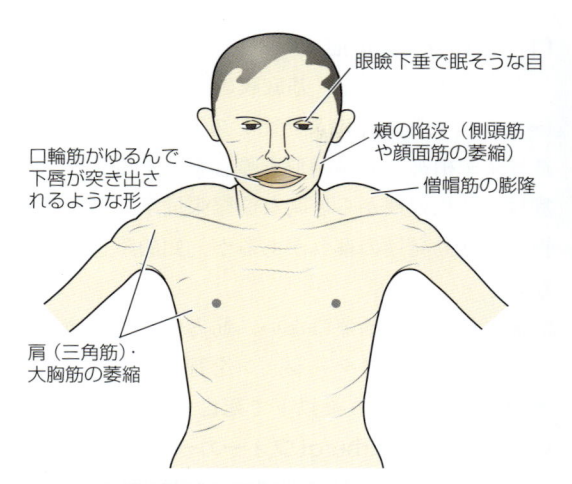

▶図6　顔面肩甲上腕筋型の特徴
顔面の筋萎縮によりのっぺりとした感じのミオパチー様顔貌，上肢挙上時は上部僧帽筋の膨隆がみられる．背面では肩甲骨内側が浮き上がった翼状肩甲がみられる．

眼瞼下垂で眠そうな目
頰の陥没（側頭筋や顔面筋の萎縮）
僧帽筋の膨隆
口輪筋がゆるんで下唇が突き出されるような形
肩（三角筋）・大胸筋の萎縮

▶表5　先天性筋ジストロフィーの分類

a. 福山型先天性筋ジストロフィー　脳形成障害，知的障害がある
（1）典型　（2）良性型
b. 非福山型先天性筋ジストロフィー　知的障害は原則としてない（例外あり）
（1）メロシン欠損症　　知的障害はない．（2）Walker-Warburg 症候群，cerebro-oculo-muscular　　症候群　　脳形成障害，知的障害がある．（3）Santavuori 病（筋・眼・脳症候群）　　脳形成障害，知的障害がある．

反射は低下，消失し，病的反射はない．

検査　血清 CK は正常～軽度上昇，筋電図では筋原性変化，筋生検は変性像がある．

治療　対症療法，リハビリテーション（▶表4），上腕挙上障害には肩甲骨固定術が行われる．

予後　車椅子生活になることはあっても臥床状態になることは稀である．

3　肢帯型筋ジストロフィー

　肢帯型筋ジストロフィー（limb girdle muscular dystrophy；LGMD）は単一疾患ではなく，①DMD/BMD，顔面肩甲上腕筋型ジストロフィー（FSHD）以外であること，②主として四肢近位部を侵す筋ジストロフィーであることを満たした

> **NOTE**
>
> **1　ミオパチー様顔貌（myopathic face）**
> 　側頭筋や顔面筋の萎縮により顔の輪郭が細長く，顔面がのっぺりした顔になる．眼瞼や口の周囲の筋萎縮によって，目や口を完全に閉じられず，表情の乏しい顔になる．

ものの総称で，SCARMD（severe childhood autosomal recessive muscular dystrophy）も含まれる．

　常染色体優性，常染色体劣性など遺伝子異常別に分類されつつある．

4　先天性筋ジストロフィー

　生下時または生後数か月以内に筋力低下を示し，筋生検でジストロフィー変化を示すものである．多くは福山型で，非福山型としてメロシン欠損症などがある（▶表5）．

a　福山型先天性筋ジストロフィー

　福山型先天性筋ジストロフィー（Fukuyama type congenital muscular dystrophy；FCMD）は常染色体劣性遺伝で，筋ジストロフィーと脳形成障害（知的障害）とを併せもつことが特徴である．日本では小児発症の筋ジストロフィーの中でDuchenne 型ジストロフィーに次いで多い．頻度は10万人に3人程度である．

症状　全身性の低緊張と筋力低下（フロッピーインファント），自発運動減少と精神遅滞で気づかれるが，時に血清酵素（ALT，CK など）の高値で偶然気づかれる（▶表6）．中枢神経障害を有すが，深部腱反射は消失し，明確な錐体路徴候はない．

▶表 6　福山型先天性筋ジストロフィーの特徴

発症時期	非常な早期発症
性差	男女差なく罹患
症状	●筋萎縮：全身性だが，近位筋に優位 ●顔面筋の萎縮：口や目を完全に閉じることができない ●進行性関節障害：指や足関節の拘縮，頸部の屈曲制限，側弯 ●低緊張と運動減少：乳児期から ●知的障害：半数にあり，痙攣を伴う

経過は典型と良性型で異なる〔**表 2**（➡ 289 ページ）参照〕.

①典型：定頸，寝返り，座位保持が遅れるが，多くはいざりまで，少数はつかまり立ちやつかまり歩きまで獲得するが，3〜8 歳をピークに運動能力は低下する．上技の筋力低下も進行が早い．

②良性型：定頸は遅れず，3 歳までにつたい歩きは可能になる．手放し歩行や階段昇降まで可能になる例もあるが，6〜7 歳をピークに運動能力は低下し，内反尖足が目立つようになる．10 歳以降に心筋障害による心不全症状が明らかになる．

治療

● 根治的な治療はなく，筋線維の破壊を抑制するための副腎皮質ホルモン製剤の投与や心不全に対する薬物療法が行われる．知的障害のため多くは特別支援学校だが，良好例は普通校に通える．社会福祉，遺伝相談が必要である．

● 2 歳ころからの咬合不全と咀しゃく能力低下に応じて食物形態の工夫，頭部の安定補助が必要になる〔**表 4**（➡ 292 ページ）参照〕.

予後　平均寿命は 14 歳．死因は肺炎，心不全が多い．

Ｂ 非福山型先天性筋ジストロフィー

生下時または生後数か月内に筋力低下と筋生検で筋ジストロフィー所見を示すが，知的障害がないものである（一部例外もある）.

（1）メロシン欠損症

常染色体劣性遺伝，基底膜のメロシン欠損〔**図 1**（➡ 290 ページ）参照〕により筋ジストロフィー，中枢神経，末梢神経の髄鞘形成障害を呈する．

症状　新生児期から著明な筋緊張低下，多発関節拘縮，運動発達の遅れがあるが，知的障害は伴わない．

治療　根治的な治療はない．筋力低下や関節拘縮に対するリハビリテーションを行う．

予後　4/15 例が 6 歳以下で死亡している．

（2）Walker-Warburg（ウォーカー・ワルブルク）症候群（WWS），cerebro-oculo-muscular 症候群（COMS）

常染色体劣性遺伝，筋ジストロフィーと大脳，小脳の形成異常を伴う．

症状　出生時あるいは 6 か月までに発症して平均 9 か月で死亡する．仮性肥大はない．ジストロフィー所見と精神・運動発達の遅滞，眼振，網膜の奇形がある．

病因　不明である．

治療　根治的な治療はない．

予後　平均 9 か月で死亡する．

（3）Santavuori（サンタヴォリ）病

筋・眼・脳症候群（muscle-eye-brain disease; MEB）ともいう．常染色体劣性遺伝，病因不明の筋ジストロフィーと大脳の形成異常を伴う．

症状　水頭症，てんかん，精神・運動発達の遅滞，視力障害を伴う．1 歳以降に血清 CK 上昇．

治療　根治的な治療はない．

予後　重症で，症状も進行性である．

５ 強直性脊椎症候群

強直性脊椎症候群（rigid spine syndrome）は，乳児期以降に発症する脊椎可動域の減少，四肢関節拘縮（肘や膝の屈曲位拘縮，尖足），筋力低下を主徴とする症候群である．孤発例が多く，病因は不明であるが，傍脊柱筋や四肢の筋の変性と間質の結合組織の増加がある．

症状　処女歩行の遅れ，幼少期の歩行や走行のスピードが遅い．進行性である．

検査　X 線写真で脊柱の可動域制限はあるが，骨関節自体の変化はない．血清 CK の軽度〜中等度の上昇，筋電図で筋原性変化と神経原性変化，拘束性換気障害を呈する．

治療　著しい拘縮には筋解離術を行う．

予後　一般に良好だが，重症例は呼吸不全や心不全で死亡する．

6 Emery-Dreifuss ジストロフィー

Emery-Dreifuss（エメリ・ドレフュス）ジストロフィーでは，原形質膜のエメリン欠損により筋力低下，頸椎や肘の関節拘縮，心臓の伝導障害が緩徐に進行する．伴性劣性遺伝であるが，孤発例もある．

症状　2〜10 歳に脊柱の前屈制限や肘の伸展制限で発症し，膝の伸展制限，尖足も生じてくる．思春期に房室ブロックと拡張型心筋症が出現する．

治療　突然死が高率に出現するため，植え込み型除細動器付きペースメーカーを装着する．拘縮に腱や筋の解離術を行う．

予後　心臓伝導障害による突然死を除けば，進行は緩徐で予後は良好である．

7 常染色体劣性遠位型 筋ジストロフィー（三好型）

常染色体劣性遠位型筋ジストロフィー（三好型）は，常染色体劣性〔図2（➡ 290 ページ）参照〕，若年発症（12〜30 歳）で，下肢に強く現れる．筋力低下と筋萎縮（伸筋優位），発病前段階からの血清 CK 高値が特徴である〔表2（➡ 289 ページ）参照〕．

症状　筋力低下と筋萎縮が下肢の遠位筋（ヒラメ筋，腓腹筋）に出現し，早期につま先立ちができなくなる．比較的急速に進行するが（▶図7），前脛骨筋など屈筋は比較的保たれる．症状は，走れ

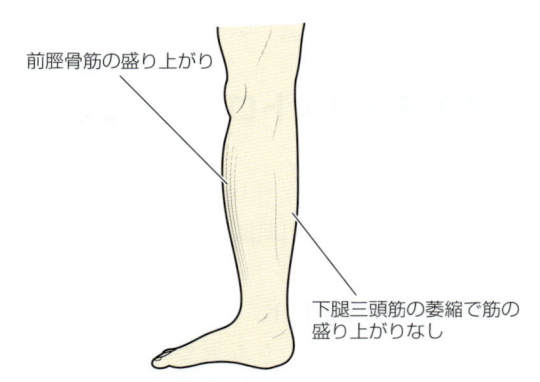

▶図7　常染色体劣性遠位型筋ジストロフィー（三好型）
下腿部腓腹筋の萎縮は著しいが，前脛骨筋は保たれる．遠位型の名称は遠位部の全般的筋萎縮を意味しない．

ない，爪先立ちができない，立ち上がれないと進行するが，立てば歩行可能である．初期には仮性肥大もある．

検査　発症前から血清 CK，ミオグロビンの上昇がある．筋電図で筋原性変化，筋生検で筋線維の壊死と再生，CT や MRI で筋断面積の減少と脂肪化がある．

治療　根治的な治療はない．補装具処方や家屋改造など指導を行う〔表4（➡ 292 ページ）参照〕．

予後　寝たきりになることは少ない．

8 眼咽頭筋ジストロフィー

眼咽頭筋ジストロフィー（oculopharyngeal muscular dystrophy; OPMD）は常染色体優性遺伝性で，40 歳以降に発症し，緩徐進行性の眼瞼下垂と嚥下障害を呈する．

症状　初発症状は眼瞼下垂や嚥下障害で，眼球運動障害，喉頭筋の障害による発声の障害，ミオパチー様顔貌を呈する．

検査　血清 CK は正常か軽度上昇，筋電図では筋原性変化を示す．骨格筋の角化線維と縁取り空胞（rimmed vacuole），筋鞘核内封入体である．

治療　根治療法はなく，眼瞼下垂に眼瞼挙上術，嚥下障害には経管栄養や輪状咽頭筋の切開を行う．

予後　遅発性で進行も遅いので，生命予後はよい．

⑨ 筋強直性ジストロフィー

　筋強直性ジストロフィー（myotonic dystrophy；MD）は常染色体優性遺伝〔**図 2**（➡ 290 ページ）参照〕，ミオトニンプロテインキナーゼの異常による筋強直（myotonia）と筋力低下，筋萎縮を特徴とし，有病率は人口 10 万人あたり 5 人である．また，出生時より著明な筋力低下を示す先天型もある．

症状　〔**表 2**（➡ 289 ページ）参照〕．

　特徴的な症状を呈する（▶ **表 7**）．

- 筋強直：筋収縮がおこるとなかなか弛緩できない．
  - 把握性筋強直（grip myotonia）：強く手を握ったあと，ゆっくりとしか手を開けない．
  - 叩打性筋強直（percussion myotonia）：ハンマーで筋腹を叩くと収縮がおきて盛り上がり，ゆっくりもとに戻る．
- 筋力低下，筋萎縮：顔面，頸部の筋萎縮が著しく，顔面の下半分が細い特有な顔貌を呈する〔斧状顔貌（hatchet face）〕．眼瞼下垂，閉眼や閉口の障害，首のすわりの悪化のほか，罹病期間が 30 年を超えると歩行障害もある．
- 心臓の伝導障害：房室ブロックの頻度が高く，突然死がある．
- 知能低下：半数にあるが進行はしない．
- 白内障：精査するとほとんどの例にある．
- その他
  - 性腺機能障害：男性では性欲減退，勃起障害，女性では月経異常が多い．
  - 男性患者の早期頭髪脱毛
  - 消化器症状
  - 呼吸器症状

検査　血清 CK は正常〜軽度上昇，針筋電図で特徴的な筋強直性放電（myotonic discharge）があり，スピーカーで聞くと "急降下爆撃音" に似る．頭部 CT，MRI で大脳皮質の萎縮，脳室拡大がある．

▶ **表 7**　筋強直性筋ジストロフィーの特徴

症状	①筋強直：把握性筋強直，叩打性筋強直 ②筋力低下，筋萎縮：顔面，頸部の筋で著明，特有な顔貌 ③心臓の伝導障害：房室ブロック，突然死 ④知能低下：進行はしない ⑤白内障：ほぼ必発 ⑥性腺機能障害：勃起障害，月経異常 ⑦早期頭髪脱毛：男性患者 ⑧消化器症状：平滑筋の筋強直による．腹痛，下痢，便秘 ⑨呼吸器：横隔膜の挙上と運動性低下
検査	CK は正常〜軽度上昇，針筋電図で筋強直性放電
病因	ミオトニンプロテインキナーゼの異常
治療	根治的な治療はない．筋強直に薬物療法，伝導障害に心臓ペースメーカー
予後	先天型の多くは 1 歳未満で死亡，成人型は緩徐進行性，50 歳代で死亡

治療　根治的な治療はないが，筋強直に対する薬物療法（プロカインアミド，フェニトインなど），筋力低下に対する運動療法，合併症への治療（心臓ペースメーカー，植え込み型除細動器，経管栄養，気管切開や人工呼吸器）とケアを行う．

予後　緩徐進行性で，死亡は 50 歳代が多く，死因は呼吸不全，誤嚥性肺炎，突然死が多い．

Ⓒ ミトコンドリア病

　ミトコンドリアミオパチー（mitochondrial myopathy）は，骨格筋内に異常形態のミトコンドリアが多数認められる疾患で，細胞質にあるミトコンドリアの DNA 異常（➡ NOTE-2）によって生じる．ミオパチーの症状のほか，外眼筋麻痺，難聴，

NOTE

② ミトコンドリア DNA の異常

　ミトコンドリアを形成する蛋白質は核内にある DNA と細胞質内にあるミトコンドリアがもつミトコンドリア DNA の働きで形成される．ミトコンドリアには電子伝達系酵素があり，細胞のエネルギー産生に重要な役割を果たしている．

▶表8　ミトコンドリア病の臨床的特徴

	KSS	MERRF	MELAS
家族歴	±	+	+
発症年齢	小児〜49歳	小児〜42歳	2〜8歳
外眼筋麻痺	+	−	−
網膜色素変性	+	−	−
心伝導障害	+	−	−
ミオクローヌス	−	+	−
小脳失調	+	+	+
筋力低下	+	+	+
全身痙攣	−	+	+
知的障害	±	+	+
間欠性嘔吐	−	−	+
片麻痺	−	−	+
難聴	+	+	+

KSS：Kearns-Sayre 症候群, MERRF：myoclonic epilepsy with ragged-red fibers, MELAS：mitochondrial myopathy, encephalopathy, lactic acidosis, and strokelike episodes

小脳失調，知的障害，痙攣発作，脳卒中様発作など中枢神経症状を伴う（▶表8）.

　家族内発症もみられるが，遺伝子異常と症状との関連が多様である.

　主な疾患について，特徴的な症状をまとめる.

（1）Kearns-Sayre（カーンズ・セイヤー）症候群(KSS)，慢性進行性外眼筋麻痺症候群（chronic progressive external ophthalmoplegia; CPEO）

　外眼筋麻痺，心臓の伝導ブロック，網膜色素変性症，孤発例が多い.

（2）MELAS(mitochondrial myopathy, encephalopathy, lactic acidosis, and strokelike episodes)

　嘔吐，脳卒中様の発作がみられる.

（3）MERRF(myoclonic epilepsy with ragged-red fibers；福原病)

　ミオクローヌスがみられる.

D　先天性ミオパチー

　生下時あるいは乳児期に発症し，非進行性あるいは緩徐進行性のもので，全身の低緊張，筋力低下，ミオパチー様顔貌を特徴とする. 生命予後は呼吸機能と側弯の進行に左右される.

（1）セントラルコア病

　セントラルコア病(central core disease)は新生児期の低緊張，筋力低下，乳児期の発達の遅れはあるが，知能は正常である. 乳児期に死亡するような重症例はない.

（2）ネマリンミオパチー

　ネマリンミオパチー(nemaline myopathy)は筋細胞内に桿状構造物がみられ，新生児期の長顔，高口蓋，低緊張，筋力低下があって，呼吸不全で死亡するものから成人発症の例まで，いくつかの病型がある.

E　多発性筋炎(皮膚筋炎)

　多発性筋炎(polymyositis)は，筋細胞の壊死による筋力低下と関節痛などを伴う膠原病の一種で，皮膚症状を伴う場合は皮膚筋炎(➡ 87 ページ参照)とする. 自己免疫疾患と考えられている.

症状　筋力低下，発熱や関節痛，筋痛がある. 筋力低下は体幹や四肢近位部に強い. 時に嚥下障害もある.

　老年者では半数に悪性腫瘍の合併がある.

検査　血清 CK の高値，リウマチ反応や抗核抗体が陽性，筋電図で筋原性変化，筋生検で筋細胞の壊死と再生，炎症細胞浸潤がある.

治療　副腎皮質ホルモン製剤の投与が行われる. 筋力強化や歩行訓練など負荷のかかる訓練は筋痛が軽快してから行う.

予後　発症から半年以内に治療が開始されないと予後不良，治療に反応しても再発する例もある.

▶表 9　周期性四肢麻痺の種類と特徴

	低 K 性	高 K 性	正 K 性
発病	10〜20 歳代	10 歳以下	10 歳以下
発作の持続	1 時間〜数日	1 時間以内	1〜20 日
発作時血清 K	低下	高値	正常
誘因	運動後休息,過食	運動後休息,寒冷	運動後休息など
発作時間帯	早朝・夜間	日中	早朝
麻痺の治療	KCl	グルコンサンCa	NaCl

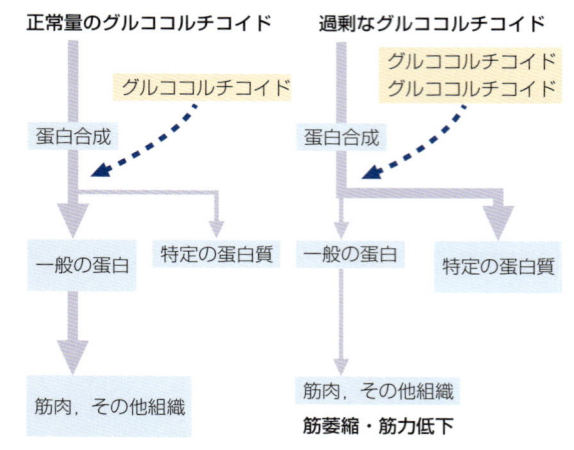

▶図 8　ステロイドミオパチーの発現メカニズム

F　周期性四肢麻痺

　周期性四肢麻痺（periodic paralysis）は血清カリウム（K）の異常によって筋力低下が生じる疾患であるが，周期性はない．遺伝性のものは常染色体優性遺伝である．

症状　若年に多く，運動後の休息時や過食の翌朝，脱力が生じ，数時間〜数日で軽快する．発作時の血清 K は低〜高値がある（▶表 9）．

検査　発作時の血清 K 測定，誘発試験

治療　血清 K の異常を時間をかけて補正する．血清 K の急激な変動は急死をまねく．

　甲状腺機能亢進症に伴うものは原疾患の治療で軽快する．

予後　良好である．

G　内分泌代謝性筋疾患

　内分泌疾患や代謝異常に伴うミオパチーは，ホルモン自体の影響やそれに関連する電解質異常などが骨格筋に影響して筋障害が生じたものである．

1　甲状腺中毒性ミオパチー

　甲状腺中毒性ミオパチー（thyrotoxic myopa-

thy）では，甲状腺中毒症に脱力感，筋痛，有痛性筋痙攣を伴う．筋力低下，筋萎縮は肩甲帯と腰帯の筋に強い．

検査　血清 CK 正常，著明なクレアチン尿がある．

治療　甲状腺機能亢進の治療を行う．

2　ステロイドミオパチー

　ステロイドミオパチー（steroid myopathy）は，Cushing（クッシング）症候群やステロイド治療による副腎皮質ホルモン過剰により筋障害が生じたものである．

　骨格筋肥大抑制作用を有するマイオスタチンの発現は副腎皮質ホルモンで亢進するため，筋の蛋白質合成が抑制される（▶図 8）．

症状　筋力低下は腰部と下肢近位筋に優位で，起立，階段昇降が困難になる．発症は緩徐だが，進行すると寝返りもできなくなる．

　投与開始から発症までの期間は 5 か月以内が多く，大量投与では 2 週間前後でも発症する．

検査　血清 CK 正常，尿中クレアチン増加がある．

治療　副腎皮質ホルモン製剤の減量や中断，運動療法を行う．運動制限は筋のステロイド感受性を

高め，症状を悪化させる.

予後　適切な治療で回復する.

3 低カリウム血性ミオパチー

　低カリウム血性ミオパチー(hypokalemic myopathy)は，低カリウム血症の持続により筋障害をきたしたものをいう.

　誘因は下痢，嘔吐のほか，利尿薬，副腎皮質ホルモン製剤，グリチルリチン製剤などである.

症状　筋力低下や筋痛で発症し，体幹や近位筋優位から遠位筋に及ぶ．筋萎縮は急速に明らかになる．異常感覚〔パレステジー(paresthesia)〕を伴う.

検査　血清 K 低値，血清 CK，AST，LDH，ミオグロビンの高値，筋生検で筋壊死と再生がある.

治療　K の補充を行う.

予後　血清 K 値の正常化で，次第に筋力は回復する.

H 筋無力症

1 重症筋無力症

　重症筋無力症(myasthenia gravis)は，骨格筋の易疲労性，脱力を主な症状として，症状の日内変動や寛解と増悪を繰り返す，自己免疫機序による神経筋接合部疾患である(▶表 10)．有病率は人口 10 万人あたり 11.8 人で，中年女性に多く，男女比は 1：1.7 である.

病因　運動終板に存在するアセチルコリン受容体(AChR)に対する自己抗体がつくられ，受容体が破壊される(▶図 9).

症状　少しの運動で骨格筋の易疲労性，筋力低下が生じるが，休息で回復する．初発症状は眼瞼下垂，外眼筋麻痺による複視が多い．そのほかには体幹近位筋が侵されやすい．症状は日内変動が

▶表 10　重症筋無力症の特徴

病因	神経筋接合部(アセチルコリン受容体：AChR)への自己抗体産生
易疲労性，筋力低下	休息で回復
初発症状	眼瞼下垂，外眼筋麻痺，体幹近位症状
症状の日内変動	夕方に向かって増悪
合併症	胸腺異常(胸腺腫など)が多い
検査	AChR に対する自己抗体，テンシロンテスト，誘発筋電活動電位の漸減現象(waning 現象)
治療	免疫療法，対症療法(抗アセチルコリンエステラーゼ薬)胸腺摘出術，血液浄化療法
予後	一般に良好，悪性胸腺腫合併は予後不良

あり，夕方に向かって増悪する．臨床症状の評価法として，Osserman 分類，Myasthenia Gravis Foundation of America(MGFA) score がある．中年女性に多く，通常遺伝性はない．急性増悪〔クリーゼ(crisis)〕が時にあり，呼吸管理などの専門的治療が必要になる.

　新生児筋無力症は，患者である母親から胎盤経由で児に移行した抗体のため，出生直後に発症したもので，数日～数週で軽快し，再発は稀である.

　胸腺異常(胸腺腫など)を 80% が合併するほか，甲状腺疾患，自己免疫疾患などの合併が多い.

検査　AChR に対する自己抗体を証明する．テンシロンテストと呼ばれるエドロホニウム塩化物(抗アセチルコリンエステラーゼ薬)の静注により劇的な改善が得られれば，重症筋無力症と診断される(陽性率は 85～90%).

　筋電図では，誘発筋電活動電位が低頻度の連続刺激で振幅が漸減する(waning 現象)(▶図 10).

治療　免疫療法を基本的治療とし，対症療法も適宜用いる.

- 免疫療法：副腎皮質ホルモン製剤，免疫抑制剤，抗 CD4 モノクローナル抗体
- 外科療法：胸腺摘出術
- 血液浄化療法：体外循環装置と吸着剤を用いて，病因の自己抗体を除く.

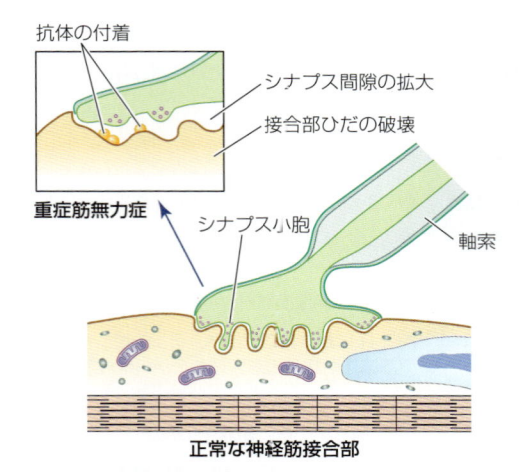

▶図 9　神経筋接合部と病変
重症筋無力症ではシナプス間隙の拡大，接合部ひだの破壊，アセチルコリン受容体への抗体付着がある．Lambert-Eaton 症候群では神経終末側（前シナプス）に異常がある．

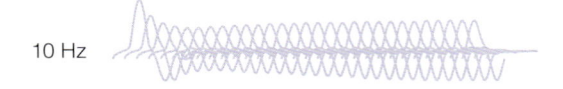

振幅漸減現象（waning 現象）

10 Hz

振幅漸増現象（waxing 現象）

50 Hz

▶図 10　連続誘発筋電図における漸減現象と漸増現象
上段の振幅漸減現象（waning 現象）は第 1 発に続く数発の刺激で振幅の漸減があり，重症筋無力症でみられる．下段の漸増現象（waxing 現象）は第 2 発以降の刺激で振幅の漸増があり，Lambert-Eaton 症候群でみられる．

予後　潜在する悪性腫瘍や自己免疫疾患の有無によって予後が決まる．

- 対症療法：アセチルコリンエステラーゼ阻害薬
予後　一般に良好であるが，一部に障害が進行する例がある．悪性胸腺腫の合併例は予後が悪い．

2 Lambert-Eaton 症候群

　Lambert-Eaton（ランバート・イートン）症候群は，筋接合部の神経終末側（前シナプス）に病因がある自己免疫疾患（▶図 9）で，悪性腫瘍（小細胞性肺癌が多い）や甲状腺炎などを合併している．
症状　40 歳以上の男性に多く，四肢近位筋の脱力，易疲労性がある．重症筋無力症に比べ，外眼筋の侵され方は少ない．
検査　筋電図の誘発筋活動の高頻度連続刺激で誘発電位振幅の漸増（waxing 現象）がみられる（▶図 10）．グルコン酸カルシウムの静注で症状と筋電図所見が改善する．
治療　潜在する悪性腫瘍や自己免疫疾患の検査と治療を行う．重症筋無力症と同様の免疫療法のほか，対症療法として神経終末からアセチルコリンを遊離させる薬物（ピリドスチグミン，3,4-ジアミノピリジン）が有効である．

理学・作業療法との関連事項

1. ミオパチーに伴う筋力低下は，Duchenne 型筋ジストロフィーと多発性筋炎の増悪期を除き，原則として筋力増強訓練の適応である．負荷量の決定は主治医の処方に従うが，急激な負荷量の増加は筋肉痛をおこすので数日かけて目標の負荷量に達するようにする．運動時の疲労が早いので，休息を入れながら運動を繰り返す．
　進行性筋ジストロフィーでは，筋の変性，線維化による拘縮が生じるので，拘縮への予防，治療を重視する．
2. 遺伝性で進行性の疾患もあるので，病名，遺伝性，予後について，患者への告知がなされているかを主治医に確認する．
3. 予後不良であっても，患者が希望を失わないように，QOL を重視した治療を積極的な姿勢で行う．「どうせ悪くなるのだから」ではなく，とにかくできることはやるべきである．

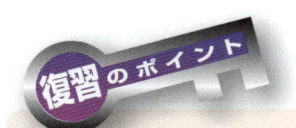

- 筋ジストロフィーの定義と進行性筋ジストロフィーの症状，薬物治療，経過について説明する．
- 先天性筋ジストロフィーの症状，薬物治療，経過について説明する．
- 顔面肩甲上腕筋型ジストロフィー，筋強直性ジストロフィーの特徴的な症状，検査所見，治療について説明する．
- 多発性筋炎の原因，症状，検査，治療について説明する．

感染性疾患

学習目標
• 神経系の感染性疾患の病原微生物の分類を理解する.
• 神経系の感染性疾患の病因, 症状, 検査, 治療法, 予後を学ぶ.

A 神経系の感染

神経系の感染性疾患の代表的なものを**表1**にあげる. 神経系感染症の病原には, プリオン〔第21章のNOTE-2「プリオンによる感染」(➡ 217 ページ)参照〕, ウイルスから原虫まである(▶**表2**). 感染後の経過は病原微生物の繁殖力, 毒性とヒトの免疫, 体力によって決まる. したがって, 感染しても発病しないとき(不顕性感染)もあれば, 癌や免疫抑制剤などによる免疫不全のため, 以前から身辺や体にいたウイルスや菌による発症〔日和見感染(optimistic infection)〕もある(▶**図1**).

B 感染性疾患各論

1 髄膜炎

くも膜下腔に炎症がおきたものを髄膜炎(meningitis)という. 病変が脳実質に波及すると, 脳髄膜炎(meningoencephalitis)という.

症状 感染症症状(発熱など)と髄膜刺激症状〔頭痛, 悪心・嘔吐, 項部硬直(nuchal rigidity), Kernig(ケルニッヒ)徴候, Brudzinski(ブルジンスキー)徴候〕とがある. 炎症が脳底に及べば脳神経麻痺(外転神経麻痺と動眼神経麻痺)がみられ, 重症例では意識障害, 痙攣もある.

発症の様式は病因で異なる.

①急性発症：ウイルス, 細菌

②亜急性ないしは慢性発症：結核やクリプトコッカス, 梅毒, AIDS, 遅発性ウイルス. (転移腫瘍)

病因 年齢や基礎疾患で病因が異なる. 感染性ではないが, 癌性髄膜炎にもふれる.

①細菌性髄膜炎：小児ではインフルエンザ菌, 成人では肺炎双球菌, 黄色ブドウ球菌(➡ Advanced Studies-1), 髄膜炎菌, 高齢者ではグラム陰性桿菌(大腸菌, 緑膿菌)によるものが多い.

②ウイルス性髄膜炎：小児に多い. エンテロウイルスのほか, 流行期には麻疹, 水痘, ムンプス(mumps)の飛沫感染も多い.

③真菌性髄膜炎(fungal meningitis)：クリプトコッカス髄膜炎(cryptococcal meningitis), カンジダ脳炎が多い.

④癌性髄膜炎：胃癌, 肺癌, 乳癌などで多い.

Advanced Studies

❶メチシリン耐性黄色ブドウ球菌(MRSA)

MRSA(methicillin-resistant *Staphylococcus aureus*)は, バンコマイシンなど例外はあるが, ほとんどの抗菌薬が効かない. 黄色ブドウ球菌は皮膚の常在菌である.

▶表 1　神経系の感染性疾患

診断名			主病変部位	症状	病因
1. 髄膜炎	（1）細菌性髄膜炎		くも膜下腔	髄膜刺激症状，感染症状	● インフルエンザ菌（飛沫感染） ● 肺炎双球菌（口腔と上気道に常在，飛沫感染） ● 髄膜炎菌（飛沫感染，カテーテルなどを介して） ● グラム陰性桿菌（大腸菌，緑膿菌）
	（2）ウイルス性髄膜炎				● エンテロウイルス：コクサッキー A，B，エコー（咽頭，消化管） ● 流行期には麻疹，水痘，ムンプス（飛沫感染） ● アデノウイルス（飛沫気道感染，糞口感染）
	（3）真菌性髄膜炎				● クリプトコッカス（ハトの糞や汚染された土壌の吸入） ● カンジダ（気道や消化管に常在，カテーテルなど）
	〔（4）癌性髄膜炎〕				（胃癌，肺癌，乳癌，白血病，悪性リンパ腫で多い）
2. 脳炎			脳実質内	髄膜刺激症状，意識障害，巣症状，感染症状	
	ウイルス性	急性	（1）急性脳炎	灰白質または白質	発熱，髄膜刺激症状，意識障害	● 単純ヘルペスウイルス（接触感染，経気道感染） ● ムンプスウイルス（飛沫感染） ● 日本脳炎ウイルス（蚊が媒介）
			（2）感染後脳炎	灰白質または白質	白質の脱髄（麻疹後，風疹後，水痘・帯状疱疹後脳炎）	● 麻疹ウイルス（飛沫感染で気道，結膜） ● 風疹ウイルス（飛沫感染） ● 水痘・帯状疱疹ウイルス（飛沫と接触感染） ● 呼吸器感染（インフルエンザなど）後脳炎
		亜急性・慢性・遅発性	（1）亜急性硬化性全脳炎（SSPE）	灰白質または白質	2 歳未満で麻疹，6～8 年の潜伏期間後発症	● 麻疹ウイルス（経気道感染，飛沫感染）
			（2）AIDS 脳症	脳実質，末梢神経	健忘，運動失調から昏睡へ	● HIV-1（性行為，輸血）感染による脳炎
			（3）サイトメガロウイルス脳炎	脳実質	骨髄刺激症状，意識障害	● サイトメガロウイルス（垂直感染，性的感染，輸血）
		その他	（1）Reye 症候群	脳実質	乳幼児に急激に発症，意識障害，発熱，肝腫大	● ウイルス感染症（インフルエンザ，水痘） ● アスピリン
			（2）トキソプラズマ脳炎	脳実質	網脈絡膜炎，精神運動障害，水頭症	● トキソプラズマ（ネコの糞あるいは食肉中から経口感染） ● 妊娠期間中の感染は先天性トキソプラズマ症
3. 脳膿瘍			脳実質内	頭蓋内圧亢進症状と局所神経症状，感染症状	● 血行性（菌血症など） ● 近接部位からの直接侵入（中耳炎，副鼻腔炎など） ● 外傷や手術による異物迷入
4. 脳静脈洞血栓			静脈洞から脳実質	頭痛，運動感覚障害	● 感染や腫瘍性炎症の静脈洞への波及 ● 血液凝固能亢進
5. 神経梅毒			大脳から脊髄	神経症状は多彩 ● 進行麻痺：認知症，性格変化，妄想 ● 脊髄癆：脊髄後索性の失調，電撃痛 ● 先天梅毒：精神遅滞，水頭症，痙攣	● 梅毒トレポネーマ（性行為，妊娠 4～7 か月に母体から胎児に感染）
6. Creutzfeldt-Jakob 病			大脳	急速に進行する認知症，運動障害	● 遺伝性の感染型プリオン蛋白とその汚染臓器の移植
7. HAM			脊髄	緩徐進行性の痙性対麻痺，膀胱直腸障害	● HTLV-I（輸血，母子感染，性行為）
8. 急性灰白髄炎			大脳から脊髄	弛緩性筋麻痺（脊髄型，延髄型，脳炎型）	● ポリオウイルス（経口感染） ● 生ワクチンの普及後は稀
9. ライム病			大脳から末梢神経	関節炎，紅斑，髄膜神経根炎	● ライム病ボレリア（マダニが媒介）
10. Hansen 病			末梢神経	温痛覚障害，運動神経の障害，皮膚症状	● らい菌

▶表 2　神経系感染症の主な病原

I. プリオン

Creutzfeldt-Jakob 病，医原性プリオン病

II. ウイルス

(1) DNA ウイルス：単純ヘルペス V，サイトメガロ V，EBV
(2) RNA ウイルス：ポリオ V，コクサッキー V，エコー V，風疹 V，ムンプス V，HIV，HTLV-I，狂犬病 V

III. 菌界

細菌
(1) マイコプラズマ：肺炎マイコプラズマ
(2) リケッチア：発疹チフスリケッチア，ツツガムシリケッチア
(3) 真正細菌：化膿性細菌，破傷風菌，ボツリヌス菌
(4) シュードモナス：緑膿菌
(5) スピロヘータ：梅毒トレポネーマ，ライム病ボレリア，レプトスピラ
(6) マイコバクテリウム：結核菌，らい菌

真菌
(1) クリプトコッカス，カンジダ

IV. 動物界

(1) 晩生胞子虫：トキソプラズマ，マラリア
(2) 吸虫：肺吸虫，日本住血吸虫
(3) 桿線虫：広東住血線虫

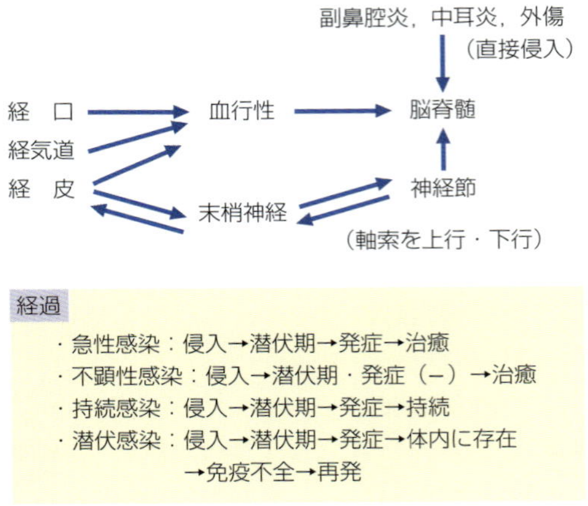

▶図 1　神経系の感染疾患の感染経路

多くは経口あるいは経気道，経皮膚で侵入し，血行性に標的の神経系に至り，発症する．水痘・帯状疱疹ウイルス，単純ヘルペスウイルスは初回感染後，神経系内に存在し続けて繰り返し発症する．同様にサイトメガロウイルスは不顕性感染後も体内にあって免疫不全の状態になると発症する．HIV，B 型肝炎ウイルス，C 型肝炎ウイルスは感染後も臓器の破壊が著しくなく，感染状態が持続する．

診断　髄液所見（増加した細胞の種類と糖濃度の低下）と病因を確定する他の検査による．

①細菌性髄膜炎（bacterial meningitis）：細菌培養，アデノシンデアミナーゼ活性測定，ポリメラーゼ連鎖反応（polymerase chain reaction; PCR）法
②ウイルス性髄膜炎（viral meningitis）：抗体価測定，ウイルス分離
③真菌性髄膜炎：India-ink あるいは墨汁染色で直接検鏡（クリプトコッカス），ラテックス凝集反応
④癌性髄膜炎：原発巣の確認，腫瘍マーカー（carcinoembryonic antigen; CEA）測定

治療と予後　病因への治療と全身管理（栄養補給や発熱への対症療法など）を行う．予後は病因と患者の条件によるが，免疫不全では予後不良となる．

①病因への治療
- 細菌性髄膜炎：抗菌薬を全身投与あるいは髄腔内投与する．結核性髄膜炎（tuberculous meningitis）は脳神経麻痺，水頭症，脳実質損傷による後遺症が多い．
- 真菌性髄膜炎：抗真菌薬を全身投与あるいは髄腔内投与する．真菌性髄膜炎は免疫不全患者に続発することが多く，予後不良だったが，近年治療成績は改善しつつある．
- ウイルス性髄膜炎：抗ウイルス薬，インターフェロンの投与を行うが無効な場合，対症療法しかない．
- 癌性髄膜炎：抗癌剤などを用いるが，予後不良

②全身管理
脳圧亢進，発熱への対症療法を行い，合併症予防に努める．拘縮，褥瘡など廃用症候群の防止に努める．

2　脳炎，脳症

脳炎（encephalitis），脳症（encephalopathy）は脳実質内の炎症であるが，髄膜炎を併発して，脳

髄膜炎(meningoencephalitis)の型が多い.

　脳に病理組織学的に炎症所見を認めない場合を脳症という.

　死亡率が10〜30%と高く,脳実質傷害による後遺症も多い.

ａ ウイルス性脳炎

(1) 急性脳炎

病因　麻疹(measles),単純ヘルペス(herpes simplex),風疹(rubella),水痘(varicella),サイトメガロウイルス(cytomegalovirus; CMV)(➡ Advanced Studies-2),日本脳炎(Japanese encephalitis)がある.急性脳炎では灰白質に,感染後脳炎では白質に病変が多い.

症状　発熱,髄膜刺激症状,意識障害,痙攣のほか,巣症状としての麻痺,失語,知的障害,人格障害などがある.

治療と予後　血清療法(抗体を含む血清の注射),抗ウイルス薬(アシクロビル,ビダラビンなど),対症療法(補液,解熱薬など)を行う.後遺症を残すものも多い.

(2) Reye(ライ)症候群

　乳幼児に急激に発症し,発熱,痙攣,意識障害,肝腫大を伴う.時に,昏睡,除脳硬直から死亡する.

病因　ウイルス感染症(インフルエンザ,水痘)とアスピリンの関与が注目されている.

診断　髄液の細胞数が正常で,画像診断で急性期脳浮腫所見,慢性期は脳萎縮所見を示す.

Advanced Studies

❷水痘とサイトメガロウイルス

　水痘帯状疱疹ウイルスの初回感染(飛沫上気道)で水痘になる.このとき,神経軸索を上行して神経細胞に潜伏したウイルスが,後年,神経軸索を下行して皮膚に水疱を形成し帯状疱疹をおこす.

　サイトメガロウイルスは垂直感染(胎盤,産道,母乳)や性的感染,輸血,臓器移植で多くは不顕性感染している.免疫不全の状態になると発症する.

治療と予後　痙攣,頭蓋内圧亢進への治療,廃用症候群防止が重要である.死亡率が25%ほどと高く,生存例では知的障害,てんかん,痙性麻痺が残る.

ｂ 遅発性ウイルス感染症

　大脳皮質のみならず白質までグリア増生がみられ,亜急性硬化性全脳炎(subacute sclerosing panencephalitis; SSPE)と呼ばれる.

症状　2歳未満で麻疹に感染,6〜8年の潜伏期ののち,知的・情緒障害で発症する.治療が遅れると,ミオクローヌスなど不随意運動,錐体路障害,小脳失調,意識障害に進行し,2年で死亡する.

病因　麻疹ウイルス.麻疹ワクチンの普及後の発症は激減している.

診断　髄液の麻疹抗体上昇,脳波で周期性同期性放電(periodic synchronous discharge; PSD),画像診断で大脳,脳幹,小脳の萎縮

治療と予後　抗ウイルス薬やインターフェロンを用いて病状の進行を止める.

ｃ トキソプラズマ脳炎

　トキソプラズマ脳炎(toxoplasmic encephalitis)は,ネコの糞や豚肉からヒトへ経口感染し,時に脳炎をおこす.妊娠期間中の感染で胎児は先天性トキソプラズマ症になる.

症状　先天性トキソプラズマ症では網脈絡膜炎,精神運動障害,水頭症がある.

診断　血中トキソプラズマ抗体

３ 脳膿瘍

　脳実質内に膿瘍が形成されたものを脳膿瘍(brain abscess)という.

病因　膿瘍形成の原因は血行性(菌血症など),近接部位からの直接侵入(中耳炎,副鼻腔炎など),外傷や手術による異物迷入がある.

症状　頭蓋内圧亢進症状と局所神経症状,感染症状がある.膿瘍が脳室に穿破すると意識障害と激

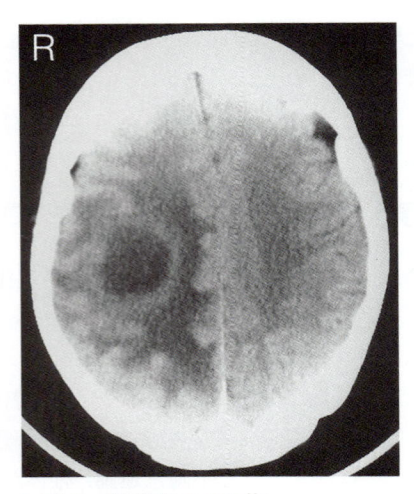

▶図 2　脳膿瘍の CT 像
右前頭葉から頭頂葉に高吸収域に囲まれた円形の低吸収域（膿瘍）があり，円周囲に広い低吸収域（浮腫）がみられる.

しい髄膜刺激症状を生じる.

- 頭蓋内圧亢進症状：頭痛，嘔吐，痙攣
- 局所神経症状：片麻痺，言語障害，同名半盲など
- 感染症状：発熱，白血球増多

診断　身体部位に感染巣，CT で膿瘍（低〜等吸収域）（▶図 2）と強い圧排所見

治療と予後　抗菌薬と脳圧降下薬の投与，外科治療（膿瘍摘除術，膿瘍ドレナージ）を行う. 死亡率は 10% 以下になったが，しばしば片麻痺や知的障害などの神経脱落症状，てんかんを残す.

4 脳静脈洞血栓（感染波及によるもの）

　頭蓋内静脈洞内に血栓が形成され，脳循環が障害された状態を，脳静脈洞血栓（cerebral sinus thrombosis）という.

病因　感染性や腫瘍性の炎症波及あるいは経口避妊薬による血液凝固能亢進

症状　頭痛，運動麻痺や感覚障害，痙攣，意識障害

診断

- 血液凝固能亢進，経口避妊薬の服用
- CT：血栓化した脳表静脈（cord sign），出血性梗塞. MRI：血栓自体を描出.
- DSA〔第 4 章の NOTE-1（➡ 55 ページ）参照〕：血栓がある脳静脈，静脈洞の描出が不良

治療と予後　血栓溶解療法，頭蓋内圧亢進への治療，血栓の再発防止を行う.

　死亡率は 10% 以下だが，しばしば後遺症を残す.

5 神経梅毒

　スピロヘータ科の梅毒トレポネーマ（*Treponema pallidum*）が神経系を侵したものを神経梅毒（neurosyphilis）という.

病因　梅毒トレポネーマ. 性行為で感染.

症状　神経症状は多彩で特異的なものはない. 髄液検査で髄膜炎はあっても症状はないものから，脳神経麻痺，血管炎に伴う脳梗塞によって多彩な症状を呈するものまである.

(1) 髄膜血管型神経梅毒

- 進行麻痺（progressive paresis）：認知症，性格変化，妄想
- 脊髄癆（tabes dorsalis）：脊髄後索性失調のため，洗面現象（洗面時閉眼するため転倒する），Romberg（ロンベルグ）徴候がある.
- 異常感覚（paresthesia），電撃痛（lancinating pain），Abadie（アバディ）徴候（アキレス腱を強くつまんでも痛くない），過伸展性（hyperextensibility）もある.
- Argyll Robertson（アーガイルロバートソン）徴候も診断の助けになる.
- 視神経萎縮（optic atrophy）：急性あるいは亜急性視神経炎のため，視力低下と視神経萎縮がおこる.

(2) 先天梅毒

- 妊娠 4〜7 か月に母体から胎児に感染したもので，精神遅滞，水頭症，痙攣などを呈する.

診断　髄液の梅毒反応陽性

治療と予後　ペニシリン療法，脊髄癆の電撃痛にはカルバマゼピンが用いられる.

6 Creutzfeldt-Jakob 病

Creutzfeldt-Jakob（クロイツフェルト・ヤコブ）病はプリオン病の一種で，遺伝性代謝異常（特異なプリオン蛋白）と感染症の側面をもつ.

病因　遺伝による異常なプリオン蛋白（感染型プリオン蛋白：PrP^{CJD}）に汚染された角膜や硬膜の移植

症状　中高年者が無関心，行動異常で発症し，認知症症状，錐体路・錐体外路症状が急速に進行し，植物状態となる．平均 14 か月で死亡する.

診断　急速に進む認知症，脳萎縮（画像診断），脳波で周期性同期性放電（periodic synchronous discharge; PSD），脳組織で PrP^{CJD} を証明

治療と予後　治療法はない．予後不良

予防　接触感染の可能性は低い．感染物資で汚染された器材は焼却かオートクレーブで 30 分加熱する.

7 HAM

九州に多い成人 T 細胞白血病ウイルス I 型（human T-lymphotropic virus type I; HTLV-I）感染者の一部にみられる脊髄疾患を HTLV-I 関連脊髄症（HTLV-I associated myelopathy; HAM）という.

病因　HTLV-I の感染．感染経路は輸血，母子感染，性行為である.

症状　緩徐進行性の痙性対麻痺，歩行障害，膀胱直腸障害，下肢の知覚過敏がある（▶表 3）[1]．約70% の例で MRI で大脳白質病変が認められる.

診断　血清と髄液で HTLV-I 抗体陽性

治療と予後　副腎皮質ホルモン製剤，インターフェロンが効果を期待できる．排尿障害は薬物によるコントロール，自己導尿が必要となる．痙

▶表 3　HTLV-I 関連脊髄症（HAM）の診断基準

主要事項（診断のカテゴリー）

下記の 1〜3 をすべて満たすものを HAM と診断する
1. 両下肢の痙性麻痺
2. 抗 HTLV-I 抗体が血清および髄液で陽性
3. 他の脊髄疾患を除外できる
　遺伝性痙性脊髄麻痺，他の脊髄炎，圧迫性脊髄障害，脊髄腫瘍，多発性硬化症，視神経脊髄炎，亜急性連合性脊髄変性症，脊髄小脳変性症，スモンなど

診断の参考となる事項

● 通常，緩徐進行性の経過をとるが，数週間から数か月で急速に進行する例がある
● 感覚障害は軽度で，しびれ感や痛みなど自覚的な症状が主体となる
● 膀胱直腸障害をしばしば伴い，初発症状のこともある
● 下半身の発汗障害，インポテンツなどの自律神経障害をしばしば伴う
● 神経症状・徴候は対称性で，左右差はあっても軽度にとどまる
● 上肢の障害は通常みられないか軽微にとどまるが，しばしば深部腱反射は亢進し，病的反射が陽性である

厚生労働科学研究費補助金 難治性疾患等政策研究事業 2016年
〔HAM 及び HTLV-I 関連希少難治性炎症性疾患の実態調査に基づく診療指針作成と診療基盤の構築をめざした政策研究班：HAM 診療マニュアル. 2 版, p.11, 2016 より〕

性対麻痺は緩徐進行性であり，継続的なリハビリテーションが推奨される．痙性歩行には補装具を用いた歩行訓練や下腿三頭筋の持続的伸張，筋弛緩薬などでの痙縮抑制，HAL を用いた歩行訓練で障害を軽減できる．両側中殿筋への電気刺激下の歩行訓練，体幹・下肢への数分間のバイブレーターを試みる.

8 HIV

AIDS はヒト免疫不全ウイルス（human immunodeficiency virus; HIV）の感染症で，持続的なウイルスの増殖で免疫を担当しているリンパ球の一部（CD4 陽性細胞）の減少によって免疫力が低下するため，ニューモシスチス肺炎などの感染症や AIDS 脳症によって死亡する．図 3 に，HIV 感染後の血液中の HIV，抗体および免疫担当細胞数の動きを示す.

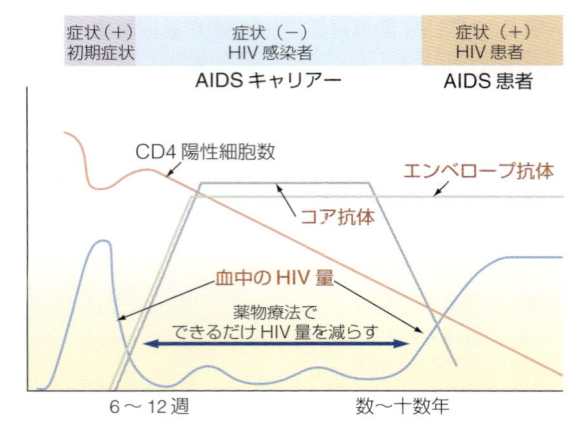

▶図3　HIV 感染後の血液中のウイルス，抗体および免疫担当細胞数の動き

HIV 感染後 2 週間以降，血中で HIV 増殖開始時にインフルエンザ様症状（発熱，咳，関節痛，発疹など）があるが，8～12 週間で HIV 抗体が産生されるため血中の HIV は減少し，症状がない状態が続く．放置すると，細胞内で HIV が増殖したリンパ球が死滅し，AIDS が発症する．予防や治療に用いられる抗 HIV 薬は血中 HIV の増殖を抑制するので，発症を抑え，あるいは発症後も感染の状態に戻せる．

免疫機能の低下につれ，多くの日和見感染症（口腔カンジダ症，帯状疱疹，結核，ニューモシスチス肺炎，サイトメガロウイルス症など），さらに，Kaposi（カポジ）肉腫，非 Hodgkin（ホジキン）リンパ腫，子宮頸癌，末期には AIDS 脳症が生じる．

a 神経学的合併症

末梢神経障害は高頻度に生じ，疼痛や麻痺，自律神経障害が患者を苦しめる．

症状

- 遠位性対称性多発性神経障害：AIDS 症例の 1/3 以上にみられ，左右対称性のしびれ感や灼熱感，足部の刺痛感，知覚過敏などがある．
- 多発性単神経炎：感覚神経と運動神経の多発性障害である．AIDS 発病初期には自然軽快や免疫能調節療法で改善するが，重症の免疫不全になると広範囲に急速に進行する．
- 進行性多発性神経根障害：馬尾の支配領域の放散痛と麻痺に続き，急速に進行する弛緩性麻痺，軽度の感覚障害，括約筋の障害などが出現する．
- 自律神経障害：交感神経系の障害（起立性低血圧，失神，下痢，無発汗症など）と副交感神経系の障害（頻脈，インポテンツ，排尿障害）がある．
- 炎症性脱髄性多発性神経障害：比較的稀で，急性型は全身の反射の消失と 2 肢以上の急激麻痺や顔面神経領域での両側性末梢性麻痺がみられる．慢性型は発症が急激でなく，進行性や寛解と再発を繰り返すものがある．

b AIDS 脳症

AIDS 脳症（AIDS dementia complex）は，HIV による亜急性の脳炎または脳脊髄炎による進行性脳炎で，集中力低下，健忘，無関心，運動失調，振戦などで始まり数か月で高度の認知障害へと進行し，傾眠から昏睡に至る．

組織学的には大脳皮質は比較的保たれるが，皮質下灰白質と白質に強い萎縮があり，CT や MRI の所見も同様である．日和見感染による脳トキソプラズマ症も AIDS 脳炎と類似の症状を呈するが，脳内に多発性の壊死巣や壊死性肉芽腫がある．
診断　病因が HIV 感染症自体か，神経毒性を有する物質（抗ウイルス薬など）による他の原因かを鑑別する．

9 急性灰白髄炎，小児麻痺

急性灰白髄炎/ポリオ（poliomyelitis），小児麻痺は急性感染症で，脊髄前角細胞，脳幹の運動ニューロンを選択的に傷害し，その支配筋に弛緩性麻痺をおこす．生ワクチンの普及により稀な疾患となった．
病因　ポリオウイルス（poliovirus），経口感染
症状　はじめに筋肉の異常知覚，次いで弛緩性筋麻痺が出現する．

診断　血清診断

治療と予後　急性期は対症療法（呼吸筋麻痺時には人工呼吸器の装着），麻痺肢の尖足予防を行う．下肢の麻痺，歩行障害，脚長差による腰椎の側弯などに，補高靴や杖など補装具の処方が必要である．麻痺が軽減した例でも時に後年筋力低下が生じる〔ポストポリオ症候群（➡ Advanced Studies-3）〕．

10 ライム病

　ライム（Lyme）病は関節炎，遊走性紅斑，髄膜神経根炎がある．神経症状は多彩で中枢神経系も末梢神経も障害されうる．
病因　ライム病ボレリア，マダニが媒介
診断　マダニの刺咬傷の既往，血清診断
治療と予後　抗菌薬が有効

11 Hansen 病（➡ NOTE-1）

　Hansen（ハンセン）病は，らい菌による慢性感染症である．
病因　らい菌（*Mycobacterium leprae*）．上気道を通しての感染，経皮感染が考えられているが，きわめて感染力は弱い．ただ，小児は発症につながる可能性がある．
症状　皮膚と末梢神経障害がある．末梢神経障害は初期より温痛覚障害が強く，外傷や熱傷を受けやすい．運動神経の障害は尺骨神経，正中神経，腓骨神経，顔面神経などに多い．皮膚症状としては鼻の欠落，手指の変形がある．
治療と予後　薬物治療で十分軽快あるいは治癒しうる．末梢神経障害は回復しない．

Advanced Studies

❸小児麻痺の筋力低下再発

　麻痺が残っているもの，あるいは回復したものに長期の時間経過後（平均 35 年），再び四肢の筋力低下，疼痛，筋萎縮がおこる．残存したニューロンが多数の筋線維を支配するため過剰な負荷がかかるためではないかと考えられている．

C 理学・作業療法との関連事項

1. 神経系感染疾患の患者から治療者への感染については，一般に可能性は低い．ウイルス疾患については，過去に感染したり，ワクチン接種などで免疫があるか，感染の経路などによって影響される．

2. 麻疹や風疹などでは，子どものときに感染して免疫を得る疾患が多いので，若い治療者は母親に聞いて，自分の免疫のある疾患を確認しておくほうがよい．ただし，若年者ではワクチン接種での免疫が弱くて，麻疹の感染が生じることもある．

3. 単純ヘルペス，帯状疱疹などは，接触によってウイルスが治療者に付着する可能性があるが，ほとんどの治療者はすでにそれらのウイルスを体内に潜在させており，接触による感染は心配ない．しかし，治療者の免疫低下も想定して，感染防御を行うようになった．HIV-1，肝炎ウイルス（B 型，C 型），HTLV-I も皮膚の接触，血液の皮膚への付着では感染しないが，患者の血液に触れないように注意し，血液が手指に付いた場合はていねいに手洗いをする．

4. 黄色ブドウ球菌は皮膚の常在菌で，MRSA も治療者を発病させることはないが，免疫力の落ちた患者への感染の拡大，保菌者の増加を防ぐため，MRSA 陽性患者やその喀痰，尿，膿な

NOTE

1 Hansen 病

　1953 年に制定された「らい予防法」は，Hansen 病の予防，患者への医療・福祉，Hansen 病の感染防止による公共の福祉を目的とした．Hansen 病の治療法が確立されたのちも放置されていたが，1996 年に廃止された．Hansen 病患者の国立療養所への強制的入院と隔離，強制的な堕胎などの人権侵害，予防法廃止後の患者の社会復帰の困難など，今日でも多くの問題を残している．

どに触れた場合は手洗いを徹底する.

5. 結核については多剤耐性菌の増加，青少年の集団的な発病などがあり，排菌のある患者については，治療者も厳重に感染防止に努める必要がある.

6. 治療者への感染を防ぐためには，マスク，手袋，ガウンが必要な場合もあり，リハビリテーション治療が処方される段階で注意が与えられるはずであるが，不安な場合は，主治医に治療者への感染の可能性について確認する.

●引用文献

1) HAM 及び HTLV-I 関連希少難治性炎症性疾患の実態調査に基づく診療指針作成と診療基盤の構築をめざした政策研究班：HAM 診療マニュアル. 2 版, p.11, 2016.

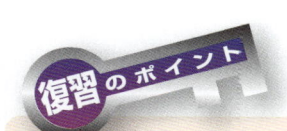

復習のポイント

- 病原微生物をプリオン，ウイルス，菌界，動物界に分けて，神経系の感染性疾患をあげる.
- 脳炎，髄膜炎，HAM，HIV について，病因，症状，検査，治療，予後について説明する.

中毒性疾患, 栄養欠乏による神経疾患

31章

学習目標
- 中毒性疾患の原因物質と症状を学ぶ.
- 栄養欠乏による神経疾患の発症メカニズムと症状を学ぶ.

A 中毒性疾患

中毒性疾患は人体に有害な物質を体内に取り込むことによって生じるが, その病態には, 一度に多量の中毒性物質を取り込んだ急性中毒と, 微量を長期間取り込んだ慢性中毒がある. 体内への取り込みの経路は経口が多いが, 吸入や経皮もありうる. 水銀やヒ素, カドミウムに環境汚染原因のものもある (➡ NOTE-1).

ここでは, 神経障害を生じる中毒性疾患を中心に述べる.

1 水銀中毒

中毒の原因には, 有機水銀 (メチル水銀など) (▶図 1) と無機水銀 (塩化第二水銀など), 水銀蒸気とがある.

病因 水俣病の病因である有機水銀は生態系の食物連鎖のなかで濃縮され, ヒトに経口摂取されたのち, 血液脳関門, 胎盤膜を通過して, 妊婦自身ならびに胎児の中枢神経と末梢神経系に沈着して, 大脳や小脳の障害をおこす. 水銀蒸気は肺から吸収され神経系を障害する.

症状 胎児期の曝露では, 知的障害と脳性麻痺様のジストニア, アテトーゼを生じる. 成人の曝露では四肢や口周囲のしびれ感などの末梢神経障害, 視野狭窄や難聴, 小脳失調, 錐体外路症状を生じる.

無機水銀中毒は尿細管壊死, 急性カタル性胃炎を, 水銀蒸気の中毒は振戦, 情緒不安定, 頭痛をおこす.

検査 メチル水銀曝露の指標に毛髪水銀測定が有用である.

治療 D-ペニシラミンなどのキレート療法, グルタチオンなどの SH 製剤

2 ヒ素中毒

ヒ素の摂取経路は, ヒ化水素吸入や農薬, 宮崎県土呂久鉱山などヒ素の生産に伴う環境汚染を介した経口摂取である.

病因 ヒ素は SH 基と結合してさまざまな酵素反応を阻害するほか, 強い発癌作用がある.

症状 急性中毒では, 悪心, 腹痛, 胃腸管出血, 意識障害, 痙攣, 多発神経炎がある. 慢性中毒で

NOTE

1 カドミウム中毒

カドミウムは腎臓を障害し, 骨軟化症 (腎障害によるカルシウム喪失とカドミウムの骨への吸着), 歯肉に黄色環 (カドミウム沈着) を生じる. イタイイタイ病はカドミウム中毒で, 病名は骨軟化症の強い痛みに由来する.

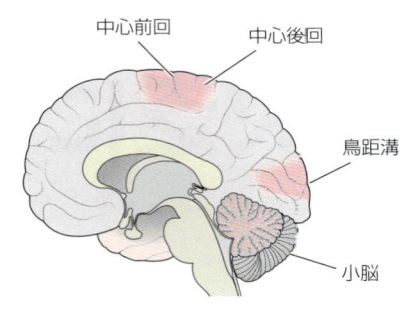

A. 成人期の曝露

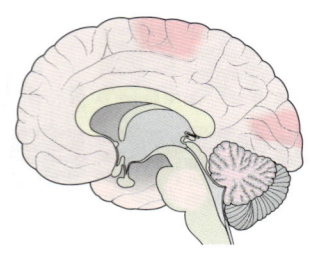

B. 幼小児期の曝露

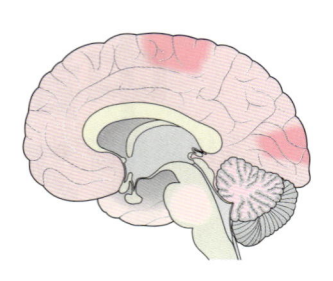

C. 胎児期の曝露

▶ 図 1　メチル水銀への曝露時期と脳病変
赤の強さで病変の度合いを示す．メチル水銀に曝露された時期によって病変の広がりが異なる．感覚障害，視野狭窄，小脳失調に対応した形で病変が広がる．

は，皮膚の色素沈着や角化症，肝腎障害，多発神経炎，肺癌などの悪性腫瘍がある．

治療　ヒ化水素吸入には新鮮な空気の吸入，交換輸血，ヒ素化合物経口摂取には胃洗浄，活性炭の投与を行う．

3 鉛中毒

鉛は電池製造や塗料を介して体内に入り，赤血球そして，骨に蓄積する．

病因　ミトコンドリアの酸化的リン酸化，ATP分解酵素の阻害

症状　多発神経炎による下垂手，下垂足，鉛顔貌，歯鉛線（歯肉の青黒色着色），腹痛（鉛疝痛）がある．小児の急性中毒は脳浮腫，痙攣，昏睡が多く，低用量の鉛曝露でも神経発達の障害が生じる．

検査　ヘム合成障害による鉄芽球性貧血，血中鉛濃度の上昇

治療　キレート療法（Ca-EDTA，D-ペニシラミン）や SH 剤〔バル（British Anti-Lewisite; BAL）〕

4 マンガン中毒

マンガン鉱石の精錬所や鋼管製造での作業で，マンガンに曝露されマンガン中毒をおこす．

症状　頭痛や易刺激性，眠気，情動不安定，錯乱，抑うつなどの精神症状，大脳基底核の障害によるパー

キンソニズムやジストニア，平衡覚障害をおこす．

治療　マンガン曝露の除去

5 シンナー中毒

シンナーは有機溶剤混合物であるが，主成分であるトルエンによる中毒である．

症状　急性中毒では多幸感，めまい，錯乱，幻覚，意識障害が，慢性中毒では小脳失調症状，耳鳴り，視力障害，末梢神経障害（異常感覚，感覚鈍麻）などがある．組織学的には大脳，小脳，脳幹に萎縮がある．

検査　呼気臭，尿中馬尿酸測定

治療　吸入曝露へは新鮮な空気の吸入，経口摂取へは胃洗浄，活性炭

6 有機リン系農薬中毒

病因　有機リン系農薬のコリンエステラーゼ阻害作用（➡ NOTE-2）によって，アセチルコリン作動性のシナプスと神経筋接合部にアセチルコリンが蓄積して，副交感神経亢進の中毒症状と痙攣をおこす．

症状　急性中毒は縮瞳，対光反射消失，発汗，気管支痙攣，肺水腫，意識障害，全身痙攣などであるが，遅発性に末梢神経障害をおこす．

検査　血清コリンエステラーゼ活性の低下

治療　急性中毒には胃洗浄，アトロピンで副交感神経活動亢進（ムスカリン受容体）を抑制し，PAM（pralidoxime）で農薬の薬理作用を中和する．

7 一酸化炭素中毒

事故などによる急性中毒では，青酸カリや硫化水素と同様に症状が強い（➡ NOTE-3）．
病因　一酸化炭素ヘモグロビン（鮮紅色を呈す）は酸素運搬能力がなく，酸素欠乏によって中枢神経障害が生じる．
症状　頭痛や急性の意識障害，意識回復後の酸素欠乏にさらされた神経細胞の脱落によって，再び神経症状が増悪し，精神症状や高次脳機能障害（失語，失行，失認），パーキンソン症状，錐体路症状などが出現する．図2に示す両側淡蒼球の壊死のほか，大脳のびまん性脱髄病変などがある．
治療　急性期が純酸素の吸入，高気圧酸素療法，後遺症の Parkinson（パーキンソン）症候群へ抗Parkinson 病薬が用いられる．

8 破傷風

破傷風（tetanus）は，創傷部で破傷風菌の増殖により発症し，高齢者では死亡が多い．

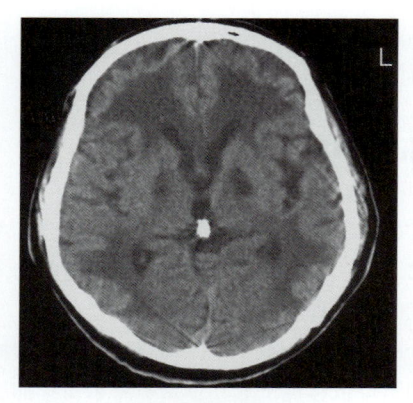

▶図2　一酸化炭素中毒の CT
両側淡蒼球の低吸収域と脳室周囲低吸収域が明らかである．

病因　破傷風菌毒素によるシナプスの抑制性神経伝達物質（GABA など）の遊離抑制によって運動神経が過活動となる．
症状　筋硬直性痙攣が特徴で，初期に開口障害（咬痙；trismus），痙笑（顔面筋の痙攣），後弓反張（opisthotonus），不穏や興奮，呼吸困難，わずかな刺激での痙攣発作がある．
治療　創傷処置，ポリエチレングリコール処理抗破傷風人免疫グロブリン静注，暗い部屋で外部刺激を遮断して痙攣防止

9 ボツリヌス中毒

ボツリヌス中毒（botulism）は，ボツリヌス菌の神経毒素で汚染された食品の経口摂取が多い．乳児ボツリヌス症は菌が腸内で増殖して発症する．ボツリヌス毒素は毒性が高く，呼吸困難となって致死率が高かった．この毒素の一種はボツリヌス療法としてジストニアや痙縮のコントロールに用いられている．
病因　菌毒素が神経筋接合部の神経末端からのアセチルコリン放出を障害
症状　悪心・嘔吐，複視，眼瞼下垂，瞳孔散大，難聴，仮面様顔貌，構語困難，嚥下障害などの球麻痺症状，唾液や発汗の分泌障害，呼吸筋と横隔膜

NOTE

2 コリンエステラーゼ阻害作用
サリンや VX ガスは強力なコリンエステラーゼの阻害作用を有し，強く受容体と結合するため，中枢神経系や交感神経系，副交感神経系，運動神経のニコチン受容体とムスカリン受容体を介した中毒症状を呈する．治療も有機リン農薬と同じであるが，PAM 投与までの時間に比例して，効果が減少する．

3 青酸カリと硫化水素
いずれもチトクローム系酵素を障害するため，濃度が高いと短時間で，意識障害，痙攣をおこし，死亡する．硫化水素泉（温泉）は低濃度のため害はないが，硫化水素は空気より重いため，窪地で事故が発生することがある．

麻痺による呼吸困難

治療 呼吸管理，抗血清

10 ふぐ中毒

ふぐの肝臓や卵巣に含まれるテトロドトキシン摂取により，進行は速いが毒性は可逆的で，適切な人工呼吸管理がされれば予後はよい.

病因 テトロドトキシンは神経細胞や筋線維の細胞膜の電位依存性ナトリウムチャネルを抑制するため，活動電位の発生と伝導を抑制する.

症状 頭痛，悪心，唇のまわりや手足の感覚障害，全身の筋弛緩，呼吸困難

治療 人工呼吸，心臓マッサージ

11 メタノール中毒

多くは溶剤や燃料用アルコール，不凍液の経口摂取による.

病因 メタノールの代謝過程で生ずるホルムアルデヒドと蟻酸の神経毒作用

症状 悪心，めまい，意識障害，数時間〜数日して視力障害（視野狭窄，視力低下）

検査 血清浸透圧の高値

治療 エタノール投与（メタノールの代謝を抑制），血液透析

12 薬物中毒

薬物中毒はほとんどの薬物で生じるので，神経症状と関連するものを述べる.

- クロラムフェニコール：視力低下，感覚障害
- キノホルム：スモン（subacute myelo-optico-neuropathy; SMON），痙性対麻痺，異常感覚，膀胱直腸障害
- フェニトイン：眼振など小脳失調
- イソニアジド（INH），ビンクリスチン：感覚障害
- 向精神薬：パーキンソン症状，ジスキネジア

- 三環系，四環系抗うつ薬：抗コリン症状（頻脈，尿閉など），中枢神経症状（意識障害，不穏，呼吸抑制など），心血管系症状（ショック，不整脈など）
- 副腎皮質ホルモン製剤：筋萎縮と筋力低下
- 覚醒剤（アンフェタミン）：急性中毒症状（中枢神経刺激作用では，不安，興奮，幻覚，妄想など，交感神経刺激作用では，頻脈，散瞳，振戦など），慢性中毒では禁断症状（幻覚，幻聴，妄想，無気力など）がある.

B 栄養欠乏による神経疾患

ビタミンと微量ミネラルは，人体にとって必須の栄養成分であるにもかかわらず，体内で合成できない．したがって，その栄養素の不足（欠乏）はさまざまな神経疾患を引き起こす．栄養（代謝）の異常には先天性（遺伝性）と後天性のものがあるが，遺伝性のものは第 32 章の「先天性代謝異常」の項（➡ 331 ページ）で述べる.

1 Wernicke 脳症

Wernicke（ウェルニッケ）脳症はアルコール依存症に多いが，ビタミンを含まない中心静脈栄養を受けた例での発症もある〔第 21 章の「Wernicke 脳症」の項（➡ 221 ページ）参照〕.

病因 エネルギー産生や炭水化物の代謝に関与するビタミン B_1 の欠乏による.

治療 ビタミン B_1 投与

2 脚気

脚気（beriberi）は，アルコール依存症，インスタント食品の多食やジュース類の多飲，ビタミン B_1 の多い豚肉や麦，牛乳の摂取量の不足からおこる.

病因 エネルギー産生や炭水化物の代謝に関与す

るビタミン B_1 の欠乏による.

症状　末梢神経障害(感覚障害, 筋力低下)と心不全

治療　ビタミン B_1 投与

3 亜急性脊髄連合変性症

病因　ビタミン B_{12} の欠乏

症状　四肢の振動覚, 位置覚の障害, 進行性の痙縮と失調性の運動障害, 固有感覚障害を視覚情報で代償するため, 閉眼するとよろける(ロンベルグサイン陽性), 巨赤芽球性貧血

組織病変　脊髄後索や側索, 大脳白質, 末梢神経などの障害

診断　血清ビタミン B_{12} の低値

治療　ビタミン B_{12} の補充

4 ペラグラ

ペラグラ(pellagra)は, アルコール依存症, トウモロコシを主食とした地域に多い.

病因　多くの酸化還元反応に関与しているニコチン酸(nicotinic acid)の欠乏

症状　筋力低下, 口内炎, 色素沈着と鱗屑を伴う発疹, 下痢, 認知障害

治療　ニコチン酸の投与

C 理学・作業療法との関連事項

1. 一酸化炭素中毒は急性症状の回復後に再び増悪することがあるため, 負荷量については主治医に判断を求める.
2. 薬物中毒の可能性がある症状に気づいたら主治医に報告する.

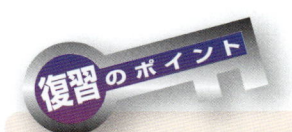
復習のポイント

• 中毒と栄養欠乏の原因物質をあげ, 症状, 診断, 治療を説明する.

小児神経疾患

学習
目標

- 小児の成長と発達の評価，その異常を学ぶ.
- 脳性麻痺の定義，分類を理解し，症状，療育としてのリハビリテーションを学ぶ.
- 二分脊椎の分類を理解し，症状，合併症を学ぶ.
- Down 症候群の原因を理解し，症状，合併症，治療法を学ぶ.
- 先天代謝異常の病因を理解し，症状，治療法を学ぶ.

A 小児の診方

小児が成人と異なる点は，成長と発達があることである．小児の一般的な成長，発育，発達を知ることは小児神経疾患の診断には欠かせない．

1 発達評価

粗大運動の大まかな発達の目安を**表 1** に示す．4 か月で頸のすわり，7 か月でお座りなどは目安となりやすい．反射（reflex）と反応（reaction）は意思とは無関係におこる刺激に対する応答である．そのうち乳幼児期の早期に現れて，月齢が進むにつれて徐々に消退する反射群を原始反射（primitive reflexes）という．把握反射（grasp reflex），緊張性頸反射（tonic neck reflex），Moro（モロー）反射，交叉性伸展反射，陽性支持反応，逃避反射などが含まれる．原始反射の消退に伴い，パラシュート反射，立ち直り反応（righting reaction）やバランス反応（balance reaction）などの姿勢反射（postural reflex）が出現する．自発運動と誘発反応の経時的変化と相互関係は発達チャート（**▶図 1**）[1]として整理されている．

2 評価法

以下に，小児の発達や知能の評価としてよく利用されるものを示す.

(1) 日本版デンバー式発達スクリーニング検査

子どもの発達を，個人−社会，微細運動−適応，言語，粗大運動の 4 つの面から全体的にとらえて評価し，スクリーニングとして使用するものである．発達の個人差の幅を考慮して発達評価をしており，各発達項目について発達の 25%，50%，75%，90% の通過の月齢がわかるようになっている．

(2) 遠城寺式乳幼児分析的発達検査法（▶図 2）

0 か月〜4 歳 7 か月まで測定できる．その特徴

▶表 1 **粗大運動の発達**

粗大運動の種類	発達時期
頸のすわり	4 か月
寝返り	5〜6 か月
座る	7〜8 か月
つかまり立ち	8〜9 か月
つたい歩き	10〜11 か月
歩行	13〜15 か月

氏名　　　　　　　　　　　　　　　生年月日　　　　　　　　記録番号

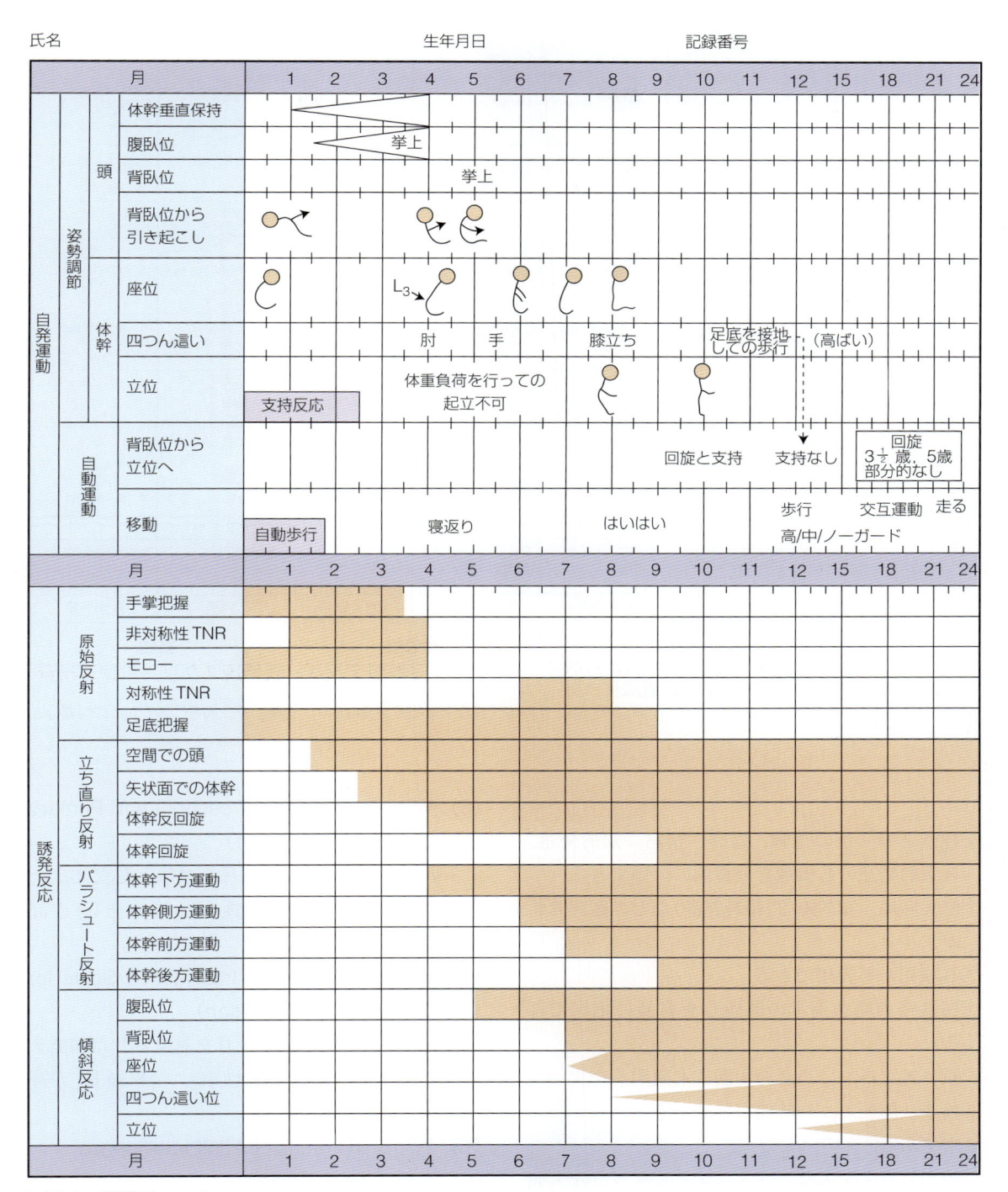

▶図1　発達チャート
〔Milani-Comparetti A, *et al*: Routine developmental examination in normal and retarded children. *Dev Med Child Neurol* 9:638, 1967 より〕

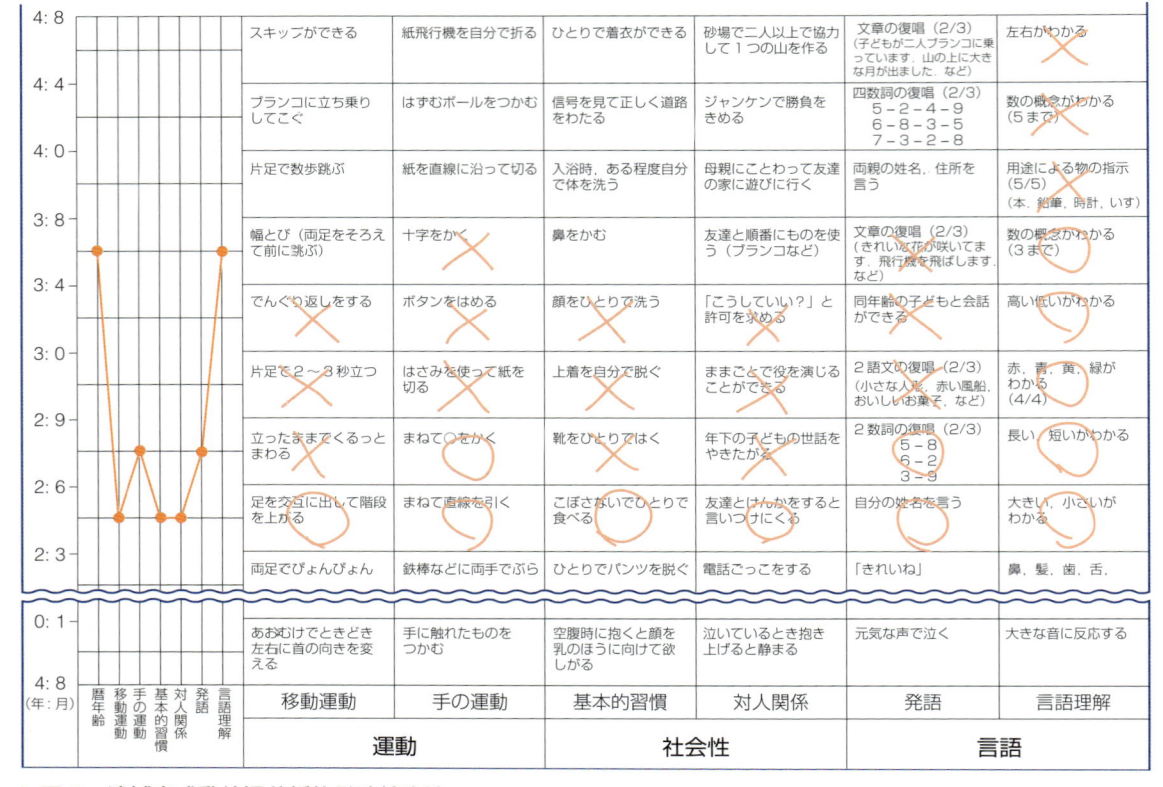

▶図2　遠城寺式乳幼児分析的発達検査法(記入例)
検査が合格であれば上の問題へ進み，不合格が 3 つ続けば，それ以上検査を進める必要はない．合格・不合格を○×で，その問題のところに記入する．

は，

①移動運動，手の運動，言語，情緒，知的発達，社会的発達の各機能を分析的に評価できる．

②脳性麻痺，知的障害(精神遅滞)などの鑑別診断ができる．

③0 歳児から使用できる．

④初診後の発達進歩の問題点を容易に把握できる．

⑤折れ線グラフで患者の両親にも説明しやすい．

⑥検査法簡便で，短時間で検査できる．

などである．

　検査結果を記入欄に○×で示し，グラフ記入欄に点をつける．この点を結んだものが発達グラフであるが，線が横に直線に近ければバランスのとれた発達を示し，凹凸が強ければ不均衡な発達といえる．

(3) WPPSI(Wechsler Preschool and Primary Scale of Intelligence)

　3 歳 10 か月〜7 歳 1 か月を対象とした知能テストで，言語性 IQ，動作性 IQ，全検査 IQ が評価できる．

(4) WISC-IV(Wechsler Intelligence Scale for Children-Fourth Edition)

　5 歳 0 か月〜16 歳 11 か月を対象とした知能テストで，言語性 IQ，動作性 IQ，全検査 IQ が評価できる．

(5) WAIS-III(Wechsler Adult Intelligence Scale-Third Edition)

　主に成人向けの知能検査であるが，16〜89 歳を対象としている．言語性 IQ，動作性 IQ，全検査 IQ が評価できる．

B 脳性麻痺

日本リハビリテーション医学会では，『脳性麻痺リハビリテーションガイドライン』を作成しており，2014 年には第 2 版が出版されている．

1 定義

脳性麻痺(cerebral palsy)は，厚生省脳性麻痺研究班(1968 年)による，「受胎から新生児期(生後 4 週以内)までの間に生じた，脳の非進行性病変に基づく，永続的なしかし変化し得る運動および姿勢(posture)の異常である．その症状は満 2 歳までに発現する．進行性疾患や一過性運動障害，または将来正常化するであろうと思われる運動発達遅延は除外する」という定義がよく用いられている．近年，画像検査の進歩，障害に対する概念の変化から，2004 年に米国のメリーランド州 Bethesda で脳性麻痺の定義および分類に関する国際ワークショップが開催され，脳性麻痺の定義と分類の更新が試みられた．その定義は以下のとおりである．「脳性麻痺の言葉の意味するところは，運動と姿勢の発達の異常の一つの集まりを説明するものであり，活動の制限を引き起こすが，それは発生・発達しつつある胎児または乳児の脳の中で起こった非進行性の障害に起因すると考えられる．脳性麻痺の運動障害には，感覚，認知，コミュニケーション，認識，それと/または行動，さらに/または発作性疾患が付け加わる」．

2 原因，診断，症状
a 原因と分類

原因は脳に損傷を及ぼすさまざまなものがあるが，生じる時期により出生前，周産期，出生後に分けられる．

出生前要因には，早産(36 週未満)，低出生体重(2,500 g 未満)，子宮内感染，多胎，胎盤機能不全，中枢神経奇形，外傷など，周産期では，核黄疸(➡ Advanced Studies-1)，新生児仮死(➡ Advanced Studies-2)，帝王切開，高・低血糖，中枢神経感染症，脳室内出血，脳出血などが，出生後では，中枢神経感染症，頭蓋内出血などがあげられる．また，発生率は体重が軽いほど増加する．

頭部 MRI，染色体検査，神経生理学的検査などで，脳梁欠損，孔脳症，小脳形成不全などの脳奇形，遺伝性ニューロパチー，筋疾患などが詳細に診断されるようになってきた．

分類は，表 2，図 3 のように，病型による分類と部位別分類があり，「痙直型両麻痺」というように 2 つの分類がわかるように表現することが多い．

b 診断

診察と危険因子の把握，病歴聴取が大切である．

早期産児，低出生体重児では脳性麻痺などの発達障害が生じる可能性は高く，神経発達の長期予後予測のために経頭蓋エコーや頭部 MRI は有用である．異常所見としては，脳室内出血(intraventricular hemorrhage; IVH)，脳室周囲白質軟

Advanced Studies

❶ 核黄疸

アルブミンから遊離した非結合性ビリルビンが血液脳関門を通過し，脳に沈着して脳障害を生じる状態を核黄疸(ビリルビン脳症)という．大脳基底核などが障害されてアテトーゼ型脳性麻痺の原因となる．治療は早期に光線療法，交換輸血などが必要である．

❷ 新生児仮死

胎児，胎盤，臍帯，母体の要因が単独あるいは複合的に関与して生じる．低酸素性虚血性脳症(hypoxic-ischemic encephalopathy; HIE)は新生児仮死において最も重要な合併症であり，低酸素，虚血による脳障害に，筋緊張の異常，刺激に対する異常反応，痙攣，意識障害などの神経症状を伴うものをいう．また，HIE は胎児期，新生児期に重度の低酸素，脳虚血をきたす疾患はすべて原因となりうる．新生児仮死は成熟児 1,000 名に対して 2～4 人の頻度でおこり，生存例の約 25% 以上に HIE による神経学的後遺障害が認められるといわれる．HIE には脳低体温療法の効果があるといわれるが，適応の判断が重要である．

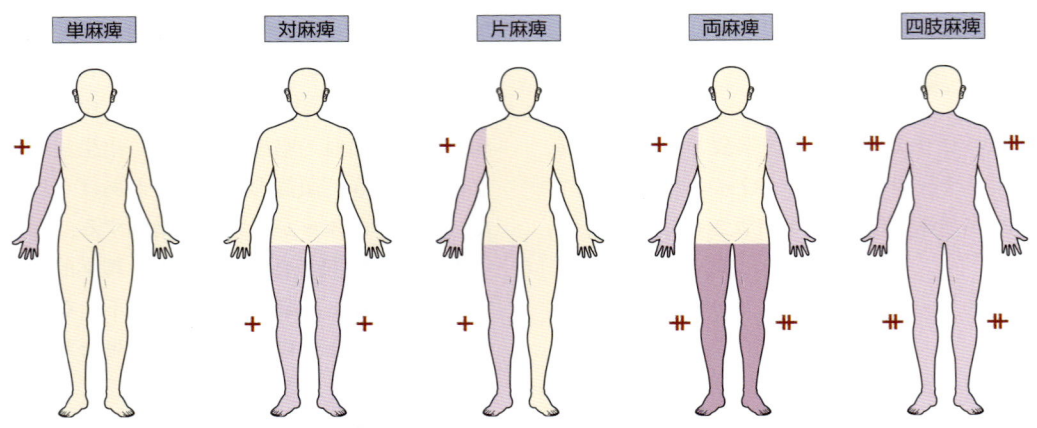

▶図 3　部位による脳性麻痺の分類
単麻痺（monoplegia）：上肢，下肢の一肢のみの麻痺
対麻痺（paraplegia）：左右の下肢麻痺
片麻痺（hemiplegia）：左右どちらか一側の上下肢の麻痺
両麻痺（diplegia）：下肢に優位で上肢に軽い麻痺
四肢麻痺（quadriplegia，tetraplegia）：四肢すべての麻痺

▶表 2　病型による脳性麻痺の分類

痙直型 （spastic type）	筋の痙縮，深部腱反射亢進を示す
アテトーゼ型 （athetotic type）	筋緊張の変動，不随意運動を示す
失調型 （ataxic type）	失調症状（平衡障害など）示す
弛緩型 （flaccid type）	筋緊張の低下を示す
混合型 （mixed type）	上記の複数が混在する

▶表 3　GMFCS（粗大運動能力分類システム）

レベル 1	制限なしに歩く．
レベル 2	制限を伴って歩く．
レベル 3	手に持つ移動器具を使用して歩く．
レベル 4	制限を伴って自力移動，電動の移動手段を使用してもよい．
レベル 5	手動車椅子で移送される．

化症（periventricular leukomalacia; PVL），脳室拡大などが認められる．

　前述の発達評価からスクリーニングを行い，精査して診断する．必ずしも知的障害は合併しない．早期に診断して，発育，発達をよい方向へ促すことが必要になるが，治療と教育が結びついた“療育”としてのリハビリテーションが重要となる．

🅲脳性麻痺の評価と予後予測

　粗大運動の予後予測を行うにあたっては，脳性麻痺を重症度ごとに層別化することがすすめられており，gross motor function classification system（GMFCS）が用いられる．これは表 3 に示すように，6 歳以降の年齢で最終的に到達するという 5 段階の機能レベルに重症度を分類している．運動能力が年齢によって変わっていくことを考慮して，それぞれのレベルに対して，2 歳まで，2〜4 歳，4〜6 歳，6〜12 歳の年齢に分けて説明している．年齢が上がって粗大運動の発達がおこっても，当てはまるレベルが大きくは変化しない性質がある．

　脳性麻痺の診断のためには先に示した評価法を用いるが，経時的な変化を観察し治療効果をとらえるための評価尺度として頻用されているものを以下にあげる．

(1) gross motor function measure(GMFM)

臨床的に重要な運動発達の変化をとらえることを目的とした粗大運動能力の評価尺度で，5歳児なら遂行可能な運動課題88項目の達成度を判定する．課題は，A：臥位と寝返り，B：座位，C：四つ這いと膝立ち，D：立位，E：歩行，走行とジャンプに分けられ，0：まったくできない，1：少しだけできる，2：部分的にできる，3：完全にできるの4段階で評価する．

(2) functional independence measure for children(Wee FIM)

日常生活能力の評価法である．Weeとは小さいとか狭いという意味であり，小児のFIMという意味でWee FIMという．適応年齢は6か月～7歳程度であり，成人で用いられるFIM同様7段階で評価する．成人用のFIMをもとに，18項目中6項目に修正が加えられている．

(3) pediatric evaluation of disability inventory (PEDI)

6か月～7.5歳の小児およびこの年齢相当の機能レベルの年長児を対象とする．Wee FIMが能力のみを測定しているのに対して，PEDIは能力と遂行の両方を測定しているので，変化に対する反応性が高いといわれる．

(4) その他の評価

脳性麻痺児の手指操作能力分類システム(manual ability classification system; MACS)，カナダ作業遂行測定(Canadian occupational performance measure; COPM)なども用いられている．

ⅰ 主な病型の特徴

ここでは，前述した脳性麻痺の分類のなかでも代表的な3病型について説明する．

(1) 痙直型(spastic type)

筋のトーヌスは純粋な痙直(spasticity)を示すものから固縮(rigidity)の強いものまで幅広く，痙直型は，痙直に固縮を伴ったものと理解してよい．

痙直の強さと広がりに応じて，立ち直り反応，パラシュート反応，平衡反応，選択的運動パターンの発達が阻害される．痙直筋は，動筋と拮抗筋が同時に過剰収縮を引き起こす同時収縮(co-contraction)や，痙直の強い拮抗筋からの過剰な緊張性相反性抑制(tonic reciprocal inhibition)による動筋の機能不全がみられる．また，ある随意的な運動により，その運動に直接関与していない他の部位に痙縮の増強が生じる連合反応(associated reaction)がみられ，異常運動，異常パターンが固定化していく傾向がある．

(2) アテトーゼ型(athetotic type)

動揺性の筋緊張を示し，低緊張と過緊張の間を動揺する．正常な同時収縮機能が欠如しているのか，乏しいため姿勢保持が困難である．筋緊張の変動は不随意運動として現れる．不随意運動は下肢よりも頸部，上肢に強く現れ，構音障害を生じる．また，随意的努力や精神的緊張により増強する．アテトーゼ型は，知能が保たれていることも多い．

緊張性反射活動，特に緊張性頸反射の影響下にあり，非対称性緊張性頸反射(asymmetric tonic neck reflex; ATNR)の影響で食べ物を口にもっていくのが困難になることもある．

アテトーゼ型は不随意運動を主徴とする舞踏病様アテトーゼ，純粋型アテトーゼのほか，痙直を伴った痙直型アテトーゼ，緊張性アテトーゼ(tension athetosis)などに分類することができる．

(3) 失調型(ataxic type)

通常，筋緊張は低く，低緊張と正常の間を動揺する．発達初期には運動失調は目立たないが，起立，歩行と進むにつれて明らかとなる．アテトーゼ型と同様に相反神経支配機構の機能障害を伴い，持続的な姿勢コントロール不全，協調運動障害の原因となっている．

小脳の器質的病変に基づくもののほかに，小脳以外の錐体路系，錐体外路系，深部感覚系に病変を重複してもつ症例も多い．

3 療育とリハビリテーション

a 療育における医学的管理

(1) てんかん

脳性麻痺へのてんかんの合併は 20～60％ に及ぶ．痙直型に合併が多く，アテトーゼ型には少ない．乳幼児にてんかん発作が頻発すると発達が悪く，機能訓練に対する反応も鈍くなる．できるだけ発作をコントロールして抑える必要があるが，抗痙攣薬は眠気，意欲減退，低緊張などの副作用があるため，原則的には多少のてんかん発作があったとしても，日常生活や訓練に差し支えない範囲に投薬量は抑えることが望ましい．

(2) 痙縮

痙縮が強くなると，四肢の動きが妨げられるだけでなく，変形や拘縮が多くなる．下肢では股関節内転筋の痙縮が強くなるとはさみ足歩行（scissoring gait）を生じる．これを抑制するために，筋弛緩薬（ダントロレンナトリウム，ジアゼパム，バクロフェン，チザニジンなど）の内服投与や神経ブロック，装具療法などが行われる．近年では，ボツリヌス毒素治療，バクロフェン髄腔内投与療法，選択的後根切断術（selective dorsal rhizotomy）なども行われるようになってきた．

(3) 変形，拘縮

二次的な股関節脱臼，拘縮などの予防および早期発見を行う．関節拘縮，変形，脱臼に対して装具使用，整形外科的手術療法も行われる．

"風になびく変形"（windblown deformity）といわれる，あたかも風に吹かれているように見える不安定な姿勢は，股関節脱臼や亜脱臼，骨盤傾斜，脊柱側弯症による．

中～重度の脳性麻痺では，若年でも変形性関節症をきたしやすく，アテトーゼ型では頸椎症を，痙直型では腰部変形性脊椎症，変形性股関節症などを生じやすい．

(4) 成長

頭囲，胸囲，身長，体重の経時的測定を行う．水頭症のときに頭囲が拡大することがある．栄養状態もきちんと把握する．

(5) 視覚障害，聴覚障害

視覚障害，聴覚障害を合併している症例がある．適切な刺激を入力するためにも早期から，視力矯正，聴力矯正をはかるべきである．視覚認知に問題を生じることも多く，Frostig（フロスティッグ）視知覚発達検査などでの評価も行われる．

(6) 歯科口腔衛生

う歯の予防，治療，口腔内衛生管理を行う．

(7) 摂食行動

摂食行動の発達促進を行う．脳性麻痺では口唇の閉鎖力が弱く，嚥下がうまくできないことがある．口唇，舌，下顎などの運動を行って嚥下を促す．

b 理学療法，作業療法

理学・作業療法には，各種の訓練方法が用いられているが，機能的リハビリテーション（神経発達学的治療）には十分な科学的根拠はない．主な訓練法について特徴を述べる．

(1) Bobath（ボバース）法

脳性麻痺は痙縮，共同運動，異常姿勢反射により立ち直り反応，平衡反応など正しい運動パターンが妨げられているという考えから，これらの痙縮，共同運動，異常姿勢反射を徒手的に抑制して正しい，随意的な運動の発達をはかろうとするものである．緊張を抑えて，動きを出すのに最もよいポイントを操作する（key point of control）．

(2) Vojta（ボイタ）法

人の動きのなかに自発的寝返り機構（反射性寝返り）や自発的腹這い機構（反射性腹這い）があるとして，この動きを引き出すことで自発的な動きを出し，発達を促そうとする．これらの運動パターンはトリガーポイント（trigger point）と触刺激，伸張，圧刺激によって促通される．

(3) Rood（ルード）法

運動の活性化にブラッシング（brushing）とアイシング（icing）を使い，運動の誘発には運動刺激と

ともに感覚的な刺激も重要であるという考えである．また，筋を多関節筋と単関節筋に分け，多関節筋を運動筋，単関節筋を安定筋と規定して単関節筋をより基本的と考えて，この筋の共同収縮をはかる訓練を行う．

（4）上田法

脳性麻痺の原因は筋の過緊張にあるという考え方から，これまでの伸張訓練のほかに，逆方向にも伸張を加える屈伸両側伸張訓練という手技を用いる．

（5）麻痺側上肢に対する拘束運動療法（constraint induced movement therapy）

脳卒中片麻痺患者で効果の認められる療法で，ある程度上肢の動きのある者に対して行われる．方法は脳性麻痺片麻痺児の非麻痺側に強制的に使用できない状態（三角巾やキャスティングなどで抑制）をつくり，麻痺側への強制的な使用を要求して運動改善をはかるものである．ただし，ストレスなどの精神的負担があり，注意が必要である．

（6）その他

その他，筋力トレーニング，体力トレーニング，持続的ストレッチなどもあるが，これらの手技を理解したうえで，訓練では筋緊張を抑制しながら随意性，抗重力性の高い運動を獲得させる．また，訓練は発達に即して，寝返り，起き上がり，座位，四つ這い，立位，歩行と進め，必要に応じて座位保持装置，下肢装具，上肢装具，機能的電気刺激（functional electrical stimulation; FES）などを併用する．療法士は治療効果を常に再評価しながら，1つのアプローチにとらわれず幅広い治療の展開と工夫を行う．母親（両親）への訓練方法，日常生活の指導（▶表 4）も大切である．

C 言語療法・嚥下訓練

脳性麻痺児の 70〜85％ が多少の言語障害を伴い，そのうち 20〜40％ は聴力障害を合併しているので聴力評価は重要である．

発語の基礎には頭部，身体の姿勢コントロールが基礎となる．また，呼吸機能，発声機能，構音

▶**表 4　乳幼児期の療育指導内容**

指導内容
● 視覚，聴覚，精神，言語，情緒への対応
● 痙攣などの合併症の管理・指導
● 健康管理，栄養指導
● 摂食，呼吸訓練
● 親の健康管理
● 感覚訓練，遊び（home handling）
● 地域療育資源，福祉制度の活用

機能を評価し，それらの発達促進を行う．乳児期には，正しい姿勢保持をコントロールしながら指や乳首で口唇，舌，歯肉などを刺激する．

また，聴覚機能は聴覚だけでなく視覚，触覚，嗅覚，味覚など感覚刺激を通して発達を促し，話しかけはゆっくり，明瞭に行う．

発話によるコミュニケーションが困難な事例には拡大・代替コミュニケーション（augmentative and alternative communication; AAC）がすすめられる．AAC には表情，ジェスチャー，サイン，コミュニケーションボード，コミュニケーション機器などさまざまなものがある．

嚥下障害の評価は観察から始まるが，嚥下障害のある児には silent aspiration が多く，嚥下造影検査（videofluoroscopy; VF）が silent aspiration の確認，安全な食形態の選択に有用である．頸部屈曲位と 30 度リクライニング座位での体位調整，とろみ材の使用も行われる．経口摂取が困難な場合は，経鼻胃管，胃瘻，口腔ネラトン法の利用も行われる．当然ながら口腔ケアは忘れてはならない．また，痙縮による胃食道逆流症に対して筋弛緩薬の投与の効果が認められている．

d 手術療法

手術は，痙縮の寛解，拘縮除去，変形矯正，脱臼の整復を目的として行われる．手術にあたっては，術後リハビリテーションを含めた十分な治療計画が必要である．下肢では股，膝，足，足趾の多関節に及ぶ変形，痙縮を認めることが多いが，その場合の手術は中枢から行うことがすすめられる．

ⓔ補装具

脳性麻痺の装具療法の目的は，①機能的良肢位保持，②体重支持，③変形の予防などである．短下肢装具，長下肢装具，骨盤帯付き長下肢装具，前腕，手指副子（スプリント），体幹装具などがよく処方される．

その他，座位保持椅子，起立保持具，スタビライザー，歩行器，杖，車椅子，ローラーボード，日常生活のための自助具も使われる．車椅子，電動車椅子，杖，歩行器などを使って自分で移動できるようになることは，社会参加を増やし，認知能力にもよい効果がある．

ⓕ両親への指導

療育はチームアプローチであるが，主体は児と家族（特に母親）である．母親は乳幼児期に子どもと過ごす時間が最も長く，その役割は大きい．専門スタッフによる母親（両親）への指導が大切である．指導内容を表 4 に示す．出生後しばらくは特に両親の心理的ストレスは大きいため，スタッフの対応には配慮が求められる．

④ 教育的・社会的・職業的リハビリテーション

就学時までは医療的療育が主であるが，それ以降は医療スタッフは学校や家庭と連携して定期的な指導を行う．

療育は社会生活能力獲得を目標に，子どもの全人間的な発達を促すことであり，一律に特別支援学校へと義務づけるのではなく，校区内の学校へ家庭から通学する統合教育も行われている．

わが国の脳性麻痺者の就業率は 20% 以下と低く，就労支援事業所（A 型，B 型）などで就業できる脳性麻痺者も限られている．障害者の就業については，各地の障害者就業・生活支援センター，障害者職業センター，障害者職業能力開発校なども利用できる．

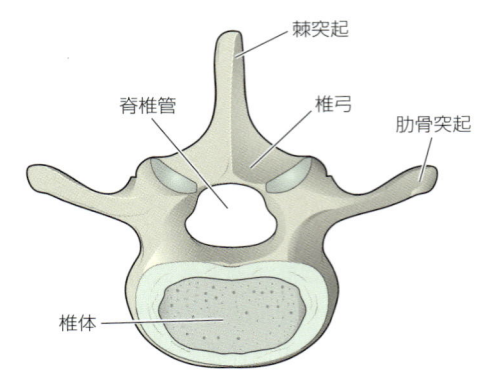

▶図 4 　腰椎
腰椎を上から見たところ

また，障害者の法定雇用率は徐々に引き上げられており，2018 年 4 月からは算定基礎の対象に精神障害者が加わり，身体障害者，知的障害者と合わせて民間 2.2%，国地方公共団体 2.5%，都道府県等の教育委員会 2.4% となった．対象となる事業主の範囲は従業員 45.5 人以上に広がった．しかし，社会全体の理解，環境整備は十分とはいえず，さらなる対応が望まれる．

Ⓒ 二分脊椎

① 二分脊椎の概要

二分脊椎（spina bifida）とは，椎弓（▶図 4）の癒合不全を総称し，脊椎管（spinal canal）背側を形成する椎弓や棘突起が先天性に欠損している病態を示す．

二分脊椎は腰〜仙髄レベルに好発し，時に脊髄（spinal cord）や脊髄神経（spinal nerve）が脊椎管より背側に脱出して，両下肢の運動麻痺，感覚障害，膀胱直腸障害などの神経症状を呈する．脊柱・下肢の変形（deformity）や，水頭症（hydrocephalus）や Chiari（キアリ）奇形などの中枢神経異常を合併することもある．

二分脊椎の治療は残存する神経機能を温存し，

▶表5　二分脊椎の分類

囊胞性二分脊椎(spina bifida cystica)

①髄膜瘤(meningocele)：髄膜だけが瘤を形成する.
②脊髄髄膜瘤(myelomeningocele)：神経構造が含まれる.
③脊髄裂(myeloschisis)：脊髄が正中で左右に開裂した状態で体表に露出している.

潜在性二分脊椎(spina bifida occulta)

①脊髄脂肪腫(lipomyelomeningocele)
②肥厚終糸(hypertrophic filum terminale)
③脊椎管内皮膚洞(intraspinal dermal sinus)
④割髄症(diastematomyelia)
⑤神経腸管囊胞(neurenteric cyst)

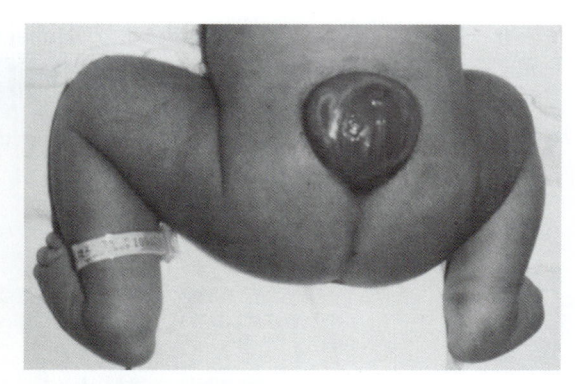

▶図5　囊胞性二分脊椎
背部に皮膚欠損を認め，神経組織，髄膜が体表に露出して瘤をつくっている.

より正常な状態のもとに神経発達を促すことである．脳神経外科，小児科，整形外科，泌尿器科，リハビリテーション科，リハビリテーションスタッフなど多くの人がかかわるチーム医療が必要となる.

二分脊椎の発生頻度は，分娩1万件あたり2〜6人といわれる．二分脊椎の原因は解明されていないが，妊娠初期に葉酸を十分摂取することで二分脊椎を予防する効果があることがわかり，厚生労働省は，妊娠1か月以上前から3か月までの間には，栄養補助食品による1日0.4 mgの葉酸を摂取するようすすめている.

2 分類

表5，図5に示すように，外観所見により，囊胞性二分脊椎と潜在性二分脊椎に大別される.

(1) 囊胞性二分脊椎(spina bifida cystica)

背部に皮膚欠損があり脊髄(spinal marrow)などの神経組織，髄膜が体表に露出して瘤(cele)を形成している.

囊胞性二分脊椎は瘤の内容でさらに細かく分けられる.

①髄膜瘤(meningocele)：髄膜だけが瘤を形成する.
②脊髄髄膜瘤(myelomeningocele)：神経構造が含まれる.

③脊髄裂(myeloschisis)：脊髄が正中で左右に開裂した状態で体表に露出している.

(2) 潜在性二分脊椎(spina bifida occulta)

皮膚は正常で神経，髄膜が体表に露出していないものである.

潜在性二分脊椎は単に椎弓癒合不全のみのものと神経の異常がみられるものもある.

3 臨床症状と治療

神経形成不全による下肢運動麻痺，感覚障害，神経因性膀胱(neurogenic bladder)があるが，髄膜瘤の神経症状は稀である．Chiari奇形，水頭症などの合併症を生じることもある.

a 脊髄髄膜瘤

脊髄髄膜瘤では残存レベルで障害が異なる．出生時は腹臥位を保ち，感染と乾燥を予防して，できるだけ早く瘤の修復術を行う.

手術の目的

①感染(髄膜炎)予防
②残存機能の温存
③神経の形態異常をできるだけ正常化して神経発達を促す.

術後合併症

• 創部縫合不全

▶表 6　Sharrard による下技麻痺と歩行能力，Hoffer による歩行レベル

	麻痺レベル	発生頻度	残存筋	股関節	膝関節	足関節，足指	歩行能力	Hoffer 分類				
I 群	T		下肢筋,はすべて麻痺	動きなし	動きなし	動きなし	車椅子移動が実用的. 骨盤帯付き長下肢装具で歩行可能	NA				
II 群	L₁	3%	腸腰筋，縫工筋	屈曲外旋位	動きなし	動きなし	車椅子と杖歩行の併用	NA	NFA	HA		
	L₂	2.5%	股関節屈筋, 内転筋, 大腿直筋は中等度残存	中等度の屈曲内転	中等度の屈曲	動きなし		NA	NFA	HA		
III 群	L₃	5%	股関節屈筋, 内転筋, 大腿四頭筋	屈曲内転外旋	屈曲少々	自動運動なし. 内反または外反	長下肢装具と杖で非実用的歩行（高位例）	NA	NFA	HA		
	L₄	15%	股関節屈筋, 内転筋, 大腿四頭筋, 前脛骨筋	屈曲拘縮内転外旋	反張	踵足内反	短下肢装具と杖で実用歩行（低位例）			HA	CA	
IV 群	L₅	12%	股関節屈筋, 内転筋, 大腿四頭筋, 前脛骨筋	やや屈曲外転少々	屈曲	中等度の踵足	短下肢装具で自立歩行. 装具なしでも歩行可能			HA	CA	
V 群	S₁	7.5%	股/膝関節正常. 足関節が前脛骨筋と腓骨筋強く, 腓腹筋と長母趾伸筋は少し効いている	やや屈曲	変形なし	凹足外反, 槌趾	装具不要				CA	
	S₂	12%	股/膝/足関節正常	正常	正常	小足筋麻痺, かぎ爪趾					CA	
VI 群	S₃		麻痺筋なし		なし		健常児と変わりなし				CA	

CA（community ambulator）：杖か装具を必要とするが，戸外と室内とも歩行可能
HA（household ambulator）：室内のみ装具使用により歩行可能であるが，社会生活には車椅子の使用が必要
NFA（non-functional ambulator）：家，学校および病院における訓練時のみ歩行可能で，そのほかのときには車椅子を使用する.
NA（non-ambulator）：移動はすべて車椅子を使用する.
〔吉田一成ほか：二分脊椎. 米本恭三ほか（編）：実践リハ処方（臨床リハ別冊）, pp.145–148, 医歯薬出版, 1996 より〕

- 髄液漏
- 髄膜炎（meningitis）
- 係留脊髄
- 水頭症の進行

d 運動麻痺

　歩行能力や下肢変形は麻痺レベルによって決まる. Sharrard（シャラード）による下肢麻痺症状と歩行能力[2] を表 6 に示す. 新生児では麻痺レベルを，レベルに特有な下肢の肢位で診断する.

　L₃ では長下肢装具と杖で非実用的歩行，L₄ では短下肢装具と杖で実用歩行，L₅ では短下肢装具あるいは装具なしで歩行，S₁ 以下では装具なしでの歩行が可能である.

　治療は歩行および ADL 自立を目標に，年齢，麻痺レベルに応じて訓練指導を行う. 変形，拘縮が生じないように関節可動域訓練と残存筋の筋力増強も行う. 座位，立位，歩行へと進めるが，機能に応じて長下肢装具，短下肢装具を作製する. 学童期には運動量の減少から肥満傾向があるので，運動療法とともに，食事指導も行う.

c 変形拘縮

　出生時からのものと，麻痺によって生じるものがある. 治療は理学療法，装具療法などの保存的療法と，手術療法などがある.

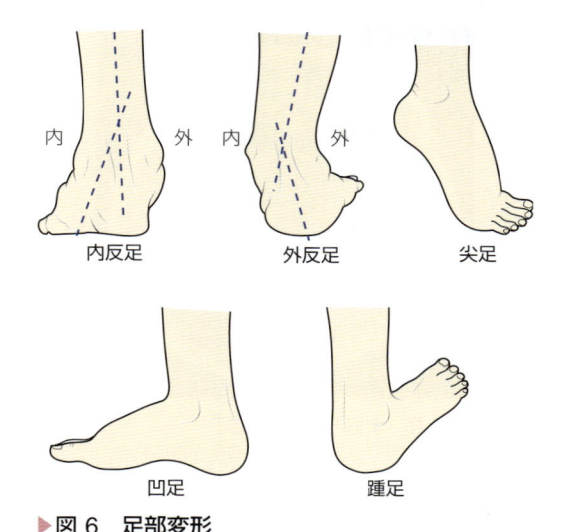

内 外　内 外

内反足　　外反足　　尖足

凹足　　　踵足

▶図6　足部変形

（1）股関節（hip joint）

変形（deformity）と脱臼（dislocation）がみられる. 変形は第3腰髄レベル以上で多く, 脱臼, 亜脱臼は第3腰髄レベルで最も多い.

（2）膝関節（knee joint）

屈曲変形, 伸展変形があり, 麻痺レベルが高位なほど重症である.

（3）足部変形

筋力不均衡, 体重負荷, 不良肢位, 痙縮などが組み合わさって, 図6のように内反（pes varus）, 外反（pes valgus）, 尖足（pes equinus）, 凹足（pes cavus）, 踵足（pes calcaneus）などの変形をきたす. 出生時には尖足, 内反尖足（pes equinovarus）変形が多く, 年齢が高くなるとともに足趾変形と凹足変形が多くなる. 麻痺レベルでは, 第3, 4, 5腰髄に多く, 第3腰髄以上では尖足, 内反尖足, 第4, 5腰髄では, 踵足変形, 仙髄レベルでは凹足変形がおこりやすい.

（4）脊柱変形

椎体の奇形を伴う先天性のものと成長に伴う後天性のものがあり, 側弯（scoliosis）, 後弯（kyphosis）, 前弯（lordosis）変形をきたす. 脊柱変形は歩行, 座位保持を困難にするので, 治療は変形矯正よりも安定した姿勢で日常生活を送れる

ようにすることを目標に行う. 装具療法を主にした保存的療法と手術療法がある.

d 感覚障害

感覚障害を正確に把握することは, 新生児期, 乳児期には困難であるが, 痛みに対する逃避反応などを目安にする. 感覚障害があると, 気づかないうちに外傷（injury）や熱傷（burn）, 褥瘡（decubitus）をつくりやすいので, 注意が必要である.

e 膀胱直腸障害

さまざまな程度の膀胱直腸障害を生じる.

排尿には大脳から腰仙髄までの3つの排尿中枢と末梢神経（骨盤神経, 下腹神経, 陰部神経）がかかわっており, 二分脊椎では, 主に下部尿路の神経障害による神経因性膀胱で排尿障害が生じる. 排尿管理は排尿の状態（尿回数, 残尿量, 1回尿量, 失禁の有無, 検尿）と膀胱機能（尿流動態検査）に基づいて行う.

治療の目的は, 上部尿路機能の保持と尿路感染の防止, 尿失禁の改善である. 神経因性膀胱の治療に準じるが, 膀胱内圧を低圧に保ちながら蓄尿し, 失禁なく定期的に排出できるようにする. 残尿が多い場合は間欠導尿（intermittent catheterization）が必要となるが, 5〜6歳で両手が使える患児には自己間欠導尿を家族とともに指導していく. 神経因性膀胱の詳細については, 第34章の「神経因性膀胱」の項（➡ 352ページ）を参照のこと.

排便障害については, 直腸の蠕動障害, 肛門括約筋収縮不全, 肛門知覚障害により, 便秘と失禁を合併することが多い. 緩下剤内服で便通を整え, 適宜, 摘便, 浣腸などを行う. 逆行性に肛門から直腸内を洗腸する方法や, 腹部に洗腸用ストーマを造設してカテーテルを挿入し, 順行性に洗腸する方法（Malone antegrade continence enema）も行われている.

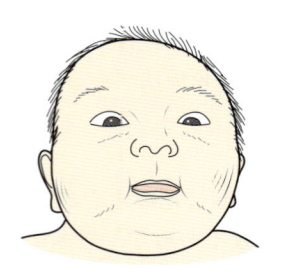

▶図 7　落陽現象
眼球の下方偏位がみられる.

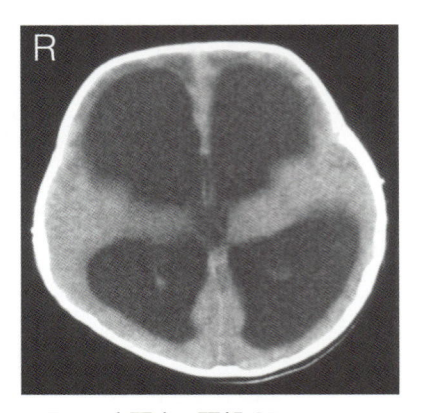

▶図 8　水頭症の頭部 CT
脳室の拡大と大脳皮質の菲薄化がみられる.

4 合併症とその治療

a 水頭症

　頭蓋内の髄液循環障害を主要因として脳室腔内に髄液が過剰に貯留し，進行性に脳室が拡大する状態である．脊髄髄膜瘤の 80〜90% と高率にみられる．多くは Chiari 奇形によって髄液通過が障害されるためであるが，髄膜炎の合併で誘発されることもある．診断には頭囲拡大，大泉門の離開，緊満度，落陽現象(sunset phenomenon)(▶図 7)，頭皮静脈の怒張，頭痛，嘔吐，うっ血乳頭，眼球運動障害，意識障害などの症状と頭部 CT が用いられる．水頭症(hydrocephalus)(▶図 8)は知能発達に影響を及ぼす．治療は側脳室に貯留した髄液を腹膜下に誘導する脳室腹腔シャント術(V-P shunt)(▶図 9)が一般的に行われる.

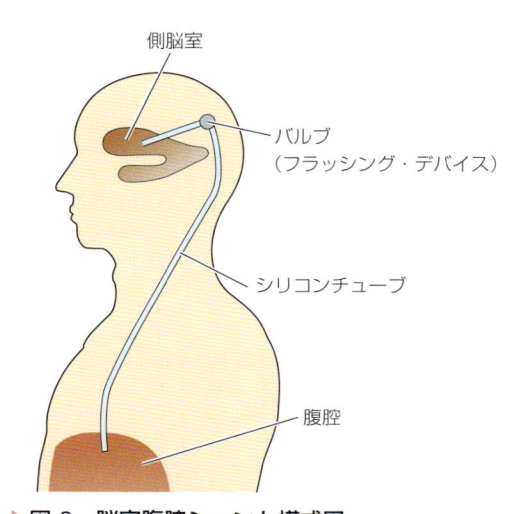

▶図 9　脳室腹腔シャント模式図
脳室チューブ，腹腔チューブ，バルブ(フラッシング・デバイス)の 3 つからなる．流量はバルブや腹腔チューブの抵抗で設定されている.

b Chiari 奇形

　Chiari 奇形とは，後脳の形態発生異常を総括した奇形群で，4 つの型に分けられる(▶図 10)．II 型が多く，III 型と IV 型は稀である．症状は，後脳の神経機能障害と，水頭症，脊髄空洞症などによる障害である．I 型は水頭症より脊髄空洞症の合併が多く，II 型は水頭症がほぼ全例に合併し，下部脳幹症状として球麻痺や呼吸不全もある．治療は後頭下開頭と上部頸椎椎弓切除による減圧術と水頭症に対するシャント術である.

c 脊髄空洞症

　脊髄空洞症(syringomyelia)の診断は症候と画像で行われ，近年は MRI の矢状断で診断されることが多い．水頭症や Chiari 奇形に合併することが多い．治療は議論のあるところだが Chiari 奇形の後頭蓋骨減圧開頭術，上部頸椎椎弓切除術で同時に治癒することがある．空洞・くも膜下腔短絡術を行うものもある.

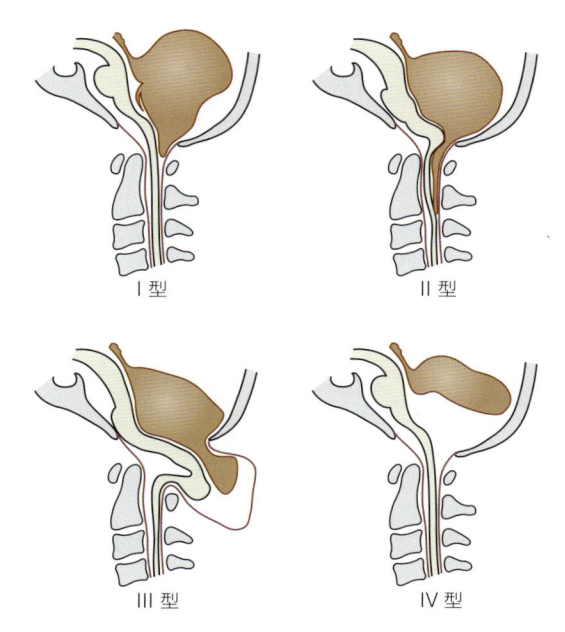

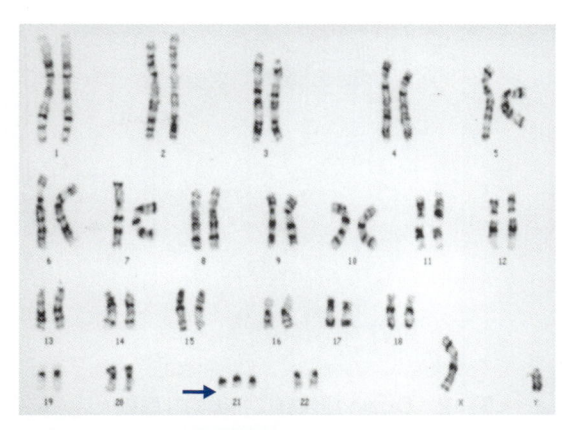

▶図 11　Down 症候群の核型
ヒトの染色体は 46XY で，合計 46 本である．Down 症候群では 47XX+21 あるいは 47XY+21 で，21 番目の染色体（矢印）が 1 本多く，合計 47 本となる．

▶図 10　Chiari 奇形の分類
Ⅰ型：小脳扁桃が大孔から下垂，Ⅱ型：小脳扁桃，小脳虫部，延髄，第四脳室などの頸椎管内への偏位，Ⅲ型：頸椎二分脊椎による髄膜瘤内への小脳の嵌入，Ⅳ型：小脳形成不全があり，後頭蓋窩構造物の下方偏位を伴わないもの

d 大脳の形成異常

　脳梁形成不全，多小脳回症，脳室間橋肥大，神経細胞の配列異常など大脳形成障害を合併することがある．知的障害やてんかんの原因となる．

e 脊髄係留症候群

　出生時には脊髄下端は第 3 腰椎の高さに位置し，生後 6 か月で成人と同じ第 1〜2 腰椎のレベルになる．脊髄の下端が正常よりも下位にある場合，これを低位脊髄（low-lying conus または low-set conus）という．身長の伸びなどで脊髄が下方へ牽引されて脊髄神経根も引き伸ばされると，脊髄症状や神経根症状が出てくる．これを脊髄係留症候群（tethered cord syndrome）という．脊髄係留症候群では下肢の運動障害，脊柱の変形，排尿障害，神経根症状がみられる．根本的な治療はなく，対症的に治療を行う．

D Down 症候群

　Down（ダウン）症候群は，英国の Langdon Down が 1866 年に初めて報告した先天性知的障害を伴う奇形症候群（malformation syndrome）である．

1 原因とその成因

a 染色体異常

　染色体（chromosome）の 21 番目が 1 本多い，21 トリソミー（trisomy 21）である（▶図 11）．

(1) 標準型 21 トリソミー（standard trisomy 21）

　21 トリソミーのうち染色体総数が 47 本のものは "標準型 21 トリソミー" といい，Down 症候群のなかで最も多く約 95% を占める．

(2) モザイク型 21 トリソミー（trisomy 21 mosaicism）

　標準型 21 トリソミー細胞と正常細胞が 1 人の個体の中で入り交じった "モザイク型 21 トリソミー" は約 2% にみられ，症状も軽い．

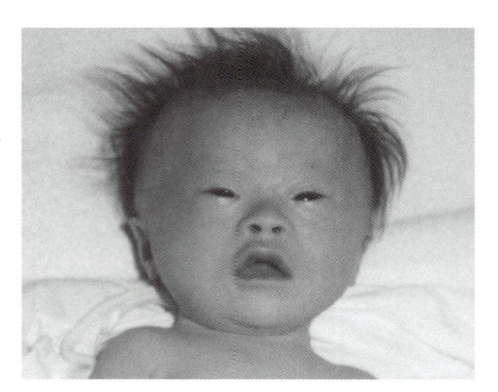

▶図 12　Down 症候群に特徴的な顔貌
丸顔，外斜方に走る眼裂　両眼隔離がある．

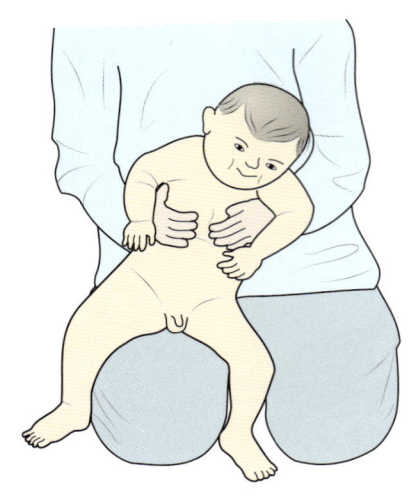

▶図 13　頭部の立ち直り反応の促通

(3)　転座型 21 トリソミー
（translocation trisomy 21）

"転座型 21 トリソミー" は約 3～5% にみられるが，ほとんどが 21 番染色体長腕(21q)と 14 番染色体長腕(14q)の着糸点部における融合(14q21q 転座)で生じており，染色体の数は 46 本になる．両親に転座があることが多い．

ⓑ 出生頻度と要因

出生頻度は約 1,000 人に 1 人である．

発生要因としては母年齢の上昇が有名であるが，ほかにも季節，生殖周期，避妊法などの関係の可能性も考えられている．

2 症状と合併症

特徴的な顔貌で，短頭，丸顔，外斜方に走る眼裂(蒙古様眼裂)，両眼隔離，内眼角贅皮，低い鼻，短く太い頸，巨舌を認める(▶図 12)．

皮膚紋理の異常(第 5 指の単一屈曲線，猿線，高位軸三叉など)も認め，低身長，低体重，肥満がある．

筋緊張低下，精神・運動発達の遅滞，言語障害を認め，リハビリテーションの対象となる．

内科的には心疾患〔心内膜床欠損症(endocardial cushion defect; ECD)〕，心室中隔欠損症

(ventricular septal defect; VSD)，心房中隔欠損症(atrial septal defect; ASD)，動脈管開存症(patent ductus arteriosus; PDA)など〕を合併することが多い．

易感染性があり，呼吸器感染症を生じやすい．白血病(leukemia)の頻度も一般人の 20 倍以上といわれる．

3 運動機能と治療

乳児期に筋緊張低下が著明であり，仰臥位で下肢の持ち上げがみられない，頸がすわらない，寝返りができない，座位がとれないなどの発達の遅れがみられる．下肢の動きを引き出す，頭部の立ち直り反応の促通(▶図 13)，腹臥位での頭部および上肢の支持性促通(▶図 14)，体幹の立ち直り反応の促通(▶図 15)などの運動訓練が行われる．ただし，心疾患合併例では腹臥位は心負荷が大きいために行わない．

関節過伸展も多くみられ，股関節脱臼や膝蓋骨脱臼，環軸椎亜脱臼(atlantoaxial subluxation)の頻度も多い．X 線所見では臼蓋角(acetabular angle)と腸骨角(iliac angle)が低値であり，外反股とともに Down 症候群児の股関節の特徴であ

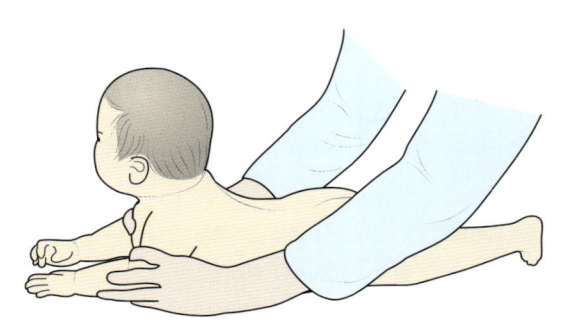

▶図 14　腹臥位での頭部および上肢の支持性促通

る．また，第 5 指の中節骨の変形と短縮を認める
ことも多い．

　股関節脱臼，膝蓋骨脱臼に対しては経過観察ま
たは手術療法が行われる．環軸椎脱臼は神経学的
所見（深部腱反射亢進，病的反射出現，膀胱直腸
障害，歩行障害など），局所症状（項・頸部痛など）
が認められれば環軸椎固定術の対象となる．

4　精神心理的問題

　性格は一般に明るく人なつっこい．精神遅滞
（mental retardation），自己コントロールや判断
力の未熟性，興味と意欲の低下，常同行動が問題
となるが，早期からの働きかけにより発達の促進
が期待できる．就業や芸術活動を行っている人も
少なくない．親を含め，周囲の人々は Down 症児
に，一人の個性ある子どもとして人格を尊重して
対応していくことが大切である．

5　予後

　死因は心疾患や呼吸器感染症が多く，染色体検
査が始まった 1960 年代には平均寿命は 20 歳程度
であった．その後，先天性心疾患に対する外科的
治療の進歩や感染症管理，社会環境の変化によっ
て予後は大きく改善し，現在では平均寿命は 50
歳を超えている．

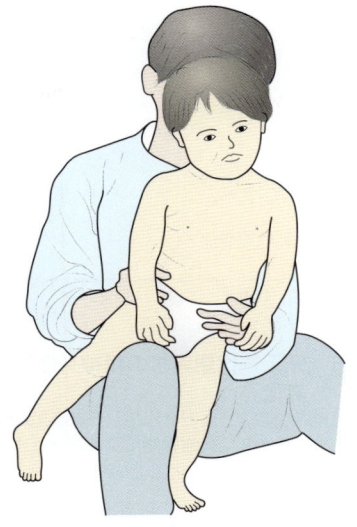

▶図 15　体幹の立ち直り反応の
　　　　促通

E　先天性代謝異常

1　先天性代謝異常の概要

　先天性代謝異常（inborn error of metabolism）
の疾患は，脂質や糖鎖，アミノ酸，核酸，有機酸
などをつかさどる酵素の先天的欠損のため，神経
系にとって大切な物質が欠乏したり，欠損酵素の
基質や前駆物質が蓄積して，神経系の障害をきた
す疾患である．

　その大部分は進行性であるが，障害の予防や進
行を遅らせる治療法が開発されつつある．治療的
な対応がない例にもリハビリテーションは積極的
に対応する必要がある．

　乳幼児期に発症する疾患は典型的な臨床経過を
示すが，成人発症例では変性疾患に近い臨床像を
呈する（▶図 16）．

　代謝異常は臨床像と代謝異常物質の間に一定の
傾向がある（▶表 7）．

　現在，早期発見と早期介入によって，先天性代
謝異常による障害を予防するため，生後 4～6 日

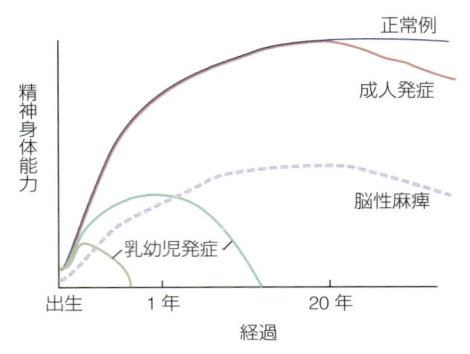

▶図 16　先天性代謝異常の精神身体能力変化

先天性代謝異常のほとんどは出生からある時期までは正常で，その後次第に代謝異常による症状が現れる．

▶表 7　代謝異常と臨床症状

精神遅滞*	脂質蓄積症，ムコ多糖類症，糖蛋白代謝異常症
さくらんぼ赤色斑（チェリーレッドスポット）	脂質蓄積症，ムコ多糖類症，糖蛋白代謝異常症
骨格系の異常**	ムコ多糖類症，糖蛋白代謝異常症
皮膚の被角血管腫	Fabry 病，ほか
症状の変動（急性増悪など）	アミノ酸代謝異常

＊乳幼児期に発症する先天性代謝異常のほとんどは精神遅滞を伴う．
＊＊ガーゴイル様顔貌（前頭部が大きく，鞍鼻，毛深い），低身長，骨格の変形

の新生児を対象とした「タンデムマスを用いた拡大スクリーニング」が行われ，アミノ酸代謝異常，有機酸代謝異常，脂肪酸代謝異常などと先天性甲状腺機能低下症，先天性副腎過形成，ガラクトース血症をチェックしている．

2 疾患各論

先天性代謝異常の各疾患の病因と症状を表 8 にまとめて示す．

a 先天性甲状腺機能低下症（クレチン症）

甲状腺の欠損や甲状腺ホルモンが十分に分泌されないことによる．甲状腺機能低下症の 80％ を占め，約 8,000 人に 1 人の割合でみられる．

出生時には症状が明らかでないが，徐々に新生児黄疸の消退がない，クレチン顔貌（はれぼったい眼瞼，低い鼻，大きな舌），乾燥した皮膚，膨隆した腹部，便秘，短い手足の指が明らかになり，乳児期には精神，身体の不活発さが明らかとなる．

甲状腺ホルモン補充療法が生後 3 か月以内に開始されれば障害は残らないが，生後 12 か月以後では知的障害を残す．

診断　甲状腺刺激ホルモン（TSH）の高値と甲状腺ホルモンの低値

治療　甲状腺ホルモンの補充

b ライソゾーム病

ライソゾーム（lysosome）は，蛋白，核酸，炭水化物，脂肪を処理しているが，これらの代謝異常によって細胞内に特定の物質が蓄積される．病態生理が共通であるため，蓄積される物質によって分類される．治療は酵素補充療法である．脂質蓄積症（lipid storage disease）やリピドーシス（lipidosis）ともいわれる．

（1）　GM$_2$ ガングリオシド蓄積症（GM$_2$ gangliosidosis）

細胞のライソゾームにガングリオシド GM$_2$（→NOTE-1）が過剰蓄積し，進行性の中枢神経障害をきたす．症状の進行はガングリオシドの蓄積スピードに依存し，発症時期も乳児期から成人までにわたる．

出生時には異常はないが，急性乳児型の場合，生後 3〜5 か月ころよりミオクローヌス，筋緊張亢進，筋力低下が出現し，一度可能になった頸す

NOTE

1 ガングリオシド GM$_2$

ガングリオシドは糖脂質の一種で，脳灰白質（神経系の形質膜，樹状突起）に多い．

▶表8 先天性代謝異常の病因と症状

分類	疾患名*	発症・症状・遺伝・治療
1. 先天性甲状腺機能低下症	クレチン症	生後数か月，クレチン顔貌
2. ライソゾーム病（脂質蓄積症；リピドーシス）	GM₂ ガングリオシド蓄積症	生後 3〜5 か月ころ，ミオクローヌス，筋力低下，視力障害，精神・運動発達の遅滞，2〜4 歳で死亡，常染色体劣性遺伝
	Fabry 病	多くは成人発症，発作性疼痛，自律神経傷害（発汗低下），心不全，伴性劣性遺伝（主に男性），酵素補充療法
	Krabbe 病	3〜6 か月，易刺激性，痙攣，精神・運動発達の遅滞，視力低下，錐体路症状，1 年以内に死亡，常染色体劣性遺伝，造血幹細胞移植
	異染性白質ジストロフィー	1〜2 歳，筋力低下，筋緊張低下から痙性四肢麻痺，視力低下，常染色体劣性遺伝
	Niemann-Pick 病	生後 6 か月以降，哺乳困難，著明な肝脾腫，さくらんぼ赤色斑，運動失調，錐体路症状，3 歳ころに死亡，常染色体劣性遺伝
	Gaucher 病	乳児から成人，肝脾腫，貧血，骨折，発達の遅れ，呼吸困難，痙攣，常染色体劣性遺伝，酵素補充療法
	脳腱黄色腫症	10 代，黄色腫，白内障，知能低下，錐体路症状，小脳症状，末梢神経障害，常染色体劣性遺伝
3. ペルオキシゾーム病	副腎白質ジストロフィー	3 歳〜成人，大脳半球の進行性脱髄，行動異常，視覚・聴覚の障害から四肢麻痺へ，副腎不全症状，伴性劣性遺伝（男性），造血細胞移植
4. ムコ多糖類代謝異常	ムコ多糖症 I 型（Hurler 症候群）	生後数週，ガーゴイル顔貌，肝脾腫，難聴，発達遅滞，10 歳前後で死亡，常染色体劣性遺伝，酵素補充療法，造血幹細胞移植
	ムコ多糖症 IVA 型（Morquio 症候群）	12〜18 か月発症，ガーゴイル顔貌，骨障害，知的障害（−），常染色体劣性遺伝，酵素補充療法
5. 糖蛋白代謝異常症	シアリドーシス/フコシドーシス/マンノシドーシスなど	乳幼児〜成人，精神・運動発達の異常，ガーゴイル様顔貌，難聴，骨格異常，肝脾腫，被角血管腫
6. アミノ酸代謝異常	フェニルケトン尿症	生後数週，痙攣発作，筋緊張亢進，情緒不安定，知的障害，常染色体劣性遺伝，フェニルアラニン制限食，補酵素 BH4
	メープルシロップ尿症	哺乳開始後 4〜7 日，哺乳不良，Moro 反射消失，痙攣，傾眠傾向，常染色体劣性遺伝，BCAA 除去ミルク
	ホモシスチン尿症	多くは青少年期，水晶体脱臼，骨粗鬆症，血栓，知的障害，メチオニン除去ミルク
7. プリンピリミジン（核酸）代謝異常	Lesch-Nyhan 症候群	1 歳未満，高尿酸血症，発達遅滞，自傷行為，痙性麻痺，巨赤芽球性貧血，X 連鎖性劣性遺伝，低血糖，肝腫大
8. 糖質代謝異常	糖原病（グリコーゲン病）	幼児・学童期，運動時有痛性筋硬直，筋力低下，筋萎縮，遺伝形式はさまざま，低血糖の予防，糖原病治療ミルク
9. ポルフィリン代謝異常	急性間欠性ポルフィリン症	思春期以降，急性期に末梢神経障害（脳神経麻痺，呼吸筋麻痺），自律神経障害（腹痛など），常染色体優性遺伝
	先天性赤芽球性ポルフィリン症	幼児期から小児期に光線過敏症状，遮光対策
10. 血清蛋白異常症	アミロイドーシス	通常 20 歳以降，心不全，末梢神経障害（感覚，運動），自律神経障害
11. 金属代謝異常症	Wilson 病	5〜10 歳以降，錐体外路症状，肝硬変，Kayser-Fleischer 輪

* このほか，有機酸代謝異常症，脂肪酸代謝異常症，ミトコンドリア病などがある．

わり，座位ができなくなり，視力障害，精神・運動発達の遅滞が目立つようになる．2〜4 歳で死亡する．

成人型の場合は知能への影響はなく，生命予後も悪くない．常染色体劣性遺伝で，発生頻度は人口 6 万人に 1 人ほどである．

(2) ライソゾーム病(脂質蓄積症；リピドーシス)

- **Fabry(ファブリ)病**

α-ガラクトシダーゼ欠損で，皮膚の角化血管腫，発作性疼痛(末梢神経障害)，発汗低下(自律神経障害)，心不全がある．α-ガラクトシダーゼ補充療法はあるが，根治的治療ではない．疼痛にはカルバマゼピンが有効である．伴性劣性遺伝で主に男性に発症する．

- **Krabbe(クラッベ)病**

ガラクトセレブロシダーゼの欠損による．多くは生後 3〜6 か月で発症し，1 年以内に死亡する．易刺激性，痙攣を伴い，徐々に精神・運動発達の遅滞，視力低下，錐体路症状を示し，除脳硬直状態となる．稀に若年や成人での発症もある．常染色体劣性遺伝の稀な疾患で，治療法はない．

- **異染性白質ジストロフィー**

(metachromatic leukodystrophy; MLD)

アリルスルファターゼ A の欠損による．1〜2 歳で筋力低下，歩行障害で発症する．次第に痙性四肢麻痺，視力低下が進行し植物状態となって死亡する．常染色体劣性遺伝の稀な疾患で，治療は骨髄移植も行われているが，確立されていない．

- **Niemann-Pick(ニーマン・ピック)病**

酸性スフィンゴミエリナーゼの酵素欠損による．生後 6 か月以降に哺乳困難，著明な肝脾腫，さくらんぼ赤色斑，進行性の運動失調と錐体路症状が出現する．3 歳ころには死亡する．常染色体劣性遺伝である．

治療として，骨髄や肝臓の移植が試みられている．

- **Gaucher(ゴーシェ)病**

グルコシルセラミダーゼの欠損による．肝脾腫，貧血，骨折，発達の遅れ，呼吸困難，痙攣，除脳硬直となり死亡する．若年発症で進行の早いタイプから発症が遅く進行の遅いものまである．常染色体劣性遺伝で人口 4〜10 万人に 1 人である．

治療は補酵素(グルコシルセラミダーゼ)補充療法，骨髄移植，摘脾など対症療法的治療を行う．

- **脳腱黄色腫症**

(cerebrotendinous xanthomatosis; CTX)

アキレス腱などの黄色腫(xanthoma)，白内障(cataract)，知能低下，錐体路症状，小脳症状，末梢神経障害など進行性の神経機能障害，若年性動脈硬化がみられる．27-水酸化酵素欠損によるコレステロール蓄積症である．常染色体劣性遺伝の稀な疾患で，10 歳代の発症が多い．

治療は胆汁酸補充療法，コレステロール合成阻害薬(HMG-CoA 還元酵素阻害薬など)で行う．

ⓒ 副腎白質ジストロフィー(ALD)

副腎白質ジストロフィー(adrenoleukodystrophy; ALD)では，劣性遺伝，極長鎖飽和脂肪酸の代謝障害による脱髄のため，小児は早期に死亡，成人は痙性対麻痺，感覚障害，副腎不全を伴う．

ⓓ ムコ多糖類沈着症

ムコ多糖類沈着症(mucopolysaccharidosis; MPS)は，ムコ多糖類を分解する各種酵素の欠損により，ムコ多糖類の異常蓄積と尿中への異常排泄が生じる．生後数週で発症し，急速に進行するものから，遅く発症し軽症で推移するタイプもある．重症で予後も悪い MPS IH 型〔Hurler(ハーラー)症候群〕について述べる．

MPS IH 型では出生時は正常であるが，生後数週から大頭症，股関節開排制限が，その後，ガーゴイル様顔貌，腰椎前弯，角膜混濁，難聴，肝脾腫，心雑音，発達遅滞が明らかになり，10 歳前後で死亡する．発生は稀で，常染色体劣性遺伝である．確立された治療はないが，骨髄移植が有効な例がある．

ⓔ 糖蛋白代謝異常症

糖蛋白代謝異常症(mucolipidosis)では，糖蛋白

の糖鎖部分を分解する酵素の欠損により，臓器内に糖蛋白が蓄積し，尿中に疾患特有のオリゴ糖が排出される．

乳幼児（3〜12 か月）に発症し痙攣を繰り返し，除脳状態になる進行の早いものから 10 歳以降に発症して進行の遅いものまである．

進行性の精神・運動発達の異常，ガーゴイル様顔貌，難聴，椎体の形成不全などの骨変化，肝脾腫，全身の被角血管腫が特徴である．

治療法は確立されていない．

f アミノ酸代謝異常

通常，出生後に発症して知的障害や痙攣など中枢神経障害が進行していくが，その速度は，代謝産物の毒性と蓄積速度に依存している．

（1）　フェニルケトン尿症

フェニルアラニン水酸化酵素（phenylalanine hydroxylase; PAH）の欠損により，体内にフェニルアラニンが蓄積する．

痙攣発作，歩行障害，筋緊張亢進，情緒不安定，知的障害がみられる．常染色体劣性遺伝で，日本では人口 11 万人に 1 人の割合である．診断は血中アミノ酸分析で行う．

治療は低フェニルアラニン食による．

（2）　メープルシロップ尿症（MSUD）

分枝鎖 α ケト酸脱水素酵素複合体の異常により分枝鎖アミノ酸，分枝鎖ケト酸が体液中に増加し，ミエリン合成阻害が不可逆的神経障害をおこす．

患者の尿がメープルシロップの香りがすることから，メープルシロップ尿症（maple syrup urine disease; MSUD）と命名された．

出生時は正常であるが，哺乳開始後 4〜7 日で哺乳不良，傾眠傾向，筋緊張低下，Moro（モロー）反射消失が現れ，治療が行われないと，痙攣，無呼吸，昏睡そして死亡に至る．常染色体劣性遺伝で，発生頻度は人口 60 万人に 1 人である．

予防と治療は血中アミノ酸分析，尿中有機酸分析による早期発見，分枝鎖アミノ酸除去ミルク，

急性増悪時の治療（補液，中心静脈栄養，血液透析など）による．

（3）　ホモシスチン尿症（homocystinuria）

シスタチオン合成酵素欠損による．ホモシスチンによる結合組織障害と水晶体脱臼，骨粗鬆症，血栓や塞栓（発生率 50％ で，致死的となりうる），知的障害などの神経障害がある．多くは青少年期に発症する．発生頻度は 1/100 万人である．

治療は低メチオニン食による．

g プリンピリミジン（核酸）代謝異常

染色体にあるプリン体とピリミジン体の代謝異常が核酸代謝異常と呼ばれる．

● Lesch-Nyhan 症候群

ヒポキサンチン–グアニンホスホリボシルトランスフェラーゼ（HPRT）の欠損による．高尿酸血症が 1 歳までに出現し，次いで精神・運動発達の遅滞，痙性麻痺，巨赤芽球性貧血，自傷行為（口唇や指を嚙み切る）が出現する．X 連鎖性劣性遺伝で，発生頻度は人口 10 万人に 1 人である．

診断は独特の症状と高尿酸血症，HPRT 低値による．

治療は尿酸合成阻害薬で行われる．

h 糖質代謝異常

● 糖原病（グリコーゲン病）

筋ホスホリラーゼなどのグリコーゲン代謝に関連する酵素異常によりグリコーゲンの利用が障害され，組織に異常蓄積する．筋に蓄積するグリコーゲンのため，筋力低下，筋萎縮が進行する．

稀な病気で遺伝形式はさまざまである．治療は低血糖予防の頻回の食事，糖原病治療ミルク．診断は運動時有痛性筋硬直，激しい運動後の赤褐色尿，高クレアチンキナーゼ血症，高尿酸血症，筋生検でのグリコーゲン蓄積で行う．

i ポルフィリン代謝異常

ポルフィリン代謝系（ヘム合成系）の遺伝的低下あるいは欠損を基盤にもつ疾患である．

● 先天性ポルフィリン症

先天性赤芽球性ポルフィリン症などの，幼児期から小児期に光線過敏症状を呈し，遮光対策（日焼け止めの外用や紫外線をカットする衣服）が必要なものと，急性間欠性ポルフィリン症などの，消化器症状（腹痛など），痙攣，末梢神経障害（感覚障害，脳神経麻痺，呼吸筋麻痺），うつ症状などの精神神経症状の諸症状を急性から亜急性に生じるものがある．急性発症の誘因として，女性の月経周期，バルビタールなどの薬物がある．

診断は尿や血液のポルフィリン体測定による．常染色体優性遺伝であるが，9 割は一生無症状である．治療は誘因の回避，グルコース摂取による代謝の正常化である．

ⓙ 金属代謝異常症

● Wilson（ウィルソン）病

銅の移送に働く p 型 ATPase の異常による．肝機能障害，神経障害を伴う．頻度は 1/3 万〜6 万人で常染色体劣性遺伝疾患である〔第 26 章「錐体外路の変性疾患」（➡ 262 ページ）参照〕．

Ⓕ 理学・作業療法との関連事項

1. 子どもは常に成長していることを忘れてはならない．成長は，多くの場合は治療と相まって障害の軽減に働くが，時に脳性麻痺や先天性筋ジストロフィー，先天性代謝異常のように，障害の増悪を伴う場合もある．子どもの障害のみに目を奪われるのでなく，子どもが一人の人間として充実した人生が送れるように，また健常な子どもと同様に子どもどうしの遊びを楽しみ，学習する喜びが保障されるよう配慮する．

2. 障害が進行する疾患や遺伝性の疾患もあるので，主治医に，病名，遺伝性，予後についての告知がなされているかを確認する．

3. 障害が進行する疾患や遺伝性の疾患であっても，障害をもった子どもや両親が希望を失わないように，長期的なリハビリテーションや療育を重視した積極的な姿勢で治療を行う．「どうせ悪くなるのだから」ではなく，とにかくできることをなすべきである．

● 引用文献

1) Milani-Comparetti A, *et al*: Routine developmental examination in normal and retarded children. *Dev Med Child Neurol* 9:638, 1967.
2) 吉田一成ほか：二分脊椎．米本恭三ほか（編）：実践リハ処方（臨床リハ別冊），pp.145–148, 医歯薬出版，1996.

● 参考文献

1) 井村裕夫ほか（編）：最新内科学大系 69, 代謝性・中毒性神経疾患．中山書店，1996.
2) 井村裕夫ほか（編）：最新内科学大系 11, ミトコンドリア病，リソソーム病．中山書店，1996.
3) 小児慢性特定疾病情報センター：先天性代謝異常の疾患．https://www.shouman.jp/

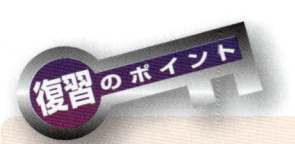

- 小児の発達評価方法について説明する．
- 脳性麻痺の定義と分類，症状，療育，リハビリテーションについて説明する．
- 二分脊椎の分類を理解し，症状，合併症について説明する．
- Down 症候群の原因を理解し，症状，合併症，治療について説明する．
- 先天代謝異常の病因を理解し，症状，治療について説明する．

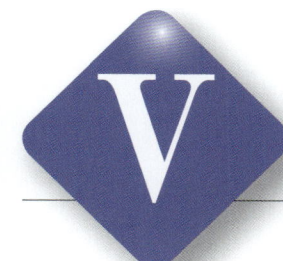

神経疾患に多い
合併症

第33章

廃用症候群と
誤用症候群, 合併症

学習目標
- 廃用症候群の定義を理解し, それに含まれる障害と予防法を学ぶ.
- 誤用症候群の定義を理解し, それに含まれる障害と予防法を学ぶ.
- 神経が関与した遷延する痛みの種類と治療法を学ぶ.

A リハビリテーションにおける合併症

リハビリテーションにおける合併症は, 主な疾患や病態による症状, 障害〔一次的障害(primary disability)〕と時を同じくして別の病因で生じた疾患, 症状, 障害を指す.

合併症は, 疾患との因果関係で3つに大別される.

(1) 医学的管理が不十分で続発した二次的障害(secondary disability)

廃用症候群と誤用症候群を指す.

(2) 主疾患と因果関係はあるが別の併発疾患として扱うもの

たとえば, 脳卒中患者の高血圧や糖尿病などを指す.

(3) 偶然に併発した疾患

たとえば, 脳卒中患者の急性上気道炎などを指す.

ここでは, 上記(1)(2)に分類された合併症について説明する.

B 廃用症候群と誤用症候群

医学的管理が適切でなかったために生じた二次

的障害である(▶表1).

1 廃用症候群

廃用症候群(disuse syndrome)は, 安静によってもたらされた障害である. 以下, 発症する部位ごとに述べていく.

a 筋骨格系

(1) 筋萎縮(muscle atrophy)

筋肉は収縮する機会が少なくなると筋線維の太さと張力が減少する. 安静による筋力低下は条件によって異なるが1日2～3%で, 1か月で筋力は半分になる.

予防と治療 筋力低下の防止には最大筋力の20～30%の筋収縮を, 筋力増強には最大筋力の50%の筋収縮を行う必要がある. 端座位からの立ち上がり, 機器を用いた筋力増強訓練や対麻痺例にはプッシュアップが行われる.

関節炎などで関節を動かせないときは等尺性収縮を用いるが, 血圧上昇が大きいので, 持続は5～6秒以下にする. 筋収縮が弱い場合は低周波電気刺激を用いる.

(2) 関節拘縮(articular contracture)

関節の屈伸が行われないと, 関節軟骨の栄養障害, 関節包や靱帯を含む関節周囲組織, 筋の伸展性が低下し, 関節の動きは制限されて, 拘縮が生

▶表 1　廃用症候群と誤用症候群

	障害		予防	発症後の治療
廃用症候群	1) 運動障害	筋萎縮，筋力低下	早期離床(座位，立ち上がり) 健側の筋力増強訓練	左に同じ
		関節拘縮，関節痛	早期からの ROMex，強引な ROMex 禁止	温熱療法後の ROMex，起立台，装具での持続伸展，腱延長などの手術
		異所性骨化	早期からの ROMex，強引な ROMex 禁止	局所の安静，消炎鎮痛薬，手術
		オステオポローシス	早期離床(立位，座位)	骨への圧迫負荷，破骨細胞抑制・骨芽細胞促進の薬物，Ca 投与*
	2) 呼吸循環器障害	呼吸機能低下	早期の座位，運動	呼吸訓練
		沈下性肺炎	体位変換，体位排痰法，吸引	左に同じ，抗菌薬，喀痰溶解薬
		起立性低血圧	早期座位	座位訓練，立ち上がり訓練，弾性ストッキング
		下肢静脈血栓	早期離床，うっ血防止(頻回の他動運動，弾性ストッキング)，下肢静脈への穿刺を避ける	肺塞栓防止のため数日間の安静，抗凝固療法，弾性ストッキング
	3) 皮膚	褥瘡	体位変換，早期離床	局所圧迫の除去，局所循環改善，栄養補給，手術
	4) 精神機能障害	認知症，覚醒障害	早期離床，ベッドサイドでの作業療法	左に同じ，アマンタジン，TRH などの薬物療法
		睡眠障害	早期離床	昼間の訓練と入眠薬で睡眠サイクル回復
	5) 消化器	便秘	早期離床	便秘は身体運動と飲水，緩下剤
		食欲減退	早期離床	運動量の増加
	6) 泌尿器	排尿障害	留置導尿から間欠導尿，おむつへ 早期離床	薬物療法，時間排尿
		尿路結石	早期離床，飲水，留置カテーテルの早期抜去	体外衝撃波結石破砕術，溶解療法
誤用症候群	1) 肩関節痛(誤った ROMex)		強引な ROMex 禁止，肩外旋を伴う肩外転，介護時の肩関節保護	左に同じ，温熱療法，消炎鎮痛薬
	2) 反張膝変形** (装具処方や歩行指導の誤り)		早期の下肢装具処方，下肢伸筋痙縮抑制	左に同じ，神経ブロック，腱延長術やバルピウス術
	3) 動揺関節 (装具処方や歩行指導の誤り)		関節の保護，はさみ足や外転歩行の修正，杖・下肢装具の利用	左に同じ，歩容の修正，支柱つきサポーター，骨切り術

ROMex：関節可動域訓練〔range of motion(ROM)exercise〕
　* 他の治療と併用しないと腎結石の原因となり有害
　** 脳卒中の反張膝は四頭筋の筋力低下ではなく，立脚期の下腿三頭筋収縮による足関節底屈が原因である．患側下肢へ負荷を強調しすぎると痙縮や膝の変形を強める．(　)に誤用症候群の原因となるものをあげた.

じる.

予防　早期から各関節 20〜50 回の関節可動域訓練を行う.

治療　温熱療法後の関節可動域訓練，器具を用いての持続伸展，可動域制限が著しいときには腱延長術などを行う.

　関節面が癒合して関節がまったく可動性を失った状態は(骨性)関節強直(ankylosis)という.

(3)　異所性骨化(ectopic ossification)

　強引な関節可動域訓練によって軟部組織の断裂と炎症がおこり，そこに半年ほどの間カルシウム(Ca)が沈着する．X 線写真で関節周囲に石灰化像がみられる(▶図 1).血清アルカリホスファターゼがしばしば上昇する.

予防　早期から関節可動域訓練を行い，関節拘縮に対して強引な関節可動域訓練を行わない.

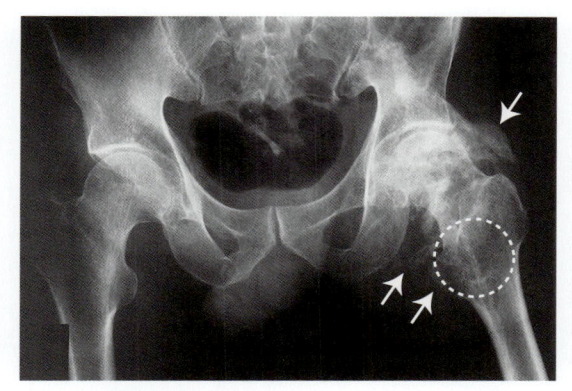

▶図1 異所性骨化
左股関節周囲に斑状，線状の石灰化がある(矢印で示す)．この異所性骨化のため股関節は著しい可動域制限と運動時痛がある．左の大腿頸部から小転子は健側に比べ骨梁の菲薄化，骨密度の低下など骨粗鬆症がある(破線で囲む)．

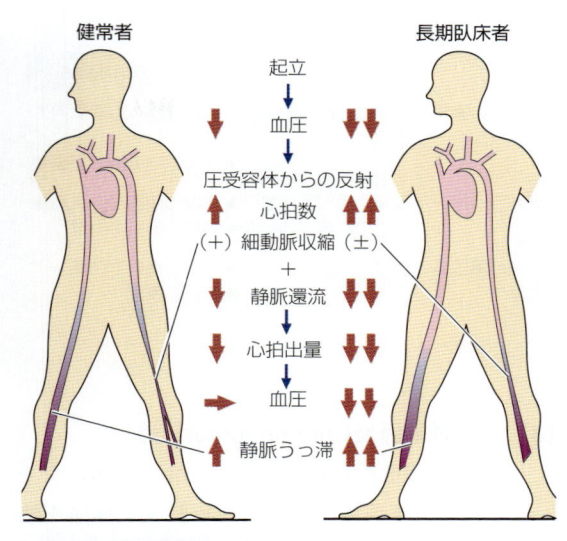

▶図2 起立性低血圧

治療 局所の安静と湿布，消炎鎮痛薬など対症療法を行う．関節の可動域制限が著しい場合は手術によって石灰化した軟部組織を除く．

(4) 骨粗鬆症
〔オステオポローシス(osteoporosis)〕

骨への圧力が少ない状態が続くと骨から脱灰が進み，骨梁，骨皮質とも菲薄になる(▶図1)．進行すると，ちょっとした外力で骨折をおこす．

予防 早期に離床し，立位や立ち上がり動作で骨に圧力をかける．骨形成を促進するビスホスホネートなどの薬物が投与される．ただ，脊髄損傷の急性期などで骨の脱灰が急速に進む状況で Ca を投与すると尿路結石の原因となる．

b 呼吸循環器系

(1) 沈下性肺炎(hypostatic pneumonia)

背臥位を長く続けると，気道分泌物が下肺葉に貯留して細菌感染をまねき，肺炎をおこす．

予防 体位変換，気道分泌物の吸引

治療 抗菌薬，喀痰溶解薬を追加

(2) 起立性低血圧(orthostatic hypotension)

臥床が続くと，姿勢変化時に脳への血流を維持する反射が鈍くなり，起立性低血圧がおこる．

経過 長期臥床例が臥位から立位になったときの立位直後の経過を示す(▶図2)．

①上半身の血圧低下

②頸動脈洞の圧受容器から自律神経中枢を介して心血管系への反射(③④は同時)

③交感神経緊張亢進→末梢動脈収縮不十分(血圧低下持続)，静脈収縮不十分

④副交感神経活動低下→心拍数増加

⑤下半身の静脈に著しい血液貯留(静脈還流の著しい減少)

⑥心拍出量の著しい減少と末梢動脈収縮不十分(血圧低下持続)→起立性低血圧，脳貧血

下半身の静脈血を心臓へ還流させるのは，下半身の筋収縮と静脈の収縮による．下肢の筋収縮を伴わない斜面台にベルト固定した立位訓練は起立性低血圧をおこしやすい．

予防 早期座位，端座位からの立ち上がり(下半身の筋収縮がない重度の対麻痺を除き，可能なかぎり筋収縮を伴う立ち上がり訓練を行う)

治療 静脈還流を促進する腹帯，弾性ストッキングの利用と，自律神経障害を伴う場合は昇圧薬を使用する．

▶表 2　下肢静脈血栓の予防

原因	誘因	予防
静脈壁の異常	静脈瘤，静脈壁の外傷	●非麻痺肢への静脈内カニューレ ●注入薬物の浸透圧調整
静脈うっ滞	臥床，患肢の枕などでの圧迫	●下肢の関節可動域訓練 ●弾性ストッキング
血液の凝固能亢進	経口避妊薬など	●血小板機能抑制薬 ●抗凝固療法

(3) 血栓性静脈炎(thrombophlebitis)，深部静脈血栓(deep vein thrombosis)

　ほとんどは下肢で，その著しい腫脹と疼痛や熱感，腓腹筋部の圧痛，足関節背屈時の腓腹筋部の疼痛，発熱，赤沈亢進がある．深部静脈血栓では症状はないことが多い．D–ダイマーの高値が診断に役立つ．

　日本でも肺塞栓が増えており，深部静脈血栓の予防がますます重要になる．肺塞栓はリハビリテーション開始時に多く，突発する呼吸困難が特徴で，大きな塞栓では急死する．

　静脈血栓の原因は下記の事項である(▶表 2)．
①静脈壁の異常：静脈瘤，静脈壁の外傷(静脈内カニューレ，血管内皮を傷つける薬物の注入)
②静脈うっ滞：臥床，膝の下の枕での圧迫
③血液の凝固能亢進：経口避妊薬など

予防　下肢の関節可動域訓練，ことに足関節の底背屈による静脈血のうっ滞減少，弾性ストッキング，間欠的な空気圧迫法

治療　肺塞栓誘発を避けるため，抗凝固療法を行いながら 4〜5 日間は弾性包帯で圧迫し，下肢を挙上して臥床する．この間は患部のマッサージなど，血栓を静脈壁から剝がすような操作は行わない．静脈内フィルターの挿入ができれば早期から運動負荷が可能である．

　血栓予防には血小板機能抑制薬や抗凝固療法を，痛みの軽減には消炎鎮痛薬を用いる．

　凝固能をコントロールできたら，弾性包帯で圧迫しての歩行を許可する．

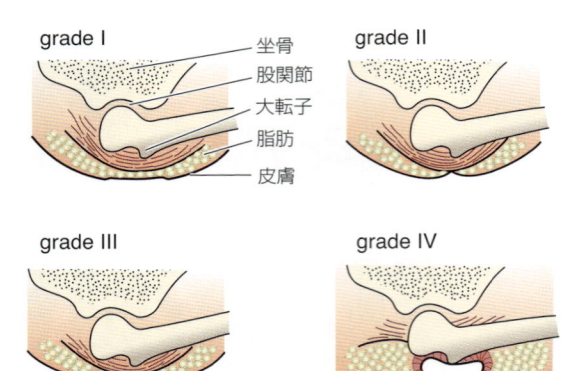

grade I　grade II　grade III　grade IV
坐骨／股関節／大転子／脂肪／皮膚

▶図 3　褥瘡の分類(Shea の分類)
grade I：急性の炎症反応は軟部組織全体にみられる．潰瘍は表皮に限局している．
grade II：真皮に到達する潰瘍．
grade III：潰瘍は皮下の脂肪層に広がり，壊死はかろうじて筋膜でくい止められている．
grade IV：壊死は骨にも及び，骨髄炎を伴う．時には化膿性関節炎に至ることもある．

⒞皮膚

(1) 褥瘡(decubitus，pressure sore)

　血液灌流が一定時間途絶えることで発生した皮膚と皮下組織の阻血性壊死である．

　組織傷害は，発赤，腫脹，硬結，水疱形成，皮膚の壊死，壊死の皮下脂肪，筋，骨への拡大と進む．

　褥瘡は壊死あるいは潰瘍の進行で分類される(▶図 3)．

好発部位　皮下に骨隆起があり，臥位や座位で圧迫されやすい，仙骨部，坐骨部，大転子部，踵，肩甲部に多い〔第 24 章の図 13 参照(➡ 247 ページ)〕．

　褥瘡の経過に影響する要因がいくつかある．
①年齢：高齢者は皮膚血流が少ない．
②全身状態：低蛋白血症，貧血
③麻痺の程度：体位変換ができない，脊髄損傷ではプッシュアップが不十分な場合，移乗時の剪断力で傷をつくる．
④肥満度：皮下脂肪が少ないと骨隆起部に圧が集中する．

予防　2 時間間隔で体位変換，皮膚の湿潤や外傷

を避ける.

治療　除圧, 局所血流促進, 全身状態改善が重要である.

①局所の減圧：側臥位中心の体位変換, 圧迫部位を自動的に移動させるエアーマットなどの機材利用

②循環促進：血管拡張薬の全身ならびに局所投与, 入浴(特に, 炭酸泉が効果的)や低温サウナ, 高気圧酸素療法

③全身状態の改善：高蛋白, 高カロリー食(2,000 kcal, 蛋白 100 g；食思不振時はスキムミルクなどの流動食を利用), 発熱時は抗菌薬使用

④褥瘡の処置：壊死組織の除去(debridement), 減圧や血管拡張薬による局所循環の改善, 入浴や局所の洗浄(➡ Advanced Studies-1), 消毒を行う. 褥瘡の創面は湿潤のほうが上皮の修復はよい. 洗浄や消毒によって, 治癒機転(線維芽細胞や肉芽)が阻害されるため, それを行わないラップ療法が試みられている.

⑤外科的治療：瘡面の切除と皮膚弁移植

⑥褥瘡予防の教育：障害者自らが褥瘡の発生をチェックし, 一定時間ごとのプッシュアップや体位変換を行うように指導する.

(2) 皮膚の萎縮

全身の皮膚の菲薄化がおこる. 機能面では皮膚短縮による母指の外転制限が問題になる.

予防　早期からの関節可動域訓練, 乾布摩擦や叩打

d 排尿, 排便

(1) 排尿障害(urinary disturbance)

長期の留置導尿は尿路感染, 膀胱の知覚や収縮・拡張の不良など, 排尿障害を強めるので早期に間欠導尿にする. おむつも膀胱知覚の低下, トイレでの排尿習慣の喪失につながるので昼間はトイレ, 尿器での排尿を促す.

(2) 便秘(constipation)

安静は便秘につながる.

予防と治療　早期離床, 身体運動と飲水, 緩下剤

を用いる.

e 精神機能面の障害

(1) 認知症(dementia), 覚醒障害

刺激が少ない状態におかれると認知症化する.

予防　早期離床, 臥床が避けられないときはベッドサイドでの作業療法

治療　早期離床, 覚醒障害には薬物療法(アマンタジン, TRH など), 睡眠障害には昼間の訓練と入眠薬で睡眠サイクルを回復させる.

2 誤用症候群

誤用症候群(misuse syndrome)とは, 誤った身体活動や道具の使用によって生じた障害である.

a 肩関節痛

痛みは, 強引な関節可動域訓練や, 片麻痺に多い肩外旋を伴わない肩外転によって生じる腱板や大結節が烏口肩峰靱帯に当たるインピンジメント(➡ Advanced Studies-2), プーリーでの強引な牽引・挙上によって生じる.

痛みの原因は肩関節周囲炎, 亜脱臼による関節周囲組織の伸張である(▶図 4).

予防　強引な関節可動域訓練禁止, 介護時の肩関節保護. 肩外転を介助するときは腱板のインピンジメントを避けるため, 介助者の手で肩関節の外

Advanced Studies

❶局所の洗浄

全身浴は局所の循環改善と清浄に効果的である. ただ, 発熱時の入浴は好ましくない. 介助が困難で全身浴ができない場合, 瘡を直接人工炭酸泉(市販の溶剤)につけるか, 浸したガーゼで覆うと二酸化炭素の血管拡張作用によって局所血流の増加があり, 褥瘡の治癒が促進される. 無菌的操作は不要で, 浴後に消毒する.

❷インピンジメント(impingement；衝突)

肩の場合はローテーターカフや大結節が烏口肩峰靱帯に当たる形のインピンジメントが多い.

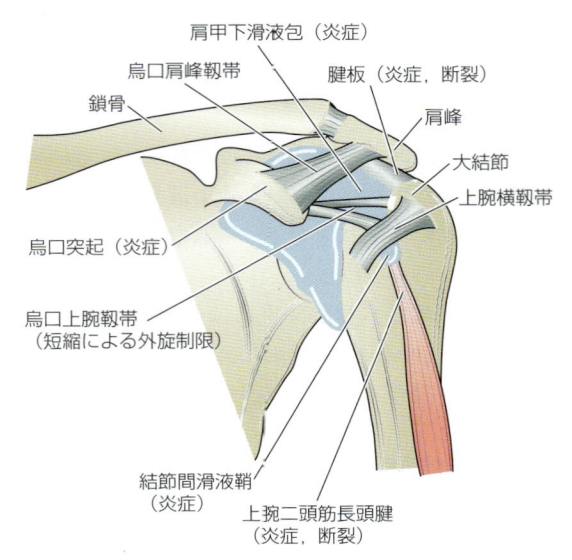

▶図 4　肩関節周囲炎と関連のある組織
軟部組織の退行変性が主因である．前面の烏口突起，結節間溝，後面の小円筋，棘下筋に圧痛点が多い．腱板は関節包と肩甲下滑液包の間に位置し，烏口肩峰靱帯と大結節の間で圧迫を受けやすい．

側上方から上腕骨頭を押さえながら肩外旋位で行う．

治療　消炎鎮痛薬，温熱療法，副腎皮質ホルモン製剤の関節内注入で肩関節の炎症と疼痛の軽減をはかる．関節可動域訓練は痛みのない範囲（主に屈曲）を愛護的に行う．

ｂ 反張膝変形，膝の動揺関節（外反膝あるいは内反膝）

後方制動（➡ NOTE-1）が不十分な下肢装具は反張膝の原因となる．痙性麻痺の反張膝は四頭筋の筋力低下ではなく，下腿三頭筋の伸筋痙縮による足関節底屈が原因である．

Trendelenburg（トレンデレンブルグ）歩行で内反膝，過度の外転歩行は外反膝の原因となる．

NOTE

１ 後方制動

後方制動とは足関節の底屈を制限することで，患側立脚時の反張膝を抑制し前方への重心移動を可能にする．

予防　適正な装具処方と使用法の指導
治療　膝の動揺関節には支柱付きサポーター，歩行パターンの修正

ｃ 手根管症候群

杖や車椅子の操作時の負荷（手関節背屈）で時に手根管症候群がおこる．
予防　適切な装具処方と使用法の指導を行う．

C 合併症（廃用症候群と誤用症候群以外）

１ 神経系が関与した遷延する痛み

ａ 複合性局所疼痛症候群（CRPS）

複合性局所疼痛症候群（complex regional pain syndrome; CRPS）は局所の損傷に引き続いて発症する疼痛性の病態で，通常の創傷治癒の経過を越えてさまざまに進行する症候群である．Type Ⅰと Type Ⅱ に分類される（▶表 3）．

（1）反射性交感神経性ジストロフィー（reflex sympathetic dystrophy; RSD）

CRPS Type Ⅰ に分類される．臨床的特徴は，以下のとおりである（▶表 4）．

①外傷，手術，打撲などに引き続いておこる．
②自発痛，もしくは異痛症（allodynia），痛覚過敏（hyperalgesia）が契機となった傷と不つりあいなほどに広がる．
③疼痛部位に浮腫，皮膚血流異常（時期により血流減少あるいは血流増加），発汗異常がおこる．時間が経過すると，皮膚の萎縮，爪の変形，骨粗鬆症がおこる．

治療　炎症症状が主である時期は副腎皮質ホルモン製剤の内服，局所静脈内ブロック下で，関節可動域訓練とマッサージで拘縮を防止する．そのほかに交感神経ブロック，治療的電気刺激法（TENS），抗うつ薬，ケタミン持続点滴法がある．

▶表 3　CRPS の分類

	CRPS Type I	CRPS Type II
従来の分類	反射性交感神経性ジストロフィー（RSD）（神経損傷がないもの）	カウザルギー（causalgia）（神経損傷と関連するもの）
定義	軽微な外傷などののちに発生し，単一の末梢神経の分布領域に限局せずに広がる，明らかに刺激となった出来事と不釣り合いな強い症状を示す症候群	1 本の神経やその主要な分枝の部分損傷後におこる．カウザルギーは，末梢神経の急性外傷に続発する特殊な型の神経痛である
	RSD, 肩手症候群, Sudeck 骨萎縮, 外傷後骨粗鬆症	幻肢痛, 脊髄損傷後の痛み, 視床痛

▶表 4　RSD の診断基準

診断基準

1. allodynia もしくは hyperpathia（刺激終了後にも痛みが続くこと）
2. 熱傷後の疼痛
3. 浮腫
4. 皮膚の色調もしくは発毛の変化
5. 発汗異常
6. 皮膚温の変化
7. X 線画像上の変化（脱灰）
8. 量的に測定された血管運動障害，発汗運動障害
9. 骨スキャニングによる骨萎縮
10. 交感神経ブロックに反応すること

〈判定〉

当てはまるとき 1 点，ありそうなとき 0.5 点，当てはまらないとき 0 点とし，5 点以上を probable RSD，3 から 4.5 点を possible RSD とする.

* RSD は，CRPS Type I に分類される.

▶表 5　肩手症候群の経過

1. 急性期：疼痛と血管運動性障害

- 痛みと可動域制限：肩と手首から手指に痛み，手指や手関節の他動運動時に痛み，圧痛が著明
- 血管運動障害：手首から手指に限局した腫脹，熱感，手背は紅紫色（血管拡張）で皮膚は光沢を帯び，発汗が多い.

2. 亜急性期：肩や手指の痛みと浮腫の減少

- 痛みと可動域制限：肩や手指の痛みは減少，肩の可動域は拡大，手指は関節拘縮，皮膚萎縮のため可動域制限が増加
- 血管運動障害：浮腫はあるが，熱感や皮膚の光沢は減少

3. 慢性期：骨，筋，皮膚の進行性萎縮

- 痛みと可動域制限：肩と手指の痛みは減少，手指は関節拘縮，皮膚と筋の萎縮のため可動域制限が増加
- 血管運動障害：消失

* 肩手症候群は，CRPS Type I に分類される.

(2)　肩手症候群（shoulder-hand syndrome）

前腕から手指にかけての腫脹，熱感，発赤と手指関節の他動運動痛，圧痛が特徴で，多くは肩関節の他動運動痛を伴う．CRPS Type I に分類される．慢性期には骨，筋の萎縮や拘縮の後遺症を残す（▶表 5）．多くは 50 歳以上の重症の片麻痺例に発症後 3 か月ころまでに発症する．発症率は 5〜20％ ほどである.

発症に肩関節の損傷や脳損傷自体の関与が疑われている.

予防　肩関節の損傷の防止が重要であろう．ていねいな関節可動域訓練，亜脱臼防止，患側上肢を引っ張ったり，体の下敷きにしないなどの肩関節の保護を行う.

治療　急性期は副腎皮質ホルモン製剤の経口投与や星状神経節ブロックが効果的である．鍼治療，抗うつ薬，抗てんかん薬も効果を期待できる.

温熱療法後にていねいな関節可動域訓練を行い，夜間痛には抗うつ薬か睡眠薬と消炎鎮痛薬を併用する.

多くは麻痺が重度で，痛みによる訓練の制約もあるため，廃用手に終わる.

(3)　Sudeck（ズーデック）骨萎縮または外傷後骨粗鬆症（post-traumatic osteoporosis）

手関節や足関節の捻挫など軽度な外傷ののちに斑点状の骨塩脱落と軟組織の痛みを伴う萎縮が生じる．カウザルギー様であるが，CRPS Type I に分類される.

▶表 6　求心路遮断痛の範疇に入る疼痛性疾患

1. 末梢神経障害に起因するもの
●四肢切断後の幻肢痛 ●CRPS の一部
2. 脊髄，神経根障害に起因するもの
●腕神経叢引き抜き損傷後の罹患肢の疼痛 ●脊髄損傷後の痛み ●帯状疱疹後神経痛
3. 脳幹，大脳の障害に起因するもの
●中枢性疼痛（視床痛を含む）
4. どの障害部位でもおこるもの
●神経破壊術後の疼痛

* 求心路遮断痛は，CRPS Type Ⅱ に分類される.

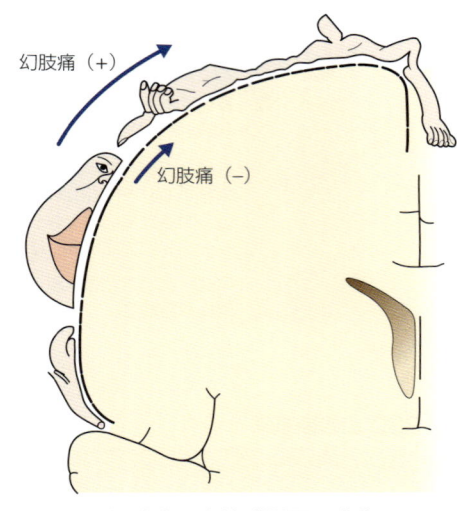

幻肢痛（＋）

幻肢痛（－）

▶図 5　幻肢痛と身体感覚野の変化
上肢切断後の顔の受容野の拡大を示す. 幻肢痛（＋）は幻肢痛（－）に比べて顔の受容野の切断された上肢受容野への拡大が大きかった.

ⓑ 求心路遮断性疼痛症候群 / カウザルギー

　求心路遮断性疼痛症候群（deafferentation pain syndrome）は末梢または中枢における痛覚伝導路の求心性インパルスが遮断されると，温覚，触覚，振動など非侵害刺激を疼痛と感じるもので，切断後の幻肢痛，脊髄損傷後の痛み，視床痛などが含まれる（▶表 6）. CRPS Type Ⅱ に分類される. 末梢からの感覚入力を早期から行うことが大切である.

　臨床的特徴は，以下のとおりである.
①感覚障害後，数週〜数か月して始まる.
②感覚障害の部分に疼痛がある.
③灼熱痛，痛みに匹敵する不快感を伴う.
④非侵害刺激により疼痛を感じる.
治療　抗うつ薬（イミプラミン，アミトリプチリン，SSRI，SNRI など）と抗てんかん薬（カルバマゼピン，フェニトイン，フェノバルビタールなど）の併用が有効である. 薬物療法の無効例には電気刺激法（脊髄硬膜外電気刺激，一次運動野への硬膜外電気刺激）もある.
（1）中枢性疼痛（central pain），視床痛（thalamic pain）
　視床ならびに視床と大脳皮質との間の感覚路の障害によって，麻痺側にジンジン感や灼熱感などの自発痛や知覚過敏が生じる.
予防と治療　有効な予防法は知られていないが，バイブレーターによる末梢からの感覚刺激，低周波刺激を与えることが重要と考えられている. 前述の治療のほか，日常生活活動（ADL）に著しい影響がある場合は視床の破壊術もある.
（2）幻肢痛，幻肢感覚
　切断されて存在しない手や足に痛みを感じるのを幻肢痛（phantom pain），そこに感覚を感じるのを幻肢感覚（phantom sensation）という. 幻肢痛は装具装着や日常生活の支障になる.
　幻肢痛の原因は断端の神経鞘腫，脳の可塑性発現が関連したものがある（▶図 5）.
予防と治療　早期の義肢装着，断端への感覚刺激を十分与える. 前述の治療を試みる.

2️⃣ 正常圧水頭症

　正常圧水頭症（normal pressure hydrocephalus; NPH）では，歩行障害と認知症，失禁の出現，CT で脳室の拡大がある〔第 21 章の図 8（➡ 218 ペー

ジ）参照〕.

3 認知症

大脳の限局した 1 つの病巣で認知症（dementia）になることはまずないが，びまん性の障害や多発性の障害では認知症化する．前頭葉，基底核，小脳が密接に相互関連しているため，錐体外路疾患でも認知症の頻度が高まる．

家事や外出など頭を使う機会が減ると，“廃用性”の認知症化がおこる．

予防と治療　脳の損傷拡大を防ぐこと，脳の賦活が大切である．

①脳の保護：動脈硬化危険因子の治療，血圧のコントロール

②脳の賦活：作業療法のほか，家事，散歩など活動的な生活を指導する．

③脳循環・代謝の改善：脳代謝賦活薬など

4 精神障害

慢性期の精神障害は，全身状態の変化（脳血管障害の再発，脱水，電解質異常など），薬物，家族関係など環境要因の関与を疑う．

a うつ

脳卒中患者は同じ身体障害レベルの整形外科的疾患の患者より精神身体面の自覚症状が多く，特にうつは 3 割近くに認められる．

治療　抗うつ薬の投与は少量から開始し，尿閉，せん妄，緑内障に注意する．せん妄あるいは興奮にはクロキサゾラムを併用する．

b 幻覚，妄想

薬物と全身状態の悪化が原因として多い．

治療　幻覚，妄想で興奮する患者に冷静に対応する．多くは薬物療法（チアプリド，向精神薬）が必要である．

5 病的泣き笑い

病的泣き笑い（pathological laughing and crying）は，強迫泣き（forced crying）または強迫笑い（forced laughing）ともいう．

状況と無関係に同じ情動の表出（泣きあるいは笑い）が発作的に生じ，感情変化を伴っていない．

感情表出に関連した顔面筋や呼吸筋の運動パターンの中枢（延髄・橋）を随意的に支配（抑制）する錐体路，脳幹，線条体の両側性の障害で強制泣き・笑いを生じる．一側半球の障害では原則として強制泣き・笑いは生じない．

治療　筋弛緩作用のある薬物

6 感情失禁

感情失禁（emotional incontinence）とは，感情が不安定で，泣いたり笑ったりを抑制できない，いわゆる涙もろい状態である．

情動反応の中枢（視床下部）に対する前頭葉のコントロールを低下させる視床下部や前頭葉，側頭葉の障害が感情失禁につながる．

治療　L-DOPA，イミプラミン，β ブロッカー

7 晩発性痙攣（発作後 2 週以降）

麻痺側から始まり全身に拡大する Jackson（ジャクソン）型痙攣が多い．脳卒中患者の 5% ほどにあるが，多くは痙攣間欠期の脳波にはてんかん波はない．

予防　初回のてんかん発作後は抗てんかん薬を服用し過労を避ける．

患者と家族に以下の点を説明する．

①抗てんかん薬の中断はてんかんの重積状態をまねく．

②発作は数分で軽快するのであわてない．

③発作は薬物療法でコントロールできる．

④薬物療法開始時には眠気，ふらつきなどがある．

⑤薬疹や肝機能障害の可能性がある．

治療　発作時はフェノバルビタールを筋注，重積状態ではジアゼパムの静注を行う．

8 浮腫

浮腫は細胞外液の貯留で，心臓より低い位置に置かれた麻痺側の足背や手背に著しい．炎症が関与しているときは発赤や熱感を伴う．

浮腫の原因は大別して 4 つがある．

①毛細管内圧上昇：心不全

②自律神経機能異常による毛細血管透過性亢進：脳卒中や脊髄損傷の麻痺肢

③血漿膠質浸透圧低下：低蛋白血症

④リンパ流の阻止：リンパ節郭清後

予防と治療　麻痺肢の挙上，自他動運動，マッサージ，エアーパンピング（➡ NOTE-2），温冷交代浴（➡ NOTE-3）が有効である．温熱や薬物による血管拡張や麻痺肢の下垂は浮腫を増悪する．

浮腫は拘縮を促進するので手指の浮腫対策は重要だが，患側下肢の浮腫のために訓練を制限する必要はない．

9 嚥下障害

嚥下障害の内容は神経系の障害部位で異なる．嚥下の中枢がある延髄の損傷を含む脳幹損傷では嚥下障害の第一相（随意的に食物を舌で咽頭へ送り込む）と第二相（嚥下反射）ともに傷害されるが，両側大脳半球の障害による仮性球麻痺では第一相の障害が大きく，第二相は完全ではないがよく残っている．

詳細については，第 18 章「嚥下障害」（➡ 157 ページ）を参照のこと．

10 排尿障害，尿路感染

中枢神経障害には神経因性膀胱による頻尿，失禁が多く，不要な留置導尿が排尿障害や尿路感染を悪化させている．

詳細については，第 34 章「排尿障害」（➡ 351 ページ）を参照のこと．

11 インポテンス

自律神経障害を伴う疾患は器質的性機能障害を，身体障害は心理的影響で機能的性機能障害をおこしうる．

詳細については，第 35 章「性機能障害」（➡ 356 ページ）を参照のこと．

12 神経疾患の原因となる疾患
a 糖尿病

不十分なインスリン分泌による高血糖によって，糖鎖化（グリコシレーション）や脂質代謝異常が生じ，心血管系，神経系に広範な障害をもたらす．

治療は血糖コントロールのため，食事療法，血糖降下薬，インスリン注射，糖の消化吸収阻害薬（α–グリコシダーゼ阻害薬），運動療法を組み合わせて用いる．合併症予防のための目標としては，コントロール "良" は HbA1c 7% 未満，空腹時血糖値 130 mg/dl 未満，食後 2 時間 180 mg/dl 未満である．

運動療法は 3 大合併症（神経障害，網膜症，腎症）だけでなく，潜在する障害を悪化させることがないように行う．

NOTE

2 エアーパンピング（air pumping）

二重になった袋状のものに手や足を入れ，袋状の部分に圧縮空気を送って手や足を圧迫して浮腫を除く．

3 温冷交代浴

2 つのバケツに温水と冷水を別々に入れ，浮腫のある手足を温水 2 分，次に冷水 30 秒と交互に 3〜4 回繰り返す．

▶表7　糖尿病患者への運動療法

運動処方
運動強度は最大酸素摂取量の 50％ ほどにするが，歩行が一般的である ＊ 激しい運動は血糖を高めるホルモンの分泌につながり，コントロールを悪化させる

注意点
① 血糖 250 mg/dl 以上，尿ケトン体陽性のときは運動を避ける ＊ コントロール不良時の運動はいっそうコントロールを悪化させる
② 低血糖の防止（経口血糖降下薬やインスリンでの治療例） ● 食後 1～3 時間に行い，空腹時の運動は避ける ● 運動終了後十数時間後まで低血糖に注意する ● 補食指導：1～2 単位多めに摂取する ● インスリン注射後 1 時間以内に運動するときは，注射は運動に関与しない部位にする
③ 網膜出血，高血圧：激しい運動，等尺性運動を避ける
④ 腎症：軽度の負荷のみにする

■糖尿病の運動療法

運動療法は糖利用の促進や肥満の改善の目的で行う．運動には歩行が適しており，激しい運動は事故やコントロールの悪化をまねく可能性がある．

運動は低血糖発作を予防するため，食後の 1～3 時間の血糖の高い時間に行い，インスリン注射は運動の 1 時間以上前に行う（▶表7）．コントロールの悪い時期，眼底出血の急性期，腎不全，高度の自律神経障害例は適応でない．

■糖尿病の合併症

（1）糖尿病性ニューロパチー
　　（diabetic neuropathy）

末梢神経障害により四肢の感覚障害，知覚過敏，疼痛，自律神経障害（排尿障害，性機能障害，起立性低血圧，下痢と便秘）を生ずる．

予防　作業療法にあたっては，感覚障害（特に痛覚）の程度を調べ，外傷予防（熱傷，角のある器具での傷），外傷チェックを指導する．

（2）糖尿病性網膜症（diabetic retinopathy）

眼底出血を繰り返し，緑内障，失明に至る．血糖値の急激な低下は眼底出血の誘因になる．

予防　眼底出血をおこしやすい増殖性網膜症には激しい運動や等尺性運動は避ける．作業の選択にあたっては，視力，視野に配慮する．

（3）糖尿病性腎症（diabetic nephropathy）

蛋白尿の出現，尿蛋白の増加，ネフローゼ症候群，腎不全の経過をたどり，透析が必要になる．

（4）動脈硬化の進展

脳血栓，四肢の閉塞性動脈硬化症（arteriosclerosis obliterans; ASO），壊疽に至る．

予防　患肢の痛みや皮膚の潰瘍がある重症例への運動負荷，通常の温熱療法は避ける（➡ NOTE-4）．

（5）感染への抵抗力低下

健常者に比べ，上気道感染が肺炎へ，皮膚の外傷が膿瘍へと，重大な感染症になりやすい．

予防　小さな傷も消毒し，経過観察を行う．

（6）低血糖発作（hypoglycemic attack）

強い空腹感に始まり，動悸，頭痛，発汗，脱力感，意識喪失，低血糖昏睡と進み，低血糖が続くと脳の不可逆的変化をおこす．

予防　強い空腹感，せん妄状態，急な意識レベルの低下はまず低血糖を疑い，糖質の経口投与を行う．糖の消化吸収阻害薬の服用例にはブドウ糖の服用が必要である．

（7）糖尿病性昏睡

極度に高血糖になると，多尿，尿糖増加，尿ケトン体陽性，強い倦怠感，意識障害が出現する．感染症，治療の中断などが誘因になる．

b 腎不全

腎不全（renal failure）は末梢神経障害の原因になる．腎不全の合併例には，激しい運動は除き，

NOTE

4 和温療法

60℃，15 分の乾式サウナ浴は一酸化窒素（NO）やヒートショック蛋白を増して，ASO の側副血行路の形成を促進し，潰瘍の治療を早める．

廃用防止の歩行訓練や ADL 訓練を行い，リハビリテーション治療外の時間は安静にする．

C 肝不全

羽ばたき振戦のほか，見当識障害がみられる．肝不全（hepatic failure）の徴候（浮腫，腹水，黄疸）がコントロール良好であれば軽い運動はできる．

筋肉はアンモニアをエネルギーとして利用できるため，筋萎縮の防止は大切である．

D 理学・作業療法との関連事項

1. 廃用症候群を予防するためには，早期に座位，立位と歩行の訓練を開始することが必要である．膝折れには長下肢装具，つま先離れが悪いのには短下肢装具を用いる．
   立ち上がりの動作の反復が行われれば，下肢，体幹の筋力維持は可能となる．脳卒中などで寝たきりとなる前と同等の身体的な負荷がかけられなければ，徐々に身体・精神機能は低下せざるをえない．高齢者では 1 回に大きな負荷をかけられない例が多く，軽い負荷を繰り返し与えることが求められる．端座位からの立ち上がり訓練も，筋力が弱い例や心肺機能に負荷がかけられない例は座面を高くするなど工夫して，できるだけ多くの運動療法を行う．
2. 留置導尿は尿道粘膜の荒廃，尿路感染を引き起こすので抜去する．必要ならば，間欠導尿，膀胱瘻の造設を行うほうがよい．
3. 早期からの立位，歩行訓練を可能にするため，下肢装具の処方を急ぐ必要がある．装具作製をやり直した際に出る古い装具などを日ごろから訓練室に備え，装具作製までの間の仮装具として使用する．下肢装具は，左・右用，サイズの大小，ジョイントの形状などが異なる多数のものが必要である．
4. 外傷や手術などの傷が治癒しても患肢に遷延する痛みは CRPS を疑い，診断と専門的な治療を急ぐ．

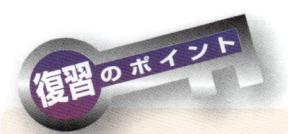

復習のポイント

- 廃用症候群に含まれる障害をあげ，予防と治療について説明する．
- 誤用症候群に含まれる障害をあげ，予防と治療について説明する．
- CRPS のなかでリハビリテーションで接するものをあげ，予防，治療について説明する．
- 糖尿病の合併症ならびにリハビリテーション実施上の問題点をあげ，注意すべきことを説明できる．

排尿障害

学習
目標

- 排尿のメカニズム，ことに排尿中枢の機能分担を学ぶ．
- 神経疾患に伴う排尿障害の原因，症状，検査，治療法を学ぶ．

A 排尿障害の概要

障害者には排尿障害(urinary disturbance)が多い．原因は，脳血管障害，認知症などの中枢神経疾患や，糖尿病などの末梢神経障害による神経因性膀胱(neurogenic bladder)，男性の前立腺肥大症(prostatic hypertrophy)，女性の腹圧性失禁(stress incontinence)などである．

なお，過活動膀胱(overactive bladder; OAB)は神経因性膀胱と非神経因性膀胱に分けられ，健常者の尿意切迫を伴う過活動膀胱(過活動膀胱症候群)(➡ Advanced Studies-1)は後者である．

B 排尿のメカニズム

1 正常な排尿

正常な膀胱は十分量の尿を蓄え，尿意後も随意

Advanced Studies

❶過活動膀胱症候群

過活動膀胱症候群は急におこる強い尿意切迫感を必須とした症状症候群で，通常は昼間と夜間の頻尿を伴う．切迫性失禁は必須でない．

的排尿開始まで蓄尿し，随意的排尿開始後は特別の努力なしで膀胱内の尿を完全に排尿できる．

2 神経機構

(1) 排尿に関する排尿中枢

排尿には以下の3つの排尿中枢が関与して，機能を分担している(▶図1)．

①大脳：橋排尿反射中枢を抑制し，排尿筋の収縮と内尿道括約筋の弛緩を抑制して蓄尿

②橋：大脳からの抑制が外れると，排尿筋の収縮と内尿道括約筋の弛緩により排尿

③脊髄(胸腰髄，仙髄)：胸腰髄は交感神経の作用で内尿道括約筋の収縮(α 作動系)と膀胱の弛緩(β 作動系)

仙髄は副交感神経の作用で膀胱排尿筋の収縮と随意筋である外尿道括約筋(陰部神経)の収縮

(2) 下部尿路への神経支配

下部尿路への神経支配は，体性神経(運動神経)と自律神経(交感神経と副交感神経)とを介して行われている．

①膀胱の排尿筋の収縮：副交感神経(骨盤神経)

②内尿道括約筋の収縮：α 作動系交感神経(下腹神経)

③膀胱の弛緩：β 作動系交感神経(下腹神経)

④外尿道括約筋の収縮：体性神経(陰部神経)

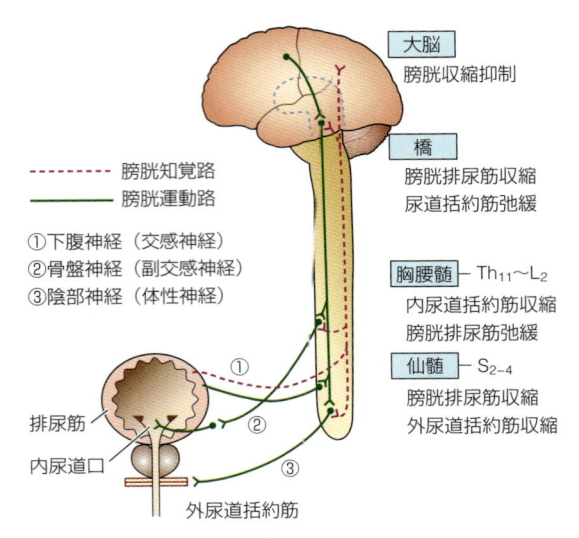

▶図 1　排尿の神経機構
排尿には大脳，橋，脊髄の 3 つの排尿中枢の協調的な働きが必要である．

凡例：
--- 膀胱知覚路
--- 膀胱運動路

①下腹神経（交感神経）
②骨盤神経（副交感神経）
③陰部神経（体性神経）

大脳
膀胱収縮抑制

橋
膀胱排尿筋収縮
尿道括約筋弛緩

胸腰髄 — Th$_{11}$〜L$_2$
内尿道括約筋収縮
膀胱排尿筋弛緩

仙髄 — S$_{2-4}$
膀胱排尿筋収縮
外尿道括約筋収縮

排尿筋
内尿道口
外尿道括約筋

▶表 1　神経因性膀胱における障害部位と膀胱機能

大脳	基底核（被殻）障害	過活動膀胱（正常尿道括約筋）
	前頭葉，内包障害	過活動膀胱（反射性尿道括約筋弛緩）
	脳全体の萎縮	低活動型膀胱
脳幹障害		DSD
脊髄	仙髄より上部障害	過活動膀胱＋DSD
	仙髄ならびに馬尾障害	低活動型膀胱
末梢神経障害		低活動型膀胱

DSD：detrusor-sphincter dyssynergia
（排尿筋・括約筋非協調）

神経因性膀胱

神経因性膀胱（neurogenic bladder）とは，排尿に関与する中枢神経系や末梢神経の障害による膀胱や尿道括約筋の機能障害である．

1 原因と症状

膀胱機能障害のタイプは，障害部位で決まる（▶表 1）．

- 頻尿（pollakiuria）：1 日の排尿回数が 10 回を超えるか，就寝後起床までの間に 2 回以上排尿に起きる場合をいう．
- 尿失禁（urinary incontinence）：不随意的に排尿が行われること（▶表 2）
- 排尿困難（dysuria）：排尿に努力を要する状態

a 診断

問診と残尿測定，膀胱内圧測定などの検査を行って診断する（▶表 3）．

前立腺肥大，薬物による膀胱機能抑制（抗コリン作用薬，β 刺激薬），うつや失禁への不安，孤独

▶表 2　尿失禁の分類

分類	症状
溢流性失禁（overflow incontinence）	膀胱充満後に尿が少量ずつ漏れる
腹圧性失禁（stress incontinence）	くしゃみなどの腹圧上昇で少量漏れる
切迫失禁（urge incontinence）	尿意後の我慢ができずトイレが間に合わない
反射的尿失禁（reflex incontinence）	完全脊髄横断例では尿意はまったくないが，膀胱に一定量の尿がたまると反射的排尿で失禁する
機能性失禁（functional incontinence）	トイレへの移動や排尿の準備に手間どって，失禁してしまうものを指す．切迫失禁とは失禁の発生状況と膀胱機能検査で鑑別する

* 排尿困難と失禁がある場合は奇異性失禁と呼ばれる．

感など心理的な背景にも注意する．

■神経因性膀胱の分類

膀胱と尿道の機能を蓄尿時と排尿時に分けて評価する国際禁制学会（International Continence Society; ICS）による分類が用いられる（▶表 4）[1]．

膀胱内圧測定（cystometry）の特徴は，以下のとおりである（▶図 2）．

①過活動膀胱（overactive bladder）：最大膀胱容量の減少，無抑制収縮（uninhibited contraction），

▶表3 頻尿・失禁の診断手順

1. 問診	排尿回数(就寝後と昼間の回数),尿意の有無,失禁時の状況,尿意の有無
2. 検尿	感染の有無
3. 残尿量測定	(排尿後,膀胱内に残る尿量を導尿して測定)実用的な膀胱収縮力と尿道抵抗の評価,超音波での測定は患者への負荷はない
4. 膀胱内圧・尿道内圧・尿流量測定	正確な膀胱と尿道の機能評価

▶表4 排尿機能分類(国際禁制学会 2002)

	排尿筋機能	尿道機能
蓄尿期	● 正常(弛緩) ● 過活動(神経因性,特発性) ● 低コンプライアンス膀胱	● 正常(収縮) ● 不全尿道
排尿期	● 正常(収縮) ● 低活動 ● 無収縮	● 正常(弛緩) ● 膀胱出口部閉塞(BOO) ● 機能障害性排尿(dysfunctional) ● 排尿筋−括約筋協調不全(DSD) ● 括約筋弛緩不全(non-relaxing)

〔Abrams P, *et al*: The standardisation of terminology in lower urinary tract function: Report from the Standardisation Subcommittee of the International Continence Society. *Neurourol Urodyn* 21:167–178, 2002 より〕

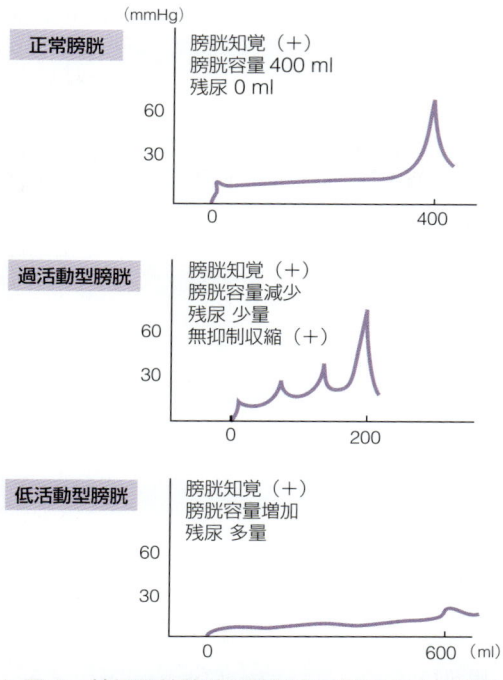

▶図2 神経因性膀胱の膀胱内圧曲線とその特徴

尿意(+),残尿(±)

②低活動型膀胱(hypoactive bladder):最大膀胱容量の増加,弱い膀胱収縮,尿意(+),残尿多量

b 治療と予後

治療は頻尿や失禁などの症状の改善と,尿路感染や腎機能低下の予防を目標に行われる.

過活動膀胱には膀胱の収縮抑制,低活動型膀胱には膀胱の収縮促進と尿道抵抗減少をもたらす薬物を用い,残尿(residual urine)には間欠導尿(intermittent catheterization)を行う(▶表5).留置導尿(indwelling catheter)は膀胱機能の回復を遅らせ,感染の原因になるので避ける.

c 代表的な原因疾患

(1) 脳血管障害

膀胱機能障害は,多くは過活動膀胱で,少数が低活動型膀胱である.膀胱機能障害や失禁は,高齢者や身体能力の低い例,認知症例に多い.

治療 薬物療法で最大膀胱容量は増加し,失禁や頻尿は改善する.

(2) 認知症

①Alzheimer(アルツハイマー)型認知症

失禁が多いが,その原因は尿意がない,トイレがわからない,おむつ(diaper)着用(➡ Advanced Studies-2)でトイレでの排尿習慣が失われることである.

治療と予防 活動的な生活を送り,精神身体的に高い能力を維持することが大切である.

②脳血管性認知症

前述の脳血管障害の排尿障害と同じだが,高齢者が多いので排尿障害はより顕著となる.

▶表 5　神経因性膀胱と付随する排尿障害への治療

1. 過活動膀胱

- 排尿筋の収縮抑制
  薬物：抗コリン作用薬，抗 Ca 作用薬
  電気・磁気刺激療法，カプサイシン膀胱内注入

2. 低活動型膀胱

- 排尿筋の収縮促進
  薬物：副交感神経刺激作用薬
- 尿道抵抗の低下（内尿道括約筋の弛緩）
  薬物：α–交感神経遮断作用薬
- 残尿の減少
  間欠導尿：1 日尿量（1,500 mL 程），1 日 4〜5 回導尿

3. 排尿筋・括約筋非協調（DSD）

- 尿道括約筋の弛緩
  薬物：筋弛緩作用薬，α–交感神経遮断作用薬

4. 膀胱知覚障害の代償

- 時間排尿

5. 感染防止

- 残尿減少，尿量の維持（1,500〜2,000 mL），尿酸性化，膀胱内異物（留置カテーテル，膀胱結石など）の除去

6. 腹圧性失禁

- 骨盤底筋群の強化と尿道抵抗の増加
  訓練：骨盤底筋群体操，腟コーン（骨盤底筋群の強化訓練用）
  薬物：α–交感神経刺激作用薬，女性ホルモン
  電気・磁気刺激療法

抗コリン：副交感神経遮断作用，抗 Ca：Ca 拮抗作用

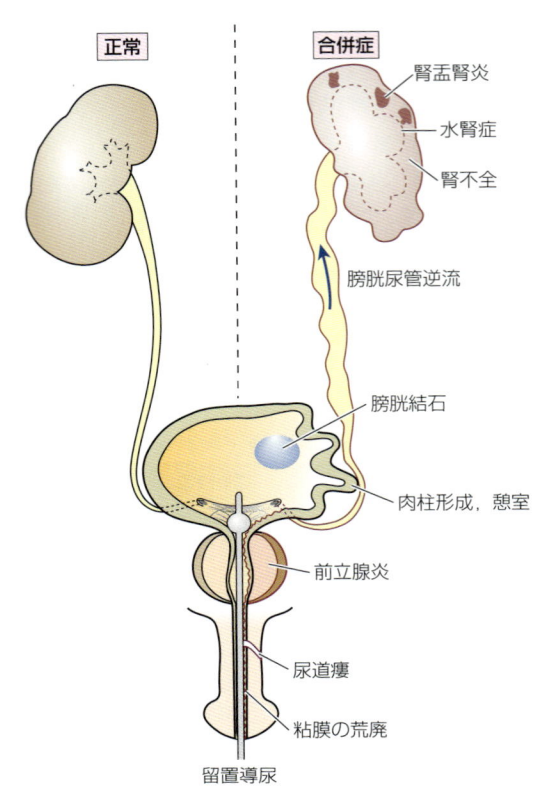

▶図 3　脊髄損傷の尿路の合併症
留置導尿はさまざまな尿路の合併症につながる.

（3）　脊髄損傷

　膀胱機能障害は，仙髄より中枢側の障害は過活動膀胱と排尿筋・括約筋非協調（detrusor-sphincter dyssynergia; DSD），仙髄ならびに馬尾の障害は低活動型膀胱となる. 多くは尿意はないが，腹部充満感などで尿貯留は感じることができる.

　排尿障害の治療は，腎不全の防止と社会復帰を実現するために大切である.

治療　神経因性膀胱機能に対する治療（▶表 5）のなかで，間欠自己導尿は予後に重要な意味をもつ.

　手で下腹部を圧迫しての排尿は膀胱尿管逆流を強め，腎機能を荒廃させる.

①間欠自己導尿（intermittent self catheterization）：障害者自身がカテーテルを用いて 1 日 4〜5 回導尿する. 無菌的な操作は不要だが，1 日尿量（1,500 mL ほど）の調整が必要. 残尿 100 mL 以下（50 mL 以下が理想），排尿間隔 2 時間以上を目標にする.

②膀胱瘻：四肢麻痺で自己導尿ができない例では，留置導尿より弊害は少ない.

合併症（▶図 3）

①腎不全：水腎症や腎盂腎炎による腎機能低下

②水腎症：膀胱尿管逆流（vesicoureteral reflux;

Advanced Studies

❷不要なおむつ着用

　失禁などの認知症の症状は，風邪や脱水などの全身状態の変化で著しく悪化し，それがなくなると失禁などの症状も改善する. このような一時的な失禁を契機として，おむつ着用が始まり，その後も不要なおむつ着用が続けられるため，認知症患者はトイレでの排尿習慣や排尿への注意を失う.

VUR）が原因

③腎盂腎炎：膀胱尿管逆流により細菌が上行

④自律神経過反射（autonomic hyperreflexia）：頸髄損傷で膀胱内圧上昇が引き金となる.

⑤尿管結石，膀胱結石：尿路感染の遷延の原因

⑥前立腺炎，尿道瘻：留置導尿による前立腺への細菌感染や瘻孔形成，生殖機能が低下

（4）末梢神経障害（糖尿病など）

低活動型膀胱，排尿困難，頻尿，横溢性失禁が生ずる.

D 理学・作業療法との関連事項

1. 頻尿や失禁のある患者は，それを気にして運動療法や作業療法に集中できないことがある. 患者の失禁への不安を軽減することが最も大切で，失禁や排尿のために治療を中断したとき，迷惑顔をしたり，叱ったりしない. 迷惑顔をしたり叱ったりすると，患者はますます失禁を気にするようになる.

まず，リハビリテーション治療の前に排尿を済ましてもらうこと，患者が尿意を心配し始めたら我慢させないで，排尿を済ましてもらうこと，失禁を気にしている場合は尿取りパッド（ことに腹圧性失禁では有効）やパンツ型のおむつを着けてもらって治療を行う. 高位脊髄損傷では，膀胱の充満が自律神経過反射を引き起こす.

頻尿や失禁がリハビリテーション治療遂行の障害になっている場合や治療中に尿臭を感じる場合（少量の失禁を繰り返している場合が多い）は，主治医に報告し，排尿障害への注意を喚起する.

2. 患者がリハビリテーション治療に消極的な場合は，何か理由があるのかを確認する. 腹圧性失禁，運動や身体の冷却（洗面や洗い物）によって膀胱収縮が誘発される過活動膀胱への注意が必要である.

3. 排尿の自立は患者と家族の強い希望である. 神経因性膀胱など排尿障害自体が自立を困難にしている場合もあるが，便器への移乗，下着の上げ下げ，尿器の使い方，後始末が問題の場合も少なくなく，健側強化による立位バランスと移乗動作の向上，操作内容の工夫や訓練で解決できるものも少なくない. 何が排尿の自立を妨げているかを明らかにして，集中的に訓練する必要がある.

4. まだまだ無用な留置導尿やおむつ使用が少なくないので，少しでも改善されるように努力する必要がある. 理屈だけでなく，"排尿の自立"に向けて，自らが努力することが必要である.

●引用文献

1) Abrams P, *et al*: The standardisation of terminology in lower urinary tract function: Report from the Standardisation Subcommittee of the International Continence Society. *Neurourol Urodyn* 21:167–178, 2002.

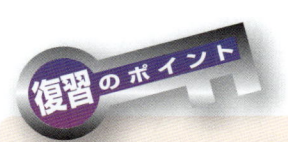
復習のポイント

- 排尿中枢をあげ，排尿における役割を説明する.
- 頻尿と失禁，残尿，失禁の分類を説明する.
- 排尿障害への検査手順を説明する.
- 神経因性膀胱の分類，特徴的症状，検査と治療について説明する.
- 過活動膀胱と過活動膀胱症候群の違いを説明する.

第35章 性機能障害

学習目標
- 性機能に関与する神経系とホルモン，性反応を学ぶ．
- 神経疾患に伴う性機能障害の症状，検査，治療法を学ぶ．

A 性機能の概要

セクシャリティ（sexuality）には，異性との交流がもたらす心理情緒的なものと性交自体に関連したものがある．セクシャリティを QOL に影響する要因として重視し，リハビリテーションにおいても障害者の生活指導の一部として，性機能障害に関する情報を提供する必要がある．

1 日本人の性意識と性行動

日本人男女の 9 割は，幸せな結婚生活に性生活が重要であると考えている．

男性は性交能力がよく保たれ，性交可能なものが 74 歳くらいまではその年代の半数を超える．女性は更年期後の減退が大きく，異性との交際に消極的である．ただ，女性の性行動は，性体験により大きく影響され，個人差が大きい．

障害者では，その性行動が活動的なものほど社会生活や家庭生活においても活動的で，自立度も高い．

2 性行動と性反応

a 自律神経系とホルモン

ヒトの性行動の多くは辺縁系と視床下部で調節され，脳のセロトニン機構は性行為に抑制的に，ドパミン機構は促進的に働く．

男性の勃起と射精は，ホルモンではテストステロン（勃起や射精に促進的）とプロラクチン（それらに抑制的）が，自律神経では，勃起には副交感神経系，射精には交感神経が主に関与する．

b 性反応

ヒトの性反応は 4 つのステージに分けられる（▶図 1）．興奮期の前に休息期（心理的性反応段階）を置くこともある．

(1) 興奮期（excitement stage）

接触や視覚，想像などの性的刺激で，性的興奮がおこる．男性では勃起（erection），女性では腟（vagina）の膨潤（lubrication），乳頭勃起が主に副

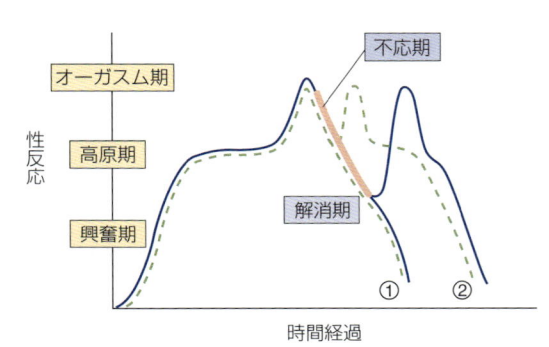

▶**図 1　性反応のステージ**
男性を実線，女性を破線で，そしてオーガスムが 1 回の場合を①で，2 回の場合を②で示す．

▲表 1　脳卒中例の性機能に関する報告の要約

報告者	対象数(人)	対象年齢(歳)	報告内容
Renshaw, C.D.	105	60 以下	脳卒中後の性の欲：不変 60%．性交頻度：減少 43%．増加 22%．不明 35%．ほとんどは性欲はありながら配偶者の心配や嫌悪のために性的に不満足
Sjögren & Fugl-Meyer	男 41 女 14	53±18	脳卒中後の LH，FSH，テストステロンは正常．性交中断は男 31%．女 17%．勃起障害は 21% から 64% へ．オーガスム障害は男 6% から 55% へ，女性は 16% から 35% へ．満足している者は男性は 54% から 8% へ．女性は 50% から 33% へ
Monga, et al.	男 79 女 35	平均 69 平均 68	脳卒中による変化：性生活を楽しめるものが男性の 84% から 30% へ，女性の 60% から 31% へ．性欲の減少が男性の 47%，女性の 40%．勃起さらに膣潤の著しい減少や消失が男性の 60%，女性の 75%．性機能低下の原因として，性行為による再発の恐怖が多い．
三島ほか	男 59 女 22	56±8 56±6	脳卒中後の性の変化：性的関心の減少 26%．不変 67%．性欲は減少 47%，不変 44%．若い者ほど性の悩みが多く，33% は発病後 1 か月以内に性の問題．性行為を有害とするものの 15%
岡本ほか	男 60 女 19	61±11 62±13	脳卒中前に性欲，性交があった男性で脳卒中後（1 年以上経過）回復したのは，性欲 65%，性交 39%，射精 36%．女性では性交回復は 30% だった．配偶者に性欲のない者が多かった．
川平ほか	男 110 女 27	54±11 55±8	脳卒中後の性機能回復：男性では性欲 76%．性交 62%，射精が性交回復例の 94% で，いずれも若いほど回復はよい．性交再開は ADL 自立例，独歩例に多い．女性での回復は，性交 32%，性欲 60%

* 対象数の多い報告のなかから，代表的なものの結果を要約した．

B 性機能障害の症状と治療

1 神経疾患と性機能障害

a 脳血管障害

脳損傷が，性ホルモンや自律神経機能を損なうことははなく，男女とも脳損傷による直接的な性機能障害は稀と考えてよい．ただ中高年では脳損傷を契機として，男性では性欲（sexual desire）の減退やインポテンス（impotence），オーガスム障害が，女性では性欲減退や膣潤の減少，オーガスム障害，月経周期の乱れが顕在化しやすい（▲表 1）．

性生活指導の内容は，以下のとおりである．

①脳血管障害による性機能障害は稀である．
②性活動による再発作や咳嗽の悪化は非常に稀である．

●配偶者との性行為：心拍が安静時の 1.9 倍．

交感神経の作用でおこる．

(2) 高原期(plateau stage)

高い性的興奮が持続する．男性では陰茎(penis)はさらに膨大し，女性では腟の伸展，陰核(clitoris)，乳頭が膨大する．

(3) オーガスム期(orgasm stage)

性交(sexual intercourse または coitus)などによる性的興奮が閾値を超えると神経反射でオーガスムが誘発される．

男性では射精(ejaculation)とそれに続く陰部筋や前立腺，陰茎の律動的収縮が，女性では子宮，肛門括約筋，腟の外側 1/3 の律動的収縮が，交感神経の作用でおこる．

(4) 解消期(resolution stage)

局所の血流貯留とオーガスムでおきた変化が消退する．男性は不応期(refractory period)があって，その間は勃起はあっても射精はおきない．女性は不応期はなく，刺激があればオーガスムを繰り返す．

血圧が 1.5 倍ほどへ

- 性交死：性行為が関係して急死したものは，内因的急死例の 0.6% で，多くは飲酒後のなじみの薄い相手との性交が関係し，死因は心臓死と脳出血である．

③高血圧治療など再発防止に努めれば，性生活を控える必要はない．

④性交時の体位は障害の程度に応じて工夫する．

⑤性機能障害への専門的な診断・治療もある（▶表 2）．

b 脊髄損傷

脊髄損傷者の性機能障害のタイプは，仙髄（勃起中枢）より上位の核上型損傷か，仙髄を含む核下型損傷か，完全麻痺か不全麻痺かによって決まる．

大多数の男性は性交遂行能力（potency）としての勃起や挿入（insertion）は可能である．損傷高位別では，核上性障害では勃起はよく保たれるが射精障害が多く，核下性障害では勃起障害，射精障害が多い．

女性は，月経周期への影響はなく，妊娠可能だが流産が多い．出産時には自律神経過反射（T_6 以上の高位脊髄損傷）が問題となる．膨潤の低下や性感の低下，知覚異常が時にみられる．

勃起障害例にはデバイスの利用，プロステーシスのペニス内埋め込みがすすめられる．子供を希望する夫婦には，脊髄損傷の夫から精液を採取し人工授精する方法がある（▶表 2）．

性機能障害は脊髄損傷者の離婚原因の主要なものではない．

c その他の神経障害

自律神経障害を伴う Shy-Drager（シャイ・ドレーガー）症候群，末梢神経障害をおこす糖尿病，骨盤内の神経叢を障害する手術（前立腺癌や直腸癌など）や，抗アンドロゲン作用薬（前立腺肥大症治療薬の一部），抗コリン作用薬が性機能障害の原因となる．

▶表 2　性機能障害と治療

性機能障害	治療
性欲減少	飲酒や鎮静薬などの減量，不安除去，うつなどの治療，性ホルモン剤
勃起障害	薬物，血管拡張薬の局所注射，バキュームデバイス，プロステーシスの植え込み
膨潤障害	潤滑剤
射精障害	人工授精用の精液採取時は薬物や電気刺激
性感障害	知覚障害のない身体部位への愛撫，触れ合いを重視

d 障害児

脳性麻痺を含む肢体不自由児は，健常児と比べて初潮の遅れは少ないが，肢体不自由による自慰の制約のため射精が遅れる．基本的には障害児にも，性について健常児と同様の配慮が求められる．

2 診断

性機能障害が器質的障害か機能的障害かの鑑別を行う．男性では，早朝勃起（nocturnal penile tumescence）があれば器質的性機能障害はないと考えてよい．

①問診：基礎疾患，薬物，性機能障害の内容

②検査：心理テスト，性ホルモン測定，視覚刺激での勃起や早朝勃起の有無（スナップゲージ）

3 治療

器質的な性機能障害だけを問題とするのではなく，障害者の社会生活全般に影響を与えている自己像低下と性活動の安全性に関する不安，ならびに相手を十分満足させられるかとの不安に対する配慮が必要である．

①十分な説明と不安除去

②薬物や糖尿病，うつなど原因疾患の治療

③専門的治療

勃起障害には薬物（シルデナフィルなど），バ

キュームデバイスや血管拡張薬の局所注射，プロステーシスの植え込みが，女性の膨潤減少，性交痛には潤滑剤，更年期女性の性機能障害にはホルモン補充療法がある．

4　障害者の性について

　障害者の性も健常者のそれと同じに扱われるべきである．つまり，性においても健常者に認められていること（以下の項目）は，障害者にも認められるべきである[1]．ことに，生まれつきあるいは小児期に障害を得た障害者には配慮が必要である．

①社会的・性的行動の訓練を受ける．他人への愛情や性的欲求の表現が，社会通念上許される範囲（形式や方法）を教育する．

②理解できるすべての性に関する知識を得る．

③性的満足を含め異性を愛し，また愛されることの喜びを味わう．

④自分の性的ニーズを健常者が社会的に受け入れられているのと同じ形式で表現する．

⑤経済的自立を前提としない結婚をする．

⑥子供をもつかどうかを決定するうえで自分の希望を述べる．

C　理学・作業療法との関連事項

1. リハビリテーション中の患者は言葉で表さなくても，「性機能がだめになるのでは？」「性的な魅力がなくなるのでは」との不安を感じている．“かっこいい”こと，“きれい”なことを強調される会話は，すべての価値の基準が健常者であるかのような誤解を与える．個性と人間性が人の魅力であることや配偶者が患者を大切にしていることを話題にする．

2. 高齢者の性への関心を“いやらしいこと”としない．何歳になっても異性への関心や異性の身体に触れたいとの気持ちは保たれている．

3. 障害者の性についての関心や行動は，健常者と同様に扱う．健常者が社会で許されていることは障害者にも許される．

4. 障害者の性についての質問や相談は，直接助言を求めるスタッフ以外は秘密を厳守し，他のスタッフ間で話題にしない．

●引用文献

1) 山下勝弘：精神薄弱者と性教育の現実—精神薄弱施設入所者の問題，性教育，結婚の実態からの報告．精神薄弱者のための性教育ガイドブック．pp.9–20，大揚社，1987.

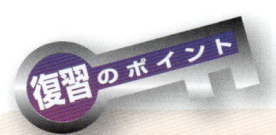

復習のポイント

- 性機能（男性の勃起，射精，女性の性周期）に関与する神経系とホルモンをあげ，その作用を述べる．
- 脳卒中，脊髄損傷の性機能障害を，男性と女性に分けて説明する．
- 性機能障害，検査と治療について説明する．

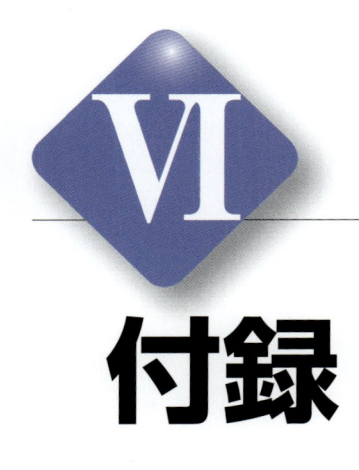

付録

評価法の一覧

1. NIH Stroke Scale(NIHSS)
2. 12段階片麻痺グレード
   A. 上肢片麻痺機能テスト
   B. 下肢片麻痺機能テスト
   C. 総合判定
3. Mini-Mental State Examination(MMSE)
4. 標準高次動作性検査
5. IADL スケール
6. 老研式活動能力指標
7. 障害高齢者の日常生活自立度(寝たきり度)判定基準
8. 認知症高齢者の日常生活自立度判定基準
9. Blessed Dementia Rating Scale(DRS)
10. modified Rankin Scale(mRS)
11. Fugl-Meyer assessment(FMA)

評価法 1 NIH Stroke Scale(NIHSS)

1a. 意識水準	0：完全覚醒　　1：簡単な刺激で覚醒 2：繰り返し刺激，強い刺激で覚醒　3：完全に無反応
1b. 意識障害—質問 　　（今月の月名および年齢）	0：両方正解　　1：片方正解　　2：両方不正解 ※失語症は 2 点
1c. 意識障害—従命 　　（開閉眼，「手を握る・開く」）	0：両方正解　　1：片方正解　　2：両方不可能
2. 最良の注視	0：正常　　1：部分的注視視野　　2：完全注視麻痺
3. 視野	0：視野欠損なし　　1：部分的半盲 2：完全半盲　　3：両側性半盲
4. 顔面麻痺	0：正常　　　　1：軽度の麻痺 2：部分的麻痺　　3：完全麻痺
5. 上肢の運動（右） 　　* 仰臥位のときは 45 度右上肢 　　9：切断，関節癒合	0：90 度* を 10 秒保持可能（下垂なし） 1：90 度* を保持できるが，10 秒以内に下垂 2：90 度* の挙上または保持ができない 3：重力に抗して動かない 4：まったく動きがみられない
上肢の運動（左） 　　* 仰臥位のときは 45 度左上肢 　　9：切断，関節癒合	0：90 度* を 10 秒間保持可能（下垂なし） 1：90 度* を保持できるが，10 秒以内に下垂 2：90 度* の挙上または保持ができない 3：重力に抗して動かない 4：まったく動きがみられない
6. 下肢の運動（右） 　　9：切断，関節癒合	0：30 度を 5 秒間保持できる（下垂なし） 1：30 度を保持できるが，5 秒以内に下垂 2：重力に抗して動きがみられる 3：重力に抗して動かない 4：まったく動きがみられない
下肢の運動（左） 　　9：切断，関節癒合	0：30 度を 5 秒間保持できる（下垂なし） 1：30 度を保持できるが，5 秒以内に下垂 2：重力に抗して動きがみられる 3：重力に抗して動かない 4：まったく動きがみられない
7. 運動失調 　　9：切断，関節癒合	0：なし　　1：1 肢　　2：2 肢
8. 感覚	0：障害なし　　1：軽度から中等度　　2：重度から完全
9. 最良の言語	0：失語なし　　　　1：軽度から中等度 2：重度の失語　　3：無言，全失語
10. 構音障害 　　9：挿管または身体的障壁	0：正常　　1：軽度から中等度　　2：重度
11. 消去現象と注意障害	0：異常なし 1：視覚，触覚，聴覚，視空間，または自己身体に対する不注意， 　　あるいは 1 つの感覚様式で 2 点同時刺激に対する消去現象 2：重度の半側不注意あるいは 2 つ以上の感覚様式に対する半側 　　不注意

急性期の脳卒中患者の神経学的な重症度評価として用いられる．

評価法 2A　12 段階片麻痺グレード（上肢片麻痺機能テスト）

テストの種類	出発肢位・テスト動作	判定
1. 連合反応（大胸筋） 背臥位で患手を耳に近い位置に置く（屈筋共同パターンの形）．健側の肘を曲げた位置から，徒手抵抗に抗して肘を伸ばさせ，患側の大胸筋の収縮の有無を触知する．		連合反応：不十分（無）／十分（有）
2. 随意収縮（大胸筋） 出発肢位はテスト 1 と同じ．「患側の手を反対側の腰に伸ばしなさい」と指示し，大胸筋の収縮を触知する．		随意収縮：不十分（無）／十分（有）
3. 共同運動（随意運動） 出発肢位はテスト 1 と同じ．テスト 2 と同じ動作で手先がどこまで動くかをみる（伸筋共同運動）．		不可能 可能 不十分：耳〜乳頭／乳頭〜臍 可能 十分：臍より下／完全伸展
4. 共同運動（随意運動） 腰掛け位で患手の先が健側の腰のところにくるように置く（肘最大伸展位，前腕回内位―伸筋共同運動パターンの形）．「患側の手を耳まで持っていく」ように指示し，手先がどこまで上がるかをみる．		不可能 可能 不十分：0〜臍／臍〜乳頭 可能 十分：乳頭以上／耳の高さ
5. 座位で手を背中の後ろへ 手を背中の後ろへ回す．手が背中の中心線から，5 cm 以内に達するか否かをみる．一動作で行うこと．		不可能 不十分：体側まで／体側を越えるが不十分 十分：脊柱より 5 cm 以内
6. 腕を前方水平位に挙上 腕を前方水平位に挙げる．（肘は 20 度以上曲がらないように気をつける．肩関節での水平内外転は ±10 度以内に保つ）．60 度以上を十分とする．		不可能 不十分：5〜25 度／30〜55 度 十分：60〜85 度／90 度
7. 肘屈曲位で前腕の回内 肘を曲げ前腕の回内（掌を下に向けること）を行う．肘を体側にぴったりとつけ，離さないこと（つかない場合は失格）．肘屈曲は 90±10 度の範囲に保つ．		不十分：肘が体側につかない／体側につくが前腕回外位／前腕中間位保持可能／回内 5〜45 度可能 十分：回内 50〜85 度可能／回内 90 度
8. 肘伸展位で腕を横水平位に開く 肘伸展位のまま腕を横水平に開く．上肢は真横から 20 度以上前方に出ないようにし，肘は 20 度以上は曲がらないように気をつける．60 度以上を十分とする．		不可能 不十分：5〜25 度／30〜55 度 十分：60〜85 度／90 度
9. 腕を前方に挙上 バンザイをする．肘は 20 度以上曲がらないようにし，前方からできる限り上に挙げる．上肢は横に 30 度以上開かないようにする．130 度以上を十分とする．		不十分：0〜85 度／90〜125 度／130〜155 度 十分：160〜175 度／180 度
10. 肘伸展位で回外 肘伸展位で前方に挙げ，前腕を回外する（掌を上に向ける）．肘は 20 度以上曲げず，肩関節は 60 度以上前方挙上するようにする．50 度以上を十分とする．		不十分：前方挙上位をとれない／とれるが前腕回内位／中間位をとれる／回外 5〜45 度 十分：回外 50〜85 度／回外 90 度
11. スピードテスト 1 手を肩から頭上に挙上する．手先を肩につけ真上に挙上する．できるだけ早く 10 回繰り返すのに要する時間をはかる．肘が 20 度以上曲がっていてはならず，肩関節は 130 度以上挙上すること．健側を先に測定する．		所要時間：健側　秒／患側　秒 不十分：健側の 2 倍以上／健側の 1.5〜2 倍 十分：健側の 1.5 倍以下

■上肢予備テスト（テスト 11 が施行不可能の場合，実施する）

スピードテスト 2		
スピードテスト 2 腕を横水平位に挙上する．肘伸展位のまま腕を横水平に開く．できるだけ早く 10 回繰り返す．上肢は真横から 20 度以上曲がらないようにする．60 度以上の側方挙上を行うこと．		所要時間：健側　秒／患側　秒 不十分：健側の 2 倍以上／健側の 1.5〜2 倍 十分：健側の 1.5 倍以下

〔上田 敏：目でみるリハビリテーション医学．2 版，p.44，東京大学出版会，1994 より〕

評価法2B　12段階片麻痺グレード（下肢片麻痺機能テスト）

テストの種類　出発肢位・テスト動作		判定	
1. レイミストの連合反応（内転） 背臥位で健側の下肢を開き，徒手抵抗に抗してこれを閉じさせる．患側下肢の内転，または内転筋群の収縮の有無をみる．	（連合反応）股内転の誘発	不十分（無）	
		十分（有）	
2. 随意運動 背臥位で随意的に患側下肢を閉じる（内転）させ，内転筋群の収縮を触知する．	（股内転筋群の触知）随意収縮	不十分（無）	
		十分（有）	
3. 伸筋共同運動（随意運動） 背臥位で膝を90度曲げ，自然に股外転，外旋した位置に置き，「足を伸ばす」よう指示し，膝屈曲角をみる．	随意運動（膝伸展）	不可能	
		不十分	90〜50度
			45〜25度
	可能	十分	20〜5度
			0度
4. 屈筋共同運動（随意運動） 背臥位で股伸展位（0〜20度）「患側の足を曲げる」ように指示し，随意的な動きの有無，程度を股関節屈曲角でみる．90度以上を十分とする．	随意運動（股屈曲）	不可能	
		不十分	5〜40度
			45〜85度
	可能	十分	90度〜
5. 股関節屈曲（下肢伸展挙上） 背臥位で膝伸展位のまま挙上させ，股関節の動く角度をみる．この間，膝関節は20度以上屈曲してはならない．30度以上を十分とする．		不可能	
	不十分	5〜25度	
		30〜45度	
	十分	50度〜	
6. 膝関節の屈曲 膝関節90度の腰掛け位を取らせる．足を床の上ですべらせて膝関節を100度以上に屈曲させる．股関節は60〜9C度の屈曲位に保ち，床から離さずに行うこと．		不可能	
		可能（十分）	

テストの種類　出発肢位・テスト動作	判定	
7. 足関節の背屈 腰掛け位で踵を床につけたまま，足関節を背屈する．5度以上の背屈を十分とする．	不可能	
	可能（十分）	
8. 足関節背屈 背臥位で股・膝伸展位のままで足関節の背屈動作．5度以上の背屈を十分とする．	不可能	
	不十分	可能だが底屈域内
	十分	背屈5度以上可能
9. 膝伸展位で足関節背屈 腰掛け位で足関節背屈動作の有無と程度をみる．股関節は60〜90度の屈曲で膝は20度以上曲がらないようにして行う．背屈5度以上を十分とする．	不可能	
	不十分	可能だが底屈域内
	十分	背屈5度以上可能
10. 股関節内旋 腰掛け位，膝屈曲位で中間位からの股関節内旋動作の角度をみる．股関節60〜90度屈曲位で大腿部を水平にし，膝関節90±10度を保って行う．	不可能	
	不十分	内旋5〜15度
	十分	内旋20度〜
11. スピードテスト1 股関節内旋 膝屈曲位で中間位から股関節内旋動作（テスト10の動作）を10回行うのに要する時間（内旋が20度以上できること．その他の条件はテスト10と同じ）． 健側を先に測定すること．	所要時間	健側　秒
		患側　秒
	不十分	健側の2倍以上
		健側の1.5〜2倍
	十分	健側の1.5倍以下

〔上田 敏：目でみるリハビリテーション医学. 2版, p.45, 東京大学出版会, 1994より〕

評価法 2C　12 段階片麻痺グレード総合判定

片麻痺回復グレード	片麻痺機能テスト結果		参考*
	テスト No.	判定	
0	1（連合反応）	不十分（2–4 も不十分）	I
1	1（連合反応）	十分	II
2	2（随意収縮）	十分	II
3	3，4（共同運動）	一方不可能・他方不十分	III
4		両方不十分，一方不可能・他方十分	III
5		一方十分・他方不十分	III
6		両方ともに十分	III
7	5，6，7	1 つが十分	IV
8		2 つが十分	IV
9	8，9，10	1 つが十分	V
10		2 つが十分	V
11		3 つが十分	V
12	11（スピードテスト）	スピードテストが十分	VI

* 参考は Brunnstrom ステージでの判定基準〔第 20 章の図 31（➡ 200 ページ）参照〕
〔上田 敏：目でみるリハビリテーション医学．2 版，p.45，東京大学出版会，1994 より一部改変〕

評価法 3　Mini-Mental State Examination（MMSE）

検査日：　　　　年　　　月　　　日　　　曜日

検査者：

氏名　　　　　　　　　男・女　生年月日：明・大・昭　　年　　月　　日生　　　歳

	質　問　内　容	回　答	得点
1	今年は何年ですか． いまの季節は何ですか． 今日は何曜日ですか． 今日は何月何日ですか． （5 点）	年 曜日 月 日	
2	ここはなに県ですか． ここはなに市ですか． ここはなに病院ですか． ここは何階ですか． ここはなに地方ですか．（例：関東地方）（5 点）	県 市 階	
3	物品名 3 個（相互に無関係） 検者は物の名前を 1 秒間に 1 個ずつ言う，その後， 被検者に繰り返させる． 正答 1 個につき 1 点を与える．3 個すべて言うま で繰り返す（6 回まで）． 何回繰り返したかを記せ ____ 回　　（3 点）		
4	100 から順に 7 を引く（5 回まで），あるいは 「フジノヤマ」を逆唱させる．　　（5 点）		
5	3 で提示した物品名を再度復唱させる．（3 点）		
6	（時計を見せながら）これは何ですか． （鉛筆を見せながら）これは何ですか．（2 点）		
7	次の文章を繰り返す． 「みんなで，力を合わせて綱を引きます」（1 点）		
8	（3 段階の命令） 「右手にこの紙を持ってください」 「それを半分に折りたたんでください」 「机の上に置いてください」　　（3 点）		
9	（次の文章を読んで，その指示に従ってください） 「眼を閉じなさい」　　　（1 点）		
10	（何か文章を書いてください）　（裏面）（1 点）		
11	（次の図形を書いてください）　（裏面）（1 点）		
			合計

裏面

10. 何か文章を書いてください．

_____

11. 次の図形を書いてください．

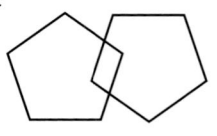

記憶や言語理解を中心にしているが，構成行為が 1 題含まれる．脳血管障害や Alzheimer 型認知症など，知的機能障害を伴うすべての疾患が対象となる．言語機能を含む評価であるため，失語症では成績が悪くなる．

評価法 4　標準高次動作性検査

大項目	問題	指示様式
1. 顔面動作	1. 舌を出す 2. 舌打ち 3. 咳	口答命令 模倣
2. 物品を使う顔面動作	火を吹き消す	物品なし口答命令 物品なし模倣 物品あり口答命令 物品あり模倣
3. 上肢(片手)慣習的動作	1. 軍隊の敬礼 2. おいでおいで 3. じゃんけんのチョキ	右手口頭命令 右手模倣 左手口頭命令 左手模倣
4. 上肢(片手)手指構成模倣	1. ルリアのあご手 2. Ⅰ・Ⅲ・Ⅳ 指輪 3. Ⅰ・Ⅴ 指輪	1.2. 右手模倣 　　左手模倣 3. 左→右移送 　右→左移送
5. 上肢(両手)客体のない動作	1. 8 の字 2. 蟻 3. グーパー交互テスト	模倣
6. 上肢(片手連続的動作)	ルリアの屈曲指輪と 伸展こぶし	右手模倣 左手模倣
7. 上肢・着衣動作	浴衣を着る	口頭命令 模倣
8. 上肢・物品を使う動作		
（1）上肢・物品を使う動作 （物品なし）	1. 歯を磨く真似 2. 髪をとかす真似 3. 鋸で板を切る真似 4. 金槌で釘を打つ真似	動作命令, 右・左 模倣, 右・左
（2）上肢・物品を使う動作 （物品あり）	1. 歯を磨く 2. 髪をとかす 3. 鋸で板を切る 4. 金槌で釘を打つ	使用命令, 右・左 動作命令, 右・左 模倣, 右・左
9. 上肢・系列的動作	1. お茶を入れて飲む 2. ローソクに火をつける	口頭命令
10. 下肢・物品を使う動作	ボールをける	物品なし, 右・左 物品あり, 右・左
11. 上肢・描画(自発)	1. 三角 2. 日の丸の旗	右手 左手
12. 上肢・描画(模倣)	1. 変形まんじ 2. 立方体	右手 左手
13. 積み木テスト	WAIS の積み木課題図版	右手 左手

脳卒中や Alzheimer 型認知症など，高次脳機能障害をもたらす疾患が対象となる.
〔日本高次脳機能障害学会（編著）：標準高次動作性検査. 改訂第 2 版, 新興医学出版社, 2003 より〕

評価法 5　IADL スケール

項目	得点
A. 電話の使用	
1. 自分から積極的に電話をかける（番号を調べてかけるなど）	1
2. 知っている 2〜3 の番号へ電話をかける	1
3. 電話を受けるが，自分からはかけない	1
4. 電話をまったく使用しない	0
B. 買い物	
1. すべての買い物を 1 人で行う	1
2. 小さな買い物は 1 人で行う	0
3. すべての買い物に付き添いを要する	0
4. 買い物はまったくできない	0
C. 食事の支度	
1. 献立，調理，配膳を適切に 1 人で行う	1
2. 材料があれば適切に調理を行う	0
3. 調理済み食品を温めて配膳する．また調理するが栄養的配慮が不十分	0
4. 調理，配膳を他者にしてもらう必要がある	0
D. 家屋維持	
1. 自分で家屋を維持する．または重度作業のみときどき援助を要する	1
2. 皿洗い，ベッドメーキング程度の軽い作業を行う	1
3. 軽い作業を行うが十分な清潔さを維持できない	1
4. すべての家屋維持作業に援助を要する	1
5. 家屋管理作業にはまったくかかわらない	0
E. 洗濯	
1. 自分の洗濯は自分で行う	1
2. 靴下程度の小さなものは自分で洗う	1
3. すべて他人にしてもらう	0
F. 外出時の移動	
1. 1 人で公共交通機関を利用する．または自動車を運転する	1
2. タクシーを利用し，他の公共交通機関を使用しない	1
3. 介護人または道連れがいるときに公共交通機関を利用する	1
4. 介護人つきでのタクシーまたは自動車の利用に限られる	0
G. 服薬	
1. 適正量，適正時間の服薬を責任をもって行う	1
2. 前もって分包して与えられれば正しく服薬する	0
3. 自分の服薬の責任をとれない	0
H. 家計管理	
1. 家計管理を自立して行う（予算，小切手書き，借金返済，請求書支払，銀行へ行くこと）	1
2. 日用品の購入はするが　銀行関連，大きなものの購入に関しては援助を要する	1
3. 貨幣を扱うことができない	0

高齢者用の評価である．日常生活活動に加えて，複雑な動作や記憶，判断などを要する日常生活に必要な能力の評価に適している．

〔Lawton MP, *et al*: Assessment of older people: Self-maintaining and instrumental activities of daily living. *Gerontologist* 9:179–186, 1969 より〕

評価法 6　老研式活動能力指標

毎日の生活についてうかがいます．以下の質問のそれぞれについて，「はい」「いいえ」のいずれかに○をつけて，お答えください．質問が多くなっていますが，ごめんどうでも全部の質問にお答えください．

(1)	バスや電車を使って 1 人で外出できますか	1. はい　2. いいえ
(2)	日用品の買い物ができますか	1. はい　2. いいえ
(3)	自分で食事の用意ができますか	1. はい　2. いいえ
(4)	請求書の支払いができますか	1. はい　2. いいえ
(5)	銀行預金・郵便貯金の出し入れが自分でできますか	1. はい　2. いいえ
(6)	年金などの書類が書けますか	1. はい　2. いいえ
(7)	新聞を読んでいますか	1. はい　2. いいえ
(8)	本や雑誌を読んでいますか	1. はい　2. いいえ
(9)	健康についての記事や番組に関心がありますか	1. はい　2. いいえ
(10)	友だちの家を訪ねることがありますか	1. はい　2. いいえ
(11)	家族や友だちの相談にのることがありますか	1. はい　2. いいえ
(12)	病人を見舞うことができますか	1. はい　2. いいえ
(13)	若い人に自分から話しかけることがありますか	1. はい　2. いいえ

身のまわり動作以外の日常生活関連動作と知的活動や社会的役割を評価する．自立した生活に影響を与える疾患が対象となるが，身体障害自体よりも，記憶，判断など精神機能に障害をもたらす Alzheimer 型認知症などの疾患が対象となる．

評価法 7　障害高齢者の日常生活自立度（寝たきり度）判定基準

生活自立	ランク J	なんらかの障害などを有するが，日常生活はほぼ自立しており独力で外出する.
		1. 交通機関などを利用して外出する.
		2. 隣近所へなら外出する.
準寝たきり	ランク A	屋内での生活はおおむね自立しているが，介助なしには外出しない.
		1. 介助により外出し，日中はほとんどベッドから離れて生活する.
		2. 外出の頻度が少なく，日中も寝たり起きたりの生活をしている.
寝たきり	ランク B	屋内での生活はなんらかの介助を要し，日中もベッド上での生活が主体であるが，座位を保つ.
		1. 車椅子に移乗し，食事，排泄はベッドから離れて行う.
		2. 介助により車椅子に移乗する.
	ランク C	1 日中ベッド上で過ごし，排泄，食事，着替えにおいて介助を要する.
		1. 自力で寝返りをうつ.
		2. 自力では寝返りもうたない.

介護保険における要介護認定の主要な評価の 1 つで，身体障害による介護度を評価する. 日常生活の概略を示す粗い評価として用いるときもある. 判定にあたっては，補装具や自助具を使用した状態でよい. ランク J は身体障害は有するが生活自立，ランク A は "準寝たきり" で house-bound，ランク B と C は "寝たきり" だが，ランク B は chair-bound，ランク C は bed-bound に相当する.
〔平成 3 年 11 月 18 日　老健第 102-2 号，厚生省大臣官房老人保健福祉部長通知より〕

評価法 8　認知症高齢者の日常生活自立度判定基準

ランク	判断基準	みられる症状・行動の例	判断にあたっての留意事項
I	なんらかの認知症を有するが，日常生活は家庭内および社会的にほぼ自立している．		在宅生活が基本であり，1人暮らしも可能である．
II	日常生活に支障をきたすような症状・行動や意思疎通の困難さが多少みられても，誰かが注意していれば自立できる．		在宅生活が基本であるが，1人暮らしは困難な場合もある．
IIa	家庭外で上記 II の状態がみられる．	●たびたび道に迷うとか，買い物や事務，金銭管理などそれまでできたことにミスが目立つなど	
IIb	家庭内でも上記 II の状態がみられる．	●服薬管理ができない，電話の応対や訪問者との対応など1人で留守番ができないなど	
III	日常生活に支障をきたすような症状・行動や意思疎通の困難さがみられ，介護を必要とする．		日常生活に支障をきたすような行動や意思疎通の困難さがランク II より重度となり，介護が必要となる状態である．
IIIa	日中を中心として上記 III の状態がみられる．	●着替え，食事，排便，排尿が上手にできない，時間がかかる． ●やたらに物を口に入れる，物を拾い集める，徘徊，失禁，大声，奇声をあげる，火の不始末，不潔行為，性的異常行為など	
IIIb	夜間を中心として上記 III の状態がみられる．	ランク IIIa に同じ	
IV	日常生活に支障をきたすような症状・行動や意思疎通の困難さが頻繁にみられ，常に介護を必要とする．	ランク III に同じ	常に目を離すことができない状態である．症状・行動はランク III と同じであるが，頻度の違いにより区分される．
M	著しい精神症状や問題行動あるいは重篤な身体疾患がみられ，専門医療を必要とする．	●せん妄，妄想，興奮，自傷・他害などの精神症状や精神症状に起因する問題行動が継続する状態など	ランク I〜IV と判定されていた高齢者が，精神科病院や認知症専門棟を有する老人保健施設などでの治療が必要となったり，重篤な身体疾患がみられ老人病院などでの治療が必要となった状態である．

介護保険における精神機能の障害による介護度の評価であるが，日常生活の概略を示す粗い評価として用いるときもある．
〔平成 5 年 10 月 26 日 老健第 135 号，厚生省老人保健福祉局長通知より，留意事項を簡略にして改変〕

評価法 9　Blessed Dementia Rating Scale(DRS)

〈日常行為の変化〉	スコア*		
1. 家事ができない	1	1/2	0
2. 少額の金銭の管理ができない	1	1/2	0
3. 短い項目のリストを思い出せない 　（たとえば，買い物のときに）	1	1/2	0
4. 屋内で迷子になる	1	1/2	0
5. よく知っている道で迷子になる	1	1/2	0
6. 環境の把握ができない（たとえば，病院にいるのか，自宅なのか，患者・医師・看護師の区別，身内と病院職員の区別など）	1	1/2	0
7. 最近の出来事を思い出せない（たとえば，最近の外出，入院中の親類や友を見舞ったことなど）	1	1/2	0
8. 過去のなかにいまだに住んでいるような傾向がある	1	1/2	0

〈習慣の変化〉	スコア
9. 食事	
適切な食品を使って清潔に食べる	0
スプーンだけでごちゃごちゃにして食べる	2
質素な固形食，たとえばビスケット類しか食べられない	2
食事介助が必要	3
10. 着衣	
自立	0
時々ボタンを掛け違える	1
順序が悪く，よく必要な衣類を着忘れる	2
介助なしではできない	3
11. 失禁なし	0
時々漏らす	1
よく漏らす	2
常に漏らす	3

〈性格，興味，意欲の変化〉	スコア
変化なし	0
12. 厳格さが増す	1
13. 自己中心的になる	1
14. 他人に対する思いやりがなくなる	1
15. 感情が粗野になる	1
16. 感情の抑制が障害される，たとえば怒りっぽくなったり，短気になる	1
17. 不適当な場所ではしゃぎすぎる	1
18. 感情的な反応が減弱する	1
19. 性的な不品行（高齢になって新たに出現した場合）	1
興味が保持されている	0
20. 趣味を放棄してしまう	1
21. 自発性の低下および無関心になってくる	1
22. 無意味な活動亢進状態	1

* まったくできない場合は 1 とし，部分的にまたは間欠的な場合は 1/2，自立しているまたは変化がない場合は 0 とした．総得点 0 は機能が完全に保持されている状態．28 点は高度機能障害が示唆される．

認知症を呈する疾患が評価の対象となる．

〔Blessed G, et al: The association between quantitative measures of dementia and of senile change in the cerebral grey matter of elderly subjects. *Br J Psychiatry* 114:797–811, 1968 より〕

評価法 10　modified Rankin Scale(mRS)

グレード (Grade)	障害
0	まったく症状がない
1	症状はあるが特に問題となる障害はない （通常の日常生活および活動は可能）
2	軽度の障害 （以前の活動は制限されているが，介助なしで自分のことができる）
3	中等度の障害 （なんらかの介助を必要とするが介助なしに歩行可能）
4	比較的高度の障害 （歩行や日常生活に介助が必要）
5	高度の障害 （ベッド上生活，失禁，常に看護や注意が必要）
6	死亡

脳卒中など後遺症を残すことが多い神経疾患の日常生活に与える障害度を評価する．

評価法 11　Fugl-Meyer assessment(FMA)

合計　　/226 点

上肢					

A　肩/肘/前腕　　　　　　　　（小計　/36 点）　　　　無　　　　　　　不十分　　　　　　　　有・十分

			無	不十分	有・十分
I	反射	二頭筋・指屈筋	0		2
		三頭筋	0		2
II	a 屈曲共同運動：				
	座位で麻痺側の耳まで手を挙上	肩　後退	0	1	2
		挙上	0	1	2
		外転	0	1	2：>90°
		外旋	0	1	2
		肘　屈曲	0	1	2
		前腕　回外	0	1	2
	b 伸展共同運動：				
	座位で非麻痺側の膝に触れる	肩　内転/内旋	0	1	2
		肘　伸展	0	1	2
		前腕　回内	0	1	2
III	座位で手を腰椎に回す		0	1：前上棘を越す	2
	肘伸展位，前腕中間位での肩屈曲 90°		0	1：後半で肘屈曲	2
	肩 0°，肘屈曲 90° での回内外		0	1	2
IV	座位で肘伸展位，前腕回内位での肩外転 90°		0	1：途中で肘屈曲，前腕回外	2
	肘伸展位での肩屈曲 180°		0	1：後半で肘屈曲	2
	肘伸展位，肩 30〜90° 屈曲位での回内外		0	1	2
V	正常反射：I の深部腱反射を検査		0	1：亢進 ≧1 個，軽度亢進 ≧2 個	2
	＊ IV の項目で満点の場合のみ施行				

B　手関節(肩と肘の肢位は必要なら介助する)（小計　/10 点）

	無	不十分	有・十分
肩 0°，肘屈曲 90° での手関節 15° 背屈位保持	0	1：抵抗がなければ可能	2：軽い抵抗に抗して可能
手関節掌屈/背屈	0	1	2：全可動域で可能
肩軽度屈曲/外転位，肘伸展位，前腕回内位で			
手関節 15° 背屈位保持	0	1：抵抗がなければ可能	2：軽い抵抗に抗して可能
手関節掌屈/背屈の反復	0	1	2：全可動域で可能
分回し運動	0	1	2：スムーズで可動域十分

C　手(必要なら肘 90° を保つように介助する)（小計　/14 点）

	無	不十分	有・十分
集団屈曲	0	1	2
集団伸展	0	1	2
握り a：第 2〜5 指 MP 伸展，PIP と DIP の屈曲	0	1：弱い	2：強い抵抗に抗して可能
握り b：母指伸展位で示指 MP と紙を挟む	0	1：弱い力で引き抜かれる	2：引き抜かれない
握り c：第 1〜2 指の指腹で鉛筆をつまむ	0	1：弱い力で引き抜かれる	2：引き抜かれない
握り d：筒握り	0	1：弱い力で引き抜かれる	2：引き抜かれない
握り e：母指対立位でテニスボールを握る	0	1：弱い力で引き抜かれる	2：引き抜かれない

D　協調性/スピード　　　　　　（小計　/6 点）
閉眼で麻痺側示指を鼻につける動作を 5 回，できるだけ速く繰り返す

振戦	0：顕著	1：軽度	2：無
測定異常	0：顕著	1：軽度	2：無
非麻痺側との時間差	0：>6 秒	1：2〜5 秒	2：<2 秒

下肢			

E　股/膝/足　　　　　　　　　（小計　/28 点）　　　　無　　　　　　　不十分　　　　　　　　有・十分

			無	不十分	有・十分
I	反射　膝屈筋		0		2
	膝蓋腱・アキレス腱		0		2
II	仰臥位で共同運動を評価する．随意収縮と重力による動きとを鑑別する				
	a 屈曲共同運動：	股　屈曲	0	1	2
	下肢伸展位から開始	膝　屈曲	0	1	2
		足　背屈	0	1	2
	b 伸展共同運動：	股　伸展	0	1	2
	下肢屈曲位から開始	内転	0	1	2
		膝　伸展	0	1	2
		足　底屈	0	1	2
III	椅子座位で膝を屈曲		0	1：≦90°	2：>90°
	足を背屈		0	1	2
IV	立位で股伸展 0° 以上での膝屈曲 90°		0	1：途中で股屈曲	2
	立位で足背屈		0	1	2

（つづく）

評価法 11　FMA（つづき）

V　正常反射：I の深部腱反射を検査	0	1：亢進 ≧1 個,	2
＊IV の項目で満点の場合のみ施行		軽度亢進 ≧2 個	

F　協調性/スピード　　　　　　　（小計　/6 点）

仰臥位で麻痺側踵を非麻痺側膝蓋骨につける動作を 5 回，できるだけ速く繰り返す

振戦	0：顕著	1：軽度	2：無
測定異常	0：顕著	1：軽度	2：無
非麻痺側との時間差	0：＞6 秒	1：2〜5 秒	2：＜2 秒

G　バランス　　　　　　　　（小計　/14 点）

		不能	不十分	十分
【座位】支持なし端座位保持		0	1	2：5 分以上可能
閉眼でのパラシュート反応	非麻痺側	0	1	2：肩外転，肘伸展
	麻痺側	0	1	2：肩外転，肘伸展
【立位】介助立位保持		0	1	2：軽介助で 1 分以上可能
支持なし立位保持		0	1	2：動揺なく 1 分以上可能
非麻痺側片脚立位保持		0	1：4〜9 秒	2：＞10 秒
麻痺側片脚立位保持		0	1：4〜9 秒	2：＞10 秒

H　感覚　　　　　　　　　　（小計　/24 点）

a 触覚	脱失		鈍麻		正常
腕	0	1		2	
手掌	0	1		2	
大腿・下腿	0	1		2	
足底	0	1		2	

b 位置覚	正解 ＜3/4		≧3/4		正常
肩	0	1		2	
肘	0	1		2	
手関節	0	1		2	
母指 IP	0	1		2	
股	0	1		2	
膝	0	1		2	
足	0	1		2	
母趾	0	1		2	

I　他動関節可動域 / J　関節痛

		【ROM】（小計　/44 点）			【疼痛】（小計　/44 点）		
		微動	低下	正常	重度	軽度	なし
肩	屈曲	0	1	2	0	1	2
	外転 90°	0	1	2	0	1	2
	外旋	0	1	2	0	1	2
	内旋	0	1	2	0	1	2
肘	屈曲	0	1	2	0	1	2
	伸展	0	1	2	0	1	2
前腕	回内	0	1	2	0	1	2
	回外	0	1	2	0	1	2
手関節	屈曲	0	1	2	0	1	2
	伸展	0	1	2	0	1	2
手指	屈曲	0	1	2	0	1	2
	伸展	0	1	2	0	1	2
股	屈曲	0	1	2	0	1	2
	外転	0	1	2	0	1	2
	外旋	0	1	2	0	1	2
	内旋	0	1	2	0	1	2
膝	屈曲	0	1	2	0	1	2
	伸展	0	1	2	0	1	2
足	背屈	0	1	2	0	1	2
	底屈	0	1	2	0	1	2
	回内	0	1	2	0	1	2
	回外	0	1	2	0	1	2

脳卒中の運動障害を総合的に評価する．

セルフアセスメント

 問題 1 錐体路について正しいものはどれか.

1. 視床を通る.
2. 脊髄後索を通る.
3. 中脳で交叉する.
4. 外側皮質脊髄路を通る.
5. 不随意運動に関与している.

解答 4

解説 錐体路は大脳皮質運動野から放線冠,内包後脚,中脳大脳脚,延髄錐体交叉,外側皮質脊髄路と前皮質脊髄路に分岐,脊髄前角細胞へと続き,随意運動にかかわっている.

参考 ➡ 18,79 ページ

 問題 2 大脳基底核に含まれないのはどれか.

1. 被殻
2. 視床
3. 尾状核
4. 淡蒼球
5. 視床下核

解答 2

解説 大脳基底核は被殻,淡蒼球,尾状核,視床下核,前障,黒質からなり,被殻と淡蒼球を合わせてレンズ核,被殻と尾状核を合わせて線条体という.視床は大脳基底核ではない.

参考 ➡ 17 ページ

 問題 3 誤っている組み合わせはどれか.

1. 動眼神経——眼瞼挙上
2. 三叉神経——咀しゃく
3. 顔面神経——味覚
4. 聴神経——平衡感覚
5. 舌咽神経——舌の運動

解答 5

解説 動眼神経は眼球運動のほか,瞳孔の縮小,上眼瞼挙筋にかかわる.三叉神経は顔面の感覚と咀しゃく運動にかかわる.顔面神経は顔面の運動をつかさどり,舌の前 2/3 の味覚を伝える.聴神経は聴覚のほか,平衡感覚にも関与する.舌の運動は舌下神経が支配し,舌咽神経は舌の後ろ 1/3 の味覚にかかわる.

参考 ➡ 41 ページ

問題 4 脊髄損傷時の key muscle の組み合わせで正しいのはどれか.

1. C_5——肩屈曲筋
2. C_6——手背屈筋
3. C_7——肘屈曲筋
4. L_2——股伸展筋
5. L_3——膝屈曲筋

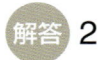 **解答** 2

解説 脊髄損傷時の高位診断には key muscle が大事である. C_5 は肘屈曲筋, C_6 は手背屈筋, C_7 は肘伸展筋, L_2 は股屈曲筋, L_3 は膝伸展筋である.

参考 ➡ 240 ページ

問題 5 小脳障害による症状はどれか. 2 つ選べ.

1. 小股で歩く.
2. 回内回外運動が拙劣になる.
3. 安静時の手指に振戦がみられる.
4. 両足をそろえてしばらく立っていられる.
5. 声のトーンを調節できず, 途切れ途切れの話し方をする

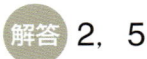 **解答** 2, 5

解説 小脳障害の症状としては, 断綴性言語, 協調性障害, 測定異常, 企図振戦などがみられる. 小股で歩き, 安静時に手指の振戦がみられるのはパーキンソン症状である.

参考 ➡ 95 ページ

問題 6 頭部 CT を示す. 所見として考えられるのはどれか.

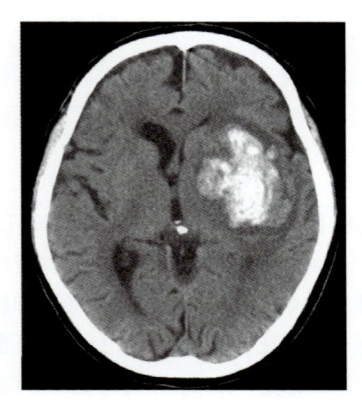

1. 脳梗塞
2. くも膜下出血
3. 被殻出血
4. 頭頂葉皮質下出血
5. 硬膜外出血

 解答 3

解説 頭部 CT では梗塞は低吸収, 急性期の出血は高吸収となる. 図は被殻の出血であり, 頭頂葉ではない. 硬膜外出血は凸レンズ型となる.

参考 ➡ 174 ページ

問題 7 頭部 CT を示す．梗塞部位はどこか．

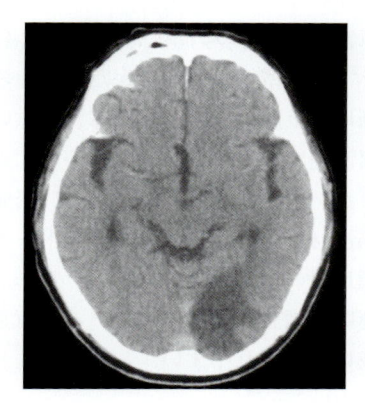

1. 角回
2. 被殻
3. 感覚野
4. 縁上回
5. 一次視覚野

 解答 5

解説 左後頭葉の一次視覚野の脳梗塞である．右同名半盲を生じている．

参考 ➡ 52，176 ページ

 問題 8 原始反射とその説明の組み合わせで正しいのはどれか．

1. Moro 反射――両上肢の屈曲
2. 陽性支持反射――両下肢を交互に屈曲伸展
3. 手掌把握反射――手指の伸展
4. 緊張性迷路反射――腹臥位での四肢の伸展
5. 非対称性緊張性頸反射――顔を向けた側の上下肢が伸展

 解答 5

解説 Moro（モロー）反射は背臥位で頭を持ち上げて，支えるのをやめると上肢が伸展するもの．陽性支持反射は，足底が床に着くように体幹を支え，体重が下肢にかかるようにすると，下肢が硬く伸展し，起立するような状態になること．手掌把握反射は手掌を刺激すると握り込む反射で，手指は屈曲する．緊張性迷路反射は腹臥位で四肢が屈曲し，仰臥位で四肢が伸展する反射．非対称性緊張性頸反射は仰臥位で顔を一側に向けると顔を向けた側の上下肢が伸展し，反対側の上下肢が屈曲する．

参考 ➡ 316 ページ

問題 9 脳性麻痺について誤っているのはどれか. 2つ選べ.

1. 脳性麻痺は運動と知能の障害である.
2. 両麻痺では上肢よりも下肢の障害が強い.
3. 痙直型四肢麻痺では出生時から筋緊張が高い.
4. アテトーゼ型では精神的緊張で不随意運動が増強する.
5. アテトーゼ型四肢麻痺では下肢よりも上肢の障害が強い.

 解答 1, 3

解説 脳性麻痺は運動と姿勢の障害である. 知能障害の合併も多いが, 合併しない者もいる. 特にアテトーゼ型では知的に保たれている例も多い. 両麻痺は上肢よりも下肢の障害が重いものをいう. 痙直型では出生時に筋緊張がわずかに高い者が多いが, 高くない例もあり徐々に緊張が強くなって脳性麻痺と診断される. アテトーゼ型では緊張性頸反射の影響を受けやすく, 精神的緊張で不随意運動が増強される. また, 不随意運動は頸部, 上肢に強く現れやすい.

参考 ➡ 319 ページ

問題 10 小児の正常発達で, 次のうち最も早く可能になるのはどれか.

1. 手掌握り
2. 高這い移動
3. 2語文を話す
4. つかまり立ち
5. バイバイをする

 解答 1

解説 手掌握りは6か月程度. 高這い移動はハイハイの1つで8か月ころ. 2語文を話すのは2歳ころ. つかまり立ちは9か月ころ. バイバイは10か月ころ可能となる.

参考 ➡ 317 ページ

問題11 図は救急車で搬入された患者の急性期の頭部 MRI である．この患者の症状として予想されるものはどれか．2 つ選べ．

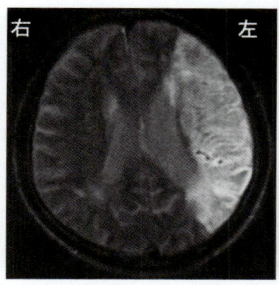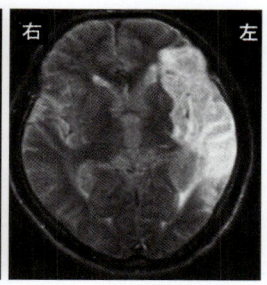

1.　失語症
2.　左片麻痺
3.　運動失調
4.　左半側空間無視
5.　観念運動失行

問題12 脳出血後左片麻痺の女性．左上肢を上に挙げる（バンザイの形）ように指示すると，図 A から図 B のようになり，頑張ってもこれ以上挙がらない．このような状態を何と呼ぶか，選べ．

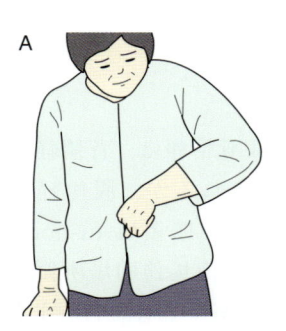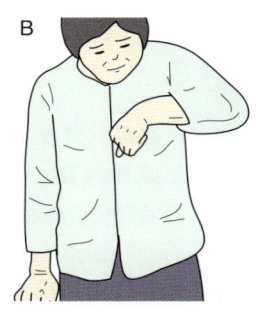

1.　連合反応
2.　共同運動
3.　Barré 徴候
4.　Wernicke-Mann 反応
5.　非対称性緊張性頸反射

 1，5

 左中大脳動脈領域の広範な脳梗塞である．左の運動野，言語野，感覚野も損傷されており，右片麻痺，右感覚障害，失語症が生じると予測される．頭頂葉の病巣も大きいので観念運動失行も予測される．

参考 ➡ 107，129 ページ

解答 2

解説 図は左片麻痺の典型的な共同運動を示している．すなわち，肩を屈曲しようとするときに，肩は内転内旋し，肘屈曲，手関節掌屈，手指屈曲している．連合反応は，非麻痺側に力を入れたときに，麻痺側にも力が入ったり，あくびのときに麻痺側上肢が屈曲したりすることで，力を入れていないところにも連合して力が入ることである．Wernicke-Mann（ウェルニッケ・マン）反応でなく，Wernicke-Mann 肢位は脳卒中後などで上肢が屈曲パターン，下肢が伸展パターンとなる典型的な肢位のこと．非対称性緊張性頸反射は原始反射の 1 つで，首を回して顔の向く側の上下肢が伸展して，反対側の上下肢が屈曲する運動を示す．Barré sign（バレー徴候）は閉眼で手掌を上にして両上肢の肘を伸ばして前方に水平に挙上したとき，麻痺肢が下に落ちたり，回内したりする状態．軽度の麻痺を診断できる．

参考 ➡ 86，192 ページ

<table>
<tr><td>

問題
13

嚥下障害の存在を疑う所見として誤っているのはどれか.

1. 体重が増加する.
2. 肺炎を繰り返す.
3. 食後に声質の変化がある.
4. 喀痰に食物残渣が混入する.
5. 脳梗塞を繰り返し, 左右両側に病巣を認める.

</td><td>

 解答 1

解説　嚥下障害により誤嚥があると, 誤嚥によるむせ込みなどのため, 食事量が減少することや誤嚥性肺炎による発熱を繰り返すことによる体重減少が生じることがある. 誤嚥により声帯に食物が付着することで食後に湿性嗄声となる. 気道内に食物が侵入していると, 喀痰に食物残渣が混入することがある. 延髄の嚥下中枢は大脳皮質からの両側支配を受けるため, 両側の病巣の存在は仮性(偽性)球麻痺による嚥下障害を生じる可能性がある.

参考 ➡ 80, 157 ページ

</td></tr>
</table>

問題
14

以下は失語のない患者に対して, 検査としてかけた言葉である. 観念失行の検査はどれか.

1. 「ここはどこですか.」
2. 「右手の薬指はどれですか.」
3. 「歯を磨く真似をしてください.」
4. 「この図形を真似して描いてください.」
5. 「ここにある急須, 茶の葉, 湯飲み, 湯を使ってお茶を入れてください.」

 解答 5

解説　1 は場所の見当識を確認する質問. 2 は手指失認の検査. 3 は観念運動失行の検査. 4 は構成障害を調べている. 5 が実際の道具を使用した観念失行の検査である.

参考 ➡ 131 ページ

問題
15

相貌失認に関与するのはどれか.

1. 海馬
2. 乳頭体
3. 紡錘状回
4. 一次視覚野
5. 前脳基底部

 解答 3

解説　一次視覚野からの視覚情報は, 背側経路と腹側経路で処理されるが, 腹側経路には, 顔を判別する紡錘状回顔領域(fusiform face area), 場所を判別する海馬傍回場所領域(parahippocampal place area), 物体を判別する外側後頭領域(lateral occipital area)などがあり, それぞれの障害により相貌失認, 街並失認, 視覚失認を呈する.

参考 ➡ 121 ページ

問題 16 右利きの右中大脳動脈閉塞による脳梗塞の患者で認められる可能性が高いのはどれか．2つ選べ．

1. 観念失行
2. 病態失認
3. 右同名半盲
4. 左半側空間無視
5. Korsakoff 症候群

 解答 2，4

解説　右中大脳動脈閉塞では広範に右半球が損傷されるので，左半側空間無視，病態失認，左片麻痺，左感覚障害，左同名半盲などの出現が予測される．観念失行は左大脳半球の障害でみられることが多い．Korsakoff（コルサコフ）症候群は主にアルコール依存症に由来する栄養障害（ビタミン B_1 の欠乏）によっておこるもので，前向性健忘，逆向性健忘，作話，見当識障害を認める．
参考 ➡ 122，124 ページ

問題 17 Broca 失語について正しいのはどれか．2つ選べ．

1. 発話は非流暢である．
2. 復唱は障害されない．
3. 書字は障害されない．
4. 片麻痺を伴うことが多い．
5. 文字の音読は障害されない．

 解答 1，4

解説　Broca（ブローカ）失語の発話は非流暢で，文字の音読や書字も障害される．また復唱も障害される．話し言葉の理解や読解は発話に比べるとよいが，障害はある．Broca 領域が運動野に近いので，片麻痺を伴うことが多い．
参考 ➡ 112 ページ

問題 18 Gerstmann 症候群に認められないのはどれか．2つ選べ．

1. 失書
2. 失読
3. 手指失認
4. 左右失認
5. 構成失行

 解答 2，5

 解説　Gerstmann（ゲルストマン）症候群は，左の角回の病変で生じる症候群で，手指失認，左右失認，失算，失書を4徴とする．
参考 ➡ 126 ページ

問題
19 次の組み合わせで誤っているものはどれか.

1. 知能検査——WAIS-Ⅲ
2. 記憶検査——WMS-R
3. 失語症検査——SLTA
4. 遂行機能検査——BIT
5. 半側空間無視検査——線分二等分検査

 解答 **4**

解説 WAIS-Ⅲ は Wechsler Adult Intelligence Scale 3rd edition の略で,知能検査の 1 つである.WMS-R は Wechsler Memory Scale Revised の略で記憶の検査である.SLTA は Standard Language Test of Aphasia の略で,失語症の検査である.BIT は Behavioral Inattention Test の略で,行動性無視検査という半側空間無視の検査である.半側空間無視の検査には,BIT,線分二等分検査,抹消検査などが用いられる.

参考 ➡ 123 ページ

問題
20 外傷性脳損傷後にみられやすい症状はどれか.2 つ選べ.

1. 記憶障害
2. 着衣失行
3. 相貌失認
4. 遂行機能障害
5. 流暢性失語症

 解答 **1,4**

解説 外傷性脳損傷後には,いわゆる高次脳機能障害(記憶障害,注意障害,遂行機能障害,社会的行動障害)や自発性の欠如,脱抑制などの症状が認められやすい.着衣失行,相貌失認,流暢性失語症などは脳血管障害の巣症状として現れやすい.

参考 ➡ 236 ページ

問題
21 69 歳の女性.最近物忘れが目立つようになってきたとのことで,家族に伴われて来院した.この患者に対してまず行う検査として適切なのはどれか.

1. Rorschach テスト
2. 自己評価式抑うつ性尺度(SDS)
3. Minnesota 多面人格目録(MMPI)
4. Mini Mental State Examination(MMSE)
5. Wisconsin Card Sorting Test(WCST)

 解答 **4**

解説 簡易認知機能検査として,MMSE や改訂長谷川式簡易知的機能評価スケールが有用である.Rorschach(ロールシャッハ)テストは投射法の人格検査,SDS は抑うつ傾向の度合いを数値化して判断するもの.MMPI は質問紙法の人格検査,WCST は前頭葉機能検査である.

参考 ➡ 206 ページ

問題 22 Lewy 小体型認知症に特徴的なものはどれか．2つ選べ．

1. 幻視
2. 尿失禁
3. 観念失行
4. うつ状態
5. レム期睡眠行動異常

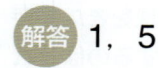 **解答** 1，5

解説　Lewy（レビー）小体型認知症は小動物や人など具体的な幻視，パーキンソン症状，レム期睡眠行動異常，変動する認知症状などが中核的特徴である．尿失禁は正常圧水頭症で認められる．観念失行は脳血管性障害で認められやすい．うつ状態は特徴的ではない．

参考 ➡ 213 ページ

問題 23 次の病名と症状の組み合わせで誤っているのはどれか．

1. Korsakoff 症候群——作話
2. Lewy 小体型認知症——幻視
3. 前頭側頭型認知症——常同行為
4. Gerstmann 症候群——手指失認
5. Creutzfeldt–Jakob 病——流暢性失語

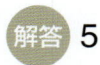 **解答** 5

解説　Korsakoff（コルサコフ）症候群は主にアルコール依存症に由来する栄養障害（ビタミン B_1 の欠乏）によっておこるもので，前向性健忘，逆向性健忘，作話，見当識障害を認める．Lewy（レビー）小体型認知症は小動物や人など具体的な幻視，パーキンソン症状，レム期睡眠行動異常，変動する認知症状などが中核的特徴である．前頭側頭型認知症は，抑制欠如，常同行為，人格変化などを呈する認知症である．Gerstmann（ゲルストマン）症候群は左の角回の病変で生じ，手指失認，左右失認，失算，失書を生じる．Creutzfeldt-Jakob（クロイツフェルト・ヤコブ）病はプリオン病の1つであり，認知症，錐体路徴候，錐体外路徴候が出現し，早い経過で無動無言状態になる．流暢性失語は関係ない．

参考 ➡ 216 ページ

問題 24 認知症または認知症に似た症状をきたす疾患で，手術や薬物療法で改善するのはどれか．2つ選べ．

1. 正常圧水頭症
2. 甲状腺機能低下症
3. 進行性核上性麻痺
4. 副甲状腺機能亢進症
5. 大脳皮質基底核変性症

 解答 1，2

解説 手術で改善する認知症としては正常圧水頭症に対するシャント術，慢性硬膜下血腫に対する血腫除去術がある．甲状腺機能低下症はホルモン低下により精神身体活動が鈍くなり，思考・判断力の低下など認知症と似た症状で認知症と間違われやすい．薬物（甲状腺ホルモン）により症状は改善する．進行性核上性麻痺，大脳皮質基底核変性症は変性疾患であり，手術や薬物では根本治療とはならない．副甲状腺機能亢進症は副甲状腺ホルモンが過剰に分泌される状態で，尿路結石，骨病変（骨折しやすい）などの症状がある．認知症とは関係がない．

参考 ➡ 217 ページ

問題 25 深部腱反射の亢進がみられるのはどれか．2つ選べ．

1. 多発性筋炎
2. 重症筋無力症
3. 多発性硬化症
4. 内包後脚の脳梗塞
5. 筋強直性ジストロフィー

 解答 3，4

解説 深部腱反射の亢進は上位運動ニューロンの障害で生じる．多発性硬化症は中枢神経脱髄疾患であり，白質に散在性の病巣がみられ深部腱反射は亢進する．内包後脚の脳梗塞は錐体路の障害であり，片麻痺と深部腱反射亢進を呈する．多発性筋炎は筋細胞の壊死による筋力低下と関節痛などを伴う膠原病の一種であり，深部腱反射は亢進しない．重症筋無力症は神経筋接合部の問題であり，深部腱反射は亢進しない．筋強直性ジストロフィーは筋の疾患であり，深部腱反射は亢進しない．

参考 ➡ 47，79 ページ

問題 26　上位運動ニューロン障害の特徴を 2 つ選べ.

1.　小脳失調
2.　弛緩性麻痺
3.　遺伝性疾患
4.　病的反射陽性
5.　腱反射亢進

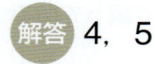 **解答**　4, 5

解説　上位運動ニューロン障害は，大脳皮質から内包，脳幹を経て，脊髄前角細胞に至るまでの障害である．特徴としては錐体路徴候で，筋萎縮を伴わない痙性麻痺，深部腱反射の亢進，Babinski（バビンスキー）反射などの病的反射陽性があげられる．脳梗塞，脳出血，多発性硬化症などがある．なお筋萎縮性側索硬化症は，上位下位両方の運動ニューロン障害を呈している.

参考 ➡ 80 ページ

問題 27　Guillain-Barré 症候群について正しいのはどれか．2 つ選べ.

1.　痙性麻痺を呈する.
2.　軸索型は脱髄型よりも予後が良い.
3.　ウイルス感染が先行することが多い.
4.　症状は数か月かけて徐々に進行することが多い.
5.　髄液の蛋白は高値で細胞の増加はない.

 解答　3, 5

解説　Guillain-Barré（ギラン・バレー）症候群は炎症性脱髄性ニューロパチーであり，弛緩性麻痺を呈する．先行感染として上気道感染や下痢などがみられることが多く，ウイルス感染が考えられている．症状は発症後 2 週間以内にピークとなる．人工呼吸器が必要となるような呼吸障害をきたすこともある．脱髄型と軸索型に分けられ，軸索型は脱髄型に比べて予後が悪い．髄液所見は蛋白細胞解離といわれるように蛋白は上昇し，細胞増加はない.

参考 ➡ 282 ページ

問題 28 疾患と異常歩行の組み合わせで誤っているのはどれか.

1. Parkinson 病——小刻み歩行
2. 一酸化炭素中毒——酩酊歩行
3. HTLV-I 関連脊髄症——はさみ足歩行
4. Duchenne 型筋ジストロフィー——動揺歩行
5. Charcot-Marie-Tooth 病——鶏歩

 解答 2

解説 Parkinson（パーキンソン）病では，すくみ足，小刻み歩行などがみられる．一酸化炭素中毒ではパーキンソン症状，錐体外路症状が出現する．酩酊歩行は，脊髄小脳変性症や小脳出血，小脳梗塞など小脳性運動失調を呈する疾患でみられる．HTLV-I 関連脊髄症は痙性対麻痺となり，はさみ足歩行がみられる．Duchenne 型筋ジストロフィーは進行性の筋力低下をみる遺伝性の疾患であり，中枢の筋力から低下するため殿部を左右に揺らせながら歩く動揺歩行となる．CMT 病は末梢神経障害により四肢遠位部優位の筋力低下や感覚低下が生じ，両下垂足のため鶏歩を呈する.

参考 ➡ 313 ページ

問題 29 疾患とその病因（発症部位）の組み合わせで誤っているのはどれか.

1. 重症筋無力症——筋
2. Guillain-Barré 症候群——末梢神経脱髄
3. Charcot-Marie-Tooth 病——多発性ニューロパチー
4. Lambert-Eaton 症候群——神経筋接合部
5. 進行性筋ジストロフィー——筋

 解答 1

解説 重症筋無力症は神経筋接合部の疾患でアセチルコリン受容体に対する自己抗体がつくられて，骨格筋の易疲労性，筋力低下が生じる．その他の疾患は記載どおりの病因である.

参考 ➡ 299 ページ

問題 30 筋萎縮性側索硬化症（ALS）について誤りはどれか.

1. 嚥下障害を生じる.
2. 深部腱反射は亢進する.
3. 筋萎縮，筋力低下を認める.
4. 筋電図では低振幅電位を認める.
5. 線維束性収縮がみられる.

 解答 4

 解説 ALS は上位運動ニューロンと下位運動ニューロンが障害される疾患で，筋力低下と筋萎縮が進行し，嚥下障害などの球麻痺や呼吸筋麻痺を生じる．線維束性収縮（fasciculation）が四肢の筋の一部や舌で認められる．深部腱反射は亢進し，筋電図では高振幅電位を認める.

参考 ➡ 256 ページ

＊太字は主要説明箇所を示す.

数字・欧文

病理学
第5版

監修 横井豊治　編集 村雲芳樹　佐藤康晴
◉ B5　頁328　2022年

整形外科学
第5版

執筆 染谷富士子　菊地尚久
◉ B5　予定頁232　2022年

小児科学
第6版

編集 前垣義弘　小倉加恵子
◉ B5　予定頁288　2022年

解剖学
第5版

編集 野村　嶬
◉ B5　頁552　2020年

生理学
第5版

執筆 岡田隆夫　鈴木敦子　長岡正範
◉ B5　頁272　2018年

人間発達学
第2版

執筆 岩﨑清隆
◉ B5　頁374　2017年

運動学

編集 伊東　元　高橋正明
◉ B5　頁328　2012年

内科学
第4版

編集 前田眞治
◉ B5　頁416　2020年

神経内科学
第5版

編集 川平和美
◉ B5　頁432　2019年

老年学
第5版

編集 大内尉義
◉ B5　頁464　2020年

精神医学
第4版増補版

編集 上野武治
◉ B5　頁348　2021年

臨床心理学

執筆 町沢静夫
◉ B5　頁144　2001年

2022年9月時点の情報です。
最新情報につきましては、医学書院ホームページをご覧ください。 https://www.igaku-shoin.co.jp/